普通高等教育案例版系列教材

供临床、预防、基础、口腔、麻醉、影像、药学、检验、护理、法医等专业使用

案例版

医学寄生虫学

第 2 版

主　编　郑葵阳

科学出版社

北　京

郑 重 声 明

为顺应教学改革潮流和改进现有的教学模式,适应目前高等医学院校的教育现状,提高医学教学质量,培养具有创新精神和创新能力的医学人才,科学出版社在充分调研的基础上,首创案例与教学内容相结合的编写形式,组织编写了案例版系列教材。案例教学在医学教育中,是培养高素质、创新型和实用型医学人才的有效途径。

案例版教材版权所有,其内容和引用案例的编写模式受法律保护,一切抄袭、模仿和盗版等侵权行为及不正当竞争行为,将被追究法律责任。

图书在版编目(CIP)数据

医学寄生虫学 / 郑葵阳主编. —2 版. —北京:科学出版社,2017.1
ISBN 978-7-03-051384-7

Ⅰ. ①医… Ⅱ. ①郑… Ⅲ. ①医学–寄生虫学–医学院校–教材 Ⅳ. ①R38

中国版本图书馆 CIP 数据核字(2017)第 000341 号

责任编辑:胡治国 / 责任校对:李 影
责任印制:霍 兵 / 封面设计:陈 敬

科 学 出 版 社 出版
北京东黄城根北街 16 号
邮政编码:100717
http://www.sciencep.com
天津市新科印刷有限公司 印刷
科学出版社发行 各地新华书店经销
*
2007 年 5 月第 一 版 开本:850×1168 1/16
2017 年 1 月第 二 版 印张:16 1/2 插页:2
2023 年 12 月第二十次印刷 字数:560 000
定价:65.00 元
(如有印装质量问题,我社负责调换)

《医学寄生虫学》编写人员名单

主　　编　郑葵阳

主　　审　周本江　吴中兴

副 主 编　沈定文　蔡连顺　王光西　李　薇　段义农　夏　惠

编委名单　（按姓氏笔画排序）

王　昕（成都医学院）	王光西（西南医科大学）
毛樱逾（西南医科大学）	孔德龙（徐州医科大学）
付琳琳（徐州医科大学）	任　鑫（大连医科大学）
刘　希（北华大学）	刘丹霞（湖北科技学院）
刘转转（徐州医科大学）	刘宜升（徐州医科大学）
刘相叶（徐州医科大学）	刘俊燕（天津医科大学）
李晋川（成都医学院）	李翠英（昆明医科大学）
李　薇（北华大学）	杨兴友（西南医科大学）
杨秋林（南华大学）	杨　燕（西南医科大学）
吴中兴（江苏省寄生虫病防治研究所）	佘俊萍（西南医科大学）
沈定文（湖北科技学院）	张伟琴（昆明医科大学）
张轶博（锦州医科大学）	陈文碧（西南医科大学）
陈家旭（中国疾病预防控制中心	陈盛霞（江苏大学）
寄生虫病预防控制所）	周本江（昆明医科大学）
郑葵阳（徐州医科大学）	赵亚娥（西安交通大学）
赵桂花（湖北科技学院）	段义农（南通大学）
夏　惠（蚌埠医学院）	秦元华（大连医科大学）
郭宪国（大理大学）	郭艳梅（昆明医科大学）
陶志勇（蚌埠医学院）	崔　昱（大连医科大学）
覃金红（湖北科技学院）	焦玉萌（蚌埠医学院）
蔡连顺（佳木斯大学）	颜　超（徐州医科大学）
潘　伟（徐州医科大学）	

秘　　书　刘相叶　潘　伟

前　言

十二年前，根据教育部倡导的教育教学改革精神，为提升教学质量，激发学生的学习兴趣，增强学生的实践能力和创新性学习，科学出版社率先组织编写了全套以五年制医学本科教学为主的创新性案例版全国高等医学院校规划教材，《医学寄生虫学》（案例版）在全国十多所高等医学院校教师的共同努力下出版发行，应用于教学。本教材在不改变国内现有教学体制的前提下，增加了典型的临床真实案例或标准化案例，使用中师生普遍认为，这不仅能使学生感到学有所用，更促进了医学基础学科与临床学科的结合，本教材具有鲜明的特色而有别于其他教材。

十二年来，国际国内医学教育都发生了巨大变化，教育部、国家卫生和计划生育委员会启动了医学教育新的综合改革。本次《医学寄生虫学》（案例版）教材修订，将坚持并更好地体现教育部对课程建设提出的思想性、科学性、先进性、启发性和适用性原则，继承上一版的特色，跟上新形势，总结经验，修正不足和使用中发现的问题。本次修订编写的思想和特点：

在突出"三基"的同时，强化早临床、多临床，强调基础知识与临床实践的联系和结合，以临床案例引导教学借鉴国外的 PBL 教学理念，将每个案例按照 2～3 幕植入相应章节并针对案例和有关知识点提出相关问题，旨在让学生带着问题进行学习，激发学生思考问题、提出问题，引导学生主动学习，培养自主学习能力，启发创新思维，同时试图逐渐改变长期沿袭的课堂、教师、书本三中心的灌输式教学模式；为配合案例教学和创新性学习，并为临床学习提供案头参考，摘录了重要寄生虫病诊断与控制的国家标准附于书后，是为本教材的又一创新；为推动双语教学的开展，本教材尽量标注英文专有名词，图表采用英汉对照，并在每章末附有简短的英文摘要，书后还附录了英汉名词对照索引等，方便学生学习英文专业名词，提高英语学习水平；本次修订更注意实际工作需要，如人体两种钩虫的鉴别，传统上都只给出成虫的形态，但实际工作中钩虫幼虫的鉴别具有实际价值；对常用抗寄生虫药进行了必要的调整，删除了毒性大、不再应用的药物；尽可能采用最新的流行病学资料，更换了部分插图，吸收了新的公认的学科进展知识。

《医学寄生虫学》（案例版）教材编写是一次新的尝试，没有经验可循，上一版教材在周本江教授的带领下，全体编委克服困难，大胆探索，为我国的教材建设做出了新的努力。本次修订，广大院校和编委表现出了极大的热情，付出了辛苦的劳动；为保证内容的准确性，我们聘请了中国疾病预防控制中心寄生虫病预防控制所陈家旭教授担任全书流行病学资料审查及部分章节撰写，聘请江苏省寄生虫病防治研究所前所长、我国著名寄生虫学家吴中兴教授和本教材第一版主编周本江教授担任主审，吴中兴教授还提供了珍贵的历史资料；徐州医科大学全体寄生虫学专业老师和研究生对全书的编撰、文字校对、插图等做了大量细致的工作；科学出版社胡治国首席策划多次与编委讨论并指导本次修订，在此一并表示衷心的感谢。我们希望奉献一本新颖实用的特色教材，但由于编者的学识水平有限、编写经验不足，难免存在缺点和疏漏之处，恳请读者及同行批评指正。

郑葵阳

2017 年 1 月 1 日

目　　录

第一篇　总　　论

第一章　寄生虫的危害与我国寄生虫病的现状
　…………………………………………1
　　第一节　寄生虫的危害 …………………1
　　第二节　我国寄生虫病的现状 …………2
第二章　寄生虫的生物学 …………………4
　　第一节　寄生现象 ………………………4
　　第二节　寄生虫与宿主的类型 …………4
　　第三节　寄生虫的生活史 ………………5
　　第四节　寄生虫的演化 …………………5
　　第五节　寄生虫的命名与分类 …………5
　　第六节　寄生虫的营养与代谢 …………6
第三章　宿主与寄生虫之间的相互作用 …7
　　第一节　寄生虫对宿主的损害作用 ……7

　　第二节　宿主对寄生虫的抗损害作用 …8
第四章　寄生虫感染的免疫 ………………9
　　第一节　寄生虫抗原 ……………………9
　　第二节　免疫类型 ………………………9
　　第三节　适应性免疫应答 ………………9
　　第四节　超敏反应 ……………………10
　　第五节　免疫逃避 ……………………11
第五章　寄生虫病的流行与防治 ………13
　　第一节　寄生虫病的特点及临床表现 …13
　　第二节　寄生虫病流行的基本环节和特征 …14
　　第三节　我国寄生虫病的流行趋势和防治对策
　…………………………………………16

第二篇　医　学　原　虫

第六章　医学原虫概论 ……………………20
第七章　叶足虫 ……………………………24
　　第一节　溶组织内阿米巴 ………………24
　　第二节　人体非致病性阿米巴 …………28
　　第三节　致病性自生生活阿米巴 ………30
第八章　鞭毛虫 ……………………………33
　　第一节　阴道毛滴虫 ……………………33
　　第二节　蓝氏贾第鞭毛虫 ………………34
　　第三节　利什曼原虫 ……………………38

　　第四节　锥虫 …………………………42
　　第五节　其他毛滴虫 …………………45
第九章　孢子虫 …………………………48
　　第一节　疟原虫 ………………………48
　　第二节　刚地弓形虫 …………………58
　　第三节　隐孢子虫 ……………………62
　　第四节　其他孢子虫 …………………65
第十章　纤毛虫 …………………………67

第三篇　医　学　蠕　虫

第十一章　吸虫 ……………………………70
　　第一节　概述 ……………………………70
　　第二节　华支睾吸虫 ……………………74
　　第三节　并殖吸虫 ………………………78
　　第四节　裂体吸虫（血吸虫）…………83
　　第五节　布氏姜片吸虫 …………………94
　　第六节　片形吸虫 ………………………96
　　第七节　其他人体寄生吸虫 ……………98
第十二章　绦虫 ……………………………101
　　第一节　概述 ……………………………101
　　第二节　链状带绦虫 ……………………104

　　第三节　肥胖带绦虫 …………………108
　　第四节　细粒棘球绦虫 ………………111
　　第五节　多房棘球绦虫 ………………114
　　第六节　曼氏迭宫绦虫 ………………117
　　第七节　其他绦虫 ……………………120
第十三章　线虫 …………………………129
　　第一节　概述 …………………………129
　　第二节　似蚓蛔线虫 …………………132
　　第三节　毛首鞭形线虫 ………………135
　　第四节　十二指肠钩口线虫和美洲板口线虫
　…………………………………………137

第五节　蠕形住肠线虫 ……………………143
第六节　粪类圆线虫 …………………………145
第七节　丝虫 …………………………………147
第八节　旋毛形线虫 …………………………154
第九节　结膜吸吮线虫 ………………………156

第十节　广州管圆线虫 ………………………158
第十一节　东方毛圆线虫 ……………………160
第十二节　美丽筒线虫 ………………………161
第十三节　其他线虫 …………………………162
第十四章　猪巨吻棘头虫 ……………………164

第四篇　医学节肢动物

第十五章　概论 ………………………………167
　第一节　主要医学节肢动物类群 …………167
　第二节　医学节肢动物与疾病 ……………167
　第三节　医学节肢动物生态与防治 ………169
第十六章　昆虫纲 ……………………………171
　第一节　概述 ………………………………171
　第二节　蚊 …………………………………173
　第三节　蝇 …………………………………176
　第四节　白蛉 ………………………………179
　第五节　蚤 …………………………………181
　第六节　虱 …………………………………183
　第七节　臭虫 ………………………………184

第八节　蜚蠊 …………………………………185
第九节　其他医学昆虫 ………………………186
第十七章　蛛形纲 ……………………………193
　第一节　概述 ………………………………193
　第二节　蜱 …………………………………193
　第三节　恙螨 ………………………………196
　第四节　革螨 ………………………………197
　第五节　疥螨 ………………………………198
　第六节　蠕形螨 ……………………………201
　第七节　粉螨 ………………………………202
　第八节　尘螨 ………………………………204

参考文献 ………………………………………206
附录一　寄生虫标本的采集和保存技术 ……207
　第一节　医学原虫标本的采集和保存 ……207
　第二节　医学蠕虫标本的采集和保存 ……208
　第三节　医学节肢动物标本的采集和保存 …210
　第四节　寄生虫的深低温保存及其他基础知识 …211
附录二　寄生虫学实验诊断技术 ……………214
　第一节　病原学诊断技术 …………………214
　第二节　免疫学诊断技术 …………………220
　第三节　分子生物学诊断技术 ……………222
附录三　寄生虫病诊断、控制和清除标准 …224
　第一节　原虫病诊断标准 …………………224
　第二节　蠕虫病诊断标准 …………………226
　第三节　寄生虫病控制和清除标准 ………232
附录四　人体生化检查项目及参考范围 ……235
附录五　抗寄生虫药物与应用 ………………236
　第一节　抗寄生虫药物 ……………………236
　第二节　抗寄生虫药物的应用 ……………238
附录六　英汉名词对照 ………………………243
彩图

第一篇 总 论

第一章 寄生虫的危害与我国寄生虫病的现状

第一节 寄生虫的危害

寄生虫对人类的危害，主要包括其作为病原体引起寄生虫病及作为传播媒介引起疾病传播。寄生虫病遍及全世界，在人类传染病中占有相当的比例，特别在热带和亚热带地区，人群发病率和病死率均很高。寄生虫病对人类健康的危害极大，造成的经济损失无法估量，严重影响了社会和经济的发展，并且成为各国普遍关注的公共卫生问题。因此，寄生虫病受到世界卫生组织的高度重视。1975 年联合国开发计划署/世界银行/世界卫生组织联合倡议的热带病特别规划（UNDP/World Bank/WHO Special Program for Research and Training in Tropical Disease，TDR）要求

防治的 6 类主要热带病中，除麻风病外，其余 5 类都是寄生虫病，即疟疾（malaria）、血吸虫病（schistosomiasis）、丝虫病（filariasis）、利什曼病（leishmaniasis）和锥虫病（trypanosomiasis）。2000 年列入 TDR 重点防治的疾病又增加了结核和登革热，并将原来的丝虫病划分为淋巴丝虫病（lymphatic filariasis）和盘尾丝虫病（onchocerciasis）；将锥虫病分为已被有效控制的美洲锥虫病（chagas' disease）和未被控制的非洲锥虫病（african trypanosomiasis），统称 10 大热带病，也被 WHO 称为"被忽视的热带病（neglected tropical disease，NTD）"。在这 l0 类疾病中寄生虫病占有 7 类，而 7 类寄生虫病中有 6 类是由医学节肢动物传播的，其流行分布与危害情况见表 1-1。

表 1-1 TDR 要求重点防治的七类寄生虫病的流行与危害
Table 1-1 Epidemic and harm of seven species parasitosis emphasized by TDR

疾病	中间宿主/传播媒介	流行国家/地区	受威胁人数	感染/患病人数	死亡/伤残人数
疟疾	蚊	103 个	21 亿	4.8 亿/年	70 万/年
血吸虫病	螺	78 个	5 亿~6 亿	2.5 亿	20 万
淋巴丝虫病	蚊	73 个	14 亿	1.2 亿	4000 万（肢残）
盘尾丝虫病（河盲症）	蚋	33 个（非洲、南美洲）	8600 万	3700 万	1000 万（眼残）
利什曼病	白蛉	热带、亚热带	3.5 亿	90 万~170 万/年	2 万~3 万/年
非洲锥虫病（睡眠病）	蝇	36 个（非洲）	7000 万	20 万/年	5 万
美洲锥虫病（恰加斯病）	蝇	21 个（拉丁美洲）	9000 万	700 万~800 万/年	1.3 万

2010 年 WHO 发布报告，又将囊尾蚴病（cysticercosis）、麦地那龙线虫病（dracunculiasis）、包虫病（echinococcosis）、食源性吸虫病（food borne trematode infection）、土源性蠕虫病（soil-transmitted helminthiases）新纳入为"被忽视的热带病"。

肠道寄生虫感染十分严重，特别在亚洲、非洲和拉丁美洲的农业地区，常以污水灌溉和施用新鲜粪肥，造成了肠道寄生虫病的广泛传播。据估计全球约 10 亿人感染蛔虫，7 亿人感染钩虫，8 亿人感染鞭虫，阿米巴感染者约占全球人口的 1%，蓝氏贾第鞭毛虫的感染人数达 2 亿。发展中国家由于经济和生活条件相对滞后，寄生虫病的流行情况远较发达国家严重。但在经济发达国家，寄生虫病也是一个重要的公共卫生问题，如美国感染阴道毛滴虫的人数为 250 万，英

国 100 万。蓝氏贾第鞭毛虫的感染在前苏联特别严重，美国也几乎接近流行。而一些机会性致病寄生虫，如弓形虫、隐孢子虫等已成为艾滋病（AIDS）患者死亡的重要原因。器官移植及长期使用免疫抑制剂，可造成医源性免疫受损，也有利于机会性寄生虫病的发生。另有一些尚未引起注意的寄生虫病，如异尖线虫病在一些经济发达的国家也开始出现流行的迹象。近年来，随着人们生活方式、生活习惯及环境气候等因素的改变，食源性寄生虫病（food borne parasitosis）与动物源性寄生虫病在人群中的发病日渐增多。而且，寄生虫对人类危害的严重性还表现在寄生虫产生抗药性等方面，如恶性疟原虫抗药株、抗性媒介昆虫的出现给寄生虫病的防治增加了新的难度。

寄生虫病不仅影响患者的健康和生活质量、给家

庭带来经济负担，而且还会给社会经济发展带来巨大的损失，如劳动力的丧失、工作效率的降低、医疗资源的消耗及预防费用的增加等。据统计，在非洲因疟疾造成的经济损失占国民生产总值（GPD）的 5%，非洲锥虫病（睡眠病）在非洲造成的经济损失每年达 45 亿美元，这些无疑会加重贫穷国家的负担，阻碍社会和经济的发展进程。

许多人畜共患寄生虫病给经济发达地区的畜牧业造成巨大损失，同时也危害人群的健康。据报道，国外旋毛虫病的病死率可高达 30%，国内为 3%；而南斯拉夫某地 1996 年由于猪旋毛虫病引起的经济损失就达 40 万马克。在中国，因绵羊感染包虫病而导致每年损失约 4 亿元。墨西哥 1980 年因猪感染囊虫病而废弃大量猪肉，损失约 4300 万美元，占养猪业总投资的 68.5%，中国吉林省每年损失 3000 万元。在欧洲，牛的肉孢子虫感染率高达 61%～99%。为了治疗和控制寄生虫病，政府需要投入大量资金和人力，因此加重了政府的财政负担，影响国家建设进程。

此外，在不发达的乡村，贫困人群中多种寄生虫混合感染的情况也较常见。肠道寄生虫病的发病率已被认为是衡量一个地区经济文化发展水平的基本指标，它与社会经济和文化落后互为因果。因此，寄生虫病是制约发展中国家经济发展的重要原因之一。

第二节　我国寄生虫病的现状

我国幅员辽阔，地跨寒、温、热三带，自然条件复杂多样，人民的生活习惯与生产方式千差万别。动物区系分属于古北及东洋两大动物区系，动物种类极为丰富，寄生虫的数量也非常可观，加之旧中国的政治、经济和文化等社会因素影响，使我国成为寄生虫病严重流行的国家之一，尤其是在广大农村，寄生虫病一直是危害人民健康的主要疾病。据解放初期的调查，我国仅疟疾、血吸虫病和丝虫病患者就达 7 千多万，曾夺去了成千上万人的生命，严重地阻碍了农业生产和国民经济的发展。新中国成立以后，党和政府对寄生虫病的防治工作十分重视，相继建立了各级疾病控制中心和寄生虫病防治研究机构，并制定了一系列相关政策和法规，使寄生虫病的流行得到了有效地控制，其危害程度降至最低。主要经历了三个重要阶段：

第一个阶段　1956 年的《农业发展纲要》：纲要将我国分布广泛、危害严重、防治困难的疟疾、血吸虫病、黑热病、丝虫病及钩虫病列为"五大寄生虫病"，并提出限期控制和消灭。经过四十多年的努力，取得了举世瞩目的成绩，如疟疾，建国前全国有疟疾流行的县（市）1829 个，发病人数约 3000 万。经过大规模的防治，至 1999 年发病人数减少至 29 万，全国已有 1321 个县、市、区达到了卫生部颁布的基本

消灭疟疾标准。目前又提出了至 2020 年，在全国消除疟疾的宏伟目标，这将是一个伟大的创举。

据新中国成立初期的调查，我国长江流域及长江以南地区的日本血吸虫病，流行于 12 个省、市、自治区的 370 个县（市），生活在流行区的人口约占全国总人口的 1/5，累计感染者 1160 万。至 1999 年已有 5 个省、市、自治区，236 个县（市）消灭了血吸虫病，52 个县（市）达到基本消灭标准，病人总数约 76 万。丝虫病曾在我国 14 个省、自治区、直辖市的 864 个县流行，受威胁人口 3.3 亿，新中国成立初期病人约 3000 万。经过科学防治，1994 年实现了全国基本消灭丝虫病，到 1999 年全国已有 6 个省、自治区、直辖市达到消灭丝虫病的标准。由我国创立的以消灭传染源为主导的防治丝虫病的策略和大面积应用海群生的经验，由 WHO 推荐给全球流行丝虫病的国家和地区。黑热病分布在长江以北 16 个省 650 个县（市），新中国成立初期约有 53 万病人。至 1958 年我国宣布基本消灭黑热病。新中国成立初期，我国的钩虫病人约 2 亿。经过不懈防治，到 21 世纪初病人已降至 3930 万。

第二个阶段　1988～1992 年全国人体寄生虫分布调查：此次共查到 60 种人体寄生虫，包括原虫 20 种，吸虫 17 种，绦虫 9 种，线虫 13 种，棘头虫 1 种。全国寄生虫的总感染率为 62.63%，感染人数为 7.08 亿。感染率在 50% 以上的有 17 个省（区），其中海南、广西、福建、四川、贵州和浙江 6 个省区的感染率超过 80%，海南省的感染率最高，为 94.74%，黑龙江省最低，为 17.52%。单一虫种感染率为 33.83%，感染 2 种或 2 种以上的为 25.86%，最多的 1 人同时感染 9 种寄生虫，一些 5 岁以下儿童感染的寄生虫也多达 6 种，5～9 岁儿童的寄生虫感染率为 73.65%。新发病例多，说明我国寄生虫病的流行还很严重，尤其是土源性线虫。

第三个阶段　2001～2004 年的全国人体重要寄生虫病现状调查：查出蠕虫总感染率为 21.74%，其中土源性线虫感染率为 19.56%（蛔虫 12.72%；钩虫 6.12%；鞭 4.63%），全国感染土源性线虫人数约 1.29 亿（蛔虫 8593 万；钩虫 3930 万；鞭虫 2909 万）；带绦虫感染率为 0.28%，全国感染带绦虫的人数约 55 万；流行区华支睾吸虫感染率为 2.40%，流行区感染华支睾吸虫的人数约 1249 万。12 岁以下儿童蛲虫感染率 10.28%。以血清学检查方法分别调查了包虫病、囊虫病、肺吸虫病、旋毛虫病和弓形虫病等重要组织内寄生虫病。包虫病阳性率 12.04%；囊虫病阳性率 0.58%；肺吸虫病阳性率 1.71%；旋毛虫病阳性率 3.38%；弓形虫病阳性率 7.88%。我国土源性线虫的感染率比第一次全国人体寄生虫分布调查的结果下降了 63.65%。全国土源性线虫的总感染人数比 1990 年的感染人数（5.36 亿）减少了 4.07 亿。2015 年又完成了全国人体重点寄生虫病现状调查。

经过半个多世纪的防治，我国许多寄生虫病流行区域在不断缩小，感染人数和患病人数总体上呈下降趋势，寄生虫病死亡率也降到了历史最低水平。但形势不容乐观，虽然 2001 年全国疟疾发病人数已减至24 731 例，但疟疾流行因素尚无根本改变，海南和云南二省的恶性疟未得到有效控制，四川、贵州、湖北、广东、河南、安徽等地的发病率仍然较高，传疟蚊媒仍广泛存在，加上人口大量流动，出入境频繁和恶性疟抗药性增加，近年时有暴发流行和局部疫情回升现象。我国血吸虫病防治取得了显著成绩，但近年来，由于洪水灾害等自然因素的影响，血吸虫病在某些已控制的地区又死灰复燃，局部地区急性感染人数增加。黑热病虽在黄淮平原已经绝迹，但西北地区散在发生的黑热病病例从未间断。2004 年在新疆、甘肃、四川、山西、贵州、内蒙古等 6 个省（区）查出 96例病人，患病率为 0.59%。丝虫病尽管已实现了阻断传播目标，但由于传播媒介广泛存在，后期监测任务仍然十分艰巨。

随着人民生活水平的提高和食谱的改变，一些地区居民不良饮食习惯的存在，城乡食品卫生监督制度不健全等，食源性寄生虫病的发病种类和人数日趋增多，如肺吸虫病、肝吸虫病、绦虫病、旋毛虫病、广州管圆线虫病、肉孢子虫病等，仍是我国目前感染率较高的寄生虫病；随着艾滋病传入我国及人体器官移植的推广，也使一些机会性致病寄生虫病如弓形虫病、粪类圆线虫病等的发病率增加；饲养宠物种类和数量的增加，使得人类感染与猫、犬等宠物相关的寄生虫病例增加，如犬弓首线虫病、猫弓首线虫病、犬复孔绦虫病、包虫病等；我国加入 WTO 后，国际交往日益频繁，旅游产业蓬勃兴起，一些境外的寄生虫病，如锥虫病、罗阿丝虫病、曼氏血吸虫病、埃及血吸虫病等在我国也有发现，不仅感染者入境增多，而且一些可作为中间宿主、转续宿主的动物也被输入，如海鱼类与异尖线虫、螺类与广州管圆线虫和棘口吸虫等、蟹类与各种并殖吸虫、淡水鱼类与猫后睾吸虫和异形吸虫等、龟鳖类与喉兽比翼线虫、甲虫类与巨吻棘头虫等寄生虫和媒介的输入，导致新现寄生虫病（neoemerging parasitic diseases）的发生，这些都给我国人民的健康带来威胁。

我国寄生虫种类多，分布广，感染人数多，必须引起足够的重视。尽管防治工作取得了巨大成绩，但控制和消灭寄生虫病的任务仍然十分艰巨。

Summary

Medical parasitology is the science of studying parasite/host relationships and a discipline dealing with the morphology, life-cycle and ecology of parasites. It emphasizes parasite-host and parasite-environment interactions and also involves the disciplines of medical protozoology, medical helminthology and medical arthropodology.

The goals of this course are to know the pathogenesis and control of varied parasitic diseases. Firstly, parasitic disease involves the pathogenesis and mode of transmission. Parasitic disease is abundant throughout the world; there are seven parasitic diseases among the ten tropical diseases emphasized by TDR. Besides those seven parasitic diseases, many other parasites pose severe public health problems such as intestinal, foodborne, and opportunistic parasitosis. Secondly, parasitosis not only affects health and quality of life, but also burdens the family and nation that must pay for treatment and control. So parasitosis often hinders the economic advancement of developing countries.

（周本江　郭艳梅　陈家旭）

第二章 寄生虫的生物学

第一节 寄生现象

自然界的生物种类繁多，各种生物之间关系复杂，为了寻求食物或逃避敌害，两种生物长期或暂时地生活在一起，这种关系被称为共生（symbiosis）。根据两种生物之间相互依赖程度及利害关系的不同，共生可以分为以下三种类型：

1. 片利共生（共栖，commensalism） 两种生物在一起生活，一方受益，另一方既不受益，也不受害。如海洋中体小的鲫鱼（*Echeneis naucrates*）用其背鳍特化而成的吸盘吸附在大型鱼类的体表，被带至各处，使鲫鱼获得更多食物，而大型鱼类本身既不得利，也不受害。又如结肠内阿米巴（*Entamoeba coli*）生活在结肠内，以细菌为食物，但不侵犯组织，对人体没有损害。

2. 互利共生（mutualism） 两种生物在一起生活时，双方都受益并相互依赖。如寄居在牛胃中的纤毛虫，能帮助牛消化植物纤维，但当其同食物一起沿消化道移动时，又被消化利用而成为牛蛋白质的重要来源之一。显然牛受益的同时也为纤毛虫提供了居所、食物和庇护，两者互相受益。

3. 寄生生活（parasitism） 两种生物生活在一起时，一方受益，另一方受害，受益的一方称为寄生物（parasite）；受害的一方称为宿主（host）。二者的关系称为寄生。在寄生关系中，宿主为寄生物提供营养物质、居住场所和保护，而寄生物则给宿主带来不同程度的损害，甚至导致宿主死亡。寄生物若为动物则称寄生虫（parasite）。如寄生于人体的疟原虫、血吸虫、牛带绦虫等。

第二节 寄生虫与宿主的类型

一、寄生虫的类型

寄生虫种类繁多，根据寄生部位、寄生时间的久暂、寄生性质，可将寄生虫分为：

1. 体内寄生虫（endoparasite） 寄生于宿主体内器官或组织细胞内的寄生虫。如寄生于肠道的似蛔线虫（*Ascaris lumbricoides*）、十二指肠钩口线虫（*Ancylostoma duodenale*）；寄生于红细胞内的疟原虫（*Plasmodium*）。

2. 体外寄生虫（ectoparasite） 寄生于宿主体表，吸血时暂时侵袭宿主。如蚊、白蛉、蚤、虱、蜱等。

3. 长期性寄生虫（permanent parasite） 成虫期必须过寄生生活的寄生虫。如蛔虫。

4. 暂时性寄生虫（temporary parasite） 只在取食时侵袭宿主，取食后即离去者。如蚊、蚤等。

5. 偶然性寄生虫（accidental parasite） 因偶然机会进入非正常宿主体内寄生的寄生虫。如某些蝇蛆进入消化道内寄生。

6. 专性寄生虫（obligatory parasite） 生活史中有一个或各个阶段必须营寄生生活的寄生虫。如钩虫（hook worm）、丝虫（filaria）。

7. 兼性寄生虫（facultative parasite） 可以过自生生活，如有机会侵入宿主体内又能过寄生生活者。如粪类圆线虫（*Strongyloides stercoralis*）、福氏耐格里阿米巴（*Naegleria fowleri*）。

8. 机会致病寄生虫（opportunistic parasite） 有些寄生虫，在免疫功能正常的宿主体内处于隐性感染状态，但当宿主免疫功能低下时，出现异常增殖，致病力增强，导致宿主出现临床症状，甚至死亡，这些寄生虫称为机会致病寄生虫。如刚地弓形虫（*Toxoplasma gondii*）、微小隐孢子虫（*Cryptosporidium parvum*）等。

二、宿主的类型

不同种类的寄生虫，完成其生活史所需宿主的数目不尽相同，有的只需要一个宿主，有的需要两个或两个以上宿主。按寄生关系的性质，宿主分为：

1. 终宿主（终末宿主，definitive host） 寄生虫成虫或有性生殖阶段所寄生的宿主。如人是血吸虫的终宿主。

2. 中间宿主（intermediate host） 寄生虫的幼虫或无性生殖阶段所寄生的宿主。若需两个以上中间宿主，则按顺序称第一、第二中间宿主，如某些种类淡水螺和淡水鱼分别是华支睾吸虫的第一、第二中间宿主。

3. 保虫宿主（储存宿主，reservoir host） 有些寄生虫既可寄生于人体，也可寄生于脊椎动物，脊椎动物体内的寄生虫在一定条件下可传播给人，从流行病学角度看，这些脊椎动物为储存宿主，也称保虫宿主或储蓄宿主。例如，血吸虫成虫可寄生于人和牛，牛则为血吸虫的保虫宿主。

4. 转续宿主（paratenic host 或 transport host） 有

些寄生虫的幼虫侵入非正常宿主、不能继续发育，但可长期处于幼虫状态，当有机会进入正常宿主体内时，便可发育为成虫，这种非正常宿主称为转续宿主。例如，卫氏并殖吸虫的正常宿主是人和犬等动物，当其童虫进入非正常宿主野猪体内，不能发育为成虫，可长期保持童虫状态，若人或犬生食或半生食含有此童虫的野猪肉，则童虫可在人体或犬体内发育为成虫。野猪就是该虫的转续宿主。

第三节　寄生虫的生活史

寄生虫的生活史（life cycle）是指寄生虫完成一代的生长、发育、繁殖的整个过程。寄生虫完成生活史，既需要适宜的宿主，也需要有适宜的外界环境条件。寄生虫的整个生活史过程包括寄生虫的感染阶段、侵入宿主的方式和途径、在宿主体内移行或到达寄生部位的途径、正常的寄生部位、离开宿主的方式以及所需要的终宿主及保虫宿主、中间宿主或传播媒介的种类等。因此，掌握寄生虫生活史，是理解寄生虫的致病性及寄生虫病的诊断、流行及防治的必要基础。寄生虫的种类繁多，生活史多种多样，根据是否需要中间宿主，可大致分为以下两种类型。

一、直接发育型

寄生虫完成生活史不需要中间宿主，虫卵或幼虫在外界发育到感染期后直接感染终宿主。如人体肠道内寄生的蛔虫、蛲虫、鞭虫、钩虫等蠕虫。又如原虫中的溶组织内阿米巴、阴道毛滴虫、蓝氏贾第鞭毛虫等均为直接发育型。

二、间接发育型

寄生虫完成生活史需要中间宿主，幼虫在中间宿主体内发育到感染期后才能感染终宿主。如丝虫、旋毛虫、血吸虫、华支睾吸虫、猪带绦虫等。

流行病学中，常将直接发育型生活史的蠕虫称为土源性蠕虫，将间接发育型生活史的蠕虫称为生物源性蠕虫。

有些寄生虫生活史中仅有无性生殖，如阿米巴、阴道毛滴虫、蓝氏贾第鞭毛虫、利什曼原虫等。有些寄生虫仅有有性生殖，如蛔虫、蛲虫、丝虫等。有些寄生虫需经过无性生殖和有性生殖两种方式才能够完成一代的发育，即无性生殖世代与有性生殖世代交替进行，称为世代交替（alternation of generations），如疟原虫、弓形虫以及吸虫类。

第四节　寄生虫的演化

在长期的演化过程中，寄生虫为了适应寄生生活，遵循"用进废退"的进化规律，在形态结构和生理功能上发生了一系列的变化，主要表现在以下方面：

1. 体形的改变　由于寄生空间的局限性，使寄生虫在体形上发生一些适应性的变化，如跳蚤在宿主的毛发间穿行，其外形左右侧扁，并具有特别发达而适用于跳跃的腿；日本血吸虫生活在血管中，虫体呈细长的线状，不同于多数背腹扁平的吸虫。

2. 附着器官的产生　为了能适应在宿主体内或体表的寄生，寄生虫逐渐产生和发展了一些特殊的附着器官。如吸虫的吸盘；绦虫的小钩；线虫的唇、齿、口囊；棘头虫具倒钩的吻突；吸血虱能牢固地握住宿主毛发的健壮的爪。

3. 器官的退化与消失　吸虫仅具有简单的消化器官；绦虫的消化器官完全退化，靠体表直接从宿主肠道中吸收营养。寄生虫不需要经过跋涉来逃避敌害和获取食物，这就导致了运动器官的退化消失。如吸虫仅在毛蚴和尾蚴阶段为了寻找宿主而具有运动器官，其余各阶段都没有运动器官；圆叶目绦虫各发育阶段都没有运动器官。

4. 侵入机制加强　如血吸虫尾蚴借助前端的钻腺分泌某些水解酶的作用，钻入皮肤。溶组织内阿米巴可分泌蛋白水解酶，穿透肠黏膜。

5. 生殖器官高度发达与繁殖能力加强　线虫是雌雄异体，一般产卵量都大，如一条雌性蛔虫一天可产 24 万个虫卵。绦虫雌雄同体，且每一个节片内都具有雌、雄生殖器官，繁殖能力极强。如一条牛带绦虫一年可排出 2500 个孕节，排出的虫卵上亿个。一个细粒棘球蚴含有无数的原头蚴。大多数吸虫为雌雄同体，它们的幼虫在软体动物中间宿主体内还要进行无性繁殖，即一个毛蚴侵入螺蛳后就会发育繁殖形成许许多多的尾蚴。据报道，一条曼氏血吸虫的毛蚴可以在螺体内经过无性繁殖形成 10 万～25 万条具有感染性的尾蚴。吸虫生活史都是由终宿主体内的有性生殖和中间宿主体内的无性生殖交替进行的，一条成虫经过有性生殖产出许许多多的虫卵，每个虫卵孵出的毛蚴又侵入螺蛳经过无性生殖形成无数尾蚴，从而大大增强了繁殖能力。

第五节　寄生虫的命名与分类

寄生虫的命名遵循动物命名的二名制（binominal system）原则，即学名（scientific name）由属名和种名组成，采用拉丁文或拉丁化文字，属名（genus name）在前，种名（species name）在后，有的种名之后还有亚种名（subspecies name），种名或亚种名之后是命名者的姓氏与命名年份。属名为名词，第一个字母应大写；种名为形容词或名词，第一个字母不大写，种名为定语。例如日本血吸虫的拉丁文学名为 *Schistosoma japonicum* Katsurada, 1904，表示该虫是由 Katsurada 于 1904 年命名的。

在种名不能确定时，可在属名之后附以"sp."表示。如 *Acanthamoeba* sp.，即表示棘阿米巴属的某一种。如同时混有几个未确定种时，则在属名之后附以"spp."表示。如 *Isospora* spp.。

按照动物分类系统，人体寄生虫隶属于动物界（Kingdom Animal）无脊椎动物的 7 个门：即扁形动物门（Phylum Platyhelminthes）、线形动物门（Phylum Nemathelminthes）、棘头动物门（Phylum Acanthocephala）、节肢动物门（Phylum Arthopoda）及单细胞的原生动物亚界（Subkingdom Protozoa）中的肉足鞭毛门（Phylum Sarcomastigophora）、顶复门（Phylum Apicomplexa）和纤毛门（Phylum Ciliophora）。门下的阶元是纲（Class）、目（Order）、科（Family）、属（Genus）、种（Species）。亚门（Subphylum）、亚纲（Subclass）、亚科（Subfamily）及总纲（Superclass）、总目（Superorder）、总科（Superfamily）是中间阶元。有些种下还有亚种、变种、株等存在。在医学上，一般将原生动物称为原虫，将扁形动物与线形动物合称为蠕虫。

第六节　寄生虫的营养与代谢

一、寄生虫的营养

各种寄生虫所需的基本营养成分相同，如碳水化合物、蛋白质、脂肪、维生素、水、无机盐等。体内寄生虫可直接摄取宿主的组织、细胞和非细胞性物质，如血浆、淋巴、体液以及宿主消化道内未消化、半消化或已消化的物质。有消化道的寄生虫，可对这些营养物质进行消化、吸收。绦虫缺消化道，其营养物质的吸收主要通过皮层（tegument）。有的原虫有胞口（cytostome）与胞咽（cytopharynx），有的原虫有伪足（pseudopod），如阿米巴，都可吞食营养物质，形成食物泡（food vacuole）。许多原虫未见有食物泡的形成，则可通过表膜吸收营养。

二、寄生虫的代谢

寄生虫的代谢包括能量代谢和合成代谢。寄生虫的能量来源主要通过糖酵解获得。如寄生于肠道内的蓝氏贾第鞭毛虫和溶组织内阿米巴等可通过糖酵解产生 ATP。寄生虫在无氧糖酵解的过程中不断获得能量，它的典型终产物是乳酸，称同乳酸酵解。部分能量则通过固定二氧化碳获得，在寄生虫中已发现两种能固定二氧化碳的酶参与能量代谢，如苹果酸酶和磷酸烯醇丙酮酸激酶。有些寄生虫也可能从蛋白质代谢获得能量，如溶组织内阿米巴先将甘氨酸转变为丙酮酸，再参与能量代谢。

寄生虫生长、发育、蠕虫产卵或产幼虫、体内寄生原虫的繁殖均需要大量蛋白质，其合成代谢是旺盛的，但所需要的营养成分主要来自宿主。合成蛋白质所需的氨基酸来自分解食物或宿主组织中的蛋白质或摄取游离氨基酸；多数寄生虫不能自身合成嘌呤，而是依赖宿主体内丰富的碱基、核苷来适应嘌呤合成途径。寄生虫可自身合成嘧啶，如疟原虫和线虫。脂类物质主要来源于宿主。

Summary

A parasite is an organism that obtains food and shelter from another organism and derives all benefits from this association. The parasite is termed obligate when it can live only in a host; it is classified as facultative when it can live in a host as well as in free-living form. Parasites that live inside the body are termed endoparasites, whereas those that exist on the body surface are called ecto-parasites. Some parasites are called opportunistic parasites, such as *Toxoplasma gondii*, *Cryptosporidium parvum*, etc, only induce unapparent infection in the host with normal immune competency, but can lead to severe disease even death in the person suffered with AIDS or other immune deficiency conditions. Parasites that cause harm to the host are pathogenic parasites, while those that benefit from the host without causing it any harm are known as commensals.

The whole process of the growing, development and reproduction of the parasite is known as the life cycle. The organism that harbors the parasite and suffers a loss caused by the parasite is a host.

The host in which the parasite lives its adult and sexual reproduction stage is the definitive host whereas the host in which a parasite lives as the larval and asexual stage is the intermediate host. Other hosts, such as domestic or wild animals, that harbor the parasite and thus ensure continuity of the parasite's life cycle and act as additional sources of human infection are known as reservoir hosts.

（王光西）

第三章　宿主与寄生虫之间的相互作用

寄生虫与宿主之间的相互作用，包括寄生虫对宿主的损害及宿主对寄生虫的抵抗两方面。两者相互作用，其结果在寄生虫方面可能导致形态与功能的改变；在宿主方面可能出现病理和生理变化。

第一节　寄生虫对宿主的损害作用

寄生虫在侵入、移行、定居、发育和繁殖的过程中，会以多种方式对宿主细胞、组织、器官乃至系统造成损害，概括起来有以下几个方面：

一、夺取营养影响吸收

无论是寄生于宿主的腔道、组织、细胞，还是体表，寄生虫均须从宿主获取营养，供其生长、发育和繁殖。寄生虫生长迅速，繁殖能力极强，这就必然消耗较多营养物质，当虫体的数量较多时，就会导致宿主出现营养不良、消瘦、贫血、生长迟缓与发育障碍。寄生虫从宿主夺取营养的方式有以下两种：

1. 直接摄取宿主肠道中的营养物质　如绦虫缺乏消化系统，成虫寄生在宿主肠道内，浸没在宿主半消化的食物中，通过体壁直接吸收各种营养物质，如氨基酸、糖类、脂肪酸、甘油、维生素、核苷、嘌呤和嘧啶等。有的寄生虫如蛔虫等则直接以宿主肠腔内的半消化食物为食。阔节裂头绦虫（*Diphyllobothrium latum*）选择性地摄取消化道内的维生素 B_{12}，引起巨幼红细胞性贫血（megaloblastic anemia）。

2. 吸取宿主的血液　如寄生于小肠内的钩虫通过吸血使宿主丧失铁和蛋白质而造成贫血；蜱、蚊、蚤等也是直接以宿主的血液为食。

一些寄生虫还影响宿主的消化吸收功能，如蓝氏贾第鞭毛虫对小肠黏膜表面的覆盖，影响肠黏膜的吸收功能，导致维生素 B_{12}、乳糖、脂肪和蛋白质吸收障碍。

二、机械性损伤

机械性损伤系指寄生虫在入侵、移行、定居、发育和繁殖的过程中对宿主局部组织器官的损伤。

1. 机械性堵塞　如猪带绦虫引起肠梗阻；蛔虫在数量多或扭结成团时引起的肠梗阻、胆管堵塞等。

2. 机械性压迫　一些寄生虫在宿主体内不断增大，对周围器官组织产生压迫作用，使之萎缩、变性、坏死，从而引起相应的功能障碍。如细粒棘球蚴压迫宿主肝脏、肺脏，引起肝、肺的功能障碍。

3. 机械性损伤　有些寄生虫的幼虫钻入宿主及在宿主体内移行时，引起侵入部位的皮肤、黏膜、组织器官的损伤，如钩虫幼虫侵入宿主皮肤引起皮炎；蛔虫幼虫侵入肠壁时引起黏膜损伤与出血，移行至肺脏时引起的蛔虫性肺炎；疥螨在皮肤内穿凿隧道等。疟原虫寄生在红细胞内、利什曼原虫寄生在巨噬细胞内，大量繁殖后造成细胞的破裂也属机械性损伤。

三、毒素作用

寄生虫排出的代谢产物、排泄物和分泌物，虫体和虫卵死亡崩解时的产物，都对宿主产生毒害作用，引起局部或全身反应。如溶组织内阿米巴侵入肠壁组织和肝脏时，分泌蛋白水解酶，溶解组织细胞，引起宿主肠壁溃疡和肝脓肿；阔节裂头绦虫的排泄分泌物会影响宿主的造血功能而引起贫血；钩虫成虫分泌的抗凝素，能使受损肠组织伤口流血不止；有些硬蜱涎液含有的毒素能作用于运动肌和感觉神经，干扰神经肌肉传递而引起上行性肌肉麻痹，导致宿主发生瘫痪。

四、免疫病理损伤

寄生虫的各种分泌物、排泄物和更新脱落的表膜等常常作为一种抗原物质，诱发宿主产生各种类型的超敏反应，从而给宿主带来严重危害。如细粒棘球蚴一旦破裂，囊液可引起宿主发生过敏性休克，甚至死亡；疟原虫产生的抗原引起细胞毒型（Ⅱ型）超敏反应，造成宿主的红细胞溶解，是疟疾患者发生贫血的原因之一；血吸虫成虫产生的抗原在宿主体内引起免疫复合物型（Ⅲ型）超敏反应，在补体参与下，导致肾小球基底膜损伤，引起肾小球肾炎。沉积在宿主肝、肠组织中的血吸虫卵发育成熟后，卵内毛蚴分泌的可溶性虫卵抗原经卵壳的微孔渗出到组织中，引起迟发型（Ⅳ型）超敏反应，导致肉芽肿的形成。

此外，寄生虫可以引入其他病原体。寄生虫侵入宿主时，可把各种病原微生物带入宿主体内；由肠道钻入组织器官中的幼虫可将肠道微生物引入组织器官中；某些蚤传播鼠疫，三带喙库蚊传播乙型脑炎。寄生虫造成的组织器官损伤，降低了宿主的抵抗力，也为其他病原体的侵入创造了条件。

第二节　宿主对寄生虫的抗损害作用

免疫是宿主对寄生虫抗损害作用的主要表现，包括非特异性免疫和特异性免疫。非特异性免疫（固有免疫），如皮肤、黏膜、胎盘、体液和吞噬细胞等，是宿主抵御寄生虫入侵的第一道防线。胃酸可杀灭某些进入胃内的寄生虫。进入血液的原虫可被吞噬细胞吞噬。宿主的特异性免疫（适应性免疫）反应对寄生虫的作用是主要的。各种特异性抗体、免疫效应细胞、细胞因子等也能有效杀死寄生虫。

宿主与寄生虫之间相互作用可有三种不同的结果：①宿主清除了体内的寄生虫，并可抵御再感染，但寄生虫感染中这种现象极为罕见；②宿主清除了大部分寄生虫，并对再感染具有部分的抵抗力。这样宿主与寄生虫之间维持相当长时间的寄生关系，见于大多数寄生虫感染；③宿主不能有效控制寄生虫，寄生虫在宿主体内生长发育乃至大量繁殖，引起寄生虫病，表现出明显的病理变化和临床症状，如不及时治疗，严重者可以死亡。

寄生虫与宿主相互作用的结果还与多种因素有关，如寄生虫的种类、数量、虫株与毒力，以及宿主的营养状态等。

Summary

The relationship between parasite and host includes damage of the parasite to the host and resistance of the host against the parasite. Damage involves depriving of nutrition, traumatic destruction, and chemical injury such as lytic necrosis, toxic and allergic phenomena. Resistance of the host to the parasite includes innate and acquired immunity. The host's immune system will destroy the parasite and, on the other hand, the parasite attempts to avoid the immune attack. There are three results: the parasites may be eliminated from the host, the parasites may escape the immune attack, The hosts cannot control parasite's reproduction.

（王光西）

第四章　寄生虫感染的免疫

免疫是机体识别和排除抗原性异物、维持生理平衡的一种功能。寄生虫对人体属异种物质，感染后可诱导宿主产生不同程度的免疫应答。

第一节　寄生虫抗原

寄生虫抗原对人体而言属异种抗原（xenoantigen）。寄生虫生物学结构和生活史复杂，因此寄生虫抗原十分复杂。按其来源可大致分为体抗原（somatic antigen）和代谢抗原（metabolic antigen），如整虫或部分结构、虫卵、表膜、排泄物、分泌物、蜕皮液、囊液等，按化学成分可分为蛋白质或多肽、多糖、糖蛋白、糖脂等；按功能可分为致病性抗原、保护性抗原、诊断性抗原等。寄生虫抗原具有属、种、株、期的特异性，寄生虫生活史中不同发育阶段既具有共同抗原，又具有各发育阶段的特异性抗原，即期特异性抗原。虫体的表面抗原或体表抗原（surface antigen）、排泄-分泌抗原（excretory-secretory antigen，ES antigen）或虫体寄生的细胞表面表达的抗原均可与宿主免疫系统直接接触，属于免疫学重要的抗原。生活虫体排放到宿主体液内的大分子微粒如排泄分泌物或脱落物等称循环抗原（circulating antigen，CAg），一般认为检测到 CAg 提示有活虫存在，可用于判断现症患者及评价疗效等。

第二节　免疫类型

（一）固有免疫

固有性免疫（innate immunity）或天然免疫（natural immunity），亦称非特异性免疫（non-specific immunity），是人类在长期进化过程中逐渐建立起来的天然防御能力，受遗传因素控制，对各种病原体包括寄生虫感染均具有一定程度的抵抗作用。固有性免疫一般包括：①皮肤与黏膜、胎盘和血脑屏障的作用；②吞噬细胞的吞噬作用，主要有组织和血液中的吞噬细胞、中性粒细胞、嗜酸粒细胞和单核-吞噬细胞；③体液因素的杀伤作用，如补体系统活化后，可参与机体的防御功能，溶菌酶、防御素等也有一定的杀伤作用。在固有免疫中，机体借助一系列模式识别受体（pattern recognition receptor，PRR）识别寄生虫或其产物所共有的病原相关分子模式（pathogen-associated molecular patterns，PAMP），激活固有免疫，介导快速免疫效应，同时向机体发出信号，启动适应性免疫应答，抵抗寄生虫。

（二）适应性免疫

适应性免疫（adaptive immunity）或获得性免疫（acquired immunity）亦称特异性免疫（specific immunity），是机体对侵入的寄生虫通过特异性免疫应答（immune response）产生的对抗寄生虫感染的免疫力，具有识别自己和非己、特异性、记忆性的特点。通常情况下宿主对寄生虫感染的获得性免疫比较弱。由于宿主和寄生虫的种类以及宿主与寄生虫之间相互关系的差异，特异性免疫应答可分为两型：

1. 消除性免疫（sterilizing immunity）　宿主感染后能清除体内的寄生虫，并对再感染产生完全的抵抗力。如热带利什曼原虫引起的皮肤利什曼病，宿主产生免疫力后，体内原虫完全被清除，且对再感染具有长期、特异的抵抗力。这是寄生虫感染中很少见的一种免疫状态。

2. 非消除性免疫（non-sterilizing immunity）　宿主感染后不能完全清除体内的寄生虫，维持低虫荷状态，对再感染仅产生一定程度的免疫力，一旦用药物清除体内的寄生虫后，宿主已获得的免疫力便逐渐消失。这是寄生虫感染中常见的一种免疫状态，临床表现为不完全免疫，如疟疾的带虫免疫。在血吸虫感染时，成虫诱导宿主产生的获得性免疫力，对体内原有的成虫不产生影响，可以继续存活，但对再感染侵入的童虫有一定的抵抗力，称为伴随免疫（concomitant immunity）。非消除性免疫与寄生虫的免疫逃避和免疫调节有关，是寄生虫病呈慢性过程的重要原因。

第三节　适应性免疫应答

适应性免疫应答是指宿主的免疫系统受到寄生虫抗原刺激后，免疫细胞识别抗原分子，发生活化、增殖、分化，进而发挥免疫效应的过程。这是一个由多种免疫细胞和免疫分子，即免疫球蛋白、细胞因子、补体等参与作用的复杂过程。

（一）抗原的提呈和识别

寄生虫抗原致敏宿主免疫系统，需先经过抗原提呈细胞（antigen presenting cell，APC）的处理。APC 分布广泛，包括巨噬细胞、树突状细胞（dendritic cell，DC）、B 细胞等。寄生虫蛋白抗原被 APC 以各自不同的方式摄取、加工处理后与 MHC（major histocompatibility complex）分子结合成多肽-MHC 复合物，供 T 细胞抗原受体（T cell receptor，TCR）识别。寄生虫非蛋白类抗原如多糖、糖脂、核酸等抗原一般不以抗原肽-MHC 复合物的形式被提呈，而是通过与 B 细胞抗原受体（B cell antigen receptor，BCR）发生最大限度的交联，引起无需 T 细胞辅助的 B 细胞活化，直接产生体液免疫效应。

（二）T 细胞和 B 细胞的活化、增殖与分化

T 细胞和 B 细胞接受抗原刺激后，开始活化、增殖与分化，产生效应性 T 细胞、细胞因子（cytokine），如白细胞介素、干扰素、肿瘤坏死因子、趋化因子（chemokine）、集落刺激因子（CSF）和生长因子以及抗体。激活的 APC 和 T 细胞产生多种细胞因子，促进淋巴细胞和造血细胞的增殖、分化和成熟，同时可诱导 B 细胞转化为浆细胞，分泌不同类型免疫球蛋白，共同参与免疫应答。T 细胞根据是否表达 CD4 或 CD8 分子，可分为 CD4$^+$T 细胞和 CD8$^+$T 细胞。

CD4$^+$T 细胞：识别抗原受 MHC-Ⅱ类分子限制。辅助性 T 细胞（help T cell，Th）属于 CD4$^+$T 细胞，按其细胞因子分泌类型的不同又将 CD4$^+$T 细胞分为 Th1、Th2、Th17 和 Treg 细胞等亚型。Th1 细胞主要分泌 IL-2、IFN-γ 和 TNF-β 等，介导炎症反应和参与迟发型超敏反应；Th2 细胞分泌 IL-4、IL-5、IL-6、IL-10 等，诱导 B 细胞活化、增殖、分化、分泌抗体，发挥体液免疫效应；Th17 细胞主要分泌 IL-17，在炎症和免疫病理损伤中具有重要调节作用；Treg 细胞则通过分泌的 TGF-β 和 IL-10 等对免疫应答发挥负性调节作用。

CD8$^+$T 细胞：细胞毒性 T 细胞（cytotoxic T cell，Tc 或 cytotoxic T lymphocyte，CTL）属于 CD8$^+$T 细胞。CTL 细胞识别抗原受 MHC-Ⅰ类分子限制，是细胞免疫效应细胞，经抗原致敏后可特异性杀死带致敏抗原的靶细胞。近来研究表明，无论 CD4$^+$T 细胞或 CD8$^+$T 细胞均包括可发挥正、负调节作用的功能亚群，且在不同情况下，同一 T 细胞亚群可显示不同的免疫调节作用或免疫效应。T 细胞亚群和细胞因子在寄生虫感染的免疫中起着重要的作用，它们的作用不是孤立的，而是相互联系，相互作用又相互制约。

（三）免疫效应

根据免疫应答发生机制的不同，可分为体液免疫（humoral immunity）和细胞免疫（cellular immunity）。

1. 体液免疫　是抗体介导的免疫效应。抗体属免疫球蛋白，人类的抗体可分为 IgA、IgD、IgE、IgG 和 IgM 五类，IgA 和 IgG 可分别进一步分为亚类，IgA1、IgA2 和 IgG1、IgG2、IgG3、IgG4。寄生虫感染早期，血中 IgM 水平上升，随着时间的延长 IgG 上升。蠕虫感染一般 IgE 水平升高，肠道寄生虫感染则分泌型 IgA（sIgA）升高。抗体主要通过以下作用杀伤寄生虫：①抗体可单独作用于寄生虫，使其丧失侵入细胞的能力。如伯氏疟原虫子孢子单克隆抗体与疟原虫子孢子表面抗原结合，使子孢子失去黏附和侵入肝细胞的能力。②抗体与寄生虫相应抗原结合，通过经典途径激活补体系统，使寄生虫溶解。如非洲锥虫病人血清中的 IgM、IgG 在补体参与下可溶解血液中的锥虫。③抗体还可结合寄生虫表面抗原，其 Fc 段与巨噬细胞、嗜酸粒细胞、中性粒细胞表面的 Fc 受体结合，促进巨噬细胞等的吞噬作用，即抗体的调理作用。如血液中疟原虫的裂殖子或感染疟原虫的红细胞与抗体结合以后，可被巨噬细胞或单核细胞吞噬。

2. 细胞免疫　是 T 细胞和巨噬细胞或其他炎症细胞介导的免疫效应。抗原特异性 T 细胞可直接发挥效应功能，CTL 能直接、高效、特异地杀伤靶细胞而不损害周围组织。Th1 通过分泌细胞因子进一步激活、诱生、募集其他细胞，放大免疫效应。如 IFN-γ 活化单核-吞噬细胞，巨噬细胞趋化因子（MCF）可使巨噬细胞移动到局部，聚集于病原体周围；IL-2 活化 NK 细胞，TNF 和白三烯（leukotriene，LT）活化中性粒细胞和血管内皮细胞；IL-5 活化嗜酸粒细胞，促进其杀伤寄生虫的作用。

3. 体液免疫和细胞免疫协同作用　在寄生虫感染中，抗体依赖细胞介导的细胞毒性作用（antibody dependent cell-mediated cytoticity，ADCC）是杀伤虫体的重要效应机制。ADCC 由 IgG 结合于虫体，巨噬细胞、嗜酸粒细胞或中性粒细胞通过 Fc 受体附着于抗体，通过协同作用发挥对虫体的杀伤作用。

第四节　超 敏 反 应

宿主感染寄生虫以后所产生的免疫应答，一方面可以表现为对宿主具有不同程度的保护性免疫；另一方面可导致宿主组织损伤引起超敏反应（hypersensitivity），又称变态反应（allergy）或过敏反应，是过强的免疫应答，引起超敏反应的抗原称变应原（allergen）。超敏反应分为 Ⅰ、Ⅱ、Ⅲ、Ⅳ 型。

（一）Ⅰ型超敏反应（速发型超敏反应，immediate-type hypersensitivity）

寄生虫变应原刺激机体产生特异性 IgE 抗体，IgE 通过 Fc 段结合于肥大细胞和嗜碱粒细胞表面，使机体致敏。当相同变应原再次进入机体后，与 IgE 抗体结合，使肥大细胞、嗜碱粒细胞脱颗粒，释放多种活性介质，如组胺、肝素、嗜酸粒细胞趋化因子、白三烯、前列腺素（prostaglandin，PG）、血小板活化因子（PAF）等，作用于皮肤、黏膜、呼吸道等靶器官和组织，导致毛细血管扩张、通透性增加、平滑肌收缩、腺体分泌增多等，引起荨麻疹、血管神经性水肿、支气管哮喘等局部症状，严重者可因全身小血管扩张而引起过敏性休克，甚至死亡。血吸虫尾蚴引起的尾

蚴性皮炎属于局部过敏反应；包虫囊壁破裂，囊液吸收入血而产生的过敏性休克属全身性过敏反应。

（二）Ⅱ型超敏反应（细胞毒型超敏反应，cytotoxic type hypersensitivity）

抗体 IgM、IgG 与靶细胞表面的抗原或吸附的抗原结合或形成抗原抗体复合物，通过活化补体，溶解细胞；激活巨噬细胞发挥调理吞噬作用；经 ADCC 杀伤靶细胞。黑热病、疟疾患者，寄生虫抗原吸附于红细胞表面，通过本机制导致红细胞溶解，这是黑热病和疟疾贫血的原因之一。

（三）Ⅲ型超敏反应（免疫复合物型超敏反应，immune complex type hypersensitivity）

抗原与抗体特异性结合，在特定条件下，形成一定数量、中等大小的免疫复合物（immune complex，IC）沉积在局部或全身毛细血管壁或组织内，激活补体，产生趋化因子，吸引中性粒细胞并使之释放溶酶体酶，同时使嗜碱粒细胞和肥大细胞脱颗粒，释放炎性介质，损伤血管壁和邻近组织，造成局部缺血、出血。在疟疾和血吸虫病患者常出现肾小球肾炎，是由于免疫复合物在肾小球内沉积所引起。

（四）Ⅳ型超敏反应（迟发型超敏反应，delayed-type hypersensitivity）

Ⅳ型超敏反应是由 T 细胞介导引起的免疫损伤，也称细胞介导型，反应发生较慢。抗原进入机体经 APC 处理、提呈致敏 T 细胞，当再次接触同样抗原时，致敏 T 细胞释放一系列淋巴因子，使大量淋巴细胞、单核-吞噬细胞及中性粒细胞聚集于炎症区，在局部形成以单个核细胞为主的细胞浸润，导致血管、组织变性坏死的炎症反应。研究证明，血吸虫虫卵肉芽肿是 T 细胞介导的迟发型超敏反应。

在同一种寄生虫感染中，可同时存在几型超敏反应，例如血吸虫病可引起速发型、免疫复合物型及迟发型超敏反应。

第五节 免疫逃避

寄生虫能在有正常免疫力的宿主体内长期存活、增殖，逃避宿主的免疫攻击，这种现象称免疫逃避（immune evasion）。是寄生虫与宿主长期相互适应的结果，其机制十分复杂，主要包括两个方面：一是源于宿主的机制（host-derived mechanisms），即寄生虫充分利用宿主的弱点以逃避宿主的免疫攻击；二是源于寄生虫的机制（parasite-derived mechanisms），即寄生虫利用自身的能力来逃避宿主的免疫攻击。

（一）源于宿主的免疫逃避机制

部分人群因低免疫应答状态或无免疫应答，表现出对某些寄生虫特别易感，且感染程度较重。宿主方面主要存在的因素有：

（1）某些遗传因素使得免疫应答的强度无法达到具有宿主保护性的程度。

（2）年老体弱、严重营养不良、哺乳、妊娠、应激反应、合并其他病原体感染等，可使宿主免疫反应性降低。

（3）新生儿或儿童免疫系统发育不全，免疫反应性很弱。

以上因素使得寄生虫能利用宿主免疫系统暂时或较长期的功能削弱机会逃避宿主免疫力的攻击。

（二）源于寄生虫的免疫逃避机制

1. 组织学隔离 长期的进化使寄生虫一般都有较固定的寄生部位，特有的生理屏障可使之与免疫系统隔离，如寄生在眼部或脑部的囊尾蚴、红细胞内的疟原虫；有些寄生虫可在宿主体内形成保护性的囊壁或包囊，如棘球蚴和旋毛虫；利什曼原虫和弓形虫可在细胞内形成纳虫空泡而逃避宿主细胞溶酶体酶的杀伤。腔道内寄生虫难以与其他免疫效应细胞接触，宿主 sIgA 杀伤能力有限，从而逃避宿主的免疫攻击。

2. 抗原改变

（1）抗原变异（antigenic variation）：是逃避免疫效应的基本机制，直接影响免疫识别。例如非洲锥虫在宿主血液内能有顺序地更新表面糖蛋白，其抗原性不断变异，宿主产生的抗体对新变异体无作用。抗原变异也见于血吸虫、疟原虫等。

（2）抗原伪装(antigenic disguise)和分子模拟(molecular mimicry)：寄生虫体表结合有宿主的成分，或表达与宿主组织相似的成分。例如血吸虫肺期童虫表面结合有宿主的血型抗原（A、B 和 H）和主要组织相容性复合物（MHC）抗原，逃避宿主免疫系统的识别。

（3）表膜脱落：寄生虫的表膜不断脱落与更新，使与表膜结合的抗体随之脱落，常见于蠕虫。

3. 抑制宿主的免疫应答

（1）直接抑制或破坏宿主的免疫细胞或免疫效应分子：寄生虫可分泌某些物质，抑制淋巴细胞激活、破坏淋巴细胞或特异的免疫效应分子，如克氏锥虫排泄、分泌物中的成分可抑制宿主淋巴细胞激活和 IL-2 的表达，分泌的蛋白酶能分解附着于虫体上的抗体，使 Fc 部分破坏而不能激活补体；曼氏血吸虫产生的一种糖蛋白可直接抑制 ADCC 杀虫效应；旋毛虫和曼氏血吸虫成虫具有高水平的氧化剂清除物，能对抗过氧化氢的杀伤作用。

（2）特异性 B 细胞克隆的耗竭：有些寄生虫感染可误导（misdirection）宿主免疫应答，致多克隆 B 细胞激活，产生大量无明显保护作用的抗体，出现高免疫球蛋白血症，导致能与抗原反应的特异性 B 细胞耗竭，抑制了宿主的免疫应答。

（3）阻断抗体的产生：有些寄生虫可诱导宿主产生阻断或封闭性抗体（blocking antibody），结合在虫体表面，阻断具有杀虫作用的抗体与之结合。已证实在曼氏血吸虫、丝虫和旋毛虫感染的宿主中存在阻断抗体。

Summary

There are two types of immunity：innate-immunity（non-specific immunity）and adaptive immunity（acquired immunity or specific immunity）.

Innate immunity exists already at birth and nonspecifically act on many parasites. Adaptive immunity is the host immune response to a particular parasitic antigen, including antigen presentation, activation of T cells, cytokines production and the effect of humoral and cell mediated immunity. They both may protect the hosts and accelerate elimination of the parasites or reduce its fertility. Clinically，adaptive immunity may also be subdivided into sterilizing and non-sterilizing immunities due to different relations between host and parasite as well as different sorts of host and parasite.

Antigenic composition of parasites is very complex because of the complicated histological structures and life cycle of parasites，which contributes to the antigenic specificity of different species, strains and even life stages of parasite. To survive within their host，parasites have evolved numerous strategies to circumvent or forestall their host's immune response and are able to escape from the host immunity, *e.g.* immune evasion. The complicated mechanisms of immune evasion involve antigenic variation, antigen disguise, molecular mimicry occurring in parasite, host immune suppression, histological isolation between parasite and host，etc.

The immune response may also induce pathologic injury to the host. Four types of hypersensitivity, including immediate-type, cytotoxic type, immune-complex and delayed type hypersensitivity，which are deleterious to the host, may result from host response to the parasitic infection. Two types or more of hypersensitivity may coexist in the infection of same species of parasite.

（郑葵阳　夏　惠）

第五章 寄生虫病的流行与防治

第一节 寄生虫病的特点及临床表现

一、寄生虫病的特点

寄生虫生活史中，能感染人体的阶段称感染阶段（infective stage）；寄生虫侵入人体并能在体内存活或增殖/繁殖的过程称寄生虫感染（parasitic infection）；感染者没有明显临床症状和体征的称带虫者（carrier）；有明显临床症状和体征的寄生虫感染称寄生虫病（parasitosis）。寄生虫病是寄生虫与宿主相互作用的结果。

（一）急性感染

寄生虫病的急性感染（acute infection），因初次感染的寄生虫数量多、毒力强，或者是慢性病人再次大量感染，寄生虫的代谢产物、分泌物以及死亡虫体的分解产物等，常常引起感染者出现严重的急性症状及体征，如从非疫区进入疫区的外来居民或者疫区的儿童易发生急性血吸虫病和重症疟疾，淋巴丝虫病患者出现的急性淋巴管炎和淋巴结炎等。

（二）慢性感染

慢性感染（chronic infection）是寄生虫病的一个重要特点。绝大多数感染者表现为慢性持续状态，可因人体感染寄生虫比较轻，少量多次感染，或者感染者出现过一些临床症状，但未经治疗或治疗不彻底，而逐渐转入慢性感染状态，在慢性感染的基础上，人体同时伴有组织损伤和修复性病变。如慢性阿米巴痢疾病人出现的阿米巴性肉芽肿、慢性疟疾的脾肿大和丝虫病的象皮肿等。

（三）再感染

再感染（reinfection）现象在寄生虫病相当普遍，患者治愈后，还可再次感染同一种寄生虫病，体内已有某种寄生虫或者同种的不同发育阶段寄生还可再次感染相同寄生虫病，如猪带绦虫病、蛲虫病、微小膜壳绦虫病等。发生再感染的原因与患者对大多数寄生虫不能产生完全有效的保护性免疫有关。

（四）多重感染

多重感染（multiple infection）是指人体同时感染两种或两种以上寄生虫。是比较常见的现象，尤其是肠道寄生虫感染。据1988～1992年我国人体寄生虫分布调查结果，多重感染率为25.86%，与单一感染之比为43.33%∶56.67%。最多的一人同时感染9种寄生虫，有的5岁以下儿童感染的寄生虫也多达6种。不同虫种生活在同一宿主体内可能会相互促进或制约，增加或减少它们的致病作用，从而影响临床表现。

（五）幼虫移行症和异位寄生

幼虫移行症（larva migrans）是指一些蠕虫幼虫侵入不适宜宿主后，不能发育为成虫，幼虫在体内存活并移行造成局部或全身性的病变，例如犬弓首线虫（Toxocara canis）是犬肠道内常见的寄生虫，犬吞食了该虫的感染期虫卵，幼虫在小肠内孵出，经过血液循环后，回到小肠内发育为成虫。但是，人或鼠误食了犬弓首线虫的感染性虫卵，幼虫在小肠内孵出，进入血液循环，由于人或鼠不是其适宜宿主，幼虫不能回到小肠内发育为成虫，而是在体内移行窜扰，侵犯各种组织器官，引起严重损害和相应的临床表现，此时人或鼠便患了幼虫移行症。

根据幼虫侵入的部位及临床表现的不同，可将幼虫移行症分为皮肤幼虫移行症（cutaneous larva migrans）和内脏幼虫移行症（visceral larva migrans）两型。有的寄生虫既可引起皮肤幼虫移行症，又可引起内脏幼虫移行症，如斯氏狸殖吸虫。

皮肤幼虫移行症，以皮下组织损害为主，常见皮肤出现线状红疹或皮下出现游走性包块，如巴西钩口线虫（Ancylostoma braziliense）或犬钩口线虫（A. caninum）幼虫引起的皮肤匐行疹；曼氏迭宫绦虫裂头蚴引起的皮下游走性包块。

内脏幼虫移行症，以内脏器官损害为主，如犬弓首线虫引起眼、脑等器官的损伤；广州管圆线虫幼虫引起的嗜酸粒细胞增多性脑膜炎等。

异位寄生（ectopic parasitism）是指有些寄生虫在常见寄生部位以外的组织或器官内寄生的现象。异位寄生引起异位病变（ectopic lesion），出现不同的症状和体征，如卫氏并殖吸虫和血吸虫虫卵在大脑异位寄生，引起脑型卫氏并殖吸虫病和脑型血吸虫病。了解寄生虫幼虫移行症和异位寄生现象，对疾病的诊断和鉴别诊断至关重要。

（六）隐性感染与机会性致病

隐性感染（suppressive infection）是人体感染寄生虫后，既没有临床表现，又不易用常规方法检获病原体的一种现象。隐性感染是某些机会性致病寄生虫

（opportunistic parasite）的特殊寄生现象，如耶氏肺孢子虫、弓形虫和隐孢子虫等。在隐性感染过程中，寄生虫的增殖一般处于低水平状态而使感染者成为带虫者。艾滋病病人、长期使用免疫抑制剂或服用抗肿瘤药物的患者，当机体免疫功能不全或免疫力下降时，这些寄生虫的增殖力和致病力大大增强，使感染者出现明显的临床症状和体征，严重者甚至发生死亡，这类寄生虫病称为机会性寄生虫病（opportunistic parasitosis）。机会性寄生虫病是引起艾滋病患者死亡的重要原因之一。

二、临床表现

发热、腹泻、营养不良、贫血等是寄生虫病常见的临床表现。此外，蠕虫感染时常出现外周血液中嗜酸粒细胞增多现象。

（一）发热

发热是许多寄生虫病最常见的临床表现。疟疾发作以发热为主要临床表现，急性血吸虫病、丝虫病、黑热病、旋毛虫病、肝吸虫病、阿米巴肝脓肿以及幼虫移行症等均可出现程度不同的发热症状，体温的高低与持续时间通常与寄生虫虫种、毒力、虫荷数以及宿主的免疫力有关。如疟疾一次典型发作，当血液中疟原虫的密度达到发热阈数（threshold）时，感染者就会出现寒战、高热和出汗退热三个连续阶段，初次发作停止后，在无再感染的情况下，当宿主免疫力降低时，还可出现疟疾的再燃；黑热病出现长期不规则的发热，并伴有肝脾肿大；急性脑型血吸虫病和脑型疟疾的常见症状为高热和昏迷；阿米巴痢疾一般发病较缓，出现发热时常伴有里急后重等症状。

（二）腹泻

腹泻是寄生虫感染的主要症状，大多数肠道寄生虫和少数肠外寄生虫均可引起腹泻，甚至出现脓血便，主要是由于寄生虫的侵入和寄生导致肠壁组织的炎症反应或溃疡引起的。如阿米巴痢疾、血吸虫病患者常出现间歇性或持续性腹泻，粪便中常混有黏液或血液；蓝氏贾第鞭毛虫病常出现恶臭水泻；隐孢子虫病出现顽固性腹泻或水样腹泻等。

（三）营养不良和发育障碍

寄生生活使寄生虫失去自生生活的能力，其新陈代谢所需要的物质和能量，是通过直接或间接的方式从人体夺取的，当人体自身营养状况较差时，寄生虫的感染可引起重度营养不良，甚至出现低蛋白血症。某些寄生虫病，如蛔虫病、钩虫病、带绦虫病、血吸虫病还可引起儿童不同程度的发育障碍，严重者可导致侏儒症。

（四）贫血

寄生虫可夺取宿主的血液、破坏红细胞、分泌毒素抑制骨髓减少红细胞的再生、诱发脾肿大、脾功能亢进以及免疫病理反应等，都可以引起患者贫血，出现一系列的贫血症状，甚至导致贫血性心脏病，严重威胁患者的生命，如钩虫病可出现低色素小细胞型贫血；疟原虫和杜氏利什曼原虫可引起溶血性贫血等。

（五）超敏反应

超敏反应是寄生虫感染所致的一类变态反应，通常是由寄生虫的排泄物、分泌物和死亡虫体的分解产物所致。临床表现为荨麻疹、血管神经性水肿、支气管哮喘等。如血吸虫尾蚴性皮炎、尘螨引起的过敏性哮喘、过敏性鼻炎、过敏性皮炎等。严重者可因全身小血管扩张而引起过敏性休克，例如包虫囊液引起的过敏性休克。

（六）肝肿大

许多寄生虫感染都会引起肝脏损伤并出现相应的症状和体征，寄生虫性肝脏肿大的机制十分复杂，各不相同。如日本血吸虫虫卵可沉积在肝组织内，引起虫卵肉芽肿和肝纤维化；寄生于肝胆管内的华支睾吸虫可引起以左叶为主的肝脏肿大；肝肿大是疟疾病人常见的体征之一。此外，斯氏狸殖吸虫病、阿米巴性肝脓肿、肝包虫病等都可引起肝肿大。

（七）脾肿大

脾肿大多见于寄生虫病的慢性感染患者，是寄生虫直接或间接损害引起的结果，并常常伴有脾功能亢进，加重对感染者的损伤。如脾包虫病、黑热病、疟疾和血吸虫病均可出现脾肿大或巨脾症。

（八）嗜酸粒细胞增多

外周血液中嗜酸粒细胞增多（eosinophilia）通常出现在侵袭组织的寄生虫感染，如蛔虫、并殖吸虫和管圆线虫感染。组织内嗜酸粒细胞增多通常出现在寄生虫死亡部位，如皮下或肺犬钩虫感染。当某些寄生虫侵入中枢神经系统时，在脑脊液中也能查见嗜酸粒细胞，如广州管圆线虫、猪囊尾蚴在脑部寄生时。

（九）其他

寄生虫病还可导致皮肤损害、中枢神经系统损害、眼部损害及泌尿生殖系统的损害等，其临床表现与寄生虫的虫种及侵袭部位有密切关系。

第二节 寄生虫病流行的基本环节和特征

寄生虫病要在一个地区流行，该地区必须具备三个基本环节，即传染源（source of infection）、传播途径（route of transmission）和易感人群（susceptible population）。当这三个环节同时存在并相互联系时，寄生虫病就能在该地区的人群中流行。然而寄生虫病流行的频率，则受到自然因素（natural factors）和社会因素（social factors）的影响。寄生虫病流行的特征表现为地方性（endemicity）、季节性（seasonality）和自然疫源性（activity of the natural foci）。

一、流行的基本环节

（一）传染源

寄生虫病的传染源是指感染了寄生虫并能直接或间接地将其排出造成新感染的人和动物，包括病人、带虫者和保虫宿主。作为传染源，其体内的寄生虫某一生活阶段可以直接或间接地进入另一个易感宿主体内继续发育。如外周血液中含有疟原虫雌、雄配子体的疟疾病人或带虫者是疟疾的传染源；粪便中能排出成熟期虫卵的血吸虫病人或保虫宿主是血吸虫病的传染源。

（二）传播途径

指寄生虫的某一生活阶段从传染源排出后，经过特定的发育阶段和利用某些传播因素，进入另一宿主的全过程。通过传播途径，寄生虫实现了宿主的转换，这也是寄生虫借此延续世代、维系物种的必然方式。医学寄生虫常见的传播途径包括：

1. 经土壤传播 不需要中间宿主的线虫，其虫卵或幼虫是直接在土壤中发育为感染阶段，人可因接触被感染期虫卵或幼虫污染的土壤而感染。如蛔虫、钩虫和鞭虫等都是经土壤传播的。

2. 经水传播 不少寄生虫是经水进入人体的，水源若被某些寄生虫的感染阶段污染，人可因饮水或接触疫水而感染。如饮用被溶组织内阿米巴成熟包囊污染的水可感染阿米巴；接触含血吸虫尾蚴的疫水可感染血吸虫。

3. 经食物传播 施用未经无害化处理的粪肥，感染期的虫卵或幼虫可污染蔬菜和瓜果，因此生食蔬菜和瓜果易感染寄生虫，如蛔虫；生食或半生食鱼、虾、蟹、肉都可以感染食源性寄生虫，如肝吸虫、肺吸虫和旋毛虫等。

4. 经空气/飞沫传播 有些寄生虫的感染期虫卵或包囊利用空气或飞沫进行传播，如蛲虫卵可在空气中飘浮，并随人的呼吸进入人体内引起感染；耶氏肺孢子虫包囊可经飞沫传播。

5. 经节肢动物传播 节肢动物不仅能传播疾病，而且是某些寄生虫的重要宿主。许多危害严重的寄生虫都需要在节肢动物体内完成一定的发育过程，形成感染期后，人可因该节肢动物的叮咬而感染。如疟原虫、丝虫和利什曼原虫等。

6. 直接传播 有些寄生虫病可通过人际之间的直接接触而传播，如阴道毛滴虫可通过性接触传播；疥疮可通过接触患者的皮肤而传播。而某些寄生虫的感染是通过直接接触染病动物获得的，如人与感染了细粒棘球绦虫的犬接触可患包虫病；与感染了弓形虫的猫接触易患弓形虫病。

寄生虫感染人体的主要途径和方式有：经口感染，如蛔虫、鞭虫、旋毛虫、肝吸虫、肺吸虫、带绦虫、溶组织内阿米巴等；经皮肤感染，如钩虫、血吸虫等；经呼吸道感染，如蛲虫、耶氏肺孢子虫等；经输血感染，如疟原虫等；经胎盘感染，如弓形虫、疟原虫等；自体感染，如蛲虫、微小膜壳绦虫等；逆行感染，如蛲虫。

（三）易感人群

易感人群是指对寄生虫缺乏免疫力或免疫力低下的人群。人体感染寄生虫后，可以产生适应性免疫，但寄生虫免疫多属带虫免疫，当感染的寄生虫被清除后，免疫力也随之消失，重新处于易感状态。对某种寄生虫的易感程度称易感性，寄生虫的易感性与年龄和遗传因素有关。如在血吸虫病流行区，儿童较成年人更易感染血吸虫；Duffy 阴性血型者对间日疟原虫感染具有先天抵抗力；非洲患镰状细胞贫血症的儿童不易感染恶性疟。此外，寄生虫的感染率与人群的生活习惯和生产方式有关。例如云南的某些少数民族喜欢生食或半生食猪肉，人群中的旋毛虫病发病率高；放养生猪的地区，人群中的猪带绦虫病感染率高。

二、影响流行的因素

（一）自然因素

包括温度、湿度、雨量、光照等气候因素，以及地理环境和生物种群等。自然因素通过对流行过程中三个环节的影响而发挥作用。地理环境会影响到中间宿主的孳生与分布，如温暖潮湿的环境有利于土源性线虫的发育。温度不仅影响寄生虫的发育与繁殖，而且还会影响媒介节肢动物的孳生与活动，如温度低于 15～16℃，疟原虫不能在按蚊体内发育，温暖的气候既有利于疟原虫的繁殖，又促进了按蚊的传播，故疟疾的流行高峰发生在夏秋季。有些寄生虫的生活史过程需要中间宿主或节肢动物才能完成，这些中间宿主或节肢动物的存在与否，决定了该寄生虫病能否流行，如日本血吸虫的中间宿主钉螺在我国的分布不超过北纬 33.7°，因此我国北方地区无血吸虫病流行。

（二）社会因素

包括社会制度、经济状况、科技水平、文化教育、医疗卫生、防疫保健及生产方式和生活习惯等。社会因素与自然因素常常相互作用，共同影响着寄生虫病的流行结果。如旧中国由于政府腐败，经济落后，使我国成为寄生虫病严重流行的国家。新中国由于党和政府的高度重视和对人民健康的关心，采取了强有力的防治措施，短期内就使曾经危害猖獗的丝虫病和黑热病得到了控制，以至达到阻断传播的目标；疟疾和血吸虫病的流行区也大幅缩小，发病率大幅降低，并提出了 2020 年在全国范围内消除疟疾的防控目标。由于自然因素是相对稳定的，而社会因素往往是可变的，因此社会的稳定、经济的发展，医疗卫生的进步和防疫保健制度的完善以及人民群众科学、文化水平的提高，对控制寄生虫病的流行起主导作用。在社区广泛开展健康教育，逐步改变不良行为，是控制寄生虫病的有效措施。此外，严格国境检疫也可有效防止输入性寄生虫病的发生。

三、流 行 特 征

（一）地方性

某种疾病在某一地区经常或持续发生，无需自外地输入，这一现象称地方性。寄生虫病的流行常有明显的地方性，这种特征与当地的气候条件，中间宿主或媒介节肢动物的地理分布，人们的生活习惯和生产方式有关。如钩虫病在我国淮河及黄河以南地区广泛流行，但在气候干寒的西北地区则很少流行；血吸虫病的流行区与钉螺的分布一致，具有明显的地方性；一些食源性寄生虫病，如肝吸虫病、旋毛虫病等的流行，与当地居民的饮食习惯密切相关；我国西北牧区流行的包虫病则与当地的生产环境和生产方式有关。

（二）季节性

温度、湿度、雨量、光照等气候因素会对寄生虫及其中间宿主或媒介节肢动物种群数量的消长产生影响，因此寄生虫病的流行往往呈现出明显的季节性，尤其是需要以节肢动物为媒介传播的寄生虫病。如疟疾和黑热病的传播需要媒介按蚊和白蛉，因此疟疾和黑热病的流行季节与其媒介节肢动物出现的季节一致。温暖、潮湿的条件有利于钩虫卵及钩蚴在外界的发育，因此钩虫感染多见于春夏季节；人群的生产和生活活动也会造成寄生虫病感染的季节性，如血吸虫病常因农业生产或下水活动而接触疫水，因此急性血吸虫病往往发生在夏季。

（三）自然疫源性

有些寄生虫病可以在人与脊椎动物之间自然地相互传播，这些寄生虫病称为人兽共患寄生虫病（parasitic zoonoses）。在人迹罕至的原始森林或荒漠地区，某些寄生虫病在脊椎动物之间相互传播，但当人偶然进入该地区时，这些寄生虫病则可从脊椎动物通过一定的途径传播给人，这类不需要人的参与而存在于自然界的人兽共患寄生虫病具有明显的自然疫源性，该疾病存在的地区称为自然疫源地，这类具有自然疫源性的人兽共患寄生虫病被称为自然疫源性疾病，如肺吸虫病、黑热病等。寄生虫病的这种自然疫源性不仅反映了寄生虫在自然界的进化过程，同时也说明某些寄生虫病在流行病学和防治方面的复杂性。如今在建立自然保护区的同时也要注意防止新的自然疫源地形成。

第三节　我国寄生虫病的流行趋势和防治对策

一、流 行 趋 势

随着寄生虫病防治的进展及社会和经济的发展，我国寄生虫病的流行情况发生了明显的变化，呈现出新的流行趋势。据 1988～1992 年全国人体寄生虫分布调查结果，呈现出两种趋势：一是溶组织内阿米巴、姜片虫、蛔虫、鞭虫和钩虫等五种肠道寄生虫的感染率明显下降；二是旋毛虫病、囊虫病、肝吸虫病、肺吸虫病和包虫病则以明显上升为特征。2001～2004 年的全国人体重要寄生虫现状调查表明，我国土源性线虫的感染率比 1990 年第一次全国人体寄生虫分布调查的结果下降了 63.65%。全国土源性线虫推算总感染人数比 1990 年的感染人数 5.36 亿减少了 4.07 亿。近年来，一些已被控制的寄生虫病疫情出现回升或反弹，食源性、机会性和输入性寄生虫病的发病人数也日趋增多，出现以下流行趋势：

（一）寄生虫病的感染率高、虫种多

据 2001～2004 年全国人体重要寄生虫病现状调查：蠕虫总感染率为 21.74%，其中土源性线虫感染率为 19.56%，全国感染土源性线虫人数为 1.29 亿；带绦虫感染率为 0.28%，全国感染带绦虫人数为 55 万；流行区肝吸虫感染率为 2.40%，流行区感染肝吸虫人数为 1249 万。12 岁以下儿童蛲虫感染率 10.28%。以血清学检查方法分别调查了包虫病、囊虫病、肺吸虫病、旋毛虫病和弓形虫病等重要组织内寄生虫，包虫病阳性率 12.04%；囊虫病阳性率 0.58%；肺吸虫病阳性率 1.71%；旋毛虫病阳性率 3.38%；弓形虫病阳性率 7.88%。

我国已报告能寄生于人体的寄生虫有 229 种，其中原虫 41 种、蠕虫 115 种、其他 73 种。寄生虫病仍然是不容忽视的公共卫生问题。

（二）土源性线虫感染率总体呈下降趋势

人群土源性线虫感染率是衡量一个国家或地区整体发展水平和文明程度的重要指标，虽然我国土源性线虫的感染率比 1990 年第一次全国调查的结果下降了 63.65%，全国土源性线虫的总感染人数比 1990 年的感染人数 5.36 亿减少了 4.07 亿，但与发达国家相比还有很大差距。目前我国土源性线虫的感染率仍相当于日本 20 世纪 60 年代、韩国 20 世纪 80 年代的感染水平，与我国社会经济发展速度和构建和谐社会的理念不相适应。由于存在观念和经济发展速度的差异，各地感染率下降的幅度有所不同。中南部地区11个省(区、市)土源性线虫的感染率仍高达 20.07%～56.22%。12 岁以下儿童蛲虫感染率较第一次全国调查的结果 23.61%下降了 56.47%，但甘肃、四川、海南和广东分别上升了 112.89%、41.67%、40.85%和5.13%。

（三）食源性寄生虫病流行呈上升趋势

以肝吸虫为代表的食源性寄生虫病较为严重，估计肝吸虫感染者达 1200 多万人。随着人民生活水平的提高，饮食来源和方式的多样化，由食源性寄生虫造成的食品安全问题将愈加突出。因生食或半生食猪肉而感染的猪带绦虫、旋毛虫发病率有上升趋势，全国发病人数近 2400 例，病死率达 1%；全国带绦虫病和囊虫病患者已超过 300 万例。此外，以往一些少见的食源性寄生虫病，如棘颚口线虫病、阔节裂头绦虫病、广州管圆线虫病、异尖线虫病、喉兽比翼线虫病和舌形虫病等病例报告也有增多的趋势。食源性寄生虫病已成为影响我国食品安全和人民健康的重要因素之一。

（四）机会性致病寄生虫病的发病人数增多

艾滋病的蔓延，长期使用免疫抑制剂或晚期肿瘤病人等，使一些机会性致病寄生虫，如隐孢子虫病、耶氏肺孢子虫病、粪类圆线虫病等的发病率增加。饲养宠物的种类和数量增多，使人群增加了感染弓形虫、犬弓首线虫、猫弓首线虫、包虫等寄生虫病的机会。机会性寄生虫病已成为艾滋病患者死亡的主要病因之一，越来越受到人们的重视。

（五）重要寄生虫病疫情仍不稳定

在寄生虫病防治方面，我国取得了举世瞩目的成绩，疟疾、血吸虫病、黑热病、丝虫病、钩虫病得到了有效控制、基本消灭或消除。全国疟疾病人由 20 世纪 70 年代初的 2400 多万减少到目前的数十万，严重流行区的范围已大幅缩小，除云南和海南两省外其他各省均已消除了恶性疟。据全国传染病网络报告系统数据显示，我国部分地区出现疫情回升，个别地区时有局部暴发，目前我国仍有 20 多个省、自治区、直辖市的 1182 个县市有病例报告。黑热病早在 1958 年就已基本消灭；丝虫病也于 1994 年达到基本消灭标准，并于 2006 年在全国范围内实现了阻断丝虫病传播的目标，并由 WHO 将经验推荐给全球流行丝虫病的国家；2001 年血吸虫病人数降至 81.9 万，418个流行县市中已有 247 个达到传播阻断标准，63 个达到传播控制标准。尽管上述寄生虫病的防治在我国已取得了巨大的成绩，但形势不容乐观，如黑热病尽管已基本消灭达 40 余年，但每年仍有新发病例；丝虫病尽管已实现了阻断传播的目标，但由于传播媒介的存在，因此后期的监测任务仍然十分艰巨。随着国际交往日益频繁和疟原虫抗药株的存在，为疟疾的防治增添了新的难度。血吸虫病的流行现在主要局限于水位难以控制的湖沼地区和大山区，此类地区由于防治难度较大，再感染难以控制。即使在已经达到血吸虫病传播阻断的地区，因动物宿主的存在和人、畜的频繁流动而引起疫情复燃。

（六）新现寄生虫病和再现寄生虫病不容忽视

新现寄生虫病（neoemerging parasitic diseases）是指新识别的和未知的寄生虫病；再现寄生虫病（reemerging parasitic diseases）是指一些早已被人们所知，发病率已降至很低，不再被视为公共卫生问题，但现在又重新流行的寄生虫病（表 5-1）。

表 5-1　新现和再现的寄生虫及其所致疾病
Table 5-1　Neoemerging and reemerging parasites and diseases

年份	病原体名称	所致疾病或临床症状	传播方式
1976	微小隐孢子虫（*Cryptosporidium parvum*）	隐孢子虫病（急慢性腹泻）	经水，食物
1985	毕氏肠胞虫（*Enterocytozoon bieneusi*）	微孢子虫病（顽固性腹泻）	经食物
1986	卡耶塔环孢子虫（*Cyclospora cayetanensis*）	顽固性腹泻	经食物
1991	海伦脑炎微孢子虫（*Encephalitozoon hellem*）	结膜炎、弥漫性疾病	经食物
1991	巴贝西虫新种（*Babesia new species*）	非典型巴贝西虫病	蜱媒
1992	福建棘隙吸虫（*Echinochasmus fujianensis*）	急慢性腹泻，贫血等	经食物
1996	徐氏裸茎吸虫（*Gymnophalloides seoi*）	人体裸茎吸虫病	经食物
2000	人芽囊原虫（*Blastocystis hominis*）	人芽囊原虫病	经食物

续表

年份	病原体名称	所致疾病或临床症状	传播方式
1899	钩棘单睾吸虫（*Haplorchis pumilio*）	消化功能紊乱，组织损伤	经食物
1899	喉兽比翼线虫（*Mammomonogamus laryngeus*）	呼吸道炎症，哮喘等	经食物
1924	台湾棘带吸虫（*Centrocestus formosanus*）	消化功能紊乱，组织损伤	经食物

（七）寄生虫病对我国妇女和儿童危害严重

据调查，我国寄生虫病的人群分布特点是女性和儿童的感染率较高。其中蛔虫病、鞭虫病、蛲虫病的感染率和肺吸虫病、黑热病血清学阳性率均以 0～14 岁组儿童偏高；我国土源性线虫感染率以 10～14 岁和 5～9 岁两个年龄组感染率最高。而钩虫病、蛔虫病、鞭虫病、带绦虫病、肺吸虫病、包虫病的感染率均是女性高于男性。其中钩虫病作为严重危害我国农民身体健康的五大寄生虫病之一，对妇女的危害更不容忽视，女性钩虫病患者因长期慢性失血而出现贫血、月经不调等，孕妇因钩虫病贫血常导致妊娠合并症，重者可通过胎盘使新生儿感染钩虫病，甚至危及生命。

（八）寄生虫病严重阻碍着西部地区的经济发展

我国西部地区的寄生虫病感染率较高，以包虫病和黑热病最为严重。包虫病的流行程度加重，流行区在不断扩大，呈明显的上升趋势。包虫病分囊型和泡型两种，被喻为西部地区第二"癌症"的泡型包虫病病例主要分布在四川、青海、西藏、甘肃和新疆等省（区）的牧区和半农半牧区，病死率达 0.51%，手术治疗一例包虫病的费用约合 5 万余元。寄生虫病不仅危害人的健康，也成为许多农牧民因病致贫、因病返贫的重要原因，严重阻碍着西部地区经济发展的步伐。

二、防治对策

控制或消灭传染源、切断传播途径、保护易感人群是防治寄生虫病的主要对策。目前，我国在防治寄生虫病方面主要采取综合性防治措施。实践证明，综合防治措施对控制寄生虫病的流行是行之有效的。

（一）控制或消灭传染源

在寄生虫病流行区控制和消灭传染源是防治寄生虫病的首要措施。传染源包括病人、带虫者和保虫宿主。对流行区的居民定期进行普查或重点人群调查，查出的病人或带虫者进行药物治疗（又称目标化疗，targeted chemotherapy/selected chemotherapy）；在寄生虫病流行严重的地区也可采取全民化疗（mass treatment）。对于人兽共患寄生虫病，还应定期查治牲畜和对野生动物进行流行病学调查和评价，对有价值的保虫宿主，如家畜或保护动物也要定期治疗或进行人兽同步化疗；对无保护价值的保虫宿主，如鼠类等可进行捕杀。

（二）切断传播途径

不同的寄生虫病其传播途径是不同的。因此，应根据寄生虫的生活史特点，结合流行区的实际情况，采取简便、易行、经济、有效的防治措施。如对粪便进行无害化处理，以防止寄生虫虫卵和包囊等的扩散和污染土壤、水源、食品；加强和完善食品卫生监督和管理，对肉食品和水产品市场等进行严格的卫生检疫；采用化学、物理或生物等防治方法控制和消灭中间宿主或媒介节肢动物，如灭螺、灭蚊、灭蛉和灭蝇等。

（三）保护易感人群

人类对各种人体寄生虫病的感染大多缺乏固有的特异性免疫力，因此，采取积极的保护性措施，对人群防止寄生虫感染具有重要意义。健康教育是目前国际通行的一种行之有效的好方法。寄生虫病的传播和流行与人们的行为密切相关，在流行区大力开展预防寄生虫病的宣传教育，引导和教育群众逐步改变不利于健康的生产方式、生活习惯和饮食卫生，提高群众的防病意识和自我保护能力。必要时可服用药物进行预防，或在皮肤表面涂抹驱避剂，以减轻寄生虫的危害。

Summary

Parasitosis is a parasitic infection with distinct clinical signs and symptoms. Clinical characteristics of parasitosis may involve acute infection, chronic infection, reinfection, multiparasitism, larva migrans, asymptomatic infection, opportunistic infection and so forth. Parasitosis commonly presents with fever, diarrhea, anemia, malnutrition, hypersensitivity reactions, hepatomegaly and splenomegaly. Eosinophilia is uncommon in most other diseases, but common with parasitosis.

An infective source, transmission path, and susceptible population are all needed for parasitosis. Parasitic disease occurs when these three links are connected together. However, transmission can be affected by natural and social factors. The epidemiologic characteristics of parasitosis involve endemicity, seasonality, and activity of the natural foci.

In recent years, some parasitic diseases are on the decline and others are increasing. In China, the parasitic infection rate is high and the diseases are numerous. The soil-transmission nematode infection rate appears on a downward trend; the food-born parasitic infection rate is on the upward trend. The number of opportunistic parasitic infections is trending upwards. The epidemiology of serious parasitosis is always fluctuating and dangerous neoemerging and reemerging parasitic diseases are being seen. Morbidity and mortality of parasitosis to women and children are serious in our country; it also encumbers the economic development in Western China. The main methods for decreasing parasitosis involve controlling infective sources, stopping transmission paths, and protecting susceptible populations from infection.

（周本江　张伟琴　陈家旭）

第二篇 医学原虫

第六章 医学原虫概论

原虫（protozoa）是单细胞真核动物，体积微小，却能够完成生命活动的全部功能，如摄食、代谢、呼吸、排泄、运动及生殖等。在自然界，原虫的种类繁多，已命名的约 20 万种，广泛分布于土壤、水体、腐败物或生物体内，多数营自生或腐生生活，少数营寄生生活。医学原虫约 40 余种，为寄生于人体管腔、体液、组织或细胞内的致病性或非致病性原虫。致病性原虫对人类健康造成严重危害。

【形态】 原虫外形多样，因种而异，可呈球形、卵圆形或不规则形。原虫的基本结构由细胞膜、细胞质和细胞核三部分构成。

1. 细胞膜 亦称表膜（pellicle）或质膜（plasmalemma），在电镜下观察，胞膜由一层或一层以上的单位膜构成。与其他生物膜一样，原虫的胞膜是一种嵌有蛋白质的脂质双分子层结构，具有可塑性、流动性和不对称性的液态镶嵌模型（fluid mosaic model）特征。蛋白质和脂质双分子层与多糖分子结合形成细胞被（cell coat）或糖萼（glycocalyx），可以不断更新。表膜上的蛋白质分子中具有配体（ligand）、受体（receptor）、酶类和其他抗原等成分，是寄生性原虫与宿主细胞和外环境直接接触的部位。表膜参与原虫的侵袭、营养、排泄、运动、感觉以及逃避宿主免疫效应等多种生物学功能。

2. 细胞质 由基质、细胞器和内含物组成。

（1）基质：基质的主要成分是蛋白质。肌动蛋白和微管蛋白分别组成微丝和微管，以维持细胞的形状并在原虫的运动中起作用。有些原虫的胞质有内、外质之分。外质均匀透明，呈凝胶状（gel-like），具有运动、摄食、排泄、呼吸、感觉及保护等生理功能；内质为溶胶状（sol-like），内有细胞器、内含物和细胞核。有些原虫的胞质无内、外质之分，而是均匀一致的。

（2）细胞器：按功能分：①膜质细胞器：包括线粒体、内质网、高尔基体、溶酶体、动基体等，主要参与细胞能量与合成代谢。有的虫种，可缺少某种细胞器，如行厌氧代谢的肠道阿米巴等虫种多无线粒体；贾第虫不具备高尔基体和线粒体。溶酶体（lysosome）含有多种水解酶，对食物、有害物质、衰老或损坏的细胞器起分解作用。动基体

（kinetoplast）的结构与线粒体的相似，且含与之相似的酶类，因含 DNA，一般认为它是一种特殊类型的线粒体。例如，寄生于人体的锥虫和利什曼原虫具有动基体，但所合成的 DNA 与细胞核合成的不同。②运动细胞器：为原虫分类的重要标志，如伪足（pseudopodium）、鞭毛（flagellum）和纤毛（cilium）等。具有相应运动细胞器的原虫，分别称为阿米巴、鞭毛虫或纤毛虫。有的鞭毛虫还具有波动膜（undulating membrane）。伪足是外质暂时性突出部分，可呈舌状或叶状。鞭毛为较长的运动细胞器，数目较少，位于虫体的前端、侧面或后端。纤毛短而细，数目多，常均匀分布于虫体表面。胞质内的微管和微丝参与了鞭毛和纤毛的形成。③营养细胞器：包括胞口、胞咽、胞肛等，参与摄食和排出废物。寄生性纤毛虫体内含伸缩泡，可周期性收缩和舒张，有调节细胞内外水分的功能。

（3）内含物：胞质中有食物泡、糖原泡、拟染色体等营养储存小体，以及原虫的代谢产物（如疟原虫的疟色素）和共生物（如病毒）等。

3. 细胞核 是维持原虫生命和繁殖的重要结构，由核膜、核质、核仁和染色质构成。核膜为双层单位膜，上有微孔是核内外物质交换的通道。核仁富含 RNA，染色质含 DNA、蛋白质和少量 RNA。这两种核糖核酸均属酸性，可被碱性染料深染，从而使核的结构特征得以辨认。寄生性原虫多数为泡状核（vesicular nucleus），核内染色质稀少、呈颗粒状，分布于核质或核膜内缘，具有 1 个粒状核仁，如阿米巴、鞭毛虫。少数为实质核（compact nucleus）。核大而不规则，染色质丰富，具有 1 个以上的核仁，如纤毛虫。

【生活史】 医学原虫的生活史包括原虫生长、发育和繁殖等各个阶段，其形式纷繁多样，在流行病学上有着重要意义。根据传播方式的不同，可将其生活史分为三个类型。

1. 人际传播型 生活史仅需一种宿主。可分为二类：①生活史只有滋养体（trophozoite）阶段，以二分裂增殖，在人群中直接或间接接触传播，如阴道毛滴虫（*Trichomonas vaginalis*）；②生活史有滋养体和包囊（cyst）两个阶段，滋养体能运动和摄食，为原虫生长、发育和繁殖阶段；包囊则处于静止状态，

可有核分裂，但不繁殖，不摄食，是原虫的感染阶段，一般通过饮水或食物进行传播，如溶组织内阿米巴（*Entamoeba histolytica*）和蓝氏贾第鞭毛虫（*Giardia lamblia*）。

2. 循环传播型　生活史需要一种以上的脊椎动物宿主，并有世代交替现象，一种动物为终宿主，其他为中间宿主。如刚地弓形虫（*Toxoplasma gondii*），可在终宿主（猫或猫科动物）和中间宿主（人和多种动物）之间传播。

3. 虫媒传播型　此类原虫需在媒介昆虫体内发育、繁殖至感染阶段，再通过昆虫叮咬、吸血传播给人或其他动物，如疟原虫（有世代交替）和利什曼原虫（无世代交替）。

【生理】　医学原虫的生理过程包括运动、摄食、代谢和繁殖等方面。

1. 运动　原虫的运动方式有：①伪足运动：如溶组织内阿米巴滋养体借助伪足进行运动，亦称阿米巴运动。伪足形成时，局部外质液化，凝胶发生断裂，内质涌出扩散至邻近的外质上。②鞭毛运动：如蓝氏贾第鞭毛虫以其4对鞭毛的摆动作翻滚运动。阴道毛滴虫借助鞭毛的摆动前进，以其波动膜波动作螺旋式运动。③纤毛运动：如纤毛虫，借体表大量纤毛的运动，协调作用完成。有的原虫不具备运动细胞器，则以扭动或滑行的方式进行运动。

2. 摄食　原虫摄取营养的方式有如下几种。

（1）渗透（osmosis）：当细胞内外浓度差别很大时，有些可溶性营养物质以被动扩散的形式穿透胞膜，进入细胞。但更多的有机分子则是通过主动转运方式进入细胞内。

（2）胞饮（pinocytosis）：指原虫通过表膜摄入液体养料。如某些阿米巴在伪足样突起物上形成管状凹陷，然后断裂成许多小泡，将养料带入细胞内。

（3）吞噬（phagocytosis）：原虫对固体食物的摄入称吞噬。如疟原虫的滋养体经胞口摄食红细胞内的血红蛋白；不具备胞口的原虫，则通过表膜内陷将食物摄入胞内，如阿米巴吞噬细菌，被摄入的食物先形成食物泡。在胞质中食物泡与溶酶体结合，然后经水解酶的作用将养料消化、分解、吸收。

3. 代谢　其类型分厌氧代谢、兼性厌氧代谢、有氧代谢三种。在肠腔内寄生的原虫，如溶组织内阿米巴，几乎在无氧的环境下才能良好生长。非洲锥虫在哺乳动物和媒介昆虫体内分别行厌氧代谢和有氧代谢。在血液内寄生的原虫，如疟原虫则行有氧代谢。原虫一般利用葡萄糖或其他单糖取得能量。原虫在生长、发育和繁殖过程需要较多的蛋白质和氨基酸。例如疟原虫在红细胞内寄生时，将大部分血红蛋白分解成氨基酸，以合成本身的蛋白质。在分解代谢过程中，原虫利用本身具有的各种酶类，将虫体内的糖类和脂肪分解成水和二氧化碳，及其他小分子物质，同时释放能量供虫体本身各种活动所需。

4. 生殖　原虫的生殖方式包括无性生殖和有性生殖两种主要方式。

（1）无性生殖：①二分裂：胞核先分裂为二，然后胞质分裂，最后形成两个独立的虫体。如阿米巴滋养体的繁殖。②多分裂：胞核先分裂为多个，胞质包绕每个核周，形成多个子代个体。例如：疟原虫红细胞内期和红细胞外期的裂体增殖（schizogony）。③出芽生殖：母体细胞先经过不均等分裂产生一个或多个芽体，再分化发育成新个体。可分为"外出芽"（exogenous budding）和"内出芽"（endogenous budding）二种方式。如疟原虫在蚊体内的成孢子细胞，以"外出芽"法繁殖，发育成孢子，然后脱离母体；弓形虫的滋养体以"内出芽"法增殖。

（2）有性生殖：是原虫的一种重要生殖方式。有性生殖有结合生殖和配子生殖两种方式。①结合生殖（conjugation）：仅见于纤毛虫纲。两个虫体在胞口处相互连接，互相交换核质，然后分开，形成两个新的细胞，如结肠小袋纤毛虫。②配子生殖（gametogony）：原虫在发育过程中先分化产生的雌、雄配子（gamete），雌、雄配子受精形成合子。如疟原虫在蚊体内的配子生殖。

有些原虫的生活史具有无性生殖和有性生殖两种方式交替进行的世代交替现象。如疟原虫在人体内行无性生殖，而在蚊体内则行有性生殖。

【致病】　原虫对人体的致病作用与虫种、株系、寄生部位、感染虫数及宿主的营养状况、免疫状态有密切关系。原虫对宿主的损害主要由如下因素造成。

1. 增殖破坏作用　原虫个体微小，需要在宿主体内增殖到一定数量时，才能使宿主出现明显的损害和相应的临床症状。如疟原虫在红细胞内进行裂体增殖，造成红细胞周期性破裂，血中原虫达到一定密度即可导致疟疾发作。寄生于小肠内大量增殖的贾第虫，附着肠黏膜，可对黏膜起到遮盖作用，并损伤小肠微绒毛，从而严重影响小肠的吸收功能并导致腹泻；溶组织内阿米巴在结肠壁增殖、破坏，使肠黏膜大片脱落，引起痢疾症状。

2. 播散作用　当虫体增殖建立原发病灶后，有向邻近或远方组织、器官播散的倾向，从而侵犯更多的组织器官。如寄生于结肠的溶组织阿米巴滋养体，可从结肠壁的溃疡病灶侵入血管，随血流到达肝、肺等器官而引起肠外阿米巴病。再如被巨噬细胞吞噬的利什曼原虫和弓形虫，因有抗溶酶体特性，因而能在细胞内生存增殖，并被带到全身各个组织器官，引起全身感染。

3. 毒性作用　原虫的代谢产物，分泌物和死亡虫体的崩解物对宿主均有毒性作用。例如，寄生于结肠的溶组织内阿米巴滋养体分泌的半乳糖/乙酰氨基半乳糖凝集素有强烈的溶解宿主细胞的作用，半胱氨酸蛋白酶具有溶解宿主组织的作用。弓形虫强毒株（RH 株）产生的毒素有致畸、致病变、致死亡作用。阴道毛滴虫分泌的 4 种表面蛋白参与细胞的黏附过程，虫体鞭毛还分泌细胞分离因子，促进靶细胞离散和脱落。

4. 机会性致病 免疫力正常的机体感染某些原虫后不表现临床症状，呈隐性感染状态。但当机体抵抗力下降或免疫功能不全时，例如艾滋病患者、长期接受免疫抑制剂治疗或晚期肿瘤病人，这些原虫的繁殖能力和致病力显著增强，使患者出现严重的临床症状，乃至死亡。此类原虫即被称为机会性致病原虫（opportunistic protozoa），如弓形虫、隐孢子虫、贾第虫等，往往是导致晚期艾滋病人死亡的直接原因之一。艾滋病人在感染隐孢子虫后，常可发生难以治愈的严重腹泻而导致死亡，合并弓形虫感染可发展成致命的弓形虫脑炎。

【分类】 一般根据运动细胞器的有无和类型，将医学原虫分为鞭毛虫、阿米巴、纤毛虫和孢子虫四大类。在生物学分类上，医学原虫属于原生生物界（Kindom Protista），原生动物亚界（Subkingdom Protozoa）下属的三个门，即肉足鞭毛门（Phylum Sarcomastigophora），顶复门（Phylum Apicomplex）和纤毛门（Phylum Ciliophora）。

肉足鞭毛门 Phylum Sarcomastigophora
  动鞭纲 Zoomastigophora
    动基体目 Kinetoplastidae
      锥虫科 Trypanosomatidae
    利什曼属 Leishimania
      杜氏利什曼原虫 L. donovani
      热带利什曼原虫 L. tropica
      巴西利什曼原虫 L. braziliensis
    锥虫属 Trypanosoma
      布氏刚比亚锥虫 T. brucei gambiense
      布氏罗得西亚锥虫 T. brucei rhodesiense
      克氏锥虫 T. cruzi
    毛滴虫目 Trichomonadida
      毛滴虫科 Trichomonadidae
        毛滴虫属 Trichomonas
          阴道毛滴虫 T. vaginalis
          口腔毛滴虫 T. tenax
          人毛滴虫 T. hominis
        双核阿米巴属 Dientamoeba
          脆弱双核阿米巴 D. fragilis
    双滴虫目 Diplomonadida
      六鞭毛科 Hexamitidae
        贾第虫属 Giardia
          蓝氏贾第鞭毛虫 G. lamblia
  叶足纲 Lobosea
    阿米巴目 Amoebida

      内阿米巴科 Entamoebidae
        内阿米巴属 Entamoeba
          溶组织内阿米巴 E. histolytica
          哈门氏内阿米巴 E. hartmani
          结肠内阿米巴 E. coli
          齿龈内阿米巴 E. gingivalis
        内蜒属 Endolimax
          微小内蜒阿米巴 E. nana
        嗜碘阿米巴属 Iodamoeba
          布氏嗜碘阿米巴 I. Butschlii
  裂核目 Schizopyrenida
    棘阿米巴科 Acanthamoebidae
      棘阿米巴属 Acanthamoeba
        卡氏棘阿米巴 A. castellanii
    双鞭阿米巴科 Dimastiamoebidiae
      耐格里属 Naegleria
        福氏耐格里阿米巴 N. fowleri
顶复门 Phylum Apicomplex
  孢子纲 Sporozoea
    真球虫目 Eucoccidiida
      疟原虫科 Plasmodidae
        疟原虫属 Plasmodium
          间日疟原虫 P. vivax
          三日疟原虫 P. malariae
          恶性疟原虫 P. falciparum
          卵形疟原虫 P. ovale
          诺氏疟原虫 P. knowlesi
      弓形虫科 Toxoplasmatidae
        弓形虫属 Toxoplasma
          刚地弓形虫 T. gondii
    肺孢子虫属 Pneumocystis
      耶氏肺孢子虫 P. jiroveci
    肉孢子虫科 Sarcocystidae
      肉孢子虫属 Sarcocystis
        人肉孢子虫 S. hominis
    爱美虫科 Eimeriidae
      等孢球虫属 Isospora
        贝氏等孢球虫 I. belli
        内塔尔等孢球虫 I. Natalensis
    隐孢子虫科 Cryptosporidae
      隐孢子虫属 Cryptosporidium
        微小隐孢子虫 C. parvum
纤毛门 Phylum Ciliophora
  动基列纲 Kinetofragminophorea
    毛口目 Trichostomatida
      小袋科 Balantidiidae
        小袋属 Balantidium
          结肠小袋纤毛虫 B. coli

Summary

Protozoa，unicellular eukaryotic organisms，have the usual cellular structure, including the plasma membrane, the cytoplasma and the nucleus（vescular nucleus or compact nucleus）. Most of which are free living but some may infect human or animals. Some protozoa have locomotor apparatus such as pseudopodia, flagella and cilia. Some protozoa only have one stage, the trophozoite. Some protozoa have complex life cycle which include trophozoite and cyst. Trophozoite is the actively feed, motile and multiply stage. Cyst is the motionless stage which is enclosed within a protective wall. Reproduction of protozoa may be asexual, or both asexual and sexual. Asexual multiplication may be binary fission or multiple division，such as schizogony and sporogony or endodygony. Sexual generation involves conjugation and gemetogony.

（王光西）

第七章 叶足虫

叶足虫隶属于肉足鞭毛门（Phylum Sarcomastigophora）的叶足纲（Class Lobosea），以叶状伪足为运动细胞器。多数寄生在消化道内，生活史一般分活动的滋养体期和不活动的包囊期，以二分裂法繁殖。溶组织内阿米巴可引起人类疾病。此外，还有一些营自由生活的阿米巴偶然可以侵入人体，引起严重的疾病，应引起高度重视。

第一节 溶组织内阿米巴

案例 7-1

患者，女，46 岁，右上腹疼痛 10 天，疼痛向右肩部放射，在当地医院诊断为急性胆囊炎。服用多种抗生素治疗无效而住院。

问题：

胆囊炎的常见致病原因有哪些？

溶组织内阿米巴（*Entamoeba histolytica* Schaudinn，1903）又称痢疾阿米巴，属内阿米巴科的内阿米巴属。早在 1928 年，Brumpt 就提出溶组织内阿米巴可能有两个虫种，其中一种为致病性阿米巴，另一种为非致病性阿米巴，并将后者命名为迪斯帕内阿米巴（*Entamoeba dispar* Brumpt，1925）。20 世纪 70 年代末，研究者通过对溶组织内阿米巴分离株的酶谱型、DNA 核型、抗原型和小亚基核糖体 RNA（SSUrRNA）的分析，证实了溶组织内阿米巴和迪斯帕内阿米巴确实是两个不同的虫种，迪斯帕内阿米巴无致病性。溶组织内阿米巴滋养体侵入宿主引起阿米巴病，包括阿米巴性结肠炎（阿米巴痢疾）和肠外阿米巴病。全世界约有 5000 万人感染，每年有 5 万～11 万名患者死于阿米巴病，该病是仅次于疟疾和血吸虫病的第三种致死性寄生虫病。

【**形态**】 溶组织内阿米巴可分为滋养体和包囊两个发育时期。

1. 滋养体 大小在 10～60μm，外形多变，从阿米巴痢疾患者新鲜黏液粪便或阿米巴肝脓肿穿刺液中查到的滋养体较大，直径为 20～60μm，有透明的外质和富含颗粒的内质，常含有红细胞，有时可见白细胞和细菌。在新鲜粪便生理盐水涂片中，适宜温度下（34℃），滋养体借助伪足做定向运动，运动活泼即阿米巴运动。铁苏木素染色可见一个球形的泡状核，直径 4～7μm，纤薄的核膜内缘有单层均匀分布、大小一致的染色质粒（chromatin granules）亦称核周染粒。核仁小，常居中，核仁与核膜之间可见网状核纤丝。被寄生的红细胞染成蓝黑色，其大小、数目不等。从无症状带虫者粪便中查到的滋养体，体积较小，直径为 10～30μm，不含红细胞（图 7-1）。

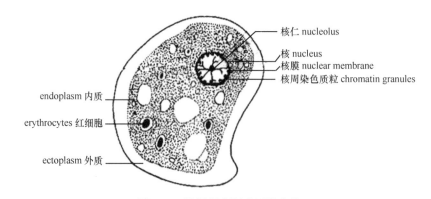

核仁 nucleolus
核 nucleus
核膜 nuclear membrane
核周染色质粒 chromatin granules
endoplasm 内质
erythrocytes 红细胞
ectoplasm 外质

图 7-1 溶组织内阿米巴滋养体

Fig. 7-1 Trophozoite of *Entamoeba histolytica*

2. 包囊 圆球形，直径 10～20μm，碘液染色后，包囊呈淡黄色，囊壁光滑，内有 1 个核、2 个核或 4 个核，分别称单核包囊，双核包囊，四核包囊。在单核或双核包囊内有糖原泡（glycogen vacuole）和特殊的营养储存结构即拟染色体（chromatoid body），其数目和形状具有鉴别虫种的意义。四核包囊为成熟包囊，糖原泡和拟染色体消失。铁苏木素染色后，包囊呈蓝黑色，核构造同滋养体，但稍小，拟染色体棒状，两端钝圆。糖原泡被溶解成空泡（图7-2）。

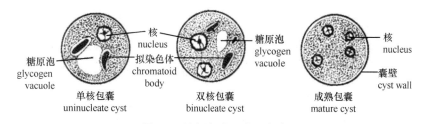

图 7-2　溶组织内阿米巴包囊

Fig. 7-2　Cyst of *Entamoeba histolytica*

【生活史】　溶组织内阿米巴的感染期为四核成熟包囊。人食入被四核包囊污染的食品或水而感染，包囊能抵抗胃酸作用，在回肠末端或结肠的中性或碱性环境中，由于包囊中的虫体活动和肠道内酶的作用，囊壁变薄，囊内虫体活跃，脱囊而出形成滋养体，该过程称为脱囊（excystation）。含有4核的虫体经过一次核分裂和胞质的分配，分为8个滋养体，至回盲部定居，寄生于结肠黏膜褶皱和肠腺窝内，以肠黏液、细菌及已消化的食物为营养，二分裂增殖，一般8~9小时分裂增殖一次。滋养体在肠腔内下移的过程中，随着肠内容物的水分和营养减少，虫体活动逐渐停止，排出未消化食物，团缩而形成近似球形的包囊前期（precyst），而后分泌出囊壁，经二次有丝分裂形成四核包囊，随粪便排出。包囊在外界潮湿环境中可存活并保持感染性数日至数月，具有重要的流行病学意义，但在干燥环境中易死亡。滋养体在肠腔里形成包囊的过程称为成囊（encystation）。滋养体在肠腔以外的脏器或外界不能成囊。人为溶组织内阿米巴的适宜宿主，猫、狗和鼠等偶可做宿主。

溶组织内阿米巴生活史的基本过程是：包囊→滋养体→包囊。

滋养体具有侵袭性，借助其伪足运动及其分泌的酶和毒素的作用可侵入肠黏膜，吞噬红细胞，虫体增大在肠壁组织中进行二分裂增殖，破坏肠壁，引起肠壁溃疡，肠壁组织内的滋养体也可进入肠黏膜下的血管随血流进入肝、肺、脑等组织器官，引起肠外阿米巴病。随坏死组织脱落进入肠腔的滋养体，通过肠蠕动随粪便排出体外（图7-3），滋养体在外界自然环境中只能短时间存活，即使被宿主吞食也会在通过上消化道时被消化液杀灭。

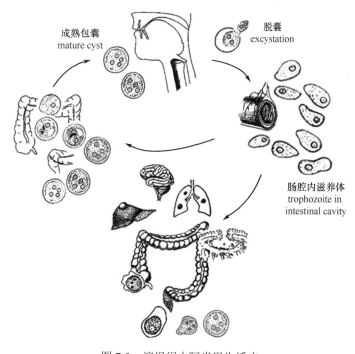

图 7-3　溶组织内阿米巴生活史

Fig. 7-3　Life cycle of *Entamoeba histolytica*

案例 7-1（续）

患者入院后肝功检查正常，血常规 WBC $10.0 \times 10^9/L$，B 超检查见肝内有一 13.4cm× 12.8cm 液性暗区，肝脏穿刺抽出巧克力色样脓液及坏死组织，并查到溶组织内阿米巴滋养体而确诊为阿米巴肝脓肿。

问题：

1. 阿米巴肝脓肿是怎样发生的？
2. 患者还需要做哪些检查？

【致病】

1. 致病机制　溶组织内阿米巴滋养体入侵宿主，聚集在结肠，可以穿过覆盖在结肠上皮的黏液层，引起阿米巴性结肠炎；或者随血液循环进入其他组织，引起肠外脓肿。溶组织内阿米巴滋养体的侵袭力主要表现为对宿主靶细胞的接触性溶解（contact lysis）杀伤作用，该作用受宿主肠道共生菌群、肠道理化特性、宿主免疫力作用等多种因素影响。

在溶组织内阿米巴滋养体表达的致病性因素中，有三种致病因子已被阐明起着重要作用，即①260kDa 半乳糖/乙酰氨基半乳糖凝集素（Gal/GalNAc lectin），介导滋养体黏附于宿主细胞。②阿米巴穿孔素（amoeba pores）在宿主细胞上形成孔状破坏。③半胱氨酸蛋白酶（cysteine proteinases）溶解宿主组织。这些致病因子是受基因控制的，其转录水平调节其致病潜能。

滋养体首先借助其伪足的机械运动以及表面的凝集素与宿主靶细胞膜粘蛋白中的半乳糖/乙酰氨基半乳糖残基结合而黏附在结肠上皮细胞、中性粒细胞和红细胞等表面，接着分泌穿孔素和蛋白酶以破坏肠黏膜上皮屏障，杀伤肠上皮细胞，吞噬红细胞、触杀白细胞。同时激活细胞凋亡途径的终末因子，使靶细胞凋亡并易被滋养体吞噬，引起溃疡。阿米巴穿孔素是一组包含在滋养体胞质颗粒中的小分子蛋白。滋养体在与靶细胞接触时或侵入组织时可注入穿孔素，使靶细胞形成离子通道，导致宿主细胞的损害、红细胞和白细胞溶解。半胱氨酸蛋白酶是虫体最丰富的蛋白酶，分子量约为 30kDa，属于木瓜蛋白酶家族，具有多个同分异构体，可使靶细胞溶解或降解补体 C_{3a} 和 C_{5a}，从而抵抗补体介导的炎症反应，并可降解 IgG 和分泌型 IgA。凝集素也与抗补体作用有关，凝集素可阻止补体的膜攻击复合物对阿米巴溶解。滋养体正是通过多种方式逃避宿主免疫反应攻击，从而导致溶组织内阿米巴慢性感染的发生。

2. 病理变化　肠阿米巴病（intestinal amoebiasis）多发于回盲部，也易累及阑尾、乙状结肠和升结肠，偶及回肠。典型的病灶是口小底大的烧瓶样溃疡，溃疡间的黏膜正常或稍有充血水肿，这与细菌引起的弥漫性炎性病灶不同。除重症外，原发病灶仅局限于黏膜层。镜下可见组织坏死伴少量的炎症细胞，以淋巴细胞和浆细胞浸润为主，由于滋养体可溶解中性粒细胞，故中性粒细胞极少见。在急性病例滋养体可突破黏膜肌层，在疏松黏膜下层繁殖扩展，引起液化坏死，形成的溃疡可深及肌层，并可与邻近的溃疡融合，引起大片黏膜脱落。严重者甚至穿孔。阿米巴肿（amoeboma）是结肠黏膜对阿米巴刺激的增生反应，主要是组织肉芽肿伴慢性炎症和纤维化。虽仅 1%～5%病人伴有阿米巴肿，但需与肿瘤进行鉴别诊断。

肠外阿米巴病（extraintestinal amoebiasis）往往呈无菌性、液化性坏死，病灶周围以淋巴细胞浸润为主，极少伴有中性粒细胞，滋养体多在脓肿边缘。肝脓肿是最常见的肠外阿米巴病，早期病变以滋养体侵入肝内小血管引起栓塞开始，继而出现急性炎症反应，初为多发性坏死小灶，以后病灶扩大、融合中央液化，脓肿大小不一，大者可达婴儿头颅大小，脓液由坏死变性的肝细胞、红细胞、胆汁、脂肪滴、组织残渣组成，外观呈巧克力酱样。其他器官亦可出现脓肿，例如肺、腹腔、心包、脑、生殖器官等。

3. 临床表现　潜伏期 2～26 天不等，以 3 周多见。起病突然或隐匿，可呈爆发性或迁延性，可分成肠阿米巴病和肠外阿米巴病。

（1）肠阿米巴病：溶组织内阿米巴滋养体侵袭肠壁引起肠阿米巴病。临床过程可分为急性或慢性。急性阿米巴病的临床症状从轻度、间歇性腹泻到爆发性、致死性的痢疾。典型的阿米巴痢疾常有腹泻、一日数次或数十次，血性黏液样粪便呈果酱色、有腥臭，80%病人有局限性腹痛、不适、胃肠胀气、里急后重、厌食、恶心呕吐等。急性爆发型痢疾是严重和致命性的肠阿米巴病，常为儿科重症。从急性型可突然发展成急性爆发型，病人有大量的黏液血便、发烧、低血压、广泛性腹痛、强烈而持续的里急后重、恶心、呕吐和出现腹水。60%病人可发展成肠穿孔，亦可发展成肠外阿米巴病甚至死亡。有些轻症病人仅有间歇性腹泻，慢性阿米巴病则长期表现为间歇性腹泻、腹痛、胃肠胀气、体重下降和贫血等，可持续一年以上，甚至数年之久。有些病人出现阿米巴肿，亦称阿米巴性肉芽肿（amoebic granuloma），病变呈团块状损害而无症状。在肠钡餐时酷似肿瘤，病理活检或血清阿米巴抗体阳性可鉴别。

肠阿米巴病最严重的并发症是肠穿孔和继发性细菌性腹膜炎，呈急性或亚急性过程。少数患者因不适当应用肾上腺皮质激素治疗而并发中毒性巨结肠（toxic megacolon）。

（2）肠外阿米巴病：主要是肠黏膜下层或肌层的滋养体进入静脉、经血行播散至其他脏器引起的阿米巴病。以阿米巴性肝脓肿（amoebic liver abscess）最常见。患者以青年男性为多见，脓肿多见于右叶，肠阿米巴病患者10%继发肝脓肿。临床症状有右上腹痛或右下胸痛，并向右肩放射；发热和肝肿大、伴触痛；寒战、盗汗、厌食和体重下降，少数患者可出现黄疸。肝脓肿可破裂入胸腔（10%～20%）、腹腔（2%～7%）或心包，此时患者病死率很高。肺阿米巴病常发生于右肺下叶，多因肝脓肿穿破膈肌而继发，主要有胸痛、发热、咳嗽和咳"巧克力酱"样的痰。X线检查可见渗出、实变或脓肿形成，甚至肺支气管瘘。脓肿可破入气管引起呼吸道阻塞。若脓肿破入胸腔或气管，死亡率为15%～30%。1.2%～2.5%的病人可出现脑脓肿，而脑脓肿患者中94%合并有肝脓肿，往往是在大脑皮质的单一脓肿，临床症状有头痛、呕吐、眩晕、精神异常等。45%患者可发展成脑膜脑炎。阿米巴性脑脓肿的病程进展迅速，如不及时治疗死亡率高。

皮肤阿米巴病少见，常由直肠病灶散播到会阴部引起，亦可因肝脓肿破溃而发生于胸腹部瘘管周围。滋养体可经直接溃破、血淋巴扩散、肛交感染引起尿道炎，生殖器阿米巴病。

【实验诊断】

主要包括病原学诊断、血清学诊断和影像诊断

1. 病原诊断 对肠阿米巴病而言，粪检仍为最有效的手段。

（1）生理盐水直接涂片法：本法可以检出活动的滋养体。一般在脓血便或稀便中滋养体多见，滋养体内可见被摄入的红细胞，伴粘集成团的红细胞和少量白细胞，有时可见夏科雷登晶体（Charcot-Leyden crystals）。由于滋养体在外界抵抗力很弱，离体后会迅速死亡，故应注意标本必须新鲜、快速检测、查检时注意保持温度，标本应防止尿液等污染，还要注意某些抗生素（四环素、红霉素等）、致泻药或收敛药、灌肠液、钡餐等均可影响虫体的生存和活动，从而影响检出率。

脓肿穿刺液等亦可行涂片检查，但需与宿主组织细胞鉴别，要点为：①溶组织内阿米巴滋养体大于宿主细胞；②胞核小于宿主细胞核；③滋养体为泡状核，核仁居中，核周染色质粒清晰；④滋养体胞质中可含红细胞。

（2）碘液涂片法：对慢性腹泻患者及成形粪便以检查包囊为主，常用碘液涂片染色，注意观察包囊的胞核特点，以此与结肠内阿米巴包囊鉴别。用甲醛乙醚法沉淀包囊可提高检出率40%～50%。因包囊的排出具间隙性，一次粪检阴性时在1～3周内多次检查，以免漏诊。

（3）铁苏木素染色法，染色后虫体结构清晰，标本可长期保存，用于鉴别诊断。

（4）体外培养：培养法比涂片法敏感。培养物常为粪便或脓肿抽出物。用Robinson培养基，对亚急性或慢性病例检出率较高。但花费高，时间长，不宜做常规检查。

在粪便检查中，溶组织内阿米巴必须与其他肠道原虫相区别，尤其是结肠内阿米巴（Entamoeba coli）和哈门氏内阿米巴（Entamoeba hartmani），可用铁苏木素染色，使滋养体和包囊结构清晰可见。目前有许多方法可用于鉴别溶组织内阿米巴和迪斯帕内阿米巴，如同工酶分析、酶联免疫吸附试验、多聚酶链反应（polymerase chain reaction，PCR）等。

（5）活组织检查：用乙状结肠镜或纤维结肠镜直接观察结肠黏膜溃疡，并作活检或拭物涂片。注意从溃疡边缘取材。但爆发性结肠炎应慎用内镜检查。脓腔穿刺应取材于壁部，并注意脓液性状特征。

（6）核酸检查：这是近十年来发展较快而且十分敏感和特异的诊断方法。可从脓液、穿刺液、粪便培养物、活检的肠组织、皮肤溃疡分泌物、脓血便甚至形成粪便中提取虫体的DNA，以特异性的引物进行多聚酶链反应。并对扩增产物进行电泳分析，以区别溶组织内阿米巴和其他的阿米巴。

2. 血清学诊断 溶组织内阿米巴无菌培养（axenic culture）成功和阿米巴特异性诊断抗原被鉴定后血清学诊断发展迅速。大约有90%的患者，可用间接血凝试验（indirect haemagglutination test，IHA）、ELISA或琼脂扩散法从血清检查到相应的特异性抗体。一般而言，如果粪便内查见到阿米巴包囊和血清抗体阳性，应考虑是迪斯帕阿米巴感染。但是抗体在治疗后可持续存在多年，检测抗体不宜用于现症感染。

3. 影像学诊断 对肠外阿米巴病，如肝脓肿可用超声波检查、计算机断层扫描（CT）、磁共振（MRI）检查，肺部病变X线检查。

4. 鉴别诊断 肠阿米巴病应与细菌性痢疾（shigellosis）相鉴别，后者起病急、发热、全身状态不良，粪便中白细胞多见，抗生素治疗有效，阿米巴滋养体阴性。还注意与贾第虫病、病毒性或细菌性肠胃炎、隐孢子虫病等鉴别，阿米巴肝脓肿应与细菌性肝脓肿相鉴别，后者多发生在50岁以上的人群，全身情况较差，伴发热、疼痛，阿米巴滋养体检查阴性。同时阿米巴肝脓肿亦应与肝癌、肝炎或其他脓肿相鉴别。

案例7-1（续）

医生又详细询问病史，患者平日喜食凉拌蔬菜，在肝脓肿发病前，一直有腹痛、腹泻现象，患者自行服用抗生素后，症状有缓解，一直未去就医。

问题：

患者感染阿米巴的原因可能是什么？应如何预防？

【流行】 溶组织内阿米巴为世界性分布，常见

于热带和亚热带地区，如印度、印度尼西亚、撒哈拉沙漠周边国家、热带非洲和中南美洲。国内据1988～1992年调查，全国平均感染率为0.949%，感染人数估计为1069万，主要在西北、西南和华北地区，其中西藏、云南、贵州、新疆、甘肃等地感染率超过2%，西藏感染率最高，达8.124%。2011～2013年，上海临床医院送检样品中，溶组织内阿米巴的检出率为3.1%（186/5939）。乡村多于城市，夏秋季洪涝之后易出现流行。阿米巴病的发生主要与卫生条件、社会经济状况和气候的关系密切。肠道阿米巴病无性别差异，而阿米巴肝脓肿男性较女性多，可能与饮食、生活习惯和职业等因素有关。患阿米巴病的高危人群包括旅游者、流动人群、弱智低能人群、同性恋者。严重感染往往发生在小儿、孕妇、哺乳期妇女、免疫力低下者、营养不良者以及患恶性肿瘤病人和长期应用肾上腺皮质激素的病人。本病也是艾滋病的合并症之一。感染的高峰年龄为14岁以下的儿童和40岁以上的成人。

阿米巴病的传染源主要为粪便中带包囊者（cyst carrier or cyst passenger）。包囊的抵抗力较强，在适当的温、湿度下可生存数周，并保持感染力，但对干燥、高温的抵抗力不强。通过蝇或蟑螂消化道的包囊仍具感染性。溶组织内阿米巴的滋养体在体外易死亡，并可被胃酸杀死，无传播作用。人体感染的主要方式和途径是经口感染，食用含有成熟包囊的粪便污染的食品、饮水或使用污染的餐具可导致感染。食源性暴发流行则是由于不卫生的用餐习惯、食用由包囊携带者制备的食品或居民点水源被污染而引起。另外，口-肛性行为的人群，粪便中的包囊可直接经口侵入，近年来，阿米巴的感染率在男性同性恋中特别高，欧美、日本为20%～30%。所以阿米巴病在欧美日等国家被列为性传播疾病（sexually transmitted disease，STD），我国尚未见报道，但应引起重视。

【治疗】 甲硝唑（metronidazole）为目前治疗阿米巴病的首选药物，适用于急性或慢性肠阿米巴病患者。替硝唑（tindazole）、奥硝唑（ornidazole）和塞克硝唑（secnidazole）也有一定作用。有资料显示甲硝唑或替硝唑等主要用于组织感染，无根治肠腔病原体的作用，故不宜用于治疗无症状带包囊者。

对于带包囊者的治疗应选择肠壁不易吸收且副作用轻的杀灭包囊药物，如巴龙霉素（paromomycin）、喹碘方（iodoquinofonum）、二氯尼特（安特酰胺）（diloxanide）等。若为迪斯帕内阿米巴感染则无需治疗，但由于区别溶组织内阿米巴和迪斯帕内阿米巴的方法和技术还未普遍应用，而且10%的带包囊者为溶组织内阿米巴感染，因此对无症状的带包囊者仍建议予以治疗。此外，由于阿米巴表面凝集素可刺激HIV复制，因此，对HIV感染者无论是致病或不致病的

阿米巴病均应予以治疗。

肠外阿米巴病，例如肝、肺、脑、皮肤脓肿的治疗应以甲硝唑为主，加用氯喹这一有效药物。肝脓肿者采用药物治疗配以肝穿刺抽出脓液，效果更好。中药大蒜、白头翁等也有一定作用。

【预防】 应采取综合措施，包括：及时查治病人和无症状带包囊者；对粪便进行无害化处理，以杀灭包囊；保护水源、食物，免受污染，饮食行业人员应定期作粪便检查；搞好环境清洁卫生；灭蝇、灭蟑螂等；加强健康教育，饭前便后洗手，不吃不洁食物，不喝生水，以提高自我保护能力。

（王光西）

第二节 人体非致病性阿米巴

人体消化道内寄生的阿米巴，除了溶组织内阿米巴外，均为肠腔共栖型原虫，一般不致病，但是当宿主防御功能减弱、肠功能紊乱或合并其他细菌感染时，它们则可以引起肠道疾病。这些原虫与溶组织内阿米巴有着相同或相似的形态特点，在粪便检查时易被误诊为侵袭性阿米巴感染，需注意鉴别。例如迪斯帕内阿米巴（*Entamoeba dispar*）、结肠内阿米巴（*Entamoeba coli*）、哈门氏内阿米巴（*Entamoeba hartmani*）、微小内蜒阿米巴（*Endolimax nana*）、布氏嗜碘阿米巴（*Iodamoeba butschlii*）和齿龈内阿米巴（*Entamoeba gingivalis*）。尤其是结肠内阿米巴和哈门氏内阿米巴，经常在粪检中查到，但不引起临床症状，若其包囊存在于水中则提示水源的粪便污染。

一、迪斯帕内阿米巴

迪斯帕内阿米巴（*Entamoeba dispar* Brumpt，1925）在形态和生活史上都与溶组织内阿米巴相似，但感染后一般无临床症状。在全世界约5亿感染组织内阿米巴的人中大部分为迪斯帕内阿米巴。迪斯帕内阿米巴与溶组织内阿米巴鉴别主要采用同工酶分析、ELISA和PCR分析等方法。溶组织内阿米巴表面半乳糖/乙酰氨基半乳糖凝集素靶抗原特异性高，已开发出ELISA法检测试剂盒。而29/30kDa多胱氨酸抗原的基因最为特异，可直接用PCR法从DNA水平鉴别两种阿米巴。

二、结肠内阿米巴

结肠内阿米巴（*Entamoeba coli* Grassi，1879）是人体肠腔内最常见的非致病性阿米巴原虫，多与溶组织内阿米巴平行感染。其形态与溶组织内阿米巴相

似，滋养体直径为 15～50μm，胞核内有大而偏位的核仁和大小不一、排列不齐的核周染色质粒；胞质呈颗粒状，内含空泡、食物泡、细菌和酵母菌等，但不含红细胞（图 7-4）。滋养体以多个短小的伪足做迟缓移动。包囊比溶组织内阿米巴大，直径为 10～35μm，核 1～8 个，核的结构与滋养体相似，成熟包囊含有 8 个泡状核，未成熟包囊的胞质内常含糖原泡和草束状的拟染色体（图 7-4）。结肠内阿米巴生活史同溶组织内阿米巴，当成熟包囊被人吞食后，在小肠内脱囊，经数次胞质分裂后形成 8 个滋养体，在结肠黏膜皱褶内以二分裂繁殖，不侵入组织，感染者亦无临床症状。粪便检查时应注意与溶组织内阿米巴相鉴别。该虫呈世界性分布，但以热带、亚热带地区多见。人因食入被包囊污染的水或食物而感染。

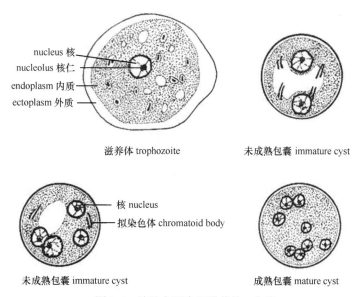

图 7-4　结肠内阿米巴滋养体、包囊

Fig.7-4　Trophozoite and cyst of *Entamoeba coli*

三、哈门内阿米巴

哈门内阿米巴（*Entamoeba hartmani* Von Prowazek，1912）的形态与溶组织内阿米巴的相似，因虫体较小，曾被称为"小宗溶组织内阿米巴"。滋养体直径约 4～12μm，包囊直径 4～10μm，糖原泡不明显，拟染色体细小呈棒状，成熟包囊含有 4 个核（图 7-5）。此虫滋养体不吞噬红细胞，对人不致病，仅在猫、狗引起阿米巴性结肠炎。在流行病学调查中，常以包囊小于 10μm 为界线而与溶组织内阿米巴相区别。但溶组织内阿米巴包囊在治疗后或在营养不良的患者体内也可能会变小。为区别溶组织内阿米巴和哈门氏内阿米巴，可应用血清学或多聚酶链反应作为辅助诊断。该虫呈世界性分布。据 1988～1992 年的调查资料，我国平均感染率为 1.48%。感染方式和感染途径同溶组织内阿米巴。

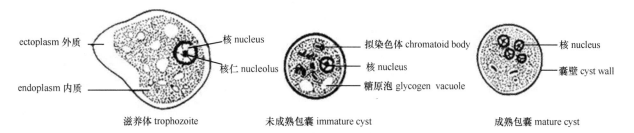

图 7-5　哈门内阿米巴滋养体、包囊

Fig.7-5　Trophozoite and cyst of *Entamoeba hartmani*

四、微小内蜒阿米巴

微小内蜒阿米巴（*Endolimax nana* Wenyon & O'Connor，1917）是寄生于人和猿、猴、猪等动物肠腔的一种小型阿米巴。滋养体直径为 6～12μm，核仁粗大明显偏于一侧，无核周染色质粒。胞质量少，有短小、钝性而透明的伪足作迟缓运动，食物泡内含细菌。在大肠中成囊，包囊直径为 5～10μm，成熟包囊内含 4 个核（图 7-6）。一般不具致病性，但也有报道该虫可能与腹泻有关。诊断以粪检为主，但应与另两种阿米巴相鉴别，此虫体积比哈门内阿米巴小，且含粗大核仁；而胞核与布氏嗜碘阿米巴相似，但包囊较小。呈世界性分布，但少于结肠内阿米巴，我国平均感染率为1.58%。甲硝唑治疗有效。

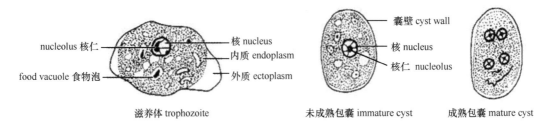

图 7-6　微小内蜒阿米巴滋养体、包囊

Fig.7-6　Trophozoite and cyst of *Endolimax nana*

五、布氏嗜碘阿米巴

布氏嗜碘阿米巴（*Iodamoeba butschlii* Won Prowazek，1912），寄生于结肠，以包囊期具有特殊的糖原泡而得名。该虫体稍大于微小内蜒阿米巴，滋养体直径为8～20μm，核仁大而明显，外围有一层几乎无色的颗粒，无核周染色质粒，这些结构是鉴别虫体的主要特征之一。胞质内含粗大的颗粒和空泡。包囊直径为5～20μm，糖原泡圆形或卵圆形，边缘清晰，常把核推向一侧（图7-7）。碘染糖原泡呈棕色团块，铁苏木素染色为泡状空隙。布氏嗜碘阿米巴无致病性，特殊的糖原泡和核结构是鉴定本虫的主要依据。该虫呈世界性分布，但以热带、亚热带地区多见。人因食入被包囊污染的水或食物而感染。

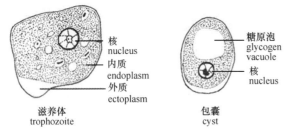

图 7-7　布氏嗜碘阿米巴滋养体、包囊

Fig. 7-7　Trophozoite and cyst of *Iodamoeba butschlii*

六、齿龈内阿米巴

齿龈内阿米巴（*Entamoeba gingivalis* Gros，1849）主要寄生于人及许多哺乳动物齿龈部，其形态与溶组织内阿米巴相似，但生活史仅有滋养体期。滋养体直径5～15μm，内、外质分明的伪足活动迅速。食物泡中常含细菌、白细胞，偶有红细胞。核仁明显，居中或略偏位，有核周染色质粒（图7-8）。PCR限制性内切酶分析显示核糖体小亚基单位RNA基因与其继发性成囊能力有关。此虫在口腔疾患者或正常人口腔中均可检获，以前者检出率较高。在牙周病、牙周炎的患者口腔中检出率达50%以上，但病理切片中不曾发现虫体侵入组织。除了齿龈部，齿龈内阿米巴可在置有宫内节育器和细菌感染时发生子宫内感染。最近有齿龈内阿米巴引起肺部感染和胸腔感染的报告，值得关注。齿龈内阿米巴呈世界性分布。该虫无包囊期，以直接接触感染为主或由飞沫传播。据1992年报告，我国平均感染率为47.25%，其中健康人平均感染率为38.88%，口腔门诊患者平均感染率为56.90%。

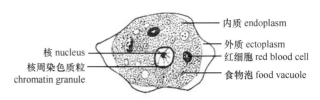

图 7-8　齿龈内阿米巴滋养体

Fig. 7-8　Trophozoite of *Entamoeba gingivalis*

（张轶博　王光西）

第三节　致病性自生生活阿米巴

案例 7-2

患者，女性，23岁，佩戴隐形眼镜，近三周来，双眼疼痛，感觉眼中有异物、畏光、流泪、视物模糊，在当地医院诊断为"双眼病毒性角膜炎"，局部应用抗病毒滴眼液和抗生素滴眼液1周后，病情无明显改善，入院治疗。检查：右眼视力0.02，左眼0.04，双眼矫正视力无提高。结膜水肿，混合充血，双眼角膜中央区上皮缺损，角膜基质脓疡，溃疡表面白色脓苔附着。取病变组织共聚焦显微镜检查：双眼角膜查见阿米巴包囊及滋养体。诊断为"双眼棘阿米巴性角膜炎"。

问题：

1. 自生生活阿米巴存在于何处，人是如何感染的？

2. 应如何防治自生生活阿米巴？

自生生活阿米巴（free-living amoebas）广泛存在于自然界淡水和土壤中，其中有些是潜在的致病原，可侵入人体的中枢神经系统、眼部和皮肤，引起严重损害甚至死亡。现已证实，耐格里属（*Naegleria* spp.）的某些种类，主要是福氏耐格里阿米巴（*Naegleria fowleri* Gater，1970），可侵入人体导致原发性阿米巴性脑膜脑炎（primary amoebic meningoencephalitis，PAME）；棘阿米巴属（*Acanthamoeba* spp.）内有 7 种与人类感染有关，其中主要是卡氏棘阿米巴（*Acanthamoeba castellanii*），侵入人体可导致肉芽肿性阿米巴脑炎（granulomatous amoebic encephalitis，GAE）和棘阿米巴性角膜炎（acanthamoeba keratitis，AK）等疾病。

这些具有潜在致病性的自生生活阿米巴多存在于淤泥、池塘、温泉或游泳池中，人类通过接触野外受污染的水体或在池中游泳而感染。由于它们呈全球性分布，可不依赖宿主而生存，侵入人体后病症凶险，病死率高，因而受到了广泛关注。

【形态与生活史】

1. 福氏耐格里阿米巴　是 PAME 的主要病原体。生活史中有滋养体和包囊两个阶段。滋养体又有阿米巴型和鞭毛型。阿米巴型滋养体细长，直径 10～35μm，一般约 15μm。虫体一端有单一圆形或钝性的伪足，运动活泼，另一端形成指状的伪尾区。滋养体的核为泡状核，核仁大而居中，核仁与核膜之间有明显的晕圈。胞质呈颗粒状，内含数个空泡、伸缩泡和食物泡，侵入组织的滋养体可见吞噬的红细胞。滋养体行二分裂增殖。当在不适宜环境中或将滋养体放入蒸馏水中时，虫体呈长圆形或梨形，直径 10～15μm，前端伸出 2～9 根鞭毛，核位于前端狭窄部，此即鞭毛型（图 7-9）。鞭毛型可作活泼运动，但不取食、不分裂，亦不直接形成包囊，此型是暂时的，往往在 24 小时后再变回到阿米巴型。扫描电镜下可见滋养体表面有皱褶，并具有多个吸盘样结构，可能与其吞噬和侵袭力有关。包囊呈圆形，直径 7～10μm，囊壁光滑，上有微孔，胞核为单核，其形态与滋养体的核相似。包囊多在外环境形成，在组织内不成囊。当人在受污染的水中（如游泳、嬉戏、洗鼻）时，阿米巴滋养体或包囊均可侵入鼻腔黏膜，在鼻内增殖，然后沿嗅神经上行，穿过筛状板进入颅内增殖，引起脑组织损伤，导致 PAME。

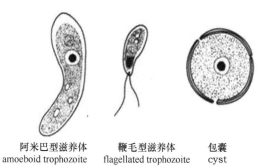

阿米巴型滋养体　　　鞭毛型滋养体　　　包囊
amoeboid trophozoite　flagellated trophozoite　cyst

图 7-9　福氏耐格里阿米巴的形态
Fig.7-9　Morphology of *Naegleria fowleri*

2. 卡氏棘阿米巴　棘阿米巴属中有多种原虫与疾病有关，主要虫种为卡氏棘阿米巴，其余几种可能是卡氏棘阿米巴的分离株。该虫生活史包括滋养体和包囊两个阶段，没有鞭毛型滋养体。滋养体呈长圆形，大小约 15～45μm，体表有细小的棘状伪足，作无定向缓慢运动，胞核呈泡状，含一大而致密的核仁，核仁与核膜之间也有明显的晕圈。胞质内可见小颗粒和食物泡。包囊圆球形，直径 9～27μm，具两层囊壁，外壁皱缩，内壁光滑。不同种的棘阿米巴包囊形态大小各异，有圆球形、星形、六角形、多角形等（图 7-10）。棘阿米巴属原虫多见于被粪便污染的土壤和水体中，滋养体在外界不利条件下形成包囊，而在有利于生长的条件下脱囊形成滋养体。在入侵的组织内也可查见包囊。滋养体可经皮肤黏膜的溃疡或开放性伤口、穿透性角膜外伤、损伤的眼结膜、呼吸道及生殖道侵入人体，寄生于脑、眼、皮肤等部位，多血性播散至中枢神经系统。

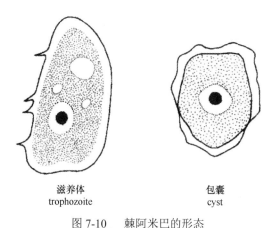

滋养体　　　　　　　　包囊
trophozoite　　　　　　cyst

图 7-10　棘阿米巴的形态
Fig.7-10　Morphology of *Acanthamoeba* spp.

【致病】　由耐格里阿米巴引起的 PAME 自 1961 年首报至今全世界已有近 200 例，多见于健康儿童与青壮年。本病潜伏期 1～7 天，病程进展快，并迅速恶化，病症凶险。早期以上呼吸道症状为主，伴高热、头痛、恶心、呕吐，1～2 天后出现脑水肿征象，迅速转入瘫痪、谵妄、昏迷，病人常在 1 周内死亡。病理切片可见类似细菌性脑膜脑炎的特征，滋养体周围以中性粒细胞浸润为主，少数为嗜酸性粒细胞、单核细胞或淋巴细胞。宿主组织中仅可检出滋养体而无包囊。耐格里阿米巴也有类似于溶组织内阿米巴的穿孔肽，称耐格里穿孔素，在体外同样具有溶细胞活性，可部分解释该虫致病的分子机制。

由卡氏棘阿米巴引起的 GAE 多呈亚急性或慢性过程。潜伏期较长，脑脊液中以淋巴细胞为主。病理表现以增生性肉芽肿性改变多见，有时出现坏死或出血，病灶中滋养体和包囊可同时存在。患者主要表现为精神障碍（86%）、乏力（66%）、发热和头痛及偏瘫（53%）、假性脑膜炎（40%）、视力障碍（26%）和共济失调（20%）。

AK 几乎均由棘阿米巴属原虫引起。患者最常见的症状为剧烈眼痛，且眼痛与炎症的程度不成正比；可伴有眼部异物感、畏光、流泪、视力模糊，反复发作的角膜溃疡，甚至可出现角膜穿孔等。常被误诊为其他感染性角膜炎。近年随着隐形眼镜使用的增多，棘阿米巴角膜炎的发病率也逐渐增高，国内已有多例病例报道。

阿米巴皮肤损害包括慢性溃疡、皮下结节或脓肿，往往在活检时发现阿米巴肉芽肿。在 AIDS 病人中多见，75% 的 AIDS 病人有此并发症。

【诊断】 询问游泳史、外伤史，结合病原学检查。

1. 病原学诊断 取脑脊液（CSF）离心涂片或病变组织直接涂片镜检，可见活动的滋养体。也可将待检标本接种到琼脂培养平板上，在厌氧条件下 37℃ 或 42℃ 培养 24 小时以上，用倒置显微镜检查有无滋养体或包囊。PAME 患者可出现脑压升高；CSF 呈血性，白细胞计数早期降低，后期升高，以中性粒细胞为主，葡萄糖水平正常或降低，但蛋白质升高。临床上激光扫描的共聚焦显微直接检查病人的角膜，镜下可见高度反光的圆形或卵圆形虫体，也可发现有两层囊壁的包囊。

2. 免疫学诊断 可采用间接血凝试验（IHA）、间接荧光抗体试验（IFA）等，但一般无法作出早期诊断。近年来有人应用聚合酶链反应（PCR）技术检测病人分泌物中的阿米巴 DNA 或用 DNA 探针进行诊断。

【防治】 对中枢神经系统的感染，用两性霉素 B 静脉给药，可以缓解一些临床症状，但死亡率仍在 95% 以上。一般建议可同时使用磺胺嘧啶。也有报道口服利福平可以治愈。

阿米巴性角膜炎的治疗主要是用抗真菌和抗阿米巴的眼药，如洗必泰、聚六甲基双胍、苯咪丙醚、新霉素、克霉唑等，上述药物可单独应用，也可几种药物联合使用。药物治疗无效者，则可行角膜成形术或角膜移植等。皮肤阿米巴病患者则应保持皮肤清洁，同时予以戊双脒治疗。

为预防这类致病性自生生活阿米巴的感染，要加强卫生宣传教育，尽量避免在不流动的河水、温泉或野外池塘河沟中游泳、洗浴、嬉戏，或应避免鼻腔接触污水，启用长期未用的自来水时应首先放去水管内的积水。对婴幼儿和那些免疫力低下或 AIDS 患者尤其应加强防制。及时治疗眼、皮肤、泌尿生殖道的棘阿米巴感染也是一种防止 GAE 的有效办法。另外，佩戴隐形眼镜者须加强自我防护意识，不戴镜游泳、淋浴或矿泉浴，并严格清洗、消毒镜片。据报道热消毒镜片可有效地灭活包囊，优于化学消毒。

Summary

Lobosia includes order *Amoebida* and order *Schizopyrenida*. The structural character of the organisms in this class are pseudopodes as the locomotory organelles. Reproduction in the Lobosia is asexual and the basic developmental stages in the life cycle are the trophozoite and the cyst. Many of which inhabit humans or animals: *Entamoeba histolytica*, *E. dispar*, *E. coli*, *E. gingivalis*, *E. hartmanni* and *Endolimax nana*. Only *Entamoeba histolytica* is identified as a human intestinal pathogen, causes amoebiasis which may be asymtomatic or develop to a variety of clinical manifestations, including amoebic colitis and extraintestinal abscesses. Relatively few species of free-living amoebas may infect humans, causes primary amoebic meningoencephalitis, granulomatous amoebic encephalitis and acanthamoeba keratitis.

（王光西）

第八章 鞭 毛 虫

鞭毛虫隶属于肉足鞭毛门（Phylum Sarcomastigophora）的动鞭纲（Class Zoomastigophorea），以鞭毛作为运动细胞器，有一根或多根鞭毛，少数种类无鞭毛，为阿米巴型。以纵二分裂法繁殖。有些种类尚可形成包囊。鞭毛虫的种类繁多，分布很广，生活史多样。营寄生生活的鞭毛虫主要寄生于消化道、泌尿生殖道、血液及组织内。

寄生于人体的鞭毛虫常见的有十余种，其中利什曼原虫、锥虫、阴道毛滴虫及蓝氏贾第鞭毛虫对人体危害较大，分别引起利什曼原虫病（leishmaniasis）、锥虫病（trypanosomiasis）、滴虫病（trichomoniasis）及贾第鞭毛虫病（giardiasis）。锥虫病流行于非洲和南美洲，我国尚无在国内感染的报告，仅有输入病例。

第一节 阴道毛滴虫

案例 8-1

患者，女，29 岁，已婚，自诉白带增多一年余，色灰黄，气味臭秽，严重时有赤白带，伴局部瘙痒，灼热疼痛。阴道内窥镜检查：分泌物多，呈黄色，泡沫状。取阴道后穹窿分泌物涂片镜检，查见阴道毛滴虫，确诊为滴虫性阴道炎，经抗滴虫治疗后症状消失。

问题：

1. 阴道毛滴虫感染人体后是如何导致阴道炎的？

2. 如何诊断与防治阴道毛滴虫病？

阴道毛滴虫（*Trichomonas vaginalis* Donne，1837）为泌尿生殖道鞭毛虫，主要寄生于女性阴道及尿道，以及男性的尿道及前列腺等泌尿生殖器官，引起滴虫性阴道炎和尿道炎，是一种以性传播为主的传染病。

【形态和生活史】 阴道毛滴虫的生活史仅有滋养体期而无包囊期。活体呈无色透明，有折光性，体态多变，活动力强。固定染色后呈梨形或椭圆形，体长 7～23μm，宽为 10～15μm，虫体前端 1/3 处有一个椭圆形的泡状核（nucleus），核前方有 5 颗排列成环状的基体（basal apparatus），由此发出 4 根前鞭毛（anterior flagellum）和 1 根后鞭毛（posterior flagellum）。体外侧前部有一波动膜（undulating membrane），其外缘与向后延伸的后鞭毛相连，波动膜较短，仅为虫体长的 1/3 左右，其基部为基染色杆

（chromatic basal rod）。虫体借助鞭毛的摆动前进，以波动膜的波动作旋转式运动。轴柱（axostyle）1 根，纤细透明，纵贯虫体并于后端伸出体外。胞质内有深染的颗粒，为该虫特有的氢化酶体（hydrogenosome）（图 8-1）。

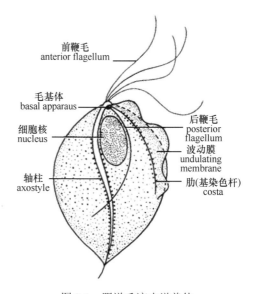

图 8-1　阴道毛滴虫滋养体
Fig.8-1　Trophozoite of *Trichomonas vaginalis*

本虫生活史简单。滋养体主要寄生于女性阴道，尤以后穹窿多见，偶可侵入尿道。男性感染者虫体多寄生于尿道、前列腺，也可见于睾丸、附睾及包皮下等处。虫体以纵二分裂法繁殖。滋养体既是繁殖阶段，又是感染和致病阶段。该虫通过直接或间接接触方式在人群中传播。

【致病】 阴道毛滴虫的致病力随本虫株本身毒力及宿主的生理状态而变化。正常情况下，健康女性阴道的内环境因乳酸杆菌的作用而呈酸性（pH 3.8～4.4），可抑制虫体及细菌生长繁殖，此即阴道的自净作用。滴虫寄生阴道时，消耗阴道内的糖原，妨碍了乳酸杆菌的酵解作用，降低了乳酸浓度，使阴道的 pH 由原来的酸性变为中性或碱性，从而破坏了"阴道的自净作用"，使得滴虫大量繁殖并促进继发性的细菌感染，造成阴道黏膜发生炎性病变。

体外试验结果表明，阴道毛滴虫具有接触依赖性细胞病变效应（contact-dependent cytopathic effect）。虫体对靶细胞的杀伤主要为直接接触方式。滴虫致病作用的关键是黏附于泌尿生殖道的上皮细胞。业已证明，虫体表面至少有 4 种蛋白参与细胞的黏附过程。

滴虫的吞噬作用也是其致病因素之一，实验证明，阴道毛滴虫具有吞噬乳酸杆菌和阴道上皮细胞的作用。此外，虫体的鞭毛还可分泌细胞离散因子（cell-detaching factor），该因子可促进体外培养的哺乳动物细胞离散。这种现象与临床观察到的阴道黏膜病变上皮细胞脱落相仿。细胞离散因子的生成量与感染严重程度相一致。有学者由此认为离散因子可能是阴道毛滴虫的毒力标志。另有实验研究表明，滴虫性阴道炎的临床症状还与阴道内的雌激素浓度有关。雌激素浓度越高，临床症状越轻，反之亦然。

许多女性虽有阴道毛滴虫感染，但无临床症状或症状不明显；有些感染者则有明显的阴道炎症状，患者最常见的主诉为白带增多，阴部瘙痒或烧灼感。阴道内窥镜检查可见分泌物增多，呈灰黄色，泡状，臭味，有的呈乳白色液状分泌物。当伴有细菌感染时，白带呈脓液状或粉红色黏液状。阴道壁可见黏膜充血、水肿，上皮细胞变性脱落，白细胞浸润等病变。症状轻者阴道黏膜常无异常发现。当滴虫累及尿道时，可有尿频、尿急和尿痛等症状。男性感染还可引起夜尿、尿痛、前列腺肿大及触痛和附睾炎等症状。有些学者认为阴道毛滴虫可吞噬精子，或因分泌物影响精子活力，而导致不育症。

【实验诊断】 取阴道后穹窿分泌物、尿液沉淀物或前列腺分泌物，用生理盐水直接涂片或涂片染色（瑞氏或姬氏染色）镜检，若查见本虫滋养体即可确诊。也可用培养法，将分泌物加入肝浸液培养基或 Diamond 培养基在37℃孵育48小时后镜检滋养体。

免疫学方法，如 ELISA、直接荧光抗体试验（DFAT）和乳胶凝集试验（LAT）亦可用于诊断。此外，DNA 探针可用于本虫感染的辅助诊断。

【流行】 阴道毛滴虫呈全球性分布。美国每年约有200万～300万妇女感染本虫。娼妓感染率尤高。本虫在我国的流行也很广泛，各地感染率不等，以16～35岁年龄组的女性感染率最高。

传染源为滴虫性阴道炎患者及无症状带虫者或男性感染者与带虫者。传播途径包括直接和间接传播两种方式。前者主要通过性交传播，为主要的传播方式；后者主要通过使用公共浴池、浴具、共用游泳衣裤、马桶等传播。滋养体在外界环境中可保持较长时间的活力，如在半干燥环境下可存活14～20小时，−10℃至少存活7小时，在潮湿的毛巾、衣裤中可存活23小时，40℃（相当于浴池水温）水中可存活102小时，2～3℃水中可存活65小时，甚至在普通肥皂水中也可存活45～150分钟。因此人体可通过间接方式获得感染。

【防治】 及时治疗患者和无症状带虫者，以减少和控制传染源。夫妻或性伴侣即使一方感染，双方也应同时治疗方能根治。临床上常用的口服首选药物为甲硝唑（灭滴灵）。局部治疗可用滴维净或1：5000高锰酸钾溶液冲洗阴道；也可用扁桃酸栓和甲硝唑栓剂，前者效果较好且安全。注意个人卫生和经期卫生。不共用游泳衣裤和浴具。在公共浴室提倡使用淋浴。慎用公共马桶。

（陈文碧 王光西）

第二节 蓝氏贾第鞭毛虫

案例 8-2

患者，女，35岁，四川人，喜爱旅游，有直接饮用山泉水及生食蔬菜、瓜果的习惯。近8个月来，患者经常腹痛、腹泻，并伴有食欲不振、消瘦、乏力。曾在当地基层医院多次就医，被诊断为慢性肠炎、消化不良、细菌感染。经服用氟哌酸、黄连素、泻立停等药物，症状暂时缓解，但2～3天后又出现如前症状。医院曾疑为肠腔肿瘤，建议患者作腹部B超、直肠镜等检查，未见异常。

问题：

患者的临床症状和她的饮食习惯有关系吗？

蓝氏贾第鞭毛虫（*Giardia lamblia* Stile，1915，亦称 *G. intestinalis* 或 *G. duodenalis*）简称贾第虫，寄生于人和某些哺乳动物的小肠内（主要在十二指肠），引起腹泻和消化不良等症状。称为贾第鞭毛虫病（giardiasis，简称贾第虫病）。蓝氏贾第鞭毛虫是一种机会致病性寄生原虫。

贾第虫由荷兰学者 van Leeuwenhoek 于1681年首先在自己腹泻的粪便内发现。本病曾在旅游者中流行，也称"旅游者腹泻"。近年来，在艾滋病患者中常发现有贾第虫的合并感染，在同性恋人群中本病亦可互相传播。甚至在艾滋病、恶性肿瘤等免疫能力低下的晚期患者中，或在大量使用、滥用抗生素导致肠道菌群严重失调的患者中，可见贾第虫的严重感染而危及生命。20世纪末，贾第虫病已被列为全球危害人类健康的十种主要人体寄生虫病之一。

【形态】 贾第虫发育分为滋养体和包囊两个阶段。

1. 滋养体 在光镜下，滋养体呈倒置梨形，长约为9～21μm，宽5～15μm，厚2～4μm。腹面观（ventral form）：虫体两侧对称，前端钝圆，后端尖细；侧面观（lateral form）：虫体背部隆起，腹面扁平。腹面前半部有一个向内凹陷的吸盘（sucking disk）。吸盘背侧有一对卵圆形泡状细胞核（nucleus）。虫体共有4对鞭毛，分别是前侧鞭毛（anterior flagellum）、后侧鞭毛（lateral flagellum）、腹侧鞭毛（ventral flagellum）和尾鞭毛（caudal flagellum），均位于两核间靠前端的基体（basal body），即毛基体（blephearoplast）发出。1对前鞭毛由此向前伸出体外，其余3对发出后在两核间沿轴柱分别向体两侧、腹侧和尾部伸出体外。虫体借助鞭毛摆动可作活泼的翻滚运动。1 对平行的轴柱（axostyle）沿中线由前向后连接尾鞭毛，将虫体分为左右对称的两半。1 对中体（median body）位于轴柱 1/2 处（图 8-2，图 8-3）。

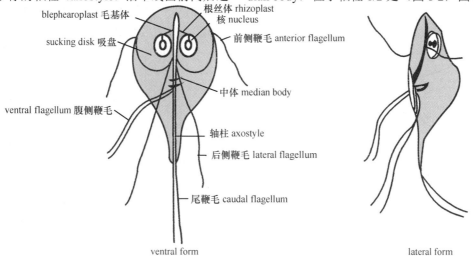

blephearoplast 毛基体
核 nucleus
根丝体 rhizoplast
sucking disk 吸盘
前侧鞭毛 anterior flagellum
中体 median body
ventral flagellum 腹侧鞭毛
轴柱 axostyle
后侧鞭毛 lateral flagellum
尾鞭毛 caudal flagellum

ventral form
lateral form

图 8-2　蓝氏贾第鞭毛虫滋养体
Fig.8-2　Trophozoite of *Giardia lamblia*

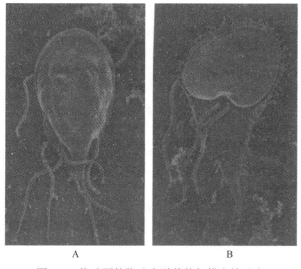

A
B

图 8-3　蓝氏贾第鞭毛虫滋养体扫描电镜观察
Fig.8-3　Trophozoites of *Giardia lamblia*

2. 包囊　光镜下，包囊呈椭圆形，长 8～14μm，宽 7～10μm。囊壁（cyst wall）较厚，与虫体间有明显的间隙。在碘染的标本内，可见包囊内含 2 个或 4 个细胞核，未成熟包囊内有 2 个细胞核。成熟包囊内有 4 个细胞核，具感染性。胞质内可见中体和鞭毛的早期结构（图 8-4）。

【生活史】　本虫生活史包括滋养体和包囊两个时期。滋养体为营养繁殖阶段，包囊为传播阶段。人或动物因摄入被四核包囊污染的饮水或食物而被感染。包囊在十二指肠脱囊为含四个核的囊后滋养体，随即分裂形成 2 个滋养体，后者主要借助吸盘吸附于十二指肠或上段小肠的微绒毛表面，以二分裂方式繁殖。若感染严重，整个小肠，甚至大肠也可有虫体寄生。部分增殖的滋养体随宿主肠内容物下移，到达回肠后段或结肠，在周围环境不利时，滋养体分泌囊壁形成包囊并随粪便排出体外。包囊在水中和凉爽环境中可存活数天至 1 月之久（图 8-5）。

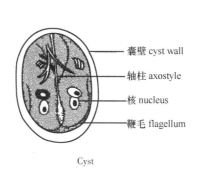

囊壁 cyst wall
轴柱 axostyle
核 nucleus
鞭毛 flagellum

Cyst

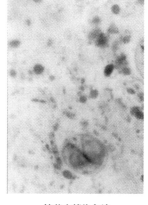

铁苏木精染色法
Iron hematoxylin staining

图 8-4　蓝氏贾第鞭毛虫包囊
Fig.8-4　Cysts of *Giardia lamblia*

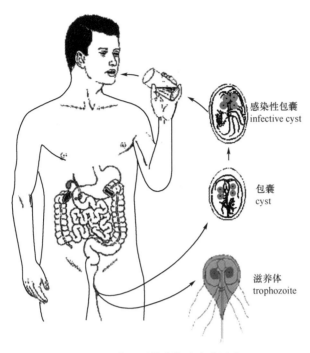

图 8-5 蓝氏贾第虫鞭毛虫生活史
Fig.8-5 Life cycle of *Giardia lamblia*

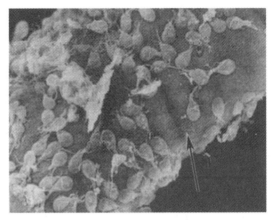

图 8-6 吸附于小肠黏膜表面的大量滋养体（扫描电镜）
箭头示小肠微绒毛经虫体吸附后的损伤部位
Fig.8-6 *Giardia lamblia* trophozoites are seen on surface of intestinal mucosa（scanning electron microscope）
The arrow showing the place which been hurt by suking disk of *G. lamblia*

【致病】 感染贾第虫后，患者的临床表现有很大差别。有的仅为无症状带虫者，有的则出现临床症状，甚至出现严重的吸收不良综合征。感染部位的病理组织学改变也不相同。有的仅有极轻微的黏膜改变，有的则出现绒毛萎缩和腺腔增生等改变。两种截然不同的临床表现和病理变化的原因可能与虫株致病力、宿主的营养状况、全身以及局部肠黏膜的免疫力有关。

1. 致病机制

（1）虫株致病力：Nash 等（1987）研究表明，不同来源的虫株具有截然不同的致病力。例如接受 GS 株的 10 名志愿者均获得感染，且其中 50%感染者表现出临床症状；相反，接受 ISR 株的另 5 名志愿者则无一受染。另一实验显示，用 GS 虫株的两个表达不同表面抗原（分别为 72 和 200kDa）的克隆株感染志愿者，所有接受表达 72kDa 表面抗原克隆株的 4 名志愿者均获得感染，而接受表达 200kDa 表面抗原克隆株的 13 名志愿者，仅 1 名受染。这些实验表明，不同虫株以及相同虫株表达不同表面抗原的克隆之间的致病力也是不同的。另有研究表明，贾第虫滋养体能够分泌降解 IgA 的蛋白酶，虫体以此酶降解了宿主的 IgA，因而得以在小肠内寄生、繁殖。此外，大量虫体的覆盖和吸盘对小肠黏膜表面的机械性损伤，以及原虫分泌物和代谢产物对肠黏膜微绒毛的化学性刺激，影响肠黏膜的吸收功能，致使维生素 B$_{12}$、乳糖、脂肪和蛋白质吸收障碍（图 8-6）。

（2）宿主免疫力：先天或后天血内丙种球蛋白缺乏者不仅对贾第虫易感，而且感染后可出现慢性腹泻和吸收不良等严重临床症状。有学者认为，IgA 缺乏是导致贾第虫感染的重要因素之一。胃肠道分泌的 IgA 能清除宿主消化道内的寄生原虫。在一般人群中有 10%的人缺乏 IgA，这些人群对贾第虫易感染。另外，双糖酶缺乏是导致宿主腹泻的原因之一。在贾第虫患者和模型动物体内，双糖酶均有不同程度缺乏。动物实验显示，在双糖酶水平降低时，滋养体可直接损伤小鼠的肠黏膜细胞，造成小肠微绒毛变短，甚至扁平。提示双糖酶水平降低是使贾第虫病变严重的直接原因。

2. 病理组织学改变 在一般情况下，滋养体不侵入小肠黏膜上皮组织，而是以吸盘吸附和虫体边缘嵌入肠黏膜上皮细胞表面。但在大量滋养体寄生时，虫体不仅阻隔了肠黏膜的吸收面积，而且还可侵入肠黏膜组织。小肠黏膜呈现典型的卡他性炎症病理组织学改变，在黏膜固有层可见急性炎性细胞（多形核粒细胞和嗜酸性粒细胞）和慢性炎性细胞浸润，上皮细胞有丝分裂相数目增加，绒毛变短变粗，长度与腺腔比例明显变小，上皮细胞坏死脱落，黏膜下派伊尔（Peyer's patches）小结明显增生等。上述病理改变是可逆的，治疗后即可恢复。

3. 临床表现 潜伏期一般平均为 1～2 周，长者可达 45 天，患者可有以下表现：

（1）急性期：初起症状有恶心、厌食、上腹及全身不适，可伴低烧或寒战，此后，可出现突发性恶臭水泻，胃肠胀气，呃逆和上中腹部痉挛性疼痛。粪内常含有较多脂肪颗粒，偶见黏液，极少带血。部分患者急性期持续数天即可自行消退，转为无症状带囊者。幼儿患者病程可持续数月，严重感染者出现吸收不良、脂肪泻、衰弱、体重减轻，甚至发育障碍。急性期需与急性病毒性肠炎、细菌性痢疾、食物中毒、急性肠阿米巴病、毒性大肠埃希菌引起的腹泻等进行鉴别。

（2）亚急性或慢性期：未得到及时治疗的急性期患者可转为亚急性或慢性期。亚急性期表现为间歇性排恶臭味软便（或稀便）、伴腹胀、痉挛性腹痛，可有恶心、厌食、嗳气、头痛、便秘和体重减轻等症状。慢性期患者比较多见，表现为周期性稀便、甚臭，病程可达数年而不愈。贾第虫偶可侵入胆道并造成胆囊炎或胆管炎。

> **案例 8-2（续）**
> 医生给患者进行体检：患者发育正常，神清，消瘦，贫血貌，巩膜皮肤未见黄染，腹部平坦。颈、锁骨上窝及股沟淋巴结未见肿大，腹软，未及包块，肝脾未见肿大。血常规：RBC$3.0×10^{12}$/L，HGB120g/L，将患者当日上午排出的粪便采用生理盐水直接涂片法检查，未检获虫体，碘液直接涂片法检查，查见贾第虫包囊，每视野 8～10 个。
> **问题：**
> 为什么生理盐水直接涂片法未查到虫体？

【诊断】

1. 病原学诊断

（1）粪便检查：在粪便中查找滋养体或包囊是一种简单可靠的检查方法。

急性期或间断发作期：该期粪便呈水样或糊状，含有极易死亡而崩解的滋养体。取新鲜粪便标本做生理盐水涂片，镜检，查滋养体。

亚急性期或慢性期：该期粪便多已成形，主要含包囊。用碘液（2%）直接涂片法即可确诊。也可用硫酸锌浮聚或醛-醚浓集等方法，提高包囊检出率。由于包囊排出具有间隙性，隔日查一次，连续查三次，可大大提高检出率。

（2）小肠液检查：用粪便检查方法未能查到虫体的可疑病例，检查十二指肠或上端空肠引流液可提高检出率。用十二指肠引流或肠内试验法（entero-test）采集标本。肠内试验法，又称为肠检胶囊法，其具体做法是：禁食后，嘱患者吞下一个装有尼龙线的胶囊。将线的一端经胶囊小孔引出并粘于受检者的口外侧。3～4 小时后，缓缓拉出尼龙线，取线上的黏附物镜检。若查得滋养体，即可确诊。

（3）小肠活体组织检查：借助内窥镜在小肠 Treitz 韧带附近摘取黏膜组织。标本可先做压片初检，或固定后，用 Giemsa 染色查滋养体。虫体着紫色，肠上皮细胞呈粉红色，依此可将二者鉴别开来。

2. 免疫学诊断方法 有较高的敏感性和特异性。酶联免疫吸附试验（ELISA），阳性率可达 75%～81%。间接荧光抗体试验（IFA）阳性率可达 81%～97%。对流免疫电泳（CIE）法的阳性率可达 90%

左右。

3. 分子生物学方法 如 DNA 探针和 PCR 等方法。

> **案例 8-2（续）**
> 确诊为：贾第虫感染。患者经口服甲硝唑 250mg，Bid×7d，硫酸亚铁、维 C 治疗，医生嘱其加强营养，进食富含蛋白质、低脂的食物，改变饮生水、生食未洗净的蔬菜瓜果等不良卫生习惯。
> **问题：**
> 硫酸亚铁、维 C 治疗的目的是什么？

【流行病学】 贾第虫病呈全球性分布，据 WHO 估计全世界感染率为 1%～20%。本虫主要流行于发展中国家，多见于亚洲、非洲和拉丁美洲等地区。在工业发达国家，如美国、加拿大、澳大利亚等国也有流行。贾第虫感染在我国呈全国性分布。乡村人群中的感染率高于城市。近年来，贾第虫合并 HIV/AIDS 感染，及其在同性恋者中流行的报道不断增多。一些家畜和野生动物也常为本虫宿主，因此本病也是一种人兽共患病。贾第虫病的流行常与饮水有密切关系，属于水源性疾病（water born disease）之一。

1. 传染源 为粪便中排有包囊的人和动物。目前已知有近 20 种动物可以成为本虫的动物储存宿主，常见的有牛、羊、猪、兔、猫、狗和河狸（beaver）等。感染者一次粪便排出的包囊数可达 4 亿，一昼夜可排 9 亿。包囊对外界抵抗力强，在 4℃环境中可存活 2 个月以上，在 37℃环境中可存活 4 天。常用的标准浓度的消毒剂不能杀死水中的包囊。包囊对人和动物有高度感染力，人吞食 10 个具有活力的包囊即可被感染。

2. 传播途径 水源传播是感染本虫的重要途径。粪便污染水源是重要的原因。氯气不能杀死自来水中的包囊。"人-人"传播途径是贾第虫传播的另一途径，多见于小学、幼儿园和家庭成员之间。"粪-口"传播方式多见于贫穷、人口过度拥挤、用水不足以及卫生状况不良的地区。同性恋者的肛交常导致包囊的间接粪-口传播。包囊还可通过食物以及蟑螂等昆虫携带传播。

3. 易感人群 任何年龄的人群对本虫均有易感性，儿童、年老体弱者和免疫功能缺陷者尤其易感。AIDS 合并本虫者，病情严重，常导致死亡。

【防治原则】 积极治疗患者和无症状带囊者以消除传染源。加强人和动物宿主粪便管理，防止水源污染。搞好饮食卫生、个人卫生和环境卫生。共用的儿童玩具应定期消毒。艾滋患者和其他免疫功能缺陷者，均应接受防止贾第虫感染的预防和治疗措施。常用治疗药物有甲硝唑（metronidazole，灭滴灵）、呋喃唑酮（痢特灵）、替硝唑（tinidazole）。巴龙霉素

（paromomycin）适合于治疗有临床症状的贾第虫患者，尤其是感染本虫的怀孕妇女。

（毛樱逾 王光西）

第三节 利什曼原虫

利什曼原虫（*Leishmania* spp.）在动物分类上属于动基体目（order Kinetoplastida），锥体亚目（Suborder Trypanosomatina），锥体科（Family Trypanosomatidae），利什曼属（*Genus Leishmania*），生活史有前鞭毛体（promastigote）及无鞭毛体（amastigote）两个时期，前者寄生于节肢动物（白蛉）的消化道内，后者寄生于人和脊椎动物的单核巨噬细胞内，通过白蛉传播。由利什曼原虫感染而引起的疾病称利什曼病（leishmaniasis），利什曼原虫分类和致病复杂（表 8-1），在我国，杜氏利什曼原虫是主要的致病虫种。

表 8-1 寄生于人体的主要利什曼原虫虫种及致病情况
Table 8-1 Pathogenic condition of capital species of *Leishmania* sp. in humans

虫种名称	疾病名称
杜氏利什曼原虫（*L. donovani*）	内脏利什曼病（visceral leishmaniasis）
婴儿利什曼原虫（*L. infantum*）	内脏利什曼病
硕大利什曼原虫（*L. major*）	皮肤利什曼病（cutaneous leishmaniasis）
热带利什曼原虫（*L. tropica*）	皮肤利什曼病
墨西哥利什曼原虫（*L. mexicana*）	皮肤利什曼病
巴西利什曼原虫（*L. braziliensis*）	黏膜皮肤利什曼病（mucocutaneous leishmaniasis）

一、杜氏利什曼原虫

杜氏利什曼原虫［*Leishmania donovani*（Lavera & Mesnil，1903）Ross，1903］为内脏利什曼病（黑热病）的病原体。

杜氏利什曼原虫的无鞭毛体主要寄生在肝、脾、骨髓、淋巴结等器官的巨噬细胞内，常引起发热、肝脾肿大、贫血、鼻衄等。在印度，患者皮肤常有暗的色素沉着，并有发热，故又称 kala-azar，即黑热的意思（黑热病）。因其致病力强，如不治疗很少能够自愈，且常因并发症而死亡。病死率可高达 90% 以上。

案例 8-3
患者，男，36 岁，民工，因畏寒、发热 1 个多月入院。1 月前患者出现不规则发热，盗汗，体温最高达 40℃，在当地按感冒对症治疗效果不佳。入院前 1 天突发鼻衄，量约 600~700ml，急诊入院。
问题：
患者鼻衄的原因是什么？

【形态】

1. 无鞭毛体（amastigote） 又称利杜体（Leishman-Donovan body），虫体很小，卵圆形，大小为（2.9~5.7）μm×（1.8~4.0）μm，常见于巨噬细胞内。瑞氏染液染色后，原虫细胞质呈淡蓝色或深蓝色，内有一个的圆形细胞核，呈红色或淡紫色。动基体（kinetoplast）位于核旁，着色较深，细小、杆状（图 8-7）。在高倍显微镜下有时可见虫体前端颗粒状的基体（basal body）和由此发出的一条根丝体（rhizoplast）。基体与根丝体，在光镜下不易区分开（图 8-8）。

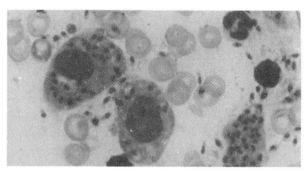

图 8-7 巨噬细胞内寄生的杜氏利什曼原虫无鞭毛体
Fig. 8-7 Amastigotes of *Leishmania donovani* in macrophage

透过电镜观察显示，虫体由两层表膜（pellicle）包被。内层表膜下有排列整齐的膜下微管。虫体前端表膜向内凹陷成袋状，称鞭毛袋，内有一根短鞭毛即根丝体，基体为中空圆形。动基体为腊肠状，其内有一束与长轴平行的 DNA 纤丝（称 kDNA）。由于动基体在发育过程中可分出新的线粒体，因此，它实际上是一个大线粒体。其他线粒体呈泡状或管状，内质网不发达，呈管状或泡状。类脂体圆形或卵圆形。核 1 个，卵圆形，核膜两层，有核孔，核仁 1~2 个。

2. 前鞭毛体（promastigote） 寄生于白蛉消化道内。成熟的虫体呈梭形，长 14.3~20μm，宽 1.5~1.8μm，核位于虫体中部，动基体在前部。基体在动基体之前，由此发出一根鞭毛，游离于虫体外（图 8-8）。前鞭毛体运动活泼，鞭毛不停地摆动。在培养基内以虫体前端聚集成团，排列成菊花状。有时也可见到粗短形或长椭圆形前鞭毛体，这与发育程度有关。经染色后，着色特性与无鞭毛体相同。

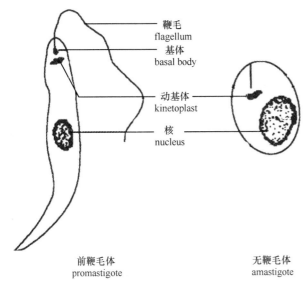

图 8-8 杜氏利什曼原虫前鞭毛体和无鞭毛体的形态

Fig. 8-8 Morphology of *Leishmania donovani*

【生活史】

1. 在白蛉体内发育 当雌性白蛉叮刺病人或被感染的动物时，宿主血液或皮肤内含无鞭毛体的巨噬细胞被吸入白蛉胃内，经 24 小时，无鞭毛体发育成早期前鞭毛体。此时虫体呈卵圆形，鞭毛已伸出体外。48 小时后发育为短粗的前鞭毛体或梭形的前鞭毛体，

鞭毛也由短变长。至第 3～4 天出现大量成熟前鞭毛体，活动力明显增强，并以二分裂法繁殖。在数量急增的同时，虫体逐渐向白蛉前胃、食道和咽部移动。第 7 天后具感染力的前鞭毛体大量聚集在口腔及喙。当雌白蛉叮刺健康人时，前鞭毛体即随白蛉涎液进入人体的皮下组织。

2. 在人或哺乳动物体内发育 感染有前鞭毛体的雌白蛉叮刺人体吸血时，前鞭毛体即可随白蛉唾液进入人体皮下组织。进入人体或哺乳动物体内的前鞭毛体，一部分被中性粒细胞吞噬消灭，一部分则被巨噬细胞吞噬。原虫进入巨噬细胞后逐渐变圆，失去其鞭毛的体外部分，在巨噬细胞的吞噬体内，前鞭毛体向无鞭毛体期转化，此时巨噬细胞内形成纳虫空泡（parasitophorous vacuole），并与溶酶体融合，使虫体处于溶酶体的包围之中形成吞噬溶酶体。由于原虫表膜上存在的抗原糖蛋白可抵抗溶酶体所分泌的各种酶的作用，虫体在纳虫空泡内不但可以存活，而且还能进行二分裂繁殖，虫数不断增加，最终导致巨噬细胞破裂。逸出的无鞭毛体又可被其他巨噬细胞吞噬，继续繁殖下去。杜氏利什曼原虫对宿主的内脏环境有高度的适应性。尤其在脾、肝、骨髓、淋巴结内，繁殖旺盛。患者如被白蛉叮刺，无鞭毛体又可进入白蛉胃内，重复它在白蛉体内的发育繁殖（图 8-9）。

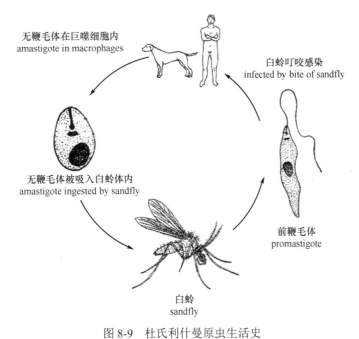

图 8-9 杜氏利什曼原虫生活史

Fig. 8-9 Life cycle of *Leishmania donovani*

前鞭毛体并非主动侵入巨噬细胞，其进入巨噬细胞的过程经历了黏附与吞噬两步。黏附的途径大体可分为两种：一种为配体-受体结合途径，另一种为前鞭毛体黏附的抗体和补体与巨噬细胞表面的 Fc 或 C3b 受体结合途径。还有实验表明，原虫质膜中的分子量为 63kda 的糖蛋白（GP63）能与巨噬细胞表面

结合，通过受体介导的细胞内吞作用使前鞭毛体进入巨噬细胞。前鞭毛体附着巨噬细胞后，随巨噬细胞的吞噬活动而进入细胞。利什曼原虫前鞭毛体转化为无鞭毛体的机制目前尚未完全阐明。一般认为可能与微小环境的改变，如 pH、温度等以及原虫所需营养物质和宿主对原虫产生的特异性等因素有关。实验证

明，前鞭毛体发育以27℃为宜，无鞭毛体则需要35℃环境。

【致病】　人感染杜氏利什曼原虫后，经3～5个月或更长的潜伏期，方出现全身性症状及体征。主要症状为长期不规则发热、贫血、鼻衄、齿龈出血等。

脾肿大是黑热病最主要的体征。无鞭毛体在巨噬细胞内繁殖，使巨噬细胞大量破坏并刺激巨噬细胞增生。巨噬细胞增生主要见于脾、肝、淋巴结、骨髓等器官。浆细胞也大量增生。细胞增生是脾、肝、淋巴结肿大的根本原因，其中脾肿大最为常见，出现率在95%以上。后期则因网状纤维组织增生而变硬。

贫血是黑热病重要症状之一，常出现红细胞、白细胞及血小板都减少，即全血象减少，这是由于脾肿大导致脾功能亢进，血细胞在脾内遭到大量破坏所致。白细胞的减少一般比红细胞为早，严重的贫血常说明病情已到危期。若患者脾肿大严重，常同时伴有血细胞的显著减少，脾切除后血象可迅速好转。骨髓受染巨噬细胞浸润阻碍了血细胞的生存。此外，免疫溶血也是产生贫血的重要原因。实验表明，患者的红细胞表面附有利什曼原虫抗原，此外杜氏利什曼原虫的代谢产物中有1～2种抗原与人红细胞抗原相同，因而机体产生的抗利什曼原虫抗体可直接与红细胞膜结合，在补体参与下破坏红细胞造成贫血。由于血小板减少，患者常发生鼻衄、牙龈出血和皮下出血等症状。

患者血清中球蛋白增加，白蛋白减少，出现白蛋白与球蛋白的比例倒置，IgG滴度升高。白蛋白的减少可能与肝脏受损致使合成减少以及肾脏受损白蛋白由尿液排出有关，球蛋白增高与浆细胞的大量增生有关。尿蛋白及血尿的出现可能与患者发生肾小球淀粉样变性及肾小球内有免疫复合物的沉积有关。黑热病患者病程中易发生并发症，是引起死亡的主要原因，常见并发症有：肺炎、肺结核，儿童患者多见；多种病原体感染，如梅毒、细菌、螺旋体等，若不加以适当治疗病死率可高达95%。对感染HIV的患者，利什曼原虫可作为一种机会性致病因子，归入AIDS有关的疾病范围。

在我国黑热病尚有下列特殊临床表现：

（1）皮肤型黑热病：大多数分布于平原地区。据资料统计（王兆俊，1983），皮肤损害与内脏病变并发者占58.0%；一部分病人（32.3%）皮肤损害发生在内脏病变消失多年后，称为黑热病后皮肤利什曼疹（post kala-azar dermal leishmanoid）；少数（9.7%）皮肤损害者无内脏感染的表现，又无黑热病患病史。皮肤损伤少数为褪色型，多数为结节型。结节型呈大小不等的肉芽肿，或呈丘疹状，常见于面部及颈部，在结节内可查见鞭毛体。皮肤型黑热病易与瘤型麻风混淆。此型黑热病更常见于印度、苏丹。

（2）淋巴结型黑热病：此型患者大多无黑热病史，

临床表现为局部淋巴结肿大，其大小不一，较表浅，无压痛，无红肿，嗜酸性粒细胞增多。淋巴结活检可在类上皮细胞内查见无鞭毛体。

案例 8-3（续）

查体：体温 39.7℃，急性热病容、中度贫血貌、全身无出血点、无黄疸，心肺（-）。B超示：肝正常大小，脾肋下约 8.0cm，余无异常。患者最近 2 年内曾间断在四川阿坝州黑水等县工作 8 个多月。实验室检查，血常规：WBC 1.2×10^9/L，RBC 2.8×10^{12}/L，HGB 78g/L，PLT 60×10^9 /L。骨髓涂片查见利什曼原虫无鞭毛体。诊断：黑热病。

问题：

1. 该患者感染利什曼原虫与其曾在四川阿坝州黑水等县工作有关吗？

2. 该患者为什么出现脾肿大？如果骨髓涂片未查见利什曼原虫无鞭毛体，可采用哪些辅助诊断方法？

【免疫】　利什曼原虫在巨噬细胞内寄生和繁殖，其抗原可在巨噬细胞表面表达。宿主对利什曼原虫的免疫应答，细胞免疫在获得性免疫中起着主导作用，抗原特异性 $CD4^+T$ 细胞中 Th1 型细胞释放细胞因子 IL-2，IL-3，IFN-r 等可激活巨噬细胞，通过细胞内产生的活性氧杀伤无鞭毛体。含无鞭毛体巨噬细胞的坏死，可清除虫体，这种现象在皮肤利什曼原虫病表现明显。近年来研究结果提示，抗体也参与宿主对利什曼原虫的免疫应答，但对致病性并无控制和保护作用。

由于利什曼原虫虫种（或亚种）的不同，以及宿主免疫应答的差异，利什曼病出现复杂的免疫现象。一类有自愈倾向，另一类无自愈倾向。黑热病患者无自愈倾向，出现免疫缺陷，易并发各种感染性疾病，例如病毒、细菌、螺旋体、原虫、蠕虫等各种病原生物感染。并发症是造成黑热病患者死亡的主要原因，治愈后这种易并发感染的现象则随之消失。由此可见杜氏利什曼原虫感染不仅伴随有特异性细胞免疫的抑制，而且还可能导致机体对其他抗原产生细胞免疫和体液免疫反应能力降低，即非特异性免疫抑制。免疫力低下的原因，可能与原虫繁殖快速、产生抗原过多以及机体处于免疫无反应（anergy）状态有关。

患者经特效药物治疗后，痊愈率较高，而且一般不会再次感染，可获得终身免疫。

【实验诊断】　查到利什曼原虫是确诊黑热病最可靠的依据，但并非所有病人都可查见原虫。常需采用免疫学、分子生物学技术进行诊断。

1. 病原学检查　应注意与播散型组织细胞质菌病鉴别。

（1）穿刺检查

1）涂片法：可进行骨髓、淋巴结或脾脏穿刺，以穿刺物涂片、染色、镜检。骨髓穿刺最常用，原虫检出率为80%～90%。淋巴结穿刺应选取表浅、肿大的淋巴结，如腹股沟、肱骨上滑车、颈淋巴结等，检出率约为46%～87%。也可做淋巴结活检。脾脏穿刺检出率虽较高，达90.6%～99.3%，但不安全，一般少用。

2）培养法：用无菌方法将上述穿刺物接种于NNN培养基中，置22～25℃温箱内。约1周后在培养物中若查见运动活泼的前鞭毛体，则判为阳性结果。此法较涂片法更为敏感，但需较长时间，用Schneider培养基，效果更好，3天即可出现前鞭毛体。

3）动物接种法：把穿刺物接种于易感染动物（如金地鼠、BALB/c小鼠等），1～2个月后取肝、脾作印片或涂片，染色镜检。

（2）皮肤活组织检查：在皮肤结节处用消毒针头取少许组织液，或用手术刀刮取少许组织作涂片，染色镜检。

2. 免疫学诊断

（1）检测血清抗体：可采用酶联免疫吸附试验（ELISA），间接血凝试验（IHA），对流免疫电泳（CIE），间接荧光试验（IF），直接凝集试验（DA）等，阳性检出率高，但假阳性时有发生。因抗体短期内不会消失，不宜用于疗效考核。

（2）检测循环抗原：单克隆抗体-抗原斑点试验（McAb-AST）检测血清循环抗原诊断黑热病，阳性率高，敏感性、特异性、重复性均较好，需血清量少（2μl），还可用于疗效评价。

3. 分子生物学方法 胡孝素等设计杜氏利什曼原虫种特异引物，建立PCR扩增以诊断黑热病及病原体鉴定技术，对22例确诊患者骨髓和全血标本检测，总阳性率为95.4%。近年来，利用利什曼原虫动基体K—DNA微环序列设计的引物作PCR及DNA探针诊断黑热病取得了较好的效果，具有敏感性高，特异性强的特点，还具有确定虫种的优点。近年来用分子生物学方法获得纯抗原，例如利什曼原虫动基体（kinetoplast）基因编码39氨基酸的重组片断产物，即重组k39（rk39）的使用，降低了假阳性率。新近将rk39应用于Dispstick纸条法，快速诊断内脏利什曼病，具有操作简便，敏感性高的特点。

诊断黑热病，应综合考虑以下几个方面：①曾于白蛉活动季节（5～9月）到过流行区；②起病缓慢，反复不规则发热，肝、脾肿大；③实验室检查：全血细胞减少，免疫学试验抗体阳性或检查出抗原，或DNA检测阳性。

【流行】 黑热病分布很广，亚、欧、非、拉丁美洲均有流行，主要流行于印度、中国、孟加拉、尼泊尔及地中海沿岸国家。新中国成立前黑热病流行于长江以北诸省市，包括山东、河北、天津、河南、江苏、安徽、陕西、甘肃、新疆、宁夏、青海、四川、山西、湖北、辽宁、内蒙古及北京等17个省、市、自治区。据1951年调查估计全国有53万黑热病患者，之后开展了大规模的防治工作，取得了显著成绩。近年来主要在甘肃、四川、陕西、山西、新疆和内蒙古等地每年有病例发生，病人集中在陇南和川北，新疆、内蒙古有黑热病的自然疫源地存在。通过对我国山丘疫区和平原疫区利什曼原虫分离株的分子核型、DNA基因型分析的研究表明，我国利什曼原虫虫种复杂。新疆克拉玛依有皮肤利什曼病的报告，其病原尚有待进一步确定。

根据传染源的差异，黑热病可大致分为三种不同的流行病学类型，即人源型、犬源型和自然疫源型，分别以印度、地中海和中亚荒漠内的黑热病为典型代表。我国幅员辽阔，黑热病的流行范围广，从流行区的地势、地貌区分，可分成平原、山丘和荒漠三种疫区，在流行病学上各有其特点。归纳如下：

（1）人源型：多见于平原，又称平原型，分布在苏北、皖北、鲁南、豫东以及冀南、鄂北、陕西关中和新疆南部的喀什等地。主要是人群感染的疾病，患者以年龄较大的儿童和青壮年占多数，婴儿少见。可发生皮肤型黑热病，犬类很少感染，病人及带虫者为主要传染源。传播媒介为家栖型中华白蛉（Phlebotomus chinensis）和新疆的长管白蛉（P. longiductus）。这些地区黑热病已被控制，近年来未发现新的病例。

（2）犬源型：多见于丘陵山区，又称山丘型，分布在甘肃、青海、宁夏、川北、陕北、冀东北、辽宁和北京市各县，犬为主要传染源，人的感染大多来自病犬，人的感染率随犬的感染率增加而上升。患者多数是10岁以下的儿童，婴儿发病率较高；当地成人很少感染。传播媒介为近野栖或野栖型中华白蛉。这类地区是我国目前黑热病主要流行区。

（3）自然疫源型：分布在新疆和内蒙古的某些荒漠地区，又称荒漠型。传染源可能是某些野生动物。患者主要是婴幼儿。2岁以下的幼儿患者占90%以上。外地成人进入这些地区如受感染，可发生淋巴结型黑热病。传播媒介为野栖蛉种，主要是吴氏白蛉（P. wui），亚历山大白蛉（P. alexandri）次之。

有些地区，还可见到由荒漠发展到犬源型或从犬源型过渡到人源型的各种类型的中间过渡型。在西北犬源型黑热病流行的山丘地区，很可能同时存在自然疫源型，犬的感染可不断来自某些野生动物中的保虫宿主。

【防治】

1. 治疗病人

（1）首选药物：葡萄糖酸锑钠，疗效较好。

（2）非锑剂：包括戊烷脒（喷他脒）（pentamidine）、二脒替（司替巴脒）（stilbamidine）等。具有抗利什曼原虫活力，但药物毒性大，疗程长，故仅用于抗锑病人。

2. 预防　在流行区采取查治病人杀灭病犬和消灭白蛉的综合措施，可有效预防黑热病。对患者做到早发现、早诊断、早治疗。捕杀和控制病犬对犬源型疫区尤其重要，但对丘陵山区犬类的管理确有一定的困难，需寻找有效的措施加以控制。开展发病乡村的全面灭犬和禁养家犬 3～5 年。大规模灭犬之后，不定期组织检查，发现残留或新犬只一律捕杀。再结合媒介控制，切断传播途径。也可对全部家犬用拟菊酯类水剂杀虫剂给犬体药浴，1 年 2 次，防止白蛉叮咬，阻断传播。在平原地区采用杀虫剂室内滞留喷洒或闭门烟熏杀灭中华白蛉，可有效阻断传播途径。在山区、丘陵及荒漠地区对野栖型或偏野栖型白蛉，采取避蛉，驱蛉措施，以减少或避免白蛉叮咬。

二、引起皮肤利什曼病的虫种

主要有热带利什曼原虫 [*Leishmania tropica*（wright，1903），Lühe（1906）]、硕大利什曼原虫（*Leishmania major*）、墨西哥利什曼原虫 [*Leishmania mexicana*（Biagi 1953）Garnham，1962] 等。其形态，生活史与杜氏利什曼原虫近似，也需要通过两个不同的宿主—白蛉及哺乳动物宿主才能完成发育，但白蛉的种类不同。

热带利什曼原虫引起东方疖，潜伏期 2～8 月，面部、上下肢丘疹，丘疹直径 1～3mm，发展慢，3～6 月溃破，溃疡多在面部，病程长。有自愈倾向，1 年以上才愈合。

硕大利什曼原虫所致皮肤利什曼病的特点是，潜伏期 1～4 周，丘疹直径大，约 5～10mm，发展快，1～3 周溃破，溃疡多见于下肢，愈合快，约 3～6 个月病程。

墨西哥利什曼原虫所致皮肤利什曼病的特点是，始为结节状，然后破溃，可自愈。但耳轮部位皮肤损伤为持续性，耳软骨破裂，耳轮残缺。

三、巴西利什曼原虫

巴西利什曼原虫 [*Leishmania braziliensis* Viana，1911]，为引起黏膜皮肤利什曼病的病原体，形态、生活史与其他利什曼原虫相同，但能抵抗胆汁的溶解作用。所致黏膜皮肤利什曼病，潜伏期短，短至 15 天，始为无痛小结节，奇痒，溃破形成一圆形浅溃疡，有明显边缘，多见于腿部，相继为足、前臂、头、肘、躯干及鼻黏膜。一般 6 个月内愈合。

（佘俊萍　王光西）

第四节　锥　　虫

锥虫（Trypanosome）属血鞭毛原虫（hemoflagellate protozoa），寄生于鱼类、两栖类、爬虫类、鸟类、哺乳类以及人的血液或组织细胞内。寄生于人的锥虫按感染途径可分为两大类，即通过唾液传播的涎源性锥虫与通过粪便传播的粪源性锥虫。

一、布氏冈比亚锥虫 与布氏罗得西亚锥虫

案例 8-4

患者，45 岁，男性，中国公民，此前被公司派往非洲加蓬工作，经常出入热带丛林和河谷地带，有蚊、蝇叮咬史。2014 年 7 月回中国后有发热、嗜睡伴性格改变等症状，到医院就诊，因诊断不明，未治疗。8 月 5 日，患者到上海某医院血液科住院治疗，9 月 9 日外周血涂片检查发现锥虫锥鞭毛体，诊断为非洲锥虫病。患者于 9 月 15 日转入江苏省人民医院感染内科接受治疗。9 月 19 日，进一步确认病原体为布氏冈比亚锥虫。这是中国首例非洲锥虫病患者。中国疾控中心寄生虫病预防控制所接到报告后，向国家卫生计生委汇报，并请求世界卫生组织支援治疗药物依氟鸟氨酸。经过一个疗程的治疗，病人原有嗜睡、倦怠、瘙痒等症状好转，各项临床指标逐渐恢复至正常范围，经过两个疗程的治疗后，病情显著好转，出院。

问题：

1. 病人接触了何种病媒节肢动物感染了此病？

2. 此病会在我国引起流行吗？注意和哪些疾病进行鉴别？

布氏冈比亚锥虫（*Trypanosoma brucei gambiense* Dutton，1902）与布氏罗得西亚锥虫（*T. b. rhodesiense* Stephens & Fanthan，1910）同属人体涎源性锥虫，是非洲锥虫病（African trypanosomiasis）或称睡眠病（sleeping sickness）的病原体。2006 年，布氏锥虫基因组测序工作已完成。媒介昆虫为舌蝇（Glossina），非洲锥虫在舌蝇体内发育繁殖，通过舌蝇吸血传播。布氏冈比亚锥虫分布于西非和中非 24 个国家的沿河流或沿森林地带，而布氏罗得西亚锥虫则分布于非洲东部和南部 13 个国家的热带草原及湖岸的灌木和丛林地带，乌干达存在两种锥虫。两种锥虫在形态、生活史、致病及临床表现有共同特征。

【形态】　两种锥虫在人体内寄生，皆为锥鞭毛体（trypomastigote）（图 8-10），具多形性（pleomorphism）的特点，可分为细长型、中间型和粗短型。在姬氏液或瑞氏液染色的血涂片中，虫体胞质呈淡蓝色，内有深蓝色的异染质（volutin）颗粒。核居中，呈红色或红紫色。动基体点状，深红色。波动膜为淡蓝色。细长型长 20～40μm，宽 1.5～3.5μm，前端较尖细，有一游离鞭毛，动基体位于虫体后部近末端。

粗短型长 15～25μm，宽 3.5μm，游离鞭毛短于 1μm，或不游离；细胞核 1 个，见于虫体中央稍偏处；动基体呈腊肠型，位于虫体近后端。鞭毛起自基体，伸出虫体后，与虫体表膜相连。当鞭毛运动时，表膜伸展，即成波动膜。

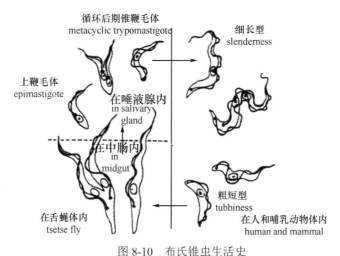

图 8-10　布氏锥虫生活史
Fig. 8-10　Life cycle of *Trypanosoma brucei*

【生活史】　这两种锥虫的锥鞭毛体，在病程的早期存在血液、淋巴液内，晚期可侵入脑脊液。在三型锥鞭毛体中，仅粗短型对舌蝇具有感染性。锥鞭毛体随血液被雄或雌舌蝇吸入体内，在中肠内进行繁殖，变为细长型锥鞭毛体，以二分裂法增殖。约在感染 10 天后，锥鞭毛体从中肠经前胃到达下咽，然后进入唾液腺，附着于细胞上，转变为上鞭毛体（epimastigote）（图 8-15）。经过增殖最后转变为循环后期锥鞭毛体（metacyclic trypomastigote），其外形短粗，大小约 15μm×2.5μm，无鞭毛，对人具感染性。当受染舌蝇刺吸人血时，循环后期锥鞭毛体随涎液进入皮下组织，变为细长型，经繁殖后进入血液。

【致病】　两种锥虫侵入人体以后的基本过程包括：锥虫在局部增殖所引起的局部初发反应期和在体内散播的血淋巴期，以及侵入中枢神经系统的脑膜炎期。

初发反应期，患者被舌蝇叮咬后约 1 周，局部皮肤肿胀，中心出现一红点，是由锥虫侵入在局部增殖，引起淋巴细胞、组织细胞及少数嗜酸性粒细胞和巨噬细胞浸润所致，称锥虫下疳（trypanosomal chancre）。锥虫下疳初为结节，以后肿胀，形成硬结，有痛感，约 3 周后消退，布氏冈比亚锥虫的局部肿胀较布氏罗得西亚锥虫病少见。

血淋巴期，锥虫进入血液和组织间淋巴液后，引起广泛淋巴结肿大。感染后 5～12 天，出现锥虫血症。由于虫体表面抗原间隔一段时间即发生变异，致使原来产生的特异性抗体失去效应，从而导致血内锥虫数出现交替上升与下降现象。其间隔时间为 2～10 天。

锥虫血症高峰可持续 2～3 天，伴有发热、头痛、关节痛、四肢痛等症状，发热不规则，时起时伏，发热时心率异常增快，高热间歇期最长可达数月之久。此期可出现全身淋巴结肿大，尤以颈后、颌下、腹股沟等处明显。颈后三角部淋巴结肿大（Winterbottom 征）是冈比亚锥虫病的特征性表现。其他体征有深部感觉过敏（Kerandel 征）和脾肿大等。此外还可发生心肌炎、心外膜炎及心包积液等。此期在布氏冈比亚锥虫病持续半年至数年，在布氏罗得西亚锥虫病最多不超过 9 个月。

脑膜脑炎期，锥虫侵入中枢神经系统可在发病后几个月或数年才出现，常见病变为弥漫性软脑膜炎，脑皮质充血和水肿，神经元变性，神经胶质细胞增生。主要临床症状为个性改变、呈无欲状态。出现异常反射，如深部感觉过敏、共济失调、震颤、痉挛、嗜睡、昏睡等。

两种锥虫病的病程有所不同。冈比亚锥虫病呈慢性过程，病程数月至数年，症状较轻，占报告病例的 98% 以上。罗得西亚锥虫病呈急性过程，病程为 3～9 个月，多数病人出现高热，极度消瘦和衰竭，有些病人在中枢神经系统未受侵犯以前，就已死亡，占报告病例的 2% 以下。

【诊断】

1. 病原学诊断　取患者血液涂片染色镜下检查锥鞭毛体。当血中虫数多时，锥鞭毛体以细长型为主，血中虫数因宿主免疫应答而下降时，则以粗短型居多。此外，脑脊液、骨髓、淋巴结穿刺物也可涂片镜检。动物接种也是一种有用的检查方法，以上述体液接种于大鼠、小鼠或豚鼠,此法适于布氏冈比亚锥虫,但不适用于布氏罗得西亚锥虫。

2. 血清学诊断 常用酶联免疫吸附试验（ELISA）、间接荧光抗体试验（IFA），和间接血凝试验。

3. 分子生物学方法 PCR、DNA 探针技术,特异性强,敏感性较高。

【流行和防治】 布氏冈比亚锥虫病的主要传染源为病人及带虫者。牛、猪、山羊、绵羊、犬等动物可能是储存宿主。主要传播媒介为须舌蝇（*Glossina palpalis*）、*G. tachinoides* 和 *G. fuscipes*。这类舌蝇在沿河流或植被稠密的地带孳生。布氏罗得西亚锥虫病的传染源为动物及人,牛,狮子,非洲羚羊是重要的储存宿主。主要传播媒介为刺舌蝇（*G. morsitans*）、淡足舌蝇（*G. pallidipes*）及 *G. swynnertoni*。这类舌蝇孳生在东非热带草原和湖岸的矮林地带及草丛地带,嗜吸动物血,在动物中传播锥虫,人因进入这些地区而感染。

2014 年据世界卫生组织（WHO）数据显示,非洲锥虫病影响着大约 6000 多万人的健康,在过去十年中,70%以上的报告病例发生在刚果民主共和国。中国虽无舌蝇分布,但也要严防输入性病例的出现。

防治非洲锥虫病的主要措施包括对高危人群进行彻底和积极筛查,治疗病人、无症状带虫者,消灭舌蝇。治疗药物有苏拉明、喷他脒、美拉肿醇（麦拉硫砷醇）、依氟鸟氨酸、硝呋替莫和依氟鸟氨酸联合治疗（对布氏罗得西亚锥虫无效）。对已累及中枢神经系统的病例,须采用有机砷剂进行治疗。改变媒介昆虫孳生环境,如清除灌木林,喷洒杀虫剂等措施也能有效消灭舌蝇。进入未经处理的舌蝇孳生地区时,应加强个人防护。

二、枯氏锥虫

枯氏锥虫（*Trypanosoma cruzi* Chagas, 1909）,也称克氏锥虫,属人体粪源性锥虫,是枯氏锥虫病即恰加斯病（Chaga's disease）的病原体。2006 年,克氏锥虫基因组测序工作已完成。传播媒介为锥蝽,主要分布于南美和中美,故又称美洲锥虫。

【形态】 枯氏锥虫在它的生活史中,因寄生环境不同,有三种不同形态:无鞭毛体、上鞭毛体和锥鞭毛体。

无鞭毛体（amastigote）存在于细胞内,圆形或椭圆形,大小为 2.4～6.5μm,具有核和动基体,无鞭毛或有很短鞭毛。上鞭毛体（epimastigote）存在于锥蝽的消化道内,纺锤形,长约 20～40μm,动基体在核的前方,游离的鞭毛自核的前方发出。锥鞭毛体存在于血液或锥蝽的后肠内（循环后期锥鞭毛体）,长宽(11.7～30.4)μm×(0.7～5.9)μm。游离鞭毛自核的

后方发出。在血液内,外形弯曲如新月状。

【生活史】 传播媒介为锥蝽,可栖息于人房内,多夜间吸血。雌性或雄性锥蝽的成虫、幼虫、若虫均能吸血。当锥蝽自人体或哺乳动物吸入含有锥鞭毛体的血液数小时后,锥鞭毛体在前肠内失去游离鞭毛,转变为无鞭毛体,在细胞内以二分裂增殖。然后再转变为球鞭毛体进入中肠,发育为上鞭毛体。上鞭毛体以二分裂法增殖,发育为大型上鞭毛体。吸血后第3、4 天,上鞭毛体出现于直肠,并附着于上皮细胞上。第 5 天后,上鞭毛体变圆,发育为循环后期锥鞭毛体。当染虫锥蝽吸血时,锥鞭毛体随锥蝽粪便排出并经皮肤伤口或黏膜进入人体。

侵入局部的锥鞭毛体在末梢血液内或附近的网状内皮细胞转变为无鞭毛体,进行二分裂增殖,形成假囊（即充满无鞭毛体的细胞）,约 5 天后一部分无鞭毛体经上鞭毛体转变为锥鞭毛体,锥鞭毛体破假囊而出进入血液,并随淋巴和血液循环扩散到其他部位,侵入新的肌肉细胞和神经节细胞等进行增殖。

此外,还可通过输血、器官移植、母乳、胎盘或食入被传染性锥蝽粪便污染的食物而获得感染。

【致病】 潜伏期为 1～3 周,此期无鞭毛体在细胞内繁殖,所产生的锥鞭毛体在细胞之间传播,并存在于血液中。

急性期:锥虫侵入部位的皮下结缔组织出现炎症反应,初起为一过性荨麻疹。感染 1～2 周后,受叮咬局部出现结节,称为恰加斯肿（Chagoma）。如侵入部位在眼结膜则可出现一侧性眼眶周围水肿、结膜炎及耳前淋巴结炎（称 Romana 征）,此为急性恰加斯病的典型体征。多数人特别是成年人不出现症状,少数病例出现急性期症状,主要临床表现为发热、头痛、倦怠、食欲不振、呕吐、腹泻,肝脾肿大、局部或广泛的淋巴结肿大。可出现脑膜炎症状,还可出现心动过缓、心肌炎的症状等。此期持续 4～5 周。

急性期后出现长短不一的无症状隐匿期,可持续 10～20 年,少部分病人的无症状隐匿期长达 40 年,50%～70%患者停留于此期,持续终身,不再发病。在此期间锥虫从血液中消失。

慢性期:约 20%～30%患者经历隐匿期后逐渐进入慢性期,常在感染后 10～20 年出现。慢性期主要表现为器官衰竭,多发生在心脏或消化系统。心脏的主要病变为心肌炎,表现为节律紊乱,充血性心力衰竭和血栓性栓塞症状。巨食管（megaesophagus）和巨结肠（megacolon）亦为本病的重要临床表现,病人进食和排便均感严重困难。在慢性期,血中及组织内很难找到锥虫。

【诊断】

1. 病原学诊断 急性期,血中锥鞭毛体数目多,可以采用血涂片,脑脊髓液或组织样品经姬氏液或瑞

氏液染色，在镜下观察枯氏锥虫；也可从抗凝血液或组织中分离培养，接种在 NNN 培养基、肝浸液胰蛋白胨培养基或 Vero 细胞系中，用来培养枯氏锥虫，周期为 1～6 个月。

隐匿期或慢性期，血中锥虫数量少，除了用血液和分离的组织培养外，还可以用血液接种动物，如豚鼠、小鼠、大鼠等，对慢性病例特别有效。另外，还可试用接种诊断法，即用人工饲养的锥蝽幼虫吸食受检者血，10～30 天后检查该虫肠道内有无锥虫。

2. 血清学诊断　有直接免疫荧光试验（IFA）、直接和间接血凝试验，酶联免疫吸附试验（ELISA），也有放射免疫沉淀试验、补体结合试验等。

3. 分子生物学诊断　PCR、DNA 探针和免疫印迹等技术，对于检测虫数极低的血液标本有较高的检出率。

【流行和防治】　枯氏锥虫可在多种哺乳动物寄生，如狐、獾、松鼠、食蚁兽、犰狳、浣熊、袋貂、臭鼬、猴，牛、山羊、犬、猫、家鼠等。传播枯氏锥虫的主要虫种为骚扰锥蝽（*Triatoma infestans*）、长红锥蝽（*Rhodnius prolixus*）、大锥蝽（*Panstrongylus megistus*）、泥色锥蝽（*T. sordida*）等。枯氏锥虫在森林的野生动物之间通过锥蝽传播。从野生动物传播到家养动物，再传播到人，然后在人群中流行。

恰加斯病广泛分布于中美洲和南美洲，主要在居住条件差的农村流行，患者的 80% 是幼年感染。但随着大规模的人口迁移，已从流行区扩散到非流行区，如加拿大、澳大利亚、欧洲、日本以及一些非洲、中东、南亚国家等。据报道，流行率最高的国家是玻利维亚（6.8%）、阿根廷（4.1%）、萨尔瓦多（3.4%）、洪都拉斯（3.1%）、巴拉圭（2.5%）、巴西（1%）、墨西哥（1%）。据估计，美国南部（如加利福尼亚、德克萨斯）感染病例达 30 万。世界卫生组织 2013 年报告，全球目前有 700 万～800 万人感染恰加斯病，每年因该病死亡 10 000 人～14 000 人，呼吁各国采取积极行动防治恰加斯病。中国尚无人和动物感染的报道，随着国际间人员交流的增加，加之中国有锥蝽的分布，我们应该严防输入性的病例。

本病目前尚无特别有效的治疗方法，除非发现及时，并经过 3 个月的大剂量药物治疗，否则基本不可能治愈，因此专家将恰加斯病称为"美洲的新型艾滋病"。在急性期，使用苄硝唑和硝呋替莫（硝呋莫司）治疗有效，能降低血中虫数，使临床症状减轻；在慢性期，也可延迟或防止症状恶化，但仍有部分慢性病例最终发展成致命的心脏和消化道衰竭。

对恰加斯病，尚无可靠的疫苗。媒介昆虫控制是最有效的预防手段，改善居住条件和房屋结构，以防锥蝽在室内孳生与栖息，滞留喷洒杀虫剂可杀灭室内锥蝽。尽量消灭动物储存宿主。对孕妇与献血者应加强锥虫检查。

（杨　燕　王光西）

第五节　其他毛滴虫

一、人毛滴虫

人毛滴虫（*Trichomonas hominis* Daraine，1860）寄生于人体肠道的鞭毛虫，多见于盲肠、结肠。生活史简单，仅有滋养体而无包囊。滋养体呈梨形，形似阴道毛滴虫，大小为 7.7 μm × 5.5μm，有 3～5 根前鞭毛和 1 根后鞭毛。后鞭毛与波动膜外缘相连，游离于尾端。波动膜的内侧借助一弯曲、薄杆状的肋与虫体相连。肋与波动膜等长，染色后的肋是重要的诊断依据。波动膜在运动中起旋转作用，而前鞭毛起推动作用。鲜活虫体活动力强而运动方向不定。虫体前端有胞核 1 个，核内染色质分布不均匀。胞质内含有食物泡和细菌。1 根纤细的轴柱由前向后贯穿整个虫体（图 8-11）。

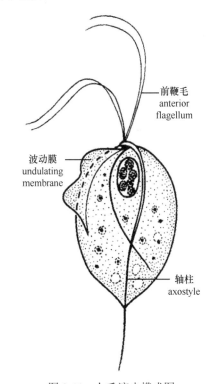

图 8-11　人毛滴虫模式图
Fig.8-11　Trophozoite of *Trichomonas hominis*

虫体以纵二分裂法繁殖。滋养体在外界有较强的抵抗力，既是营养繁殖阶段又是感染阶段。尽管没有明确的证据表明人毛滴虫能致病或引起肠道功能紊乱，然而本虫多伴随腹泻出现是大家公认的。调查表明，人毛滴虫在腹泻患者中的检出率是健康人的几倍甚至十多倍，但也有人认为腹泻与本虫感染相伴，并非本虫所致。近代研究表明该虫对幼儿及儿童可单独致病，而在成人多与病原菌协同致病或机体抵抗力降低而致病，一般情况下无症状，主要引起腹泻。

取新鲜粪便用生理盐水直接涂片找到活的虫体即可确诊。用人工培养基（Boeck 和 Drobhla 二氏培养基）分离虫体。

本虫为世界性分布，以热带和亚热带地区较常见，尤其是卫生条件较差的地方。感染率各地不等，我国为 0.2%～9.4%，以儿童较为常见。本虫感染途径为粪-口传播。误食被滋养体污染的饮水和食物均可感染，也可经蝇类机械传播。治疗首选药物为甲硝唑（灭滴灵），中药雷丸也有较好的疗效。

二、口腔毛滴虫

口腔毛滴虫（Trichomonas tenax Muller，1773）寄生于人体口腔，定居于齿龈脓溢袋和扁桃体隐窝内，常与齿槽化脓同时存在，在下呼吸道中寄生比较少。本虫生活史仅有滋养体期，外形似阴道毛滴虫，呈倒梨状，平均体长 6～10μm，具有 4 根前鞭毛和 1 根无游离端的后鞭毛，侧缘具有节奏性的波动膜，稍长于阴道毛滴虫。虫体呈摇摆或翻转的运动方式。虫体前部中央有核一个，富含染色质粒，轴柱 1 根较纤细，沿虫体末端伸出体外（图 8-12）。以纵二分裂法进行繁殖。

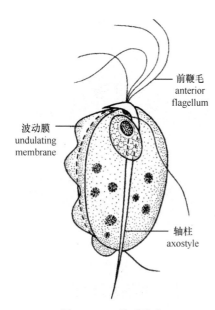

图 8-12　口腔毛滴虫
Fig. 8-12　Trophozoite of *Trichomonas tenax*

口腔毛滴虫是否致病尚无定论。有学者认为本虫为口腔共栖性原虫，但也有文献资料认为与牙龈炎、牙周炎、单纯龋齿、冠周炎等口腔疾病有关，它致病的机制目前尚无定论。本虫可由口腔咽部侵犯呼吸道而蔓延到肺引起肺口腔毛滴虫病。曾有扁桃体隐窝内

查见本虫的报道。实验诊断可用牙龈刮拭物做生理盐水涂片镜检或培养。

据文献报道，人群中口腔毛滴虫的感染遍及世界各地。国外报道口腔毛滴虫感染率为 10%～53.4%，而国内口腔毛滴虫感染率为 17.7%～59.1%。滋养体在外界有较强的抵抗力，室温下可存活 3～6 天。接吻是本虫的直接传播方式；也可通过飞沫、食物、餐具等间接传播。治疗首选药物为甲硝唑（灭滴灵），积极保持口腔卫生是预防本虫感染最有效的方法。

三、脆弱双核阿米巴

脆弱双核阿米巴（*Dientamoeba fragilis* Jepps & Dobell，1918）为一种寄生盲肠、结肠的阿米巴型鞭毛虫，迄今为止，只发现无鞭毛的滋养体期，一般呈圆形，直径大小约为 7～12μm，平均在 10μm 左右，大小差异很大。内质与外质界限不明显，外质蜡样透明，伪足伸出是很薄的、顶端呈分枝状（枫叶状）或火焰伏，运动极迟缓、微弱。多数细胞核为 2 个，直径常在 2μm 左右，一般两个核大小相同，核仁大，居中，核周无色质粒，本虫结构及抗原特性均符合鞭毛虫的特征，故列入毛滴虫科。取新鲜粪便标本，采用生理盐水涂片法，铁苏木素染色法检查滋养体。

本虫寄生于人体结肠黏膜的腺窝内，一般情况下不侵入组织，不引起症状，国内曾有报道可引起腹泻、恶心、呕吐等消化道症状。

Summary

This chapter deals *with* human protozoan parasites belonging to several different genera— *Leishmania* and *Trypanosoma*; *Trichomonas* and *Giardia as* well as the diseases resulted from these protozoa.

As a common urogenital disease in women，*Trichomonas vaginalis* is the pathogen of trichomoniasis. The major symptom can be vaginitis with foul-smelling discharge and small hemorrhagic lesions；Frequency of urination and painful urination are also common symptoms.

Giardiasis, caused by *Giardia lamblia*，may be asymptomatic or may cause a variety of intestinal symptoms, including chronic diarrhea, steatorrhea, cramps, bloating，and fatigue and weight loss as well. It's confirmed that some animal *Giardia* strains may be passed on to humans.

Numerous species of *Leishmania* cause forms of leishmaniasis in various geographic areas，including visceral leishmaniasis（*L. donovani*），mucocutaneousal leishmaniasis（*L. braziliensis*） and cutaneous leishmniasis（both *L. tropica* and *L. mexicana*）. *Leishmania* occurs as an intracellular amastigote in the mammalian host and as promastigote in sand flies' intestine，which work as vectors. The severity of disease is dependent on the infecting species and on the host's immune response.

Trypanosoma defines as the pathogen of Trypanosomiasis，in which *T. brucei* causes African trypanosomiasis（Sleeping Sickness）and *T. cruzi* causes American trypanosomiasis（Chagas' disease）.

Another trichomonad parasite inhabits the intestinal tract in the area of the cecum. This parasite is referred to as either *T. hominis* or，due to the five anterior flagella which most of these organisms in culture have，Pentatrichomonas hominis. *Trichomonad tenax* inhabits the human oral cavity, occurring particularly in tartar, cavities, and at the gingival margins. Although considered nonpathogenic, it has been reported, rarely, in lung or thoracic abscesses.

（杨兴友　王光西）

第九章 孢子虫

孢子虫隶属于顶复门（Phylum Apicomplexa）的孢子纲（Class Sporozoa）。均营寄生生活。生活史较复杂，包括有性生殖和无性生殖两类生殖方式。无性生殖有裂体增殖（schizogony）产生裂殖子，及孢子增殖（sporogony）产生具感染性的子孢子（sporozoite）；有性生殖是通过雌雄配子结合进行的配子生殖（gametogony）。以上两类生殖方式可在同一宿主或分别在两个宿主体内完成，但无性生殖的种类和数量及有性生殖的差异在各虫种之间有明显的不同。危害人体较严重的孢子虫有疟原虫（Plasmodium）、弓形虫（Toxoplasma）、和隐孢子虫（Cryptosporidium）；此外，还有少数肉孢子虫（Sarcocystis）和等孢球虫（Isospora）寄生人体的报道。

第一节 疟 原 虫

疟原虫隶属真球虫目（Eucoccidiida）、疟原虫科（Plasmodiidae）、疟原虫属（Plasmodium），种类繁多。可寄生于人及多种哺乳动物，少数寄生于鸟类和爬行类动物，目前已知有 130 余种。疟原虫有严格的宿主选择性，仅极少数的种类可寄生在亲缘相近的宿主。疟原虫是引起疟疾（malaria）的病原体，寄生于人体的疟原虫共有五种，即间日疟原虫（*Plasmodium vivax*，*P. v*）、恶性疟原虫（*Plasmodium falciparum*，*P. f*）、三日疟原虫（*Plasmodium malariae*，*P. m*）、卵形疟原虫（*Plasmodium ovale*，*P. o*）和诺氏疟原虫（*Plasmodium knowlesi*），分别引起间日疟、恶性疟、三日疟、卵形疟和诺氏疟。间日疟原虫、恶性疟原虫和卵形疟原虫均专性寄生人体，三日疟原虫和诺氏疟可感染人及猿类。在我国主要流行的是间日疟和恶性疟，三日疟少见，卵形疟罕见。种与种之间有各自的形态特征和生活周期的特性。疟原虫种以下为亚种，通常称为株。根据疟原虫潜伏期与复发间歇、对药物敏感性和对按蚊的易感性区分为不同的原虫株（strain）。

疟疾是人类的一种古老疾病，世界上许多古国如中国、印度、希腊和埃及的医书均有记载，我国殷商时代的甲骨文及青铜器铭文上就有"疟"的象形文字。早在公元前 402～公元前 222 年战国时期的《山海经》中已记载用苦辛治疗疟疾。西周时期《周礼·疾医》说"四时皆有疠疾"，而"秋时有疟寒疾"指出疟疾主要流行于秋季。秦汉成书的《黄帝内经·素问》中《疟论》和《刺疟论》就是两篇疟疾专论，全面总结了秦汉及其以前人们对疟疾的认识，形成了较为系统的疟疾医学理论。

我国古代称疟疾为"瘴气"；国外古籍中称之为"bad air"，而 malaria 一词则由 mal（不良）aria（空气）组合而成，认为疟疾是由一种恶浊的气体引起的。而真正引起疟疾的病原体直到 1880 年由法国学者 Laveran 在恶性疟疾患者血液中发现了疟原虫才得以证实。这是疟疾史上重要的里程碑，Laveran 因此而获得了 1907 年的诺贝尔生理学与医学奖（图 9-1）。1897 年，在印度工作的英国军医 Ross 证实了按蚊是疟疾的传播媒介，阐明了疟原虫在按蚊体内的发育过程及通过叮咬进行传播。因而获得了 1902 年的诺贝尔生理学与医学奖（图 9-2）。中国药学家屠呦呦因在创制新型抗疟药青蒿素方面的卓越成就，获得了 2015 年诺贝尔生理学与医学奖（图 9-3）。

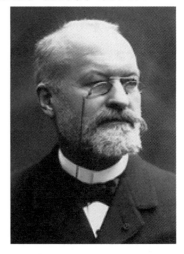

图 9-1　法国军医 Laveran
Fig.9-1　Charles Louis Alphonse Laveran

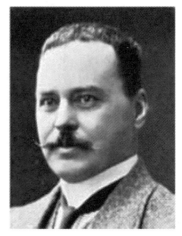

图 9-2　英国医生罗纳德·罗斯
Fig.9-2　Ronald Ross

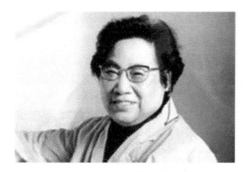

图9-3 中国药学家屠呦呦
Fig. 9-3 Tu Youyou

20世纪中叶，分别在鸟（Raffaele 等，1934）和猴（Shortt、Garnham 等，1948）体内发现疟原虫生活史中还有组织内裂体增殖的时期（红细胞外期）之后，恶性疟原虫、间日疟原虫（Shortt 等，1949～1951）、卵形疟原虫（Garnham、Bray 等，1954）和三日疟原虫（Bray，1960）在肝细胞内的发育也相继被证实。1977年，Lysenko 等发现间日疟原虫的子孢子进入肝细胞后发育速度不同，提出子孢子休眠学说。Krofoski 等（1980，1982，1986）的研究，也证实了在感染猴疟原虫和间日疟原虫的灵长类动物肝细胞内存在休眠子。至此，人体疟原虫的生活史获得基本阐明。

案例9-1

患者，女，50岁，农民，沈阳人。2004年6月开始出现全身不适、乏力，继而出现寒战、发热、出汗等症状，体温最高达39℃。临床表现有典型隔日发作特点，隔日下午3时发病，每次发作时间约1小时后症状自行消失。该患者曾在居住地诊所就诊，以感冒治疗多次无效。于7月转入沈阳市传染病院住院。

问题：

为什么患者会有隔日发作特点？发作后症状为什么会自行消失？

【形态】 疟原虫的形态包括人体肝细胞内的形态和红细胞内的形态以及按蚊体内的各期形态。因为疟原虫的致病和疟疾的病原学诊断都与红细胞内期有关，因此必须熟悉红细胞内期疟原虫的形态结构。疟原虫的基本构造为胞质和胞核，以及消化分解血红蛋白后的代谢产物-疟色素（malarial pigment）。用瑞氏或姬氏染液染色后，胞质为天蓝或深蓝色，胞核呈紫红色，疟色素呈棕黄色、棕褐色或黑褐色。五种人体疟原虫的基本结构相同，但各期形态又有差异，可资鉴别。除了疟原虫本身的形态特征不同之外，被不同种的疟原虫寄生的红细胞在形态上也会发生变化，这种变化的有无及特点，可帮助我们鉴别疟原虫的种类。如被间日疟原虫和卵形疟原虫寄生的红细胞可以胀大、变形、颜色变浅，细胞膜常有明显的鲜红色薛

氏点（Schüffner's dots）；而被恶性疟原虫寄生的红细胞大小正常或略小，有粗大的紫红色茂氏点（Maurer's dots）；被三日疟原虫寄生的红细胞可有西门氏点（Ziemann's dots）。

1. 疟原虫在红细胞内发育各期形态 疟原虫在红细胞内生长、发育、繁殖，形态变化很大，按发育先后顺序一般分为三个主要发育期。

（1）滋养体（trophozoite）：为疟原虫在红细胞内最早出现的摄食、生长和发育阶段。按发育先后，又分为早期滋养体和晚期滋养体。早期滋养体胞核小胞质少，中间有空泡，虫体多呈环状，故又称环状体（ring form）（图9-4）。以后虫体长大，胞质均匀，有伪足伸出，胞质中开始出现疟色素。并且被寄生的红细胞形态发生相应的变化，此时称为晚期滋养体，亦称为大滋养体（图9-5）。

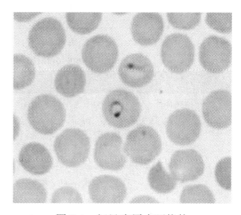

图9-4 间日疟原虫环状体
Fig. 9-4 Ring form of *Plasmodium vivax*

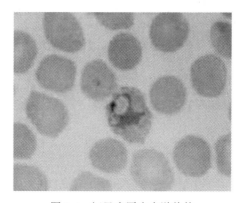

图9-5 间日疟原虫大滋养体
Fig. 9-5 Trophozoite of *Plasmodium vivax*

（2）裂殖体（schizont）：大滋养体发育成熟，虫体变圆，胞质内空泡消失，核开始分裂，称未成熟裂殖体，又称早期裂殖体（immature schizont）。之后核继续分裂，胞质随之分裂，每一个核都被部分胞质包裹，形成裂殖子（merozoite），疟色素渐趋集中，含有裂殖子的虫体称为成熟裂殖体（mature schizont）（图9-6）。

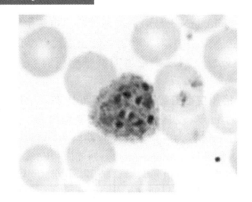

图 9-6　间日疟原虫裂殖体
Fig. 9-6　Schizont of *Plasmodium vivax*

（3）配子体（gametocyte）：疟原虫经过数次裂体增殖后，部分裂殖子侵入红细胞中发育长大，核增大而不再分裂，胞质增多而无伪足，最后发育为圆形、卵圆形或新月形的个体，称为配子体。配子体有雌、雄（或大小）之分；雌（大）配子体虫体较大，胞质致密，疟色素多而粗大，核致密而偏于虫体的一侧或居中；雄（小）配子体虫体较小，胞质稀薄，疟色素少而细，核疏松，常位于虫体中央（图 9-7）。

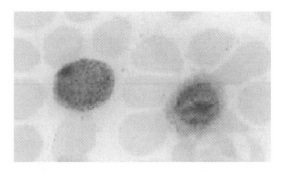

图 9-7　间日疟原虫雌配子体（左）和雄配子体（右）
Fig. 9-7　Gametocyte of *Plasmodium vivax*

2. 薄血膜中人体疟原虫的形态比较（表 9-1）

表 9-1　薄血膜中人体主要疟原虫形态鉴别
Table 9-1　The morphology identification with four species of plasmodium on thin blood smear

	间日疟原虫	恶性疟原虫	三日疟原虫	卵形疟原虫
被寄生的红细胞变化	除环状体外，其余各期均胀大，常呈长圆形或多边形，色淡；滋养体期开始出现鲜红色的薛氏点	大小正常或略缩小，颜色正常或略深；可有数颗粗大紫红色的茂氏点	大小正常或略缩小，颜色无改变；偶见少量、淡紫色、微细的西门氏点	多数为卵圆形，部分变长形，色淡、边缘呈锯齿状；薛氏点较间日疟粗大，且环状体期已出现
环状体（早期滋养体）	胞质淡蓝色，环较大，约为红细胞直径的1/3；核1个，偶有2个；红细胞内只含1个原虫，偶有2个	环纤细，约为红细胞直径的1/5；核1～2个；红细胞内可含2个以上原虫；虫体常位于红细胞边缘	胞质深蓝色，环较粗壮，约为红细胞直径的1/3；核1个；红细胞内很少含有2个原虫	似三日疟原虫
大滋养体（晚期滋养体）	核1个；胞质增多，形状不规则，有伪足伸出，空泡明显；疟色素棕黄色，细小杆状，分散在胞质内	一般不出现在外周血液，主要集中在内脏毛细血管。体小，圆形，胞质深蓝色；疟色素黑褐色，集中	体小，圆形或带状，空泡小或无，亦可呈大环状；核1个；疟色素深褐、色粗大、颗粒状，常分布于虫体边缘	体较三日疟原虫大，圆形，空泡不显著；核1个；疟色素似间日疟原虫，但较少、粗大
未成熟裂殖体	核开始分裂，胞质随着核的分裂渐呈圆形，空泡消失；疟色素开始集中	外周血不易见到。虫体仍似大滋养体，但核开始分裂；疟色素集中	体小，圆形，空泡消失；核开始分裂；疟色素集中较迟	体小，圆形或卵圆形，空泡消失；核开始分裂；疟色素集中较迟
成熟裂殖体	虫体充满胀大的红细胞，裂殖子12～24个，排列不规则；疟色素集中	外周血不易见到。裂殖子8～36个，排列不规则；疟色素集中成团	裂殖子6～12个，常为8个，排成一环；疟色素常集中在中央	裂殖子6～12个，通常8个，排成一环；疟色素集中在中央或一侧
雌配子体	虫体圆形或卵圆形，占满胀大的红细胞，胞质蓝色；核小致密，深红色，偏向一侧；疟色素分散	新月形，两端较尖，胞质蓝色；核结实，深红色，位于中央，疟色素黑褐色，分布于核周围	如正常红细胞大，圆形，胞质深蓝色；核较小致密，深红色，偏于一侧；疟色素多而分散	虫体似三日疟；疟色素似间日疟原虫
雄配子体	虫体圆形，胞质蓝而略带红色；核大，疏松，淡红色，位于中央；疟色素分散	腊肠形，两端钝圆，胞质蓝而略带红色；核疏松，淡红色，位于中央；疟色素分布核周	略小于正常红细胞，圆形；胞质浅蓝色；核较大，疏松，淡红色，位于中央；疟色素分散	虫体似三日疟原虫，疟色素似间日疟原虫

3. 超微结构

（1）裂殖子：红细胞内期裂殖子呈卵圆形，有表膜复合膜（pellicular complex）包绕。大小随虫种略有不同，平均长 1.5μm，平均直径 1μm（图 9-8）。表膜（pellicle）由一层质膜和两层紧贴的内膜组成。质膜厚约 7.5nm，内膜厚约 1.5nm，有膜孔。紧靠内膜的下面是一排起于顶端极环（polar ring）并向后部放散的表膜下微管（subpellicular microtubule）。内膜和表膜下微管可能起细胞骨架作用，使裂殖子有硬度。游离的裂殖子的外膜有一厚度约 20nm 表被（surface coat）覆盖。此表被是电子致密、坚实的纤丝，在性质上似是蛋白质，可能在对宿主免疫反应的应答中起作用。在裂殖子侧面表膜有一胞口（cytostome），红细胞内期各期疟原虫通过胞口摄取宿主细胞质。裂殖子顶端有一圆锥形突起，称为顶突（apical prominence），其上有三个极环。在此区可见两个致密的棒状体（rhoptry）和数个微线体（micronemes）。棒状体和微线体可能在裂殖子侵入细胞时起作用。裂殖子后部可见线粒体。内质网很少，但细胞质内有丰富的核糖体。高尔基氏复合体不明显。裂殖子的核大而圆，位于虫体后半部，沿核膜可见核孔，未见有核仁。

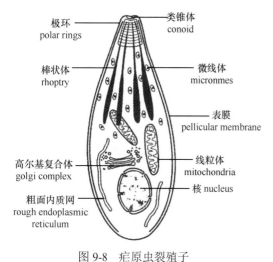

图 9-8 疟原虫裂殖子
Fig. 9-8 Merozoite of Plasmodium

（2）子孢子：子孢子形状细长，长约 11μm，直径 1μm，常常弯曲呈 C 形或 S 形，前端稍细，顶端较平，后端钝圆，体表光滑。子孢子内的细胞器基本上与裂殖子相似。表膜由一层外膜、双层内膜和一层表膜下微管组成。膜下微管自极环向后延伸到核或稍越过核而终止。虫体的微弱运动可能是膜下微管的伸缩引起的。子孢子的前端顶部有一向内凹入的顶杯（anterior cup）即顶突，在顶突的周围有 3～4 个极环。细胞核 1 个，长形。有一对电子致密的棒状体，可能开口于顶杯。在核的前方或后方，有数量很多的微线体，呈圆形、卵圆形或长形。

【生活史】 寄生于人体的五种疟原虫生活史基本相同，需要人和按蚊两个宿主，其发育过程可概括如下：

1. 在人体内的发育 分为红细胞外期（肝细胞内）和红细胞内期（红细胞内）两个时期：

（1）红细胞外期（exo-erythrocytic stage）：简称红外期，当唾液腺中带有成熟子孢子（sporozoite）的雌性按蚊刺吸人血时，子孢子随唾液进入人体，约经 30 分钟后随血流侵入肝细胞，摄取肝细胞内的营养进行发育并裂体增殖，形成红细胞外期裂殖体。成熟的红外期裂殖体内含有数以万计的裂殖子。裂殖子胀

破肝细胞后释出，一部分裂殖子被巨噬细胞吞噬，其余部分侵入红细胞，开始红细胞内期的发育。间日疟原虫完成红细胞外期发育所需时间约 8 天，恶性疟原虫约 6 天，三日疟原虫为 11～12 天，卵形疟原虫为 9 天。目前认为间日疟原虫和卵形疟原虫的子孢子具有遗传学上不同的两种类型，即速发型子孢子（tachysporozoite，TS）和迟发型子孢子（bradysporozoites，BS）。当子孢子进入肝细胞后，速发型子孢子继续发育完成红外期的裂体增殖，而迟发型子孢子视虫株的不同，需经过一段或长或短（数月至年余）的休眠期后，才能完成红外期的裂体增殖。此种子孢子被称为休眠子（hypnozoite）。恶性疟原虫和三日疟原虫无休眠子。

（2）红细胞内期（erythrocytic stage）：简称红内期。4 种疟原虫对红细胞的选择性不同，间日疟原虫和卵形疟原虫主要寄生于网织红细胞，三日疟原虫多寄生于较衰老的红细胞，而恶性疟原虫可寄生于各发育期的红细胞。

1）红细胞内期裂体增殖：红外期的裂殖子从肝细胞释放出来，进入血液后很快侵入红细胞。先形成环状体，摄取营养，生长发育，经大滋养体、未成熟裂殖体，最后形成含有一定数量裂殖子的成熟裂殖体。成熟裂殖体破裂后，裂殖子释出，一部分被巨噬细胞吞噬，其余再侵入其他正常红细胞，重复红细胞内期的裂体增殖过程。完成一代红细胞内期裂体增殖所需要的时间称红内期裂体增殖周期。间日疟原虫约需 48 小时，恶性疟原虫约需 36～48 小时，三日疟原虫为 72 小时，卵形疟原虫为 48 小时。恶性疟原虫的环状体在外周血液中经十几个小时的发育后，逐渐隐匿于内脏和皮下脂肪的毛细血管中，继续发育成大滋养体和裂殖体，故这两个时期在外周血液中一般不易见到。

2）配子体形成：疟原虫经过几代红内期裂体增殖后，部分裂殖子侵入红细胞后不再进行裂体增殖，而是发育为雌、雄配子体。恶性疟原虫的配子体主要在肝、脾、骨髓等器官的血窦或微血管里发育，成熟后始出现于外周血液中，约在无性体出现后 7～10 天才见于外周血液中。配子体在人体内可存活 30～60 天，其进一步发育需在蚊胃中进行。

2. 在按蚊体内的发育 包括在按蚊胃腔内进行的有性生殖，即配子生殖（gametogony）和在按蚊胃壁进行的无性生殖，即孢子增殖（sporogony）两个阶段。

（1）配子生殖：当雌性按蚊刺吸患者或带虫者血液时，在红细胞内发育的各期疟原虫随血液进入蚊胃，仅雌、雄配子体能在蚊胃内继续发育，其余各期原虫均被消化。在蚊胃内，雄配子体核分裂为 4～8 块，胞质也向外伸出 4～8 条细丝，然后，每一小块核进入一条细丝中，在蚊胃中形成雄配子（male gamete）。雄配子在蚊胃腔中游动，钻进雌配子（female gamete）体

内，受精形成合子（zygote）。合子变长，能动，成为动合子（ookinete）。动合子穿过蚊胃壁上皮细胞或其间隙，在蚊胃基底膜下形成圆球形的卵囊（oocyst）。卵囊长大，囊内的核和胞质反复分裂进行孢子增殖。

（2）孢子增殖：从成孢子细胞（sporoblast）表面芽生子孢子，形成数以万计的子孢子（sporozoite）。子孢子随卵囊破裂释出或由囊壁钻出，经血淋巴集中于按蚊的唾液腺，发育为成熟子孢子。当受染按蚊再吸血时，子孢子即可随唾液进入人体，又开始在人体内发育（图9-9）。在最适条件下，疟原虫在按蚊体内发育成熟所需时间：间日疟原虫约为9～10天，恶性疟原虫约为10～12天，三日疟原虫约为25～28天，卵形疟原虫约为16天。

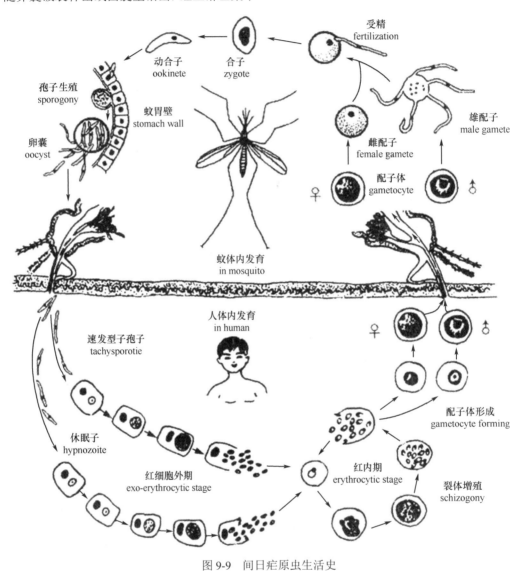

图9-9　间日疟原虫生活史
Fig.9-9　Lifecycle of *Plasmodium vivax*

3. 人体主要疟原虫生活史的比较（表9-2）

表9-2　人体主要疟原虫生活史的比较
Table 9-2　　Comparison of life cycle of human plasmodium

	间日疟原虫	恶性疟原虫	三日疟原虫	卵形疟原虫
红外期发育时间	8 天（速发型）数月至年余（迟发型）	6 天	11～12 天	9 天
红外期裂殖体大小（μm）	42μm	60μm	48μm	70～80μm
红外期裂殖子数目	12 000 个	40 000 个	15 000 个	15 400 个
红内期裂体增殖周期	48 小时	36～48 小时	72 小时	48 小时
寄生红细胞的种类	网织红细胞	各期红细胞	衰老红细胞	网织红细胞

续表

	间日疟原虫	恶性疟原虫	三日疟原虫	卵形疟原虫
红内期发育场所	周围血	环状体及成熟配子体在周围血，其余各期均在皮下脂肪及内脏毛细血管	周围血	周围血
无性体与配子体出现于周围血中的相隔时间	2～5 天	7～11 天	10～14 天	5～6 天
蚊体内发育的温度与时间	25℃，9～10 天	27℃，10～12 天	24℃，25～28 天	25℃，16 天

【营养代谢】 疟原虫可通过表膜的渗透或经胞口以吞饮方式摄取营养。红细胞内寄生的红内期疟原虫，其营养代谢主要是从宿主红细胞的血红蛋白和血浆中获得营养物质。在肝细胞内寄生的红外期疟原虫，以肝细胞的胞质为营养。研究疟原虫的营养代谢，对于开拓疾病的化学治疗途径十分重要。如乙胺嘧啶是二氢叶酸还原酶抑制剂，可抑制四氢叶酸的合成，导致疟原虫嘧啶合成受阻，从而影响疟原虫红细胞内期的裂体增殖。

1. 葡萄糖代谢 葡萄糖是疟原虫红内期主要的能量来源。疟原虫的寄生使被寄生的红细胞膜发生变化，增强葡萄糖通过膜的主动转运，或者除去某些抑制转运因子，从而使疟原虫可以源源不断地从宿主的血浆中获得葡萄糖以供代谢之用。葡萄糖通过酵解产生 ATP 供给疟原虫的能量。葡萄糖酵解途径主要见于疟原虫的环状体到晚期滋养体；其他代谢途径还有磷酸戊糖途径。6-磷酸葡萄糖脱氢酶（G6PD）是磷酸戊糖途径所需要的酶，所以被疟原虫感染的红细胞内 G6PD 缺乏时，可影响疟原虫分解葡萄糖，导致其发育障碍。缺乏 G6PD 的患者对恶性疟原虫有选择抗性是否与此有关尚待进一步研究。

2. 蛋白质代谢 疟原虫主要通过水解红细胞内的血红蛋白获得游离氨基酸；此外，还来自宿主的血浆和红细胞内的氨基酸及有机物。血红蛋白从疟原虫胞口被吞入，由胞口基部长出食物泡，胞口孔被膜封闭。血红蛋白被食物泡内的酸性肽链内切酶和氨基肽酶的协同作用，消化分解为珠蛋白和血红素。珠蛋白在酶的作用下再分解为几种氨基酸以供合成虫体本身的蛋白质。血红素最后形成一种复合物即疟色素。疟色素不被溶解和吸收而留在食物泡的壁上，在红细胞内裂体增殖过程中，疟色素逐渐融合成团，随着裂体增殖完成后被排入血流。肝细胞内寄生的疟原虫，由于肝细胞内不含血红蛋白，故不产生疟色素。

3. 核酸代谢 疟原虫没有从头合成嘌呤的途径，但依靠一个补救合成途径以利用现成的嘌呤碱基和核苷。参与嘌呤补救途径的酶有腺苷酸脱氢酶、嘌呤核苷磷酸化酶等。在疟原虫的多种生物合成途径中，对氨基苯甲酸（PABA）、四氢叶酸（THF）等都是很重要的辅助因子。如果宿主的食物中缺乏 PABA，则影响 THF 的生成，其体内寄生的疟原虫的生长繁殖发生障碍，感染因而被抑制。

4. 脂类代谢 疟原虫无脂类储存，也不能合成脂肪酸与胆固醇，完全依赖于宿主提供，如从宿主血浆中获得游离脂肪酸，血浆中的胆固醇对维持疟原虫及受染细胞膜的完整性都具有重要作用。红细胞内疟原虫所需的脂类可由摄入的葡萄糖代谢产物组成，其中主要为磷脂。磷脂增多与疟原虫膜的合成有关。

【基因组】

1. 疟原虫基因组组成 所有疟原虫的基因组均由染色体组（也称为细胞核基因组）、线粒体组和类质体（plastid）三部分组成。所有疟原虫的染色体组均由 14 条染色体构成，染色体长度在 0.6～3.5Mb，染色体长度可因末端和亚末端的重组或序列缺失而变化。大部分时期疟原虫染色体均为单倍体（haploid），只有在蚊虫体内，在雌雄配子体融合后的短暂有性繁殖阶段，其染色体才为双倍体（diploid）。

疟原虫线粒体基因组较小，由一个 6kb 左右的线性 DNA 构成，只含有编码细胞色素 C 氧化酶亚基 I（CO I）和 III（CO III）及脱血红素细胞色素 b 三种蛋白质的基因。恶性疟原虫线粒体基因组中仅有 CO I 和 CO III。此外，线粒体 DNA 中还含有一些编码 rRNA 片段的序列。由于疟原虫线粒体 DNA 不含有编码转运 RNA（tRNA）基因，因此疟原虫线粒体必须从细胞质中获取 tRNA 才能完成内部蛋白质的合成。

疟原虫和其他顶复门原虫都含有类质体（也称质体）。恶性疟原虫的类质体中含有一个 35kb 的环状 DNA，该 DNA 所编码的蛋白质参与脂肪酸等的代谢。类质体基因组中含有 tRNA 基因，因此类质体可以独立完成蛋白质的合成。类质体是疟原虫必需的亚细胞器，抑制或干扰其功能会阻碍虫体的发育繁殖。

2. 疟原虫重要功能基因 疟原虫 60%左右的蛋白质是疟原虫特异性蛋白，即在其他生物中没有与之相类似的蛋白质。研究编码这些蛋白质的基因与揭示疟原虫特殊的生物学特性有直接关系。疟原虫重要的功能基因包括与裂殖子侵入细胞和虫体抗原变异相关的基因。前者主要包括编码环子孢子表面蛋白质的基因、编码裂殖子表面蛋白的基因和编码红细胞结合配体基因等，其编码的蛋白质保证了虫体对宿主细胞的侵入和发育繁殖；而后者主要包括 var、rif、stevor、vir、SICAvar 和 kir 基因家族等，其编码的蛋白质介导了虫体在宿主体内的存活而不被宿主免疫系统所清除。

【致病】 疟原虫生活史中主要致病阶段是红细

胞内期的裂体增殖期。红细胞外期的疟原虫对肝细胞虽有损害，但常无明显临床症状。致病力的强弱与侵入的虫种、虫株、数量和人体免疫状态有关。红细胞内的裂体增殖可引起周期性寒战、发热，若干次发作后，可出现贫血及脾肿大；严重者还可引起凶险型疟疾，常见于恶性疟。从疟疾病程来看，子孢子侵入人体后到临床发作前，需经过一段潜伏期，继之为疟疾发作期。若未彻底治疗又可出现再燃。间日疟原虫和卵形疟原虫还可出现疟疾复发。潜伏期（incubation period）从疟原虫侵入人体到出现疟疾发作的时间为潜伏期。它包括疟原虫红细胞外期发育成熟所需时间，与疟原虫经数代红细胞内期裂体增殖，使血液中达到一定数量的疟原虫所需时间的总和；若经输血感染疟疾则只需红细胞内期裂体增殖的时间。潜伏期的长短主要取决于疟原虫的种、株生物学特性，但与子孢子的数量与机体免疫力以及服用抗疟药等有关系。一般间日疟短者 11～25 天，长者 6～12 个月，个别可长达 625 天。在我国河南、云南、广西、湖南等省区进行的志愿者接受间日疟原虫子孢子接种实验，均证实各地兼有间日疟长、短潜伏期的两种类型，但两者的出现比例有由北向南，短潜伏期逐渐增多，长潜伏期逐渐减少的趋势。恶性疟潜伏期为 7～27 天，三日疟为 18～35 天。当侵入人体的疟原虫数量多，或经输血输入大量无性体，或机体免疫力降低时，潜伏期通常较短；服抗疟药者潜伏期可能延长。

1. 疟疾发作（paroxysm） 疟疾发作的前提是血液中疟原虫必须达到一定的数量。引起疟疾发作的血液中疟原虫数量的最低值称为发热阈值（threshold）。此阈值因疟原虫种株的不同、宿主免疫力和耐受力的差别有一定差异。如间日疟原虫为每 1μl 血液中 10～500 个，恶性疟原虫为 500～1300 个。疟疾的寒热发作是由于疟原虫红内期裂殖体成熟，将寄生的红细胞胀裂，释放的裂殖子、代谢产物及红细胞碎片进入血流，其中一部分被巨噬细胞吞噬，刺激这些细胞产生肿瘤坏死因子（TNF）、白细胞介素-1（IL-1）等内源性热原质，与疟原虫代谢产物共同作用于下丘脑体温敏感中枢，释出前列腺素和单胺等物质。信息传递至后下丘脑和血管调节中枢，体温调定点上移，指令交感神经纤维收缩周围血管，降低散热，从而引起典型的寒战，产生热量，从而使体温上调，体温上升后数小时，随着病理性刺激物（虫源性热原质及 TNF、IL-1 等）的作用逐渐消失，体温调定点下移，舒张血管，大量出汗散发热量，体温又由高热降为正常。疟原虫代谢产物中引起机体发热等症状的成分称为疟疾毒素（malaria toxin）。20 世纪 90 年代以后，通过对疟原虫可溶性抗原的活性成分作细致的生物化学分析，已初步鉴定出其中有毒性的主要成分为糖基磷脂酰肌醇（GPI）、疟原虫产生的前列腺素（prostaglandins，PGs）、疟色素（hemozoin）。

典型的疟疾发作表现为周期性的寒战、发热和出汗退热三个连续阶段。这种周期性特点与疟原虫红细胞内期裂体增殖周期一致。典型的间日疟和卵形疟为隔日发作一次；三日疟为隔两天发作一次；恶性疟隔 36～48 小时发作一次。若寄生的疟原虫增殖不同步时，发作间隔则无规律，如初发患者；不同种的疟原虫混合感染时或有不同批次的同种疟原虫重复感染时，发作也多不典型；此外，儿童病例，发作也不典型。疟疾发作初期，机体外周血管收缩以减少散热，此时全身颤抖，皮肤呈鸡皮样，面色苍白，口唇与指甲发紫，为寒战期，即使在盛夏，盖多床棉被也觉得冷。约经 1～2 小时后体温上升，可达 39～40℃，外周血管扩张，颜面绯红，皮肤灼热，进入发热期。体温高低与疟原虫的种株特性、原虫密度及机体免疫力有关。发热期患者可伴有剧烈头痛，全身酸痛。小儿或病重成人有时可发生惊厥、谵妄或昏迷。约经 4～6 小时或更长时间后，进入多汗期，大汗淋漓，体温急剧下降，患者感乏力。发作的次数主要取决于治疗适当与否，以及人体免疫力增长的速度，未经治疗的一个无免疫力的初发患者，可连续发作数次或十余次。若无重复感染，随着发作次数的增多，人体对疟原虫产生免疫力，大部分原虫被消灭，发作自行停止。

2. 疟疾的再燃与复发 疟疾初发停止后，患者若无再感染，仅由于体内少量残存的红内期疟原虫，在一定条件下重新大量繁殖起来，再一次引起的疟疾发作，称为疟疾再燃（recrudescence）。再燃与疟原虫发生抗原变异及宿主的免疫力下降有关。疟疾初发后，红细胞内期疟原虫已被消灭，未经蚊媒传播感染，但经过数周至年余，又出现疟疾发作，称为疟疾复发（relapse）。至于复发机制，迄今尚有争论，子孢子休眠学说虽能较好地解释疟疾的复发，但什么因素引起休眠子的复苏尚不清楚。不论再燃或复发，都与不同种、株疟原虫的遗传特性有关。例如恶性疟原虫和三日疟原虫都不引起复发，只有再燃，因为它们无迟发型子孢子；而间日疟和卵形疟既有再燃，又有复发。间日疟原虫的不同地理株，在复发表现型上有很大差别。一般在初发后 2～3 个月内出现复发称为近期复发，经 3 个月以上的称为远期复发。我国某些地区的间日疟也具有近期复发和远期复发。

3. 贫血 疟疾发作数次后，可出现贫血症状，尤以恶性疟为甚。孕妇和儿童最为常见。发作次数越多，病程越长，贫血越重，流行区的高死亡率与严重贫血有关。红细胞内期疟原虫直接破坏红细胞，是疟疾患者发生贫血的原因之一。但是疟疾患者贫血的程度往往超过被疟原虫直接破坏红细胞所造成的后果。这种情况与以下因素有关：

（1）脾巨噬细胞吞噬红细胞的功能亢进：这些巨噬细胞不仅吞噬受疟原虫感染的红细胞，还大量吞噬正常的红细胞，这种吞噬作用与抗疟原虫的调理素抗体和 T 细胞分泌的淋巴因子有关。由于红细胞被吞噬后，含铁血红素沉着于单核吞噬细胞系统中，铁不能被重复利用于血红蛋白的合成，这也加重了贫血的程度。

（2）骨髓造血功能受到抑制：体外培养实验证明，恶性疟患者有红细胞成熟功能的严重缺陷。骨髓造血功能受抑制，也与疟疾贫血有关。

（3）免疫病理损害：在疟疾感染的急性期，宿主产生特异性抗体后，容易形成抗原抗体复合物，附着在正常红细胞上的免疫复合物可与补体结合，从而引起红细胞溶解或被巨噬细胞吞噬。此外，有些疟疾患者可检测到血凝素，可能由于疟原虫寄生于红细胞后，使隐蔽的红细胞抗原暴露，刺激机体产生自身抗体（IgM），导致红细胞破坏。

4. 脾肿大 初发患者多在发作 3～4 天后，脾脏开始肿大，长期不愈或反复感染者，脾肿大十分明显，可达脐下，其重量由正常人的 150g 增加到 500g，甚至 1000g 以上。主要原因是脾充血与单核吞噬细胞增生。早期经积极治疗，脾可恢复正常大小。慢性患者因脾脏高度纤维化，包膜增厚，故质地坚硬，虽经抗疟药根治，也不能缩小到正常体积。在非洲和亚洲某些热带疟疾流行区，有一种称为热带巨脾综合征，多见于由非疟区迁入的居民。疟疾反复发作后，表现脾巨大，伴有肝肿大、门脉高压、脾功能亢进、贫血等症状，血中 IgM 水平增高。

5. 重症疟疾 所谓重症疟疾是指血液中查见疟原虫又排除了其他疾病的可能性而表现出典型临床症状者，如脑型疟、肾衰竭、重症贫血、水电解质失衡、黄疸、高热等。其中常见的是脑型疟疾。常发生在恶性疟高度地方性流行区的儿童、少年以及疟区无免疫力的外来人群，由于延误治疗或治疗不当而致。近年我国偶尔发现间日疟患者发生脑型疟者。脑型疟（cerebral malaria，CM）的临床表现为：剧烈头痛、谵妄、急性神经紊乱、高热、昏睡或昏迷、惊厥。因为含有成熟红内期疟原虫的红细胞多在深部血管中聚集，且以脑部为主，所以患者常有昏迷症状。昏迷并发感染、呕吐和惊厥是常见的死因。儿童脑型疟的病死率为 5%～6%。脑型疟的发病机制主要有机械阻塞学说、炎症学说、弥漫性血管内凝血学说等。大多数学者支持机械阻塞学说和炎症学说。重症疟疾时局部脑组织微循环血流受到来自三方面的影响：PRBC 与血管内皮细胞的滞留，受感染红细胞与未受感染红细胞的粘连即玫瑰花结形成（rosetting）和红细胞变形能力（deformability）下降。这三方面的作用互相配合，使微血管被阻塞，组织缺氧，导致重要器官发生器质性病变，临床上表现为重症疟疾。

恶性疟原虫红内期发育至较成熟的滋养体和裂殖体阶段，被寄生红细胞表膜就形成许多突出的结节（knobs），这些小结可与脑部毛细血管及毛细血管后小静脉的内皮细胞发生粘连。其分子基础为 PRBC 膜上的配体与内皮细胞或胎盘合胞体滋养层母细胞上的受体结合。

6. 疟性肾病 多见于三日疟疾长期未愈者，以非洲儿童患者居多。主要表现为全身性水肿、腹水、蛋白尿和高血压，可导致肾衰竭。而且转变为慢性后，抗疟药治疗无效。此综合征是由Ⅲ型超敏反应所致的免疫病理性改变，多发生在有高效价疟疾抗体和高水平 IgM 的人。重症恶性疟患者也可发生此症状，但临床表现较轻，药物治疗易治愈。

7. 其他类型疟疾 如先天疟疾、婴幼儿疟疾、输血疟疾等。可根据疟原虫的生活史逐一分析这几种疟疾的感染方式和致病特点。

【免疫】

1. 固有免疫 人对其他脊椎动物的疟原虫不感染或不易感。90%以上的西非黑人因红细胞上先天缺少间日疟原虫入侵所需的 Duffy 血型抗原，故对间日疟原虫有抗性。由于遗传基因造成的镰状红细胞（HbS）贫血患者或红细胞缺乏葡萄糖-6-磷酸脱氢酶（G6PD）的人对恶性疟原虫具有抵抗力。研究人群对疟原虫先天抵抗力的机制有助于疟疾疫苗和抗疟药物的开发。

2. 适应性免疫 疟疾的适应性免疫不仅有种、株的特异性，而且还存在着期的特异性。

（1）疟原虫抗原：疟原虫的保护性抗原主要来源于虫体表面或内部，包括裂殖子形成过程中疟原虫残留的胞质、含色素的膜结合颗粒、死亡或变性的裂殖子、疟原虫空泡内容物及其膜、裂殖子分泌物及疟原虫侵入红细胞时被修饰或脱落的表面物质。种内和种间各期疟原虫可能有共同抗原，而另外一些抗原则具有种、期特异性。这些具有种、期特异性的抗原在产生保护性抗体方面可能有重要的作用。来自宿主细胞的抗原不仅包括被疟原虫破坏的肝细胞和红细胞，也包括局部缺血或辅助免疫机制的激活（如补体系统）所破坏的许多其他组织细胞。

（2）体液免疫：当原虫血症出现后，血清中 IgG、IgM 和 IgA 抗体水平明显增高，但具有特异作用的仅 5%左右，而且主要是 IgM。抗体在疟疾免疫中起重要作用，例如中和抗体，抗 CSP 的单克隆抗体能中和相应子孢子而阻止其侵入肝细胞，对裂殖子的中和作用可能是促使裂殖子凝集，并干扰裂殖子和红细胞表膜上的相应受体结合；调理素抗体，可增强巨噬细胞或中性粒细胞吞噬受染红细胞的作用；阻断传播抗体，如抗配子的抗体，能抑制疟原虫在蚊体内发育。

（3）细胞免疫：产生免疫效应的细胞主要是激活的巨噬细胞、中性粒细胞。在有免疫力宿主，巨噬细胞对于受染红细胞及血中裂殖子的吞噬能力明显增强；同时巨噬细胞产生的肿瘤坏死因子、白细胞介素和活性氧（OH^-、H_2O_2、O_2^-）等，可通过破坏红细胞使其中的疟原虫变性死亡。疟原虫所引起的特异性抗体反应，大部分都是依赖 T 细胞的，因此，辅助性 T 细胞的激活是产生特异性抗体的先决条件。肝内期疟原虫的一些抗原可在肝细胞表面表达，可激活杀伤性 T 细胞，特异性地杀伤被寄生的肝细胞。细胞免疫在红外期感染中，起主要保护作用。

（4）带虫免疫及免疫逃避：人类感染疟原虫后产生的免疫力，能抵抗同种疟原虫的再感染，但同时其血液内又有低水平的原虫血症，这种免疫状态称为带虫免疫（premunition）。说明机体有特异性免疫应答，可抑制疟原虫在红内期发育的免疫效应。疟原虫的带虫免疫显示疟原虫具有有效的免疫原性，同时，部分疟原虫又具有逃避宿主免疫效应的能力，与宿主保护性免疫共存，这种现象称为免疫逃避（immune evasion）。疟原虫逃避宿主免疫攻击的机制十分复杂，主要包括下列几个方面的因素：①寄生部位：不论寄生在肝细胞或红细胞内的疟原虫，均在宿主细胞内生长发育，从而逃避了宿主的免疫攻击。②抗原变异（antigenic variation）和抗原多态性（polymorphism）：即与前身抗原性稍有改变的变异体。诺氏疟原虫在慢性感染的猴体内每次再燃都有抗原变异。大量证据说明同种疟原虫存在着许多抗原性有差异的株。③改变宿主的免疫应答性：急性疟疾时，机体的免疫应答性和淋巴细胞亚群在外周血液、脾和淋巴结中的分布都有明显改变。一般均有 T 细胞的绝对值减少，B 细胞相对值增加，与此同时，表现出免疫抑制、多克隆淋巴细胞活化及可溶性循环抗原等。

案例 9-1（续）

患者入院后医生对其做了进一步体检及实验室检查，病人神志清醒，精神较差。血涂片中查到间日疟原虫环状体、裂殖体等多期生活史形态结构。根据其临床表现、实验室检查，诊为间日疟感染，予以抗疟药治疗（氯喹、伯喹），症状明显改善。

该患者为沈阳本地人，几十年内均未离开过居住地，家属及亲属也未见有疟疾病例的发生。经进一步询问，了解到 2003 年 4~10 月期间，曾有几十名河南籍建筑工人在该村打工，该患者曾与他们有过接触。蚊媒监测该患者居住地区有中华按蚊，患者有被蚊虫叮咬史。

问题：

1. 患者是如何感染疟疾的？传染源与传播途径是什么？

2. 患者为何与疟疾感染者接触后一年才发病？

3. 疟疾发病与哪些因素相关？

【实验诊断】

1. 病原学诊断 从患者周围血液中检出疟原虫，是疟疾确诊的依据。一般从受检者耳垂或指尖采血做薄血膜和厚血膜涂片，以姬氏染液或瑞氏染液染色后镜检，最好在服药以前取血检查。恶性疟应在发作开始时，间日疟在发作后数小时至 10 余小时采血能提高检出率。恶性疟初发时只能查到环状体，配子体在周围血液中出现的时间是在查到环状体之后 10 天左右。除重症患者外，一般在周围血液中难以查到恶性疟的大滋养体和裂殖体。薄血膜涂片经染色后疟原虫形态结构完整，清晰，可辨认原虫的种类和各发育阶段的形态特征，适用于临床诊断，但因虫数较少容易漏检。厚血膜涂片在处理过程中疟原虫皱缩，变形，而且红细胞已经溶解，鉴别有困难，但原虫较集中，易被发现，熟悉其形态特征后可提高检出率，因此常用于流行病学调查。

2. 免疫学诊断

（1）循环抗体检测：疟疾抗体在感染后 2~3 周出现，故检测抗体对初发患者无早期诊断价值。患者治愈后，体内的抗体仍可维持阳性反应 1 年，所以抗体检测亦无法区分现症和既往感染，也不适合用于疗效考核。常用检测抗体的方法有间接荧光抗体试验（IFA）和 ELISA 法，适于群体的疟疾抗体检测，目前主要用于流行病学调查。

（2）循环抗原检测：检测疟原虫循环抗原比检测抗体更能说明受检对象是否有现症感染。可用于临床诊断、疗效考核。目前疟原虫相对特异的富组氨酸蛋白-2（HRP-2）和乳酸脱氢酶（LDH）作为诊断的靶抗原已经被应用于疟疾诊断，显示出了较好的效果。在抗体标记及其检测系统上采用了不同的方法，其中包括胶体金、酶标记、放射性同位素标记标记等检测系统，有直接法、竞争抑制法和双抗体夹心法等，其中自二十世纪九十年代以来基于免疫层析技术开发出了一些适合疟疾流行区现场诊断的检测疟原虫特异性靶抗原的快速免疫诊断试剂（rapid diagnostic tests，RDTs），非常适合于基层医院、防疫部门及边远落后地区应用。这些 RDTs 试剂检测恶性疟的敏感性、特异性已接近薄、厚血膜染色镜检法。目前我国研制的层析法快速检测恶性疟抗原获得成功，已商品化。

（3）分子生物学技术：随着疟原虫基因研究的进展，分子生物学技术为疟疾诊断提供了新的手段，尤其在疟原虫虫种的鉴定、基因分型和确定抗药基因等方面具有其他诊断方法不可比拟的优势。因基因杂交检测的敏感性较低，现已基本不被采用。聚合酶链反应（Polymerase Chain Reaction，PCR）是目前采用最多的分子生物学检测方法，此外，还有环介导等温扩增（loop-mediated isothermal amplification，LAMP）、基因芯片等技术用于疟疾检查。

案例 9-1（续）

患者确诊后，为防止疫情扩散，医院对患者进行了隔离治疗，全程用氯喹及伯氨喹啉 8 日疗法治疗，症状全部消失后，痊愈出院。同时对患者住家室内及周边进行了彻底灭蚊，通过广播对该村宣传疟疾的危害及如何防蚊灭蚊，并设专人监控疫情，如发现有疑似患者，立即上报，及时诊治。

问题：

1. 间日疟疾用药为什么选取氯喹及伯喹？
2. 如何预防疟疾？

【流行】

1. 世界疟疾分布及流行概况 疟疾在世界上的分布广泛，大致处于北纬 60°和南纬 40°之间，但主要流行于热带非洲、东南亚、大洋洲和南美亚马逊河流域。全球 208 个国家中有 104 个国家或地区存在疟疾流行，全世界 34 亿人有感染疟疾的风险，多数人在非洲和东南亚。每年疟疾临床发病人数约 2.07 亿（1.35 亿～2.87 亿），其中 80% 的疟疾病例发生在非洲。每年全世界疟疾死亡人数约 62.7 万例（47.3 万～78.9 万），其中大部分（77%）为 5 岁以下的非洲儿童。全世界已有欧洲各国、美国、加拿大、澳大利亚、日本等 30 多个国家和地区实现了消除疟疾的目标，但多数国家仍有不同程度的疟疾流行。

2. 我国疟疾流行概况 疟疾曾是我国严重危害人民健康的一种寄生虫病，估计新中国成立前全国每年有疟疾病例 3000 万以上，分布于全国各省区，特别是云南、海南和黄淮平原 5 省。1954 年疟疾占全国 25 种传染病的 61.8%；在最严重的地方性疟疾流行区，居民感染率曾高达 97%。我国在进行控制规划前，疟疾的流行可按 4 个区划分：

（1）北纬 33°以北地区：为非稳定性低疟区，疟疾主要分布于河流、湖泊、洼地等的稻田区，其他地区一般无疟疾。该地区只有间日疟流行，传播季节 3～6 个月，发病高峰通常在 8、9 月份。又因传播条件不适宜，输入恶性疟一般不会造成地方性流行，但也有个别地方，如 1954 年前后辽宁省丹东等地曾有短时期的恶性疟流行。主要传播媒介为中华按蚊。西部地区即新疆的伊犁河流域主要传疟媒介为麦赛按蚊，南疆地区为萨卡洛按蚊。

（2）北纬 25°～33°之间地区：为非稳定性中低度疟区，疟疾广泛流行，间日疟、恶性疟、三日疟都曾有过流行，以间日疟为主。传播季节 6～8 月，发病高峰在 8～9 月。在平原地区主要传疟媒介为中华按蚊，大部分山区和丘陵区为嗜人按蚊，南部的有些山区微小按蚊也曾起过主要的传疟作用。

（3）北纬 25°以南地区：是我国疟疾流行最为严重的地区。平原为非稳定性中、低疟区，山区为

稳定性高疟区。间日疟原虫、恶性疟原虫、三日疟原虫都曾广泛存在，在云南省西南部、南部，海南岛及贵州曾有卵型疟病例报告。传播季节为 9～12 月，发病高峰多在 8～10 月。传疟媒介平原主要为中华按蚊，山区主要为微小按蚊，海南山林地区则为大劣按蚊。

（4）西北地区：为天然无疟区，面积大约占全国的一半，包括北部和西北部的荒漠、干旱的黄土高原、西南高寒的青藏高原，仅青藏高原东南角的察隅等县有疟疾。

新中国成立后，在党和政府的领导下，大力开展抗疟的群防群治运动，经过六十多年的不懈努力，疟疾防治已取得巨大的成就，2008 年年底，全国 23 个疟疾流行省、自治区、直辖市中，95% 以上的县（市、区）疟疾发病率已降至 1/万以下，仅有 87 个县（市、区）超过 1/万。疟疾发病率还在进一步缩小，2012 年全国全年疟疾发病人数已降至 3000 以下。我国疟疾疫情已达到《世界卫生组织消除疟疾行动指南》的疟疾消除前阶段的标准，疟疾防治工作已经从控制走向消除。但近年来随着国际交往日益频繁，输入性疟疾呈上升趋势，各省区市均有输入性疟疾病例报道，2012 年输入性疟疾已占我国疟疾发病数的 91%，对我国疟疾消除工作产生重要的影响。

3. 流行环节

（1）传染源：末梢血液中存在配子体的疟疾患者或无症状带虫者为疟疾的传染源。末梢血液中出现配子体的时间因虫种而异：恶性疟原虫通常在无性体出现之后第 11 天出现配子体，亦有早在第 7 天就出现的；而间日疟则在无性体出现 2～3 天之后即有配子体的存在，有时甚至可以与无性体同时出现；而复发的病例，在发热的第 1 天或在临床症状出现之前就可出现配子体。恶性疟配子体在血液内经 2 天后成熟，而间日疟配子体则要 3 天。恶性疟原虫配子体具有传染性的时间为 60～80 天。每立方毫米血中配子体数在 10 个至几百个之间均可使按蚊获得感染，甚至在 $1mm^3$ 血中只有一个配子体亦可以感染成功。

（2）传疟媒介：疟疾的传播媒介是按蚊，全世界有 450 多种按蚊，能够传播疟疾的不到 20%。对疟原虫的敏感性、种群数量、嗜血习性、寿命等因素决定着它能否成为传播疟疾的媒介及能否作为主要媒介。

（3）易感人群：不同种族、性别和年龄的人对人疟原虫一般均易感，但儿童的易感性比成人高。少数遗传素质异常的人，其易感性有明显差异。Duffy 血型阴性者对间日疟不易感；镰状红细胞症者，地中海贫血者，6-磷酸葡萄糖脱氢酶（G-6-PD）缺乏者等不易感染恶性疟或感染后表现的症状轻微。妊娠期的妇女免疫力较低，对疟疾更为易感。而母亲通过胎盘传递给胎儿的免疫力可能维持 6～9 个月。

4. 流行因素

（1）自然因素：自然因素如温度、湿度和雨量都

对疟疾流行过程有重要影响。疟原虫孢子增殖期的长短取决于温度条件。在 16～30℃，温度愈高，疟原虫在蚊体内发育愈快。在低于 15℃，高于 30℃时，疟疾不能传播，称为休止期。所以，疟疾具有明显的季节性。疟疾的地理分布也是由温度决定的。世界上在全年最高气温月（7月份）平均温度低于 15.6℃等温线的两极或高寒地带没有疟疾发生。按蚊的活动亦受温度支配，冬季由于按蚊有滞育现象，一般不发生疟疾的传播，亦不出现新感染。

（2）社会因素：政治、经济、文化、卫生水平及人类的社会活动等均可以直接或间接影响疟疾的传播与流行。如战争可加剧人员流动，大量无免疫力人群进入疟区，或从外地输入传染源，加剧疟疾流行，甚至导致疟疾爆发。交通运输事业的发展使疟疾的分布地域扩大，而文化和经济的发达使得卫生水平提高，进而采取有效的防治措施之后，疟疾的散布变慢，流行区缩小。

目前我国发病率已达历史新低，疟疾防治已经走向消除，但由于媒介按蚊的广泛存在和输入病例的增多，疟疾复燃甚至重新流行的可能性依然存在，仍需高度警惕，加强防治力度。

【防治】

1. 疟疾的预防　指对易感人群的防护，包括个体预防和群体预防。个体预防系疟区居民或短期进入疟区的个人，为了防蚊叮咬、防止发病或减轻临床症状而采取的防护措施；群体预防是对高疟区、暴发流行区或大批进入疟区较长期居住的人群，除包含个体预防的目的外，还要防止传播。要根据传播途径的薄弱环节，选择经济、有效、易为群众接受的防护措施。预防措施有：蚊媒防治，预防服药或疫苗预防。

（1）蚊媒防治：灭蚊和使用蚊帐及驱蚊剂。（详见医学节肢动物）。

（2）预防药物：常用为氯喹（chloroquine），对于抗氯喹的恶性疟，可用哌喹（piperaquine）或哌喹加乙胺嘧啶（pyrimethamine）或乙胺嘧啶加伯氨喹啉（primaquine）。不论个体或群体进行预防服药时，每种药物疗法不宜超过半年。

（3）疫苗预防：疫苗接种是疟疾防治的最理想手段。根据作用时期的不同，疟疾疫苗主要有红前期疫苗、红内期疫苗和蚊期传播阻断疫苗。根据疫苗形式，疟疾疫苗主要有亚单位疫苗和全虫减毒疫苗两种。目前进入临床研究阶段的红前期、红内期和蚊期传播阻断疫苗已有近 40 种，其中，红外期亚单位疟疾疫苗 RTS，S/AS01 的效果最好。最近的Ⅲ期临床研究结果显示，RTS，S/AS01 免疫后一年，被免疫者的疟疾发作和脑型疟的发生效率分别可下降 50.4% 和 47.3%。

2. 治疗　疟疾治疗不仅是解除患者的疾苦，同时也是为了控制传染源、防止传播。现症患者要及时发现、及时根治。间日疟采用氯喹和伯氨喹（8 日疗法）治疗。恶性疟可单服氯喹。对间日疟患者，抗复发治疗可用伯喹。在恶性疟对氯喹产生抗性的地区（如海南省、云南省）宜采用几种抗疟药合并治疗，如青蒿素（artemisinin）、咯萘啶（pyronaridine）与磺胺多辛（sulfadoxine）和乙胺嘧啶配伍合用。抗疟药种类很多，按其对疟原虫生活史各期作用的不同，主要有以下几类：

（1）杀灭红细胞外期裂殖体及休眠子：伯氨喹、乙胺嘧啶对疟原虫红外期有一定杀灭作用，且对间日疟有抗复发作用，也称根治药。

（2）杀灭红细胞内裂体增殖期：氯喹、奎宁、咯萘啶、哌喹、青蒿素及蒿甲醚等，用以控制临床发作。

（3）杀灭配子体：伯氨喹用于切断传播。

（4）杀灭孢子增殖期：乙胺嘧啶可抑制蚊体内的孢子增殖。

3. 加强流动人口疟疾管理　流动人口增加是导致我国南部地区疫情波动、恶性疟扩散、引起点状疟疾暴发流行的另一个重要原因。云南、海南、广东、福建、湖南等省近年由于流动人口增加，输入大量传染源，引起局部地区疟疾暴发流行。所以要加强流动人口疟疾管理工作。可按卫生部等颁发的《流动人口疟疾管理暂行办法》的精神，根据情况制定相应的实施办法或条例。对严重流行区，应把外来流动人口管理列入本地区的疟防计划。

4. 坚持疟疾监测　监测和防治措施是疟疾防治工作的两大组成部分。建立、完善国家和地方各级疟疾监测网络，加强疟疾疫情、媒介、人群抗体水平和抗疟药、杀虫剂的敏感性监测，及时、准确地掌握人群发病、媒介种群密度和防治措施落实，以及效果情况，预测发病趋势，为及时调整防治策略、技术方案提供依据。

5. 加强健康教育　在流行区要根据当地人群特点、受教育程度、知识掌握情况，采取群众喜闻乐见的形式，加强健康教育，普及疟疾防治知识，提高群众及时就诊、配合治疗、自我防护和主动参与预防控制工作的意识。

（夏　惠　焦玉萌　陶志勇）

第二节　刚地弓形虫

案例 9-2

　　孕妇，28 岁，孕 24 周，经营一家宠物店，和猫狗接触较多。平素体弱，怀孕前 3 个月常有"伤风感冒"，未经药物治疗。孕妇非近亲婚配，无家族遗传病史。近 2 周，自觉腹部迅速胀大，气短、不能平卧 1 周就诊。

问题：

1. 孕妇接触猫狗可能感染哪些寄生虫？

2. 接下来患者需要做哪些检查以明确诊断？

刚地弓形虫（*Toxoplasma gondii* Nicolle & Maxceaux，1908）属于原生动物门，孢子虫纲，球虫亚纲，真球虫目，弓形虫科，弓形虫属。最早由法国学者 Nicolle 和 Maxceaux 于 1908 年发现。属名源自希腊语"Toxon"、"弓"形的意思，取自弓形虫速殖子在细胞外的形态；种名源自北非刚地梳趾鼠（*Ctenodactylus gondii*），弓形虫最早是从这种鼠中分离的。国内曾译为弓形体、弓浆虫等，我国于 1964 年发现首例弓形虫病例。

刚地弓形虫呈世界性分布，人和多种动物均可感染，引起人畜共患弓形虫病。弓形虫是一种重要的机会性致病原虫（opportunistic protozoan），人感染后多呈隐性感染，但在免疫抑制或免疫缺陷患者（如器官移植或艾滋病患者），可引起中枢神经系统损伤和全身性播散性感染等严重病变。孕期感染则可影响胎儿发育，导致流产、早产、死产、畸形等异常妊娠结局和新生儿的先天性弓形虫病。

【**形态**】 刚地弓形虫的生活史中有滋养体、包囊、卵囊、裂殖体和配子体等形态。

1. 滋养体 是中间宿主有核细胞内分裂增殖的虫体。根据其在宿主体内生长发育速度的快慢，分为速殖子（tachyzoite）和缓殖子（bradyzoite）。游离的滋养体呈弓形或月牙形，一端较尖，一端钝圆；一边扁平，另一边较弯曲。速殖子长 4～7μm，最宽处 2～4μm。经吉姆萨染液染色后，细胞核呈紫红色，位于虫体中央，细胞质呈蓝色，在核与尖端之间有染成浅红色的颗粒称副核。

速殖子常见于疾病的急性期，虫体散布于脑脊液或病理渗出液中。细胞内寄生的虫体以内二芽殖、二分裂及裂体增殖三种方式不断繁殖，一般有数个至十多个虫体。被宿主细胞膜包绕的虫体集合体称为假包囊（pseudocyst），内含速殖子（图 9-10）。

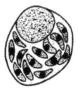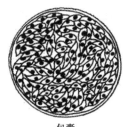

假包囊　　　　速殖子　　　　包囊
pseudocyst　　tachyzoite　　　cyst

图 9-10　刚地弓形虫形态
Fig. 9-10　Morphology of *Toxoplasma gondii*

2. 包囊 是慢性感染阶段虫体在宿主组织内的存在形式。包囊圆形或椭圆形，直径 5～100μm，具有一层富有弹性的坚韧囊壁，内含数个至数百个滋养体，称缓殖子。其形态与速殖子相似，但增殖缓慢。包囊多见于脑、骨骼肌、心肌及眼内，在一定条件下

可破裂，缓殖子重新侵入新的组织形成新的包囊，或活化成速殖子（图 9-10）。

3. 卵囊 刚从猫粪排出的是未孢子化卵囊，呈圆形或椭圆形，大小为 10μm×12μm，具两层光滑透明的囊壁，其内充满均匀小颗粒。在适宜的温度和湿度下，卵囊迅速发育，开始孢子化，24 小时后发育为成熟卵囊，其内含 2 个孢子囊，每个孢子囊内含 4 个新月形的子孢子（sporozoite）。

4. 裂殖体 在终宿主猫科动物小肠绒毛上皮细胞内发育增殖。成熟的裂殖体为长椭圆形，内含 4～40 个裂殖子，以 10～15 个居多，呈扇状排列，裂殖子呈新月状，前尖后钝，较滋养体小。

5. 配子体 由游离的裂殖子侵入猫肠上皮细胞发育形成配子母细胞，进而发育为雌雄配子体。雌配子体呈圆形，成熟后称为雌配子，其体积可不断增大达 10～20μm。用吉姆萨染液染色后，核呈深红色，较大，常位于虫体的一侧，胞质呈深蓝色；雄配子体呈卵圆形，直径约 10μm，数量较少，占雌配子体总数的 2%～4%。成熟后形成 12～32 个雄配子，其呈新月形，两端尖细，长约 3μm，电镜下可见前端部有 2 根鞭毛。雌雄配子结合受精发育为合子（zygote），而后发育成卵囊。

【**生活史**】 弓形虫生活史较复杂，包括有性生殖和无性生殖两个阶段，全过程需要两种宿主。在猫科动物体内完成有性生殖，同时也进行无性增殖，故猫科动物是弓形虫的终宿主兼中间宿主；在人体或其他动物体内只能进行无性生殖，因而人体或其他动物是中间宿主。有性生殖只在猫科动物小肠上皮细胞内进行，无性生殖可在小肠上皮细胞，也可在肠外其他组织、细胞内进行。弓形虫对中间宿主和寄生组织的选择均不严格，除哺乳动物外，爬行类、鸟类、鱼类和人等都可以作为其中间宿主；除红细胞外的任何有核细胞都可侵犯（图 9-11）。

1. 中间宿主体内的发育 当猫粪便内的卵囊或动物肉类中的包囊或假包囊被中间宿主，如人、羊、猪、牛等吞食后，在肠道内逸出子孢子、缓殖子或速殖子，随即侵入肠壁，经血液或淋巴液进入单核-吞噬细胞系统内寄生，并扩散至全身各器官组织（如脑、淋巴结、肝、心、肺、肌肉等），在细胞内发育增殖，直至细胞破裂后，速殖子重新侵入新的组织、细胞，在胞质或胞核内反复进行二分裂和内二芽殖法繁殖。此外，也可通过吞噬细胞的吞噬作用进入细胞内。

在免疫功能正常的机体，部分速殖子侵入宿主细胞后，特别是脑、眼、骨骼肌的虫体繁殖速度缓慢，形成囊壁而成包囊。包囊在宿主体内可存活数月、数年，甚至终身。当机体免疫功能低下或长期服用免疫抑制剂时，虫体则在细胞内形成假包囊。假包囊内的速殖子迅速增殖，胀破细胞后侵入其他正常的组织细胞继续发育繁殖。弓形虫的毒力与机体免

疫力处于一种动态平衡，从而造成急性期与慢性期之间的相互转换。

2. 终宿主体内的发育　猫或猫科动物食入中间宿主动物的内脏或肌肉组织时，将弓形虫包囊或假包囊吞入消化道而感染。此外，食（饮）入被成熟卵囊污染的食物或水也可获得感染。动物肉类中的包囊或假包囊内的缓殖子或速殖子、成熟卵囊内的子孢子在猫的肠腔逸出，侵入小肠上皮细胞内发育繁殖，经3～7天，形成裂殖体，裂殖体成熟后释放出裂殖子，侵入新的肠上皮细胞继续重复上述裂体增殖过程。经数代裂体增殖后，部分裂殖子发育为配子母细胞，继而发育为雌、雄配子体。配子体发育后形成雌、雄配子，两者结合形成合子，合子发育为卵囊，从肠上皮细胞逸出进入肠腔，随粪便排出体外。刚排出的卵囊不具感染性，在28～32℃迅速发育为成熟卵囊。猫吞食不同发育期虫体后，排出卵囊的时间不同，吞食包囊需3～5天、假包囊5～10天或卵囊20～24天排出卵囊。受感染的猫一般可排出1000万/天卵囊，持续10～20天，其间排出卵囊数量的高峰时间为5～8天，是弓形虫传播的重要阶段。卵囊具双层囊壁，对外界抵抗力较强。

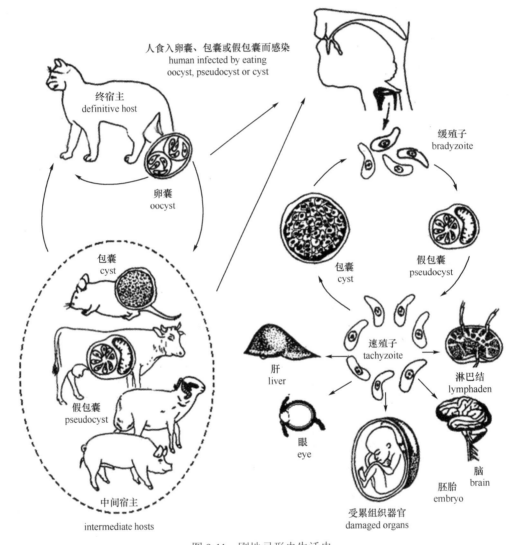

图 9-11　刚地弓形虫生活史
Fig. 9-11　Life cycle of *Toxoplasma gondii*

【致病】

1. 致病机制　弓形虫的侵袭力与虫株的毒力和宿主的免疫状态密切相关。根据虫株的侵袭力、繁殖速度、包囊形成与否及对宿主的致死率等，刚地弓形虫可分为强毒株和弱毒株。目前国际上公认的强毒株的代表为 RH 株。强毒株的虫体繁殖速度快，可致宿主迅速死亡；弱毒株的代表为 Beverley 株。弱毒株虫体增殖缓慢，受宿主的免疫状态影响，在脑或肌肉等组织形成包囊。绝大多数哺乳动物、人、家畜及家禽对弓形虫都是易感中间宿主，但易感性存在差异。

速殖子是弓形虫的主要致病阶段，虫体侵入有核细胞后迅速增殖，导致细胞破裂。虫体逸出后又重新侵入新的细胞，刺激淋巴细胞、巨噬细胞的浸润，导致组织的急性炎症。电镜下观察到虫体借尖端类锥体和极环接触宿主细胞膜，使细胞出现凹陷，虫体借助棒状体分泌酶（穿透增强因子）协同虫体旋转运动钻入细胞内发育繁殖。

包囊是慢性感染的主要形式。包囊可因缓殖子增殖而体积增大，压迫脏器，导致功能障碍。当包囊增大到一定程度时，可因多种因素破裂。游离的虫体可刺激机体产生迟发性超敏反应，并形成肉芽肿和纤维钙化灶，这些病变多见于脑、眼部等。

在正常情况下，宿主感染弓形虫后可产生有效的保护性免疫，多数无明显症状。当宿主免疫缺陷或免疫功能低下时可引起急性弓形虫病。即使是隐性感染，也可因包囊活化、复苏，缓殖子转化为速殖子导致复发或致死的播散性感染，近年报道较多的艾滋病患者可因弓形虫脑炎而死亡。

2. 临床表现 人群中弓形虫具有感染率高，发病率低的特征。大多数人群处于隐性感染，无明显的症状和体征。临床上将弓形虫病分为先天性和获得性两类。

（1）先天性弓形虫病（congenital toxoplasmosis）：母亲在孕期感染弓形虫，虫体经胎盘传给胎儿。母体妊娠的头3个月感染，可致死产、流产、早产、无脑儿、脑积水、小头畸形等；妊娠中3个月感染，受染胎儿或婴儿多数表现为隐性感染，有的出生后数月甚至数年才出现症状；妊娠后期感染，病损多数较轻。先天性弓形虫病的典型表现为脑积水、大脑钙化灶、视网膜脉络膜炎和精神、运动障碍等。此外，还可伴有全身症状，如新生儿期有发热、皮疹、呕吐、腹泻、黄疸、肝脾肿大、贫血、心肌炎、癫痫等。

（2）获得性弓形虫病（acquired toxoplasmosis）：出生后由外界获得的感染，可因虫体侵袭部位和机体反应性差异而呈现不同的临床表现。因无特异症状，需与有关疾病进行鉴别。患者感染弓形虫多数与职业、生活方式及饮食习惯有关。淋巴结肿大，尤其颈后与颌下淋巴结肿大是获得性弓形虫病最常见的临床症状之一。其次，弓形虫感染可引起多组织、多器官的损害，常累及脑和眼部，引起脑炎、脑膜脑炎、癫痫和精神失常等。弓形虫眼病以视网膜脉络膜炎多见，常为双侧性病变，临床表现除视力障碍外常伴有全身反应或多器官病损。在免疫功能低下者，弓形虫可造成急性播散，引起脑炎、肺炎、心包炎、肾炎和关节炎等。获得性弓形虫病常继发于艾滋病、霍奇金恶性淋巴瘤、白血病及使用大剂量细胞毒或免疫抑制剂之后。据美国疾病控制中心（CDC）报告，在14 510例艾滋病患者中并发弓形虫脑炎者有508例，大多在2~8个月内死亡。另有资料表明，在81例弓形虫患者中伴有霍奇金氏病者32例，淋巴肉瘤9例，白血病15例。

案例 9-2（续）

患者曾在孕早期进行优生四项检查。弓形虫 IgM 抗体的酶联免疫实验呈强阳性反应，建议其终止妊娠，接受弓形虫感染治疗，孕妇未从。查体：生命体征平稳，宫高 35cm，腹围 98cm，胎心 144 次/分钟，胎位触及不满意。B 超提示：臀位，胎儿全身水肿伴胸、腹水。

问题：

1. 优生四项检查的具体内容是什么？
2. 弓形虫 IgM 抗体的酶联免疫实验呈强阳性反应提示什么？

【实验诊断】

1. 病原学检查 具有确诊意义，但因虫体寄生于细胞内，且无组织器官特异性而较难检出。

（1）涂片染色法 取急性期患者的胸腔积液、脑脊液、血液、骨髓或羊水等离心，沉淀物涂片，或取穿刺物直接涂片，经姬姆萨染色后，镜检弓形虫速殖子。此法简便，但阳性检出率不高，易漏检。阴性者需用免疫荧光或酶染色法进一步检查，以提高虫体的检出率。

（2）动物接种分离法或细胞培养法 采用敏感的实验动物，样本接种于小鼠腹腔内，一周后取腹腔液镜检，阴性者需传代至少3次；样本亦可接种于离体培养的单层有核细胞进行体外培养。动物接种和细胞培养是比较常用的病原学检查方法。

2. 血清学检查 是目前广泛应用的重要临床辅助诊断手段。急性期以检出特异性 IgM 抗体或循环抗原为可靠指标；慢性期以检测特异性 IgG 抗体为主。常用方法有

（1）酶联免疫吸附试验（ELISA）：是目前最常用的方法之一，用于检测宿主的特异循环抗原或抗体，已有多种改良法广泛用于急性感染和先天性弓形虫病的早期诊断。

（2）染色试验（dey test，DT）：为弓形虫病经典的血清学方法，其特异性、敏感性、重复性较好。由于活速殖子在致活因子的参与下，与样本内特异性抗体作用，使虫体表膜破坏而不被亚甲蓝着色。镜检时虫体不蓝染者为阳性，反之为阴性。阳性血清以50%虫体不着色为判断标准。

（3）间接血凝试验（IHA）：此法简便、快速、特异、灵敏，适用于流行病学调查及筛查性抗体检测，应用广泛。其原理是采用致敏红细胞与受检血清进行反应，根据是否出现凝集反应来判别阴性与阳性。

（4）间接免疫荧光试验（IFA）：以完整速殖子为抗原，与血清中被测抗体反应后，采用荧光标记的二抗检测特异性抗体。有高度特异性、敏感性和稳定性。因其所测抗体多为虫体表膜抗原诱导的特异性抗体

而具早期临床诊断价值。

（5）免疫酶染色试验（IESA）：效果与IFA相似。用一般光学显微镜观察，便于基层推广应用。

3. 基因诊断 近年来将PCR及DNA探针技术用于检测弓形虫感染，更具灵敏、特异、早期诊断的意义。目前也开始试用于临床。限于实验室条件和专业技术水平，国内尚不能推广应用。

> **案例9-2（续）**
>
> 实验室检查：孕妇血清弓形虫抗体阳性，IgG 1：200。行引产术，臀位方式分娩，羊水量正常，胎儿娩出困难，行腹部及头皮穿刺，放出液体约1 500ml。胎儿体重3 000g，男婴。脐血间接血凝法1：256阳性，PCR-DNA阳性。胎盘病理：脐带及部分绒毛水肿。临床诊断：妊娠期弓形虫感染。
>
> **问题：**
> 1. 弓形虫对哪些人群的危害严重？
> 2. 如何预防弓形虫感染？

【流行】

1. 流行概况 弓形虫病为人兽共患寄生虫病，呈世界性分布。人群感染相当普遍。国外血清学调查人群抗体阳性率为25%～50%，欧洲一些发达国家高达80%以上。全球有1/3人感染弓形虫，但绝大多数人是隐性感染。我国自1964年首次发现人体弓形虫病，此后报道逐渐增多。20世纪80年代，我国开展了全国性的人体弓形虫感染的流行病学调查，已有14个省、自治区和直辖市有病例报道，感染率为0.33%～11.76%。许多哺乳动物、鸟类及爬行类动物均有自然感染。尤其是一些和人关系密切的家畜（牛、羊、猪、犬、兔等）感染率较高，可达10%～50%，成为人类弓形虫病的重要传染源，并严重影响畜牧业的发展。造成弓形虫广泛流行的原因：①生活史多个虫期均具感染性；②中间宿主广泛，家畜家禽均易感；③可在终宿主与中间宿主之间、中间宿主与中间宿主之间相互感染；④包囊可长期存活于中间宿主组织内；⑤卵囊排放量大，且对外界环境的抵抗力强。

2. 流行环节

（1）传染源：猫和猫科动物动物是弓形虫病重要的传染源，哺乳动物和禽类也是传染源。人经胎盘传播给胎儿。

（2）传播途径：有先天性和获得性传播途径两种。前者是妇女妊娠期感染，速殖子经胎盘感染胎儿。后者主要经口感染，因食入未煮熟的含弓形虫的肉制品、蛋类、奶类或被卵囊污染的食物和水而感染。经破损的皮肤和黏膜也是一种传播途径，实验室人员需注意防护。此外，国外已有经输血、器官移植而发生

弓形虫病的报道。节肢动物如苍蝇、蟑螂等携带卵囊也具有一定的传播性。

（3）易感人群：人群普遍易感。胎儿和婴幼儿对弓形虫的易感性比成人高。老年人、肿瘤患者及应用免疫抑制剂者对弓形虫的易感性增加。此外，感染率与职业、生活方式和饮食习惯密切相关。

【防治】

1. 预防 主要包括提高人口素质，减少缺陷儿的出生，做到优生优育，把重点放在育龄妇女、减少弓形虫传染源、免疫预防等方面。

（1）定期对孕妇做弓形虫常规检测，孕期内避免接触猫，以防止先天性弓形虫病的发生。

（2）加强对家畜、家禽和可疑动物的监测和隔离。

（3）肉类加工应建立完善的检疫制度，加强饮食卫生管理，教育群众不吃生或半生的肉制品。

（4）饲养动物尤其是养猫最好用干饲料或烧煮过的食物喂养，定期清扫窝圈。

2. 治疗 对急性期患者应及时治疗，但至今尚无理想的特效药物。乙胺嘧啶、磺胺类对增殖期弓形虫有抑制生长的作用。常用制剂为复方新诺明，亦可与乙胺嘧啶联合应用提高疗效。孕妇可用螺旋霉素，其毒性小，组织内分布浓度高。疗程中适当配伍免疫增强剂，可提高疗效。目前的药物治疗不足以在短期内杀灭组织内的包囊。

（刘转转　段义农）

第三节　隐孢子虫

> **案例9-3**
>
> 患儿，男，4岁，出生于北京，祖籍河南。暑假随父母回老家参加乡村婚宴，返京后一周出现发热和腹泻症状。婚宴同餐人员进食凉菜后，大部分出现腹泻，均于3～7天后痊愈。该患儿则反复排黄色稀水便7天，社区医院给予病毒唑及维生素、电解质补液治疗后，脱水症状缓解，但仍排水样便，2～3次/天，遂转院治疗。
>
> **问题：**
> 1. 能引起发热腹泻的寄生虫有哪些？
> 2. 水样便常见于哪些临床疾病？如何鉴别？

隐孢子虫（*Cryptosporidium* Tyzzer，1907）属于孢子虫门、球虫纲，艾美目。最早由Tyzzer在小鼠胃组织切片中发现。隐孢子虫是一种广泛寄生于哺乳动物、鸟类、爬行类及鱼类等多种动物的机会致病性原虫。根据其寄生的宿主不同和形态学差异，隐孢子虫可分为20多个种类。寄生于人和大多数哺乳动物的主要是微小隐孢子虫（*Cryptosporidium parvum*），

可引起以腹泻为主的人畜共患隐孢子虫病。

【形态】 隐孢子虫的生活史有滋养体、裂殖体、配子体、合子和卵囊等阶段，均寄生于宿主的小肠上皮细胞，卵囊随粪便排出体外。

卵囊（oocyst）呈圆形或椭圆形，直径 4～7μm，含 4 个排列不规则、月牙形的子孢子（sporozoite）和一团残留体（residual body）。粪便中的卵囊须经染色后才可辨认。经改良抗酸染色后，卵囊呈玫瑰色，残留体呈暗黑色颗粒状，粪膜背景为蓝绿色，易于辨认（图 9-12）。

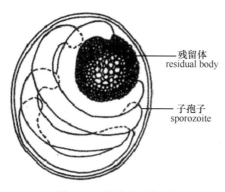

残留体
residual body

子孢子
sporozoite

图 9-12 隐孢子虫卵囊
Fig. 9-12 Oocyst of *Cryptosporidium*

【生活史】 隐孢子虫生活史简单，整个发育过程无需转换宿主。繁殖方式包括无性生殖（裂体增殖和孢子增殖）和有性生殖（配子生殖）阶段，均在同一宿主的小肠上皮细胞内进行。随宿主粪便排出的卵囊具有感染性。通过食物或水被人和其他易感宿主食入，在宿主小肠消化液的作用下，囊内的子孢子脱囊而出，先附着在肠上皮细胞上，再侵入细胞内形成纳虫泡。虫体在纳虫泡内进行无性生殖，子孢子发育为滋养体。滋养体经 3 次核分裂发育为Ⅰ型裂殖体。成熟的Ⅰ型裂殖体含 8 个裂殖子。裂殖子被释出后可侵入其他肠上皮细胞，一部分重新发育为Ⅰ型裂殖体，进行裂体增殖；另一部分发育为第二代滋养体，后者经 2 次核分裂成为Ⅱ型裂殖体。成熟的Ⅱ型裂殖体含 4 个裂殖子。此裂殖子释出后侵入肠上皮细胞，发育为雌、雄配子体，进一步发育为雌、雄配子，进行有性生殖。雌、雄配子结合形成合子，进入孢子生殖阶段。合子发育成卵囊，成熟卵囊含 4 个子孢子。卵囊有薄壁和厚壁两型。薄壁卵囊的囊壁仅一层单位膜，其内的子孢子逸出后直接侵入肠上皮细胞进行裂体增殖，导致宿主自体内重复感染；厚壁卵囊在宿主细胞内或肠腔内孢子化，囊内形成子孢子后随宿主粪便排出体外。完成整个生活史约需 5～11 天（图 9-13）。

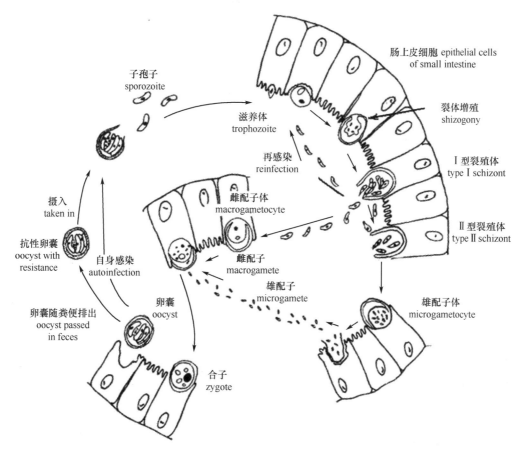

子孢子
sporozoite

摄入
taken in

抗性卵囊
oocyst with
resistance

自身感染
autoinfection

卵囊随粪便排出
oocyst passed
in feces

卵囊
oocyst

合子
zygote

滋养体
trophozoite

再感染
reinfection

雌配子体
macrogametocyte

雌配子
macrogamete

雄配子
microgamete

肠上皮细胞 epithelial cells
of small intestine

裂体增殖
shizogony

Ⅰ型裂殖体
type Ⅰ schizont

Ⅱ型裂殖体
type Ⅱ schizont

雄配子体
microgametocyte

图 9-13 隐孢子虫生活史
Fig. 9-13 Life cycle of *Cryptosporidium*

【致病】 隐孢子虫主要寄生于宿主小肠上皮细胞的刷状缘纳虫泡内，以空肠近端感染最严重，有时可扩展到整个消化道，甚至累及呼吸道、扁桃体、胰腺、胆囊等。隐孢子虫的寄生引起肠绒毛损伤，如凹陷、萎缩、变短、变粗，或融合、脱落。由于肠黏膜的病变，使得肠黏膜表面积缩小，影响肠道的吸收功能，导致患者出现腹泻。隐孢子虫病的临床表现和严重程度与宿主的免疫、营养等多种因素有关。免疫功能正常者，感染后主要表现为自限性腹泻，其特点是急性水样便，粪便量大，一般无脓血，日排便2～20余次，可伴腹痛、恶心、厌食、发热和全身不适等症状。严重感染的婴幼儿可出现喷射性水样便、腹痛、腹胀、呕吐、厌食、发热等，病程短者1～2天，长者达数年，多数持续1～2周后，临床症状逐渐减轻或消失。但患者粪便内卵囊的排出仍可持续数周。免疫功能异常或缺陷者感染隐孢子虫后，症状较为严重，呈渐进性发展，表现为持续性霍乱样水泻，每日数次至数十次，粪便量每日可达5～10升，造成严重脱水、电解质紊乱及营养不良等，甚至累及肠外器官，导致全身生理功能衰竭而死亡。本病是艾滋病患者致死的主要原因之一。目前国外已把检查隐孢子虫的感染列为艾滋病患者的一项常规检查项目。

案例 9-3（续）

患儿既往体健，无家族遗传病。查体：体温38.6℃，精神欠佳，神志清楚，呼吸平稳，咽部无充血，双侧扁桃体不大，心肺听诊无异常，腹软、无压痛、反跳痛，肝脾肋下未及，腹部肠鸣音亢进。实验室检查：血常规：WBC $12.5 \times 10^9/L$，NE% 35%，LY% 65%，RBC $5.0 \times 10^{12}/L$，HGB 134g/L。粪常规：黄稀便，偶见白细胞，无致病菌生长。尿常规：阴性。

问题：

1. 患儿的体征和实验室检查有哪些异常？
2. 接下来打算给患儿做哪些检查以明确诊断？

【实验诊断】

1. 病原学诊断 从感染者粪便中或肠黏膜刮拭物中查见隐孢子虫卵囊即可确诊。常用方法有：

（1）改良抗酸染色法：染色后，在蓝绿色背景上可见玫瑰红的卵囊。囊内有子孢子及颗粒状残留体。不足之处是标本中存在非特异性红色抗酸颗粒易与卵囊混淆，应加以鉴别。

（2）金胺-酚染色法：染色后标本需在荧光显微镜下观察。卵囊呈圆形，发出乳白色略带绿色的荧光，中央淡染，似环状。本法便捷、敏感，适用于批量样本初筛，阳性或可疑阳性者再用改良抗酸染色法检查。

（3）金胺-酚改良抗酸染色法：先用金胺-酚染色，再用改良抗酸染色复染。标本在光学显微镜下观察，卵囊形态同改良抗酸染色法，而非特异性颗粒则被染成蓝黑色，极易鉴别。

2. 免疫学诊断 主要有酶联免疫吸附试验和免疫荧光试验。两法均具高度特异性和敏感性。可用于隐孢子虫病的辅助诊断和流行病学调查。

3. 分子生物学 可用核酸探针或聚合酶链反应（PCR）检测粪便中的卵囊，最低可检出0.1pg的隐孢子虫DNA，相当于每克粪便中含有5个卵囊。该法特异性和敏感性很高，适用于粪便样本中极少量卵囊的检测。

【流行】

1. 分布 隐孢子虫病呈世界性分布，已有74个国家、300多个地区有病例报道，但各地的感染率不同。发达国家或地区感染率为0.6%～7.3%，而发展中国家或地区为3%～13%。我国的人群感染率1.4%～13.3%。国内于1987年在南京市首次发现隐孢子虫病患者，之后在江苏、安徽和湖南等10余个省市均有病例出现。本病夏秋季节多发，农村感染率高于城市，并有一定的家庭聚集性。隐孢子虫病也是导致旅游者腹泻的主要原因之一。

2. 流行环节

（1）传染源：粪便或呕吐物中排出大量卵囊的人和多种动物是主要传染源。已知有150多种动物可感染隐孢子虫。

（2）传播途径：隐孢子虫经粪-口途径传播，人与人之间的传播方式主要是直接或间接与粪接触，食入被卵囊污染的水或食物。隐孢子虫病在人群中暴发流行通常是水源污染造成的，多发生于水上公园、社区游泳池和托幼机构等场所。与牲畜密切接触者如屠宰工、兽医、医务人员、实验工作者及同性恋肛交者感染机会较多。

（3）易感人群：人群对隐孢子虫普遍易感。5岁以下婴幼儿、艾滋病患者、先天及后天免疫功能低下者及接受免疫抑制剂治疗者更易感染。有调查指出，艾滋病患者约15%罹患隐孢子虫病。

案例 9-3（续）

进一步大便涂片后用改良抗酸染色法检测。油镜下发现1～2个玫瑰红色、圆形卵囊，内含4个子孢子及一团暗黑色残留体，确诊为隐孢子虫感染。服用大蒜素和匹多莫德（万适宁），治疗3天后腹泻好转，大便逐步转向正常。继续服用4天，2月后复检未发现卵囊。家人亦查出隐孢子虫感染，予复方新诺明治疗。

问题：

1. 结合患者情况，分析其感染隐孢子虫的途径？
2. 还有哪些寄生虫感染易出现家庭聚集性？

【防治】　隐孢子虫病是一种经粪-口途径传播的寄生虫病。因此加强人畜粪便管理，注意个人饮食卫生，完善水源的监测和管理可有效防止本病的传播。隐孢子虫也是机会致病性原虫，改善机体的免疫状态、增进个人健康并提高抵抗力是主要的预防措施。此外，免疫功能缺陷者应避免接触患者、病畜或宠物，提倡饮用开水。

隐孢子虫病至今尚无特效治疗药物。一般认为免疫功能正常者可采用对症和支持疗法方能取得良好效果。腹泻导致的液体的丢失需采用补液及纠正电解质紊乱等支持疗法。而对免疫功能缺陷者，应恢复其免疫功能、停用免疫抑制剂。国外报道用螺旋霉素或巴龙霉素治疗可减少卵囊排出量，但长期疗效仍不确定。国内试用大蒜素治疗有一定效果。

（刘转转　夏　惠）

第四节　其他孢子虫

除上述常见孢子虫外，还有肉孢子虫、等孢球虫、微孢子虫等也可寄生于人体，并有不同程度的致病作用。但有些虫种的分类地位、形态、生活史、致病性、治疗等方面尚不十分清楚，现将这几种少见的孢子虫列表比较如下（表9-3）。

表9-3　其他孢子虫
Table 9-3　Other sporozoa in Human

	肉孢子虫 *Sarcocystis*	等孢球虫 *Isospora*	微孢子虫 *Microsporidia*	人芽囊原虫 *Blastocystis hominis*
主要种属	人肠肉孢子虫：牛人肉孢子虫（*S. bovihominis*），猪人肉孢子虫（*S. suihominis*）人肌肉肉孢了虫：林氏肉孢了虫（*S. lindemanni*）	贝氏等孢球虫（*I. belli*）纳塔尔等孢球虫（*I. natalensis*）	脑炎微孢子属、肠上皮细胞微孢子属、微孢子虫属、小孢子虫属、条纹微孢子属、多孢微孢了虫属、粗糙多孢微孢子虫属	芽囊原虫属（*Blastocystidea*）
宿主	终宿主：人肠肉孢子虫的为人、猕猴、猩猩等。林氏肉孢子虫的可能为食肉类哺乳动物、猛禽或爬行类。中间宿主：牛人肉孢子虫和猪人肉孢子虫分别为牛、猪。林氏肉孢子虫中间宿主为人	哺乳类、鸟类、爬行类、人	节肢动物、鸟类、鱼类、哺乳类、爬行类、人	人及灵长类动物及狗、猫、猪、鼠、家兔、家禽等多种动物
感染阶段	肉孢子囊，卵囊，孢子囊	成熟卵囊	成熟孢子	包囊
感染途径	人肠肉孢子虫：食入生的或未熟的含肉孢子囊的肉类。人肌肉肉孢子虫：食入卵囊或孢子囊污染的食物	食入成熟卵囊污染的食物或饮水而感染	最可能是饮用被成熟孢子污染的水而感染，可能存在口-肛性行为的传播方式	食入虫体污染的食物
寄生部位	小肠	小肠	小肠及其他器官	回盲部
致病	症状轻重不一，可有食欲减退、腹痛腹泻、恶心、呕吐等	无症状或自限性腹泻等	慢性腹泻，体重下降明显	主要是腹泻，多呈慢性迁延性
诊断	粪检卵囊或孢子囊；组织活检肉孢子虫囊	粪检卵囊，肠壁活检	体液、组织、粪便检查孢子	粪检虫体
流行	世界性分布	世界性分布	世界性分布	世界性分布
治疗	试用磺胺类、吡喹酮等	乙胺嘧啶、磺胺类	试用阿苯达唑、烟曲霉素、依曲康唑及甲硝唑	甲硝唑、痢特灵、复方新诺明

Summary

Sporozoa class belongs to the Phylum Apicomplexa. All sporozoa are very small and must be parasitic in the different cell hosts. The life cycle of sporozoa is more complex than any other protozoa. Their reproductive modes include a sexual reproduction binary fission, schizogony, sporogony, budding) and sexual reproduction (gametogony, conjugation). Sporozoa alternate between a sexual and sexual reproduction in one or more vertebrate or invertebrate hosts. The most common medical sporozoa are *Plasmodium*, *Toxoplasma*, *Cryptosporidium*, *Pneumocystis*, *Sarcocystis*, *Isospora* and *Microsporidia*, *Blastocystis hominis*. The most important of them is

Plasmodium. The four kinds of Plasmodium in humans are *P. vivax*, *P. falciparum*，*P. malariae* and *P. ovale*. They infect red blood cells in humans and cause widespread malaria. The malaria parasite is transmitted to humans by infected mosquitoes. Malaria is recognized as the number one parasitic disease killer in the world by the World Health Organization. *Toxoplasma gondii* and *Cryptosporidium* are major opportunistic pathogens in immune compromised patients. They infect host cells and tissues. The prevention and treatment of diseases caused these sporozoa is important to the morbidity and mortality of HIV infective and AIDS patients. More and more people are becoming aware of the opportunistic protozoa in immunocompromised patients.

（李翠英）

第十章　纤　毛　虫

纤毛虫（Ciliate）属纤毛门（Phylum Ciliophora）。多数纤毛虫的外表都被覆纤毛，以纤毛作为运动细胞器。虫体运动时，其表面的纤毛有节律地摆动，形成波状运动，由于纤毛在排列上稍有倾斜，因而推动虫体以螺旋形旋转的方式向前运动。虫体也可依靠纤毛逆向摆动而改变运动方向，向后移动等。纤毛虫具有大核和小核各一，偶尔也可见到几个小核。前者采取无丝分裂，后者为有丝分裂。接合生殖时，遗传特征由小核传递，但也有证据表明大核可能含有决定虫体表型特征的因子。在虫体的近前端有一明显的胞口，下接胞咽，后端有一个较小的胞肛。多数纤毛虫营自生生活，少数可寄生于无脊椎动物和脊椎动物的消化道内。与医学有关的仅有结肠小袋纤毛虫。

结肠小袋纤毛虫

> **案例 10-1**
> 患者，男，67 岁，农民。近来常腹痛，腹泻，粪便腥臭、带黏液、偶有脓血，伴恶心、呕吐，到当地医院检查，诊断为细菌性痢疾，抗生素治疗 3 天，症状好转。停药后症状又同前，且脓血

> 便的量及次数均增加，有时一日十几次，腹痛加剧，遂转入上级医院治疗。
> **问题：**
> 1. 在考虑由感染性疾病引起的腹泻时，除细菌、病毒外，还应该考虑哪些寄生虫感染的可能？
> 2. 需要给患者做哪些检查以明确诊断？

结肠小袋纤毛虫[*Balantidium coli*（Malmsten，1857）Stein，1862]属动基裂纲（Kinetofragminohporea）、小袋科（Balantidiidae），是寄生于人体最大的原虫。1857 年，Malmsten 在两名痢疾患者的粪便中发现了该虫，定名为 *Paramecium coli*。1861 年，Leukart 在猪肠道中发现一种与 *Paramecium coli* 形态相似的纤毛虫。1862 年，Stein 对上述两种纤毛虫进行比较后认为是同一种，更名为结肠小袋纤毛虫。该虫寄生于人体盲肠及结肠内，可侵犯宿主的肠壁组织引起结肠小袋纤毛虫痢疾（balantidial dysentery）。

【形态】　结肠小袋纤毛虫生活史有滋养体（trophozoite）和包囊（cyst）两个时期（图 10-1）。

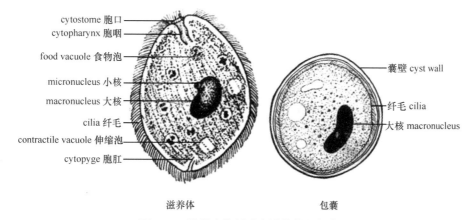

图 10-1　结肠小袋纤毛虫滋养体和包囊
Fig.10-1　Trophozoite and cyst of *Balantidium coli*

1. 滋养体　椭圆形，无色透明或淡灰略带绿色，大小为（30～150）μm×（25～120）μm。虫体外被表膜，有很多等长斜行的纤毛，滋养体可借纤毛的摆动呈螺旋式快速旋转运动。表膜下为透明的外质。滋养体具弹性，极易变形，前端有一凹陷的胞口（cytostome），下接胞咽（cytopharynx），靠胞口处的

纤毛摆动收集环境中的颗粒状食物，被收集的食物在胞咽底部形成食物泡进入虫体被消化，不能消化的残渣经后端的胞肛（cytopyge）排出体外。虫体中、后部各有一伸缩泡（contractile vacuole），具有调节渗透压的功能。苏木素染色后可见一肾形的大核和一个圆形的小核，小核位于大核的凹陷处，有时不

易观察到。

2. 包囊 呈圆形或椭圆形，直径为 $40\sim60\mu m$，新鲜标本呈淡黄或淡绿色，囊壁厚而透明，两层，包囊形成初期囊内滋养体纤毛明显，经过一定时间后纤毛消失。染色后可见肾形大核。

【生活史】 包囊随污染的食物或饮水经口进入人或猪等宿主体内，在胃肠道脱囊逸出滋养体。滋养体在结肠内定居，以淀粉颗粒、细菌及肠壁脱落的细胞为食物，迅速生长，以横二分裂进行繁殖，在分裂早期虫体变长，中部形成横缢并收缩，后面的个体另长出胞口，小核首先分裂，大核延长并在中部收缩形成两个核，然后从横缢处分开。前面的收缩泡进入前面子体，后端的收缩泡则进入另一子体。刚形成的子体较母体小，通过接合生殖逐渐恢复原来大小。在一定条件下滋养体可侵犯肠壁，侵入肠黏膜及黏膜下组织。一部分滋养体随肠蠕动下行至结肠下段时，由于肠内理化环境的变化，滋养体变圆，并分泌成囊物质包裹自己形成包囊，包囊随粪便排出体外。包囊在外界无囊内增殖。滋养体若随粪便排出，也有可能在外界形成包囊。在人体内的滋养体较少形成包囊。

【致病】 正常情况下结肠小袋纤毛虫以宿主肠腔内的颗粒状食物为食，不侵犯宿主肠壁组织，对宿主无明显致病性。但在宿主营养不良、肠道存在致病菌或免疫力受损时，滋养体大量增殖，可导致疾病。滋养体分泌透明质酸酶并借助机械运动侵犯结肠黏膜下层，引起溃疡，严重病例可出现大面积结肠黏膜的破坏和脱落，甚至导致肠穿孔。结肠小袋纤毛虫病的病理学特征酷似阿米巴痢疾。早期，肠黏膜呈数 mm 大小的火山口状溃疡，溃疡数随感染轻重而异，偶尔也可延及全部结肠黏膜。随着病情的发展，溃疡逐渐扩大并融合，多数不向深层发展，而是在黏膜下层向四周蔓延形成口小底大，边缘不整的溃疡，其表面覆盖黏液和坏死组织，在其四周常可检获滋养体。病变部位有嗜酸性粒细胞、淋巴细胞浸润。病变部位以盲肠和直肠多见，也可侵犯整个大肠及阑尾。本虫滋养体偶可经血管和淋巴管侵入肠外的组织，如肝、肺等器官。肛门附近的滋养体可扩散到泌尿生殖系统。曾报告从 1 例慢性鼻炎患者的鼻分泌物中查见滋养体。临床表现可分为无症状型、慢性型、急性型三型。多数感染者为无症状型，但其粪便中可有包囊排出，是重要的传染源。慢性型患者表现为周期性轻度的短期腹泻（每隔 $3\sim4$ 个月 1 次）。粪便呈粥样或水样，常带黏液，无脓血，腹泻与便秘交替出现，上腹部不适或有阵发性腹痛、腹胀、回盲部及乙状结肠部有压痛，体重逐渐下降。急性型又称痢疾型，临床表现发病突然，可有腹痛、腹泻和黏液血便，较慢性型腹泻次数增加，伴有里急后重。患者可有脱水、营养不良及显著消瘦。严重时可导致病人死亡。

【诊断】

1. 粪便检查 生理盐水直接涂片检查滋养体和包囊。活动的虫体有利于显微镜观察检出，所以送检的粪便标本必须新鲜。且由于虫体排出呈间歇性，所以需反复送检以提高检出率。对虫体鉴定有疑问时可进行苏木素染色。注意与阿米巴包囊区别。

2. 病理检查 以乙状结肠镜取病变组织，切片镜检，或刮取结肠肠壁上的分泌物涂片镜检。鉴别特征是虫体呈椭圆形，前端有纵裂的胞口及 1 个大核和 1 个小核。

3. 培养法 可用培养溶组织内阿米巴的培养基培养本虫后显微镜检查。

> **案例 10-1（续）**
>
> 　　患者精神较差，有脱水及营养不良现象，体检：体温 38.5℃，呼吸、脉搏、血压正常，腹部稍膨隆，右下腹有压痛，肠蠕动增强，肠鸣音活跃。腹部 B 超检查正常。实验室检查，血常规：HGB 130g/L，WBC 11.6×10^9/L，NE% 78%，LY% 16%，EO% 6%。粪检：痢疾杆菌培养阴性，溶组织内阿米巴包囊、滋养体及虫卵阴性。低倍镜可见结肠小袋纤毛虫滋养体，运动活跃，旋转前进。平均每个高倍镜视野 $2\sim3$ 个，诊断为结肠小袋纤毛虫病。遂用灭滴灵 0.4g，Tid×3d，大便正常，于一月后复查仍为阴性。
>
> **问题：**
>
> 　　1. 溶组织内阿米巴与结肠小袋纤毛虫在致病与临床表现上有哪些异同？
>
> 　　2. 根据该患者的病史，如何预防结肠小袋纤毛虫病？

【流行与防治】 结肠小袋纤毛虫呈世界性分布，热带、亚热带较多，其中以菲律宾、新几内亚、中美洲等地区最为常见。我国云南、广西、广东、福建、四川、湖北、河南、河北、山东、山西、陕西、吉林、辽宁、台湾等省、区都有过病例报道。已知 30 多种动物能感染此虫，其中猪的感染较普遍，感染率为 $14.2\%\sim72.2\%$，是最重要的传染源。一般认为人体的结肠环境对该虫不甚适合，因此人体的感染较少，呈散在发生。我国目前已报道结肠小袋纤毛虫病 500 余例。患者多与猪有密切接触史。有的地区发病率与猪的感染率一致，故认为猪是人体结肠小袋纤毛虫病的主要传染源。但也有一些地区猪的感染率很高，而人群中感染率极低，或只发现猪的感染。来源于猪体的虫体明显小于来源于人体的虫体，且用来源于猪体的虫体感染人体没有成功。所以有学者认为这是两个不同的种。最近对这两种来源的虫体的小亚基 rRNA DNA 进行了序列分析比对，发现同源性达到 99%。对其进一步的研究，可帮助我们理解该虫的生物学特点、动物株与人株的关系及宿主敏感性等问题。本病的传播途径除了与猪粪接触外，尚可通过家蝇及蟑螂的携带传播，也可能存在人-人的传播途径。人体主要是由于吞食被包囊污染的食物、水果或饮水感染。滋养体对外界环境有一定的抵抗力，如在厌氧环境和室温条件下能生存 10 天，但在胃酸中很快被杀死，因此，滋养体不是主要的传播时期。包囊的抵抗力较强，在室温下可存活 2 周至 2 个月，在潮湿环境里能生活 2 个月，在干燥而阴暗的环境里能活 1～2 周，在直射阳光下经 3 小时后才死亡，对于化学药品也有较强的抵抗力，在 10%甲醛溶液中能活 4 小时，在苯酚中包囊能生存 3 小时。防治本虫的原则与溶组织内阿米巴相同。结肠小袋纤毛虫病的发病率不高，重点在于预防，应加强卫生宣传教育，注意个人卫生和饮食卫生，管好人粪、猪粪，避免虫体污染食物和水源。治疗可用甲硝唑（metronidazole）或小檗碱等。

Summary

Tthe habitats of Balantidium in humans are the cecum and colon. Balantidiosis is a zoonotic disease and is acquired by humans via the fecal-oral route from the normal host, the pig，where it is asymptomatic. Water is the vehicle for most cases of balantidiosis. Human-to-human transmission may also occur. Humans who are infected by this protozoan may remain asymptomatic, as does the pig, or may develop dysentery similar to that caused by *Entamoeba histolytica*. Diagnosis is based on faecal examination，which reveals mainly trophozoites in acutely infected patients and cysts in chronic cases and carriers. metronidazole 750mg three times a day for 5 days may be used for the treatment of *B. coli* infection.

（杨秋林）

第三篇 医学蠕虫

蠕虫（helminth）是指借助肌肉收缩做蠕形运动的一类多细胞无脊椎动物。按生物学分类，蠕虫泛指包括扁形动物门（Phylum Platyhelminthes）、线形动物门（Phylum Nemathelminthes）和棘头动物门（Phylum Acanthocephala）所属的各种动物。医学蠕虫是指与人体健康有关的蠕虫，主要包括吸虫纲（Class Trematoda）、绦虫纲（Class Cestoda）和线虫纲（Class Nematoda）的一些虫种。寄生于人体的蠕虫有250多种，我国已发现40多种。在流行病学上，蠕虫分为土源性和生物源性两类。由蠕虫感染所致的疾病称蠕虫病（helminthiasis）。

第十一章 吸 虫

第一节 概 述

吸虫（trematode）属于扁形动物门、吸虫纲。吸虫纲下隶3个目：单殖目（Monogenea）、盾腹目（Aspidogastrea）和复殖目（Digenea）。寄生人体的吸虫均属复殖目，称为复殖吸虫（digenetic trematode）。目前已知感染人体的吸虫有210多种。生活史复杂，无性世代寄生于软体动物，有性世代多寄生于脊椎动物。我国常见的吸虫有华支睾吸虫、卫氏并殖吸虫、斯氏狸殖吸虫、布氏姜片吸虫、日本血吸虫和肝片形吸虫等。

【形态】

A. 成虫 多数成虫背腹扁平，呈叶状或舌状，两侧对称。大小依虫种而异。通常具有口吸盘（oral sucker）和腹吸盘（ventral sucker），是虫体附着和运动的主要器官。成虫由体壁和实质组织构成，无体腔，各系统器官位于网状的实质组织中（图11-1）。

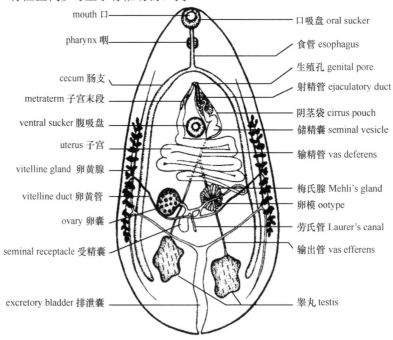

图 11-1 复殖吸虫成虫形态结构
Fig.11-1 Morphology of adult digenetic trematode

1. 体壁 由皮层（tegument）和皮层下的合胞体（syncytium）构成。皮层从外向内由外质膜（external plasma membrane）、基质（matrix）与基质膜（basal plasma membrane）组成。皮层的表面有许多皱褶、体棘及感觉乳突等，其形态、数量和分布随虫种与部位而异。皮层具有保护虫体、吸收营养和感觉等生理功能。基质膜下为基层（basement layer），基层之下为外环肌（circularmuscle）和内纵肌（longitudinal

muscle），虫体依靠肌肉的收缩，变换形状，在宿主组织进行吸附、移位等活动。

2. 消化系统 包括口（mouth）、前咽（prepharynx）、咽（pharynx）、食管（esophagus）及肠管（alimentary tract）（图 11-1）。口位于口吸盘中央，在虫体的前端或腹面。前咽短小或缺如。咽为肌质构造，呈球状。食管为细管状，其两侧常有若干个单细胞腺体，各有管道通向虫体前端。肠管分左右两个肠支，向体后端延伸，末端均为盲管。少数吸虫的两肠支在体后融合成单一盲管，如裂体科吸虫。从口至肠管前部是消化食物、吸收营养的主要场所。吸虫无肛门，

未消化吸收的废物经口排出体外。

3. 排泄系统 位于虫体两侧，为对称的管状系统。由焰细胞（flame cell）、毛细管（capillary tubule）、集合管（collecting tubule）、排泄囊（excretory bladder）和排泄孔（excretory pore）组成。焰细胞为凹形细胞，其内有细胞核、线粒体、内质网等。在凹入处有一束纤毛，活体显微镜观察时，纤毛颤动像跳动的火焰，因而得名（图 11-2）。纤毛颤动使液体流动，并形成较高的过滤压，促使含有氨、尿素、尿酸等废物的排泄液排出体外。焰细胞的数目与排列方式是吸虫分类的重要依据。吸虫的排泄孔只有 1 个，位于虫体的末端。

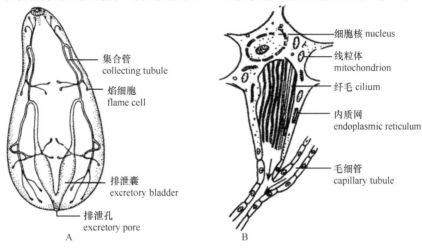

图 11-2　复殖吸虫成虫排泄系统

A. 排泄系统；B. 焰细胞结构

Fig.11-2　Excretory system of adult digenetic trematode

A. Excretory system；B. Structure of flame cell

4. 神经系统 在咽两侧各有一个脑神经节（brain ganglion），相当于神经中枢，节间有背索（dorsal funiculus）相连。由脑神经节向前后各发出 3 对纵神经干（nerve cards），向后的神经干间在不同水平通过横索相连。从神经干发出的神经支到达体壁、吸盘、咽、生殖系统及体壁外层感觉器，支配虫体的运动和感觉功能（图 11-3）。

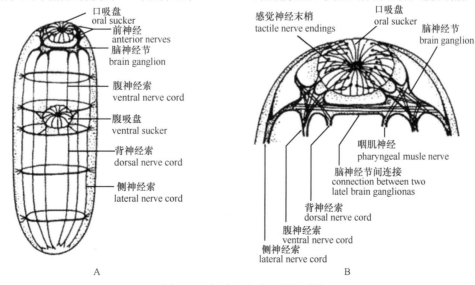

图 11-3　复殖吸虫成虫神经系统

A. 神经系统；B. 前端及口吸盘的神经分布

Fig.11-3　Nervous system of adult digenetic trematode

A. Nervous system；B. Innervation of anterior end and oral sucker

5. 生殖系统 除裂体科外，复殖吸虫均为雌雄同体（hermaphrodite）（图11-4、图11-5）。雌雄生殖孔均开口于生殖窦（genital sinus）。

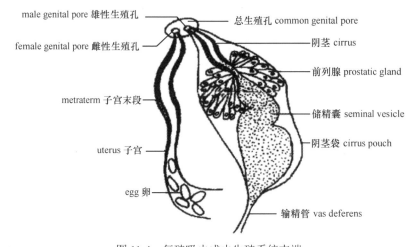

图 11-4 复殖吸虫成虫生殖系统末端
Fig.11-4 Extremity of genital system of adult digenetic trematode

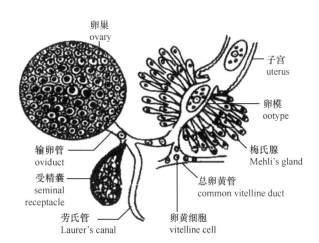

图 11-5 复殖吸虫成虫卵巢-卵膜结构
Fig.11-5 Structure of ovaryootype of adult digenetic trematode

duct）或阴茎（cirrus）、阴茎袋（cirrus pouch）等。某些虫种的前列腺、阴茎袋、阴茎缺失。睾丸一般为2个，日本血吸虫睾丸为7个。睾丸在实质组织中的位置、形态及走向因虫种而异，为虫种鉴别的重要特征。每个睾丸发出1支输出管，输出管汇合形成输精管，其远端形成雄性交配器官或阴茎，开口于生殖窦或生殖孔。交配时阴茎可经生殖孔伸出体外，并与雌性生殖器官的远端相交接。

（2）雌性生殖系统：包括卵巢（ovary）、输卵管（oviduct）、卵模（ootype）、梅氏腺（Mehli's gland）、受精囊（seminal receptacle）、劳氏管（Laurer's canal）、卵黄腺（vitelline gland）、卵黄管（vitelline duct）、总卵黄管（common vitelline duct）、卵黄囊（vitellinesac）和子宫（uterus）等。初级卵黄小管汇聚形成左右卵

（1）雄性生殖系统：包括睾丸（testis）、输出管（vas efferens）、输精管（vas deferens）、储精囊（seminal vesicle）、前列腺（prostatic gland）、射精管（ejaculatory

黄管，两卵黄管合并形成总卵黄管，开口于卵模腔。

吸虫可进行异体或自体受精。卵巢中形成的卵细胞经输卵管进入受精囊，与精子受精，然后与卵黄细胞一同进入卵模。卵黄细胞释出形成卵壳的物质，卵膜周围梅氏腺分泌物及部分子宫分泌物也参与卵壳的形成。虫卵在卵模内形成卵壳，并塑成特有的卵形，进入子宫，经生殖孔排出体外。子宫长短不一，靠近生殖孔的子宫末端，为肌质结构，具有阴道的作用。

吸虫的生殖系统最发达，所需营养物质也最多，合成与能量代谢也最旺盛。各种进入虫体的物质多在生殖系统代谢与消耗，杀虫药也会在此积聚，造成虫体结构与功能损伤，甚至死亡。

B. 虫卵 椭圆形，淡黄或金黄色。虫卵排出体外时，有的内含卵细胞和卵黄细胞，如布氏姜片吸虫卵和并殖吸虫卵；有的内含幼虫，如华支睾吸虫卵和日本血吸虫卵；有的卵内还附有胚膜、腺体分泌物等，如日本血吸虫卵。多数吸虫卵一端有卵盖，幼虫发育成熟后从卵盖孵出。日本血吸虫卵无卵盖，幼虫孵出时，卵壳纵向裂开。卵壳还可向外形成突起等附加结构。虫卵形态和结构是虫种鉴别和确诊的重要依据。

【生活史】 吸虫的生活史复杂，不但具有世代交替，还有宿主的转换。成虫为有性世代。无性世代包括虫卵（egg）、毛蚴（miracidium）、胞蚴（sporocyst）、雷蚴（redia）、尾蚴（cercaria）、囊蚴（metacercaria）（图11-6）。有的虫种从尾蚴期已开始有性世代，如异形异形吸虫。宿主的转换包括终宿主和中间宿主的转换。除日本血吸虫等少数虫种外，多数吸虫在无性世代也需转换宿主，第一中间宿主为淡水螺类或软体动

物,第二中间宿主依虫种而异,可为鱼类或节肢动物。终宿主多为人和脊椎动物。某些虫种的幼虫期可通过转续宿主进入终宿主体内,如卫氏并殖吸虫、斯氏狸殖吸虫等。

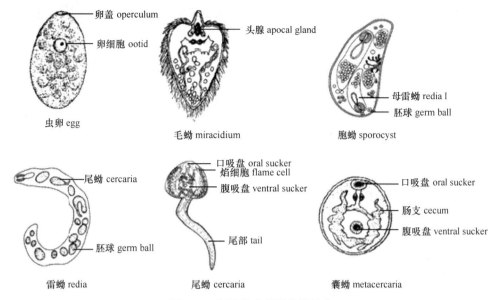

图 11-6 复殖吸虫卵及各期幼虫

Fig.11-6 Egg and various larval stages of digenetic trematode

吸虫生活史离不开水。虫卵在水中或被软体动物吞食后孵出毛蚴。毛蚴周身披有纤毛,运动活跃,体内有顶腺、头腺、胚细胞等结构。毛蚴进入中间宿主后发育为胞蚴。胞蚴无消化器官,其内胚球反复分裂,发育成多个雷蚴,从母体逸出。雷蚴体内胚球再分化发育为多个子雷蚴及尾蚴。胞蚴和雷蚴可以不止一代,均通过体表摄取营养物质。尾蚴成熟后从母体逸出,借助尾部的摆动,在水中游动,侵入第二中间宿主体内或在某些物体表面形成囊蚴,经口进入终宿主消化道,后尾蚴脱囊形成童虫,移行至寄生部位,逐渐发育为成虫。裂体科吸虫缺雷蚴和囊蚴期,尾蚴经皮肤直接侵入终宿主。

不同器官组织为虫体提供不同发育期所需的营养物质,虫体能识别不断改变的连续刺激,从而按一定移行途径到达定居部位。不适宜宿主不能提供必需的营养物质及生理信号,因而出现异常的移行,导致幼虫移行症(larva migrans),如斯氏狸殖吸虫。

【生理】 在种系演化过程中,吸虫既未丧失自生生活的某些特性,又具有适应宿主内环境变化的能力,这是其重要的生理特征。

吸虫的营养主要来源于宿主的肠内容物、肠黏膜、血液或组织液等,依虫种和寄生部位而异。其消化过程主要在肠内(细胞外)进行,有的吸虫兼有细胞外和细胞内消化。寄生吸虫与宿主体液间有一层营养界面,既存在于虫体的体表,也存在于虫体消化管道的内面,吸虫由此界面吸收葡萄糖、氨基酸、维生素和核苷等,同时排出代谢产物和分泌物。

吸虫的能量主要来源于无氧糖酵解,即使在氧含量充足的血液中也是如此,这正是杀虫药物的作用靶点。例如,三价锑化合物可抑制血吸虫糖酵解途径中磷酸果糖激酶的活力,进而杀灭虫体。葡萄糖和糖原为主要的代谢糖类。某些虫种的幼虫期,还能从有氧代谢中获得一定能量,以满足快速生长的需要,如日本血吸虫。有氧代谢虽不是吸虫能量的主要来源,但氧却是合成卵壳等物质所必需的成分。氧主要是由体表、消化道内壁或其他与氧接触的部位进入体内,经体液扩散,或由血红蛋白携带到所需器官。

蛋白质普遍存在于吸虫组织中,包括结构蛋白(胶原蛋白、硬蛋白、血红蛋白、收缩蛋白、弹性蛋白等)、游离蛋白和酶三大类。蛋白质除作为虫体的重要结构成分外,还参与多种酶促反应,构成收缩运动系统并维持运转;构成吸虫的保护因子、毒素、激素、氨基酸储备;参与调节渗透压及氧、二氧化碳的运输。吸虫合成蛋白质的氨基酸从消化道或体表吸收。成虫体内虽有蛋白质分解代谢,但并非能量的主要来源。

脂类在吸虫组织中具有多种功能,既是细胞膜的主要结构组分,又是重要的能量储备形式,部分脂类也是细胞色素链和膜运转机制中的组分之一,类固醇在代谢调节中起决定性作用。吸虫缺少脂类代谢,脂肪酸全部从宿主获得,吸虫本身只有加长某些脂肪链的功能。

吸虫的主要排泄产物有氨和少量的尿素、尿酸、氨基酸。由于脂类的更新方式只能依靠排泄,因此排泄产物中还含有脂类。

【分类】 我国常见人体吸虫的分类见表 11-1。

表 11-1 我国常见寄生人体吸虫的分类
Table 11-1 Classification of digenetic trematodes in humans in China

科 family	属 genus	种 species	寄生部位 Parasitic site	感染途径 Infection route
后睾科 Opisthorchiidae	支睾属 *Clonorchis*	华支睾吸虫 *Clonorchis sinensis*	肝胆管 hepatic duck	经口 by mouth
并殖科 Paragonimidae	并殖属 *Paragonimus* 狸殖属 *Pagumogonimus*	卫氏并殖吸虫 *Paragonimus westermani* 斯氏狸殖吸虫 *Pagumogonimus skrjabini*	肺 Lung 皮下、肝等 subcutaneous，liver，tec	经口 by mouth 经口 by mouth
裂体科 Schistosomatidae	裂体属 *Schistosoma*	日本裂体吸虫 *Schistosoma japonicum*	门脉-肠系膜静脉 portal-mesentery vein	经皮肤 by skin
异形科 Heterophyidae	异形属 *Heterophyes*	异形异形吸虫 *Heterophyes*	小肠 small intestine	经口 by skin
片形科 Fasciolidae	姜片属 *Fasciolopsis* 片形属 *Fasciola*	布氏姜片吸虫 *Fasciolopsis buski* 肝片形吸虫 *Fasciola hepatica*	小肠 small intestine 肝胆管 hepatic dack	经口 by skin 经口 by skin
棘口科 Echinostomatidae	棘隙属 *Echinochasmus*	日本棘隙吸虫 *Echinochasmus japonicus*	小肠 small intestine	经口 by skin

（蔡连顺）

第二节 华支睾吸虫

案例 11-1

患者，男，46 岁，黑龙江省某农场职员，平日较少重体力劳动。近 3 年来，时感乏力，打不起精神，消瘦。心口窝处时有胀痛，眼睛发黄，常感冒。在附近县医院多次就诊，医生说肝有些大，巩膜黄染；B 超检查发现胆管扩张；抽血化验 ALT 升高。医生先后怀疑慢性胃炎、慢性黄疸性肝炎、慢性胆管炎，经消炎、对症治疗，有好转。近半年患者发现皮肤开始发黄，2 天前出现右上腹阵发性绞痛，发作时疼痛难忍，遂到市医院就诊。

问题：

1. 患者为什么会出现眼睛黄、皮肤黄？

2. 您怀疑患者是什么病？为明确诊断，进一步需要做哪些检查？

华支睾吸虫是中华分支睾吸虫[*Clonorchis sinensis*（Cobbold，1875）Looss，1907]的简称。成虫主要寄生于终宿主肝胆管内，引起华支睾吸虫病（clonorchiasis），又称肝吸虫病。1874 年首次在印度加尔各答一华侨体内发现华支睾吸虫。1908 年证实我国有本病存在。1975 年在我国湖北省江陵县西汉古尸、战国楚墓古尸内相继发现本虫虫卵，证明华支睾吸虫病在我国至少已有 2300 多年的历史。

【形态】

1. 成虫 虫体狭长，背腹扁平，前端较窄，后端钝圆，形似柳叶状，体表无棘。虫体大小为（10～25）mm×（3～5）mm。活体肉红色，固定后呈灰白色。口吸盘位于体前端，腹吸盘位于体前 1/5 处，略小于口吸盘。消化道简单，口位于口吸盘的中央，咽

呈球形，食管短，其后分为两肠支，沿虫体两侧直达后端，终于盲端。雌雄同体。睾丸 1 对，呈分支状，前后排列于虫体后 1/3 处。从睾丸各发出 1 条输出管，前行约在虫体中部汇合成输精管，通入储精囊，经射精管开口于腹吸盘前缘的生殖腔。卵巢 1 个，分叶状，位于睾丸之前。受精囊呈椭圆形，位于卵巢与睾丸之间，与输卵管相通。卵模之前为充满虫卵的子宫，盘绕向前，开口于生殖腔。卵黄腺呈滤泡状，分布于虫体两侧，从腹吸盘向下延至受精囊水平（图 11-7）。

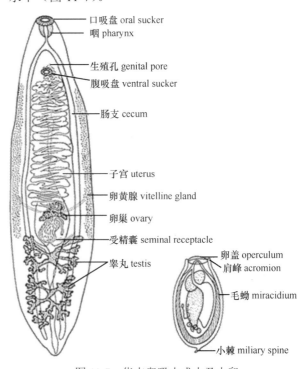

图 11-7 华支睾吸虫成虫及虫卵
Fig.11-7 Adult and egg of *Clonorchis sinensis*

华支睾吸虫的染色体数目为 $2n=14$，除二倍体外，还可见少量的四倍体。

2. 虫卵　黄褐色，形似芝麻，平均大小为 $29\mu m \times 17\mu m$，是人体蠕虫卵中最小者。前端较窄，有明显的卵盖，其周缘隆起形成肩峰，虫卵另端可见小疣状突起，亦称棘突或小棘。自终宿主粪便排出时，卵内含成熟的毛蚴（图 11-7）。

【生活史】　华支睾吸虫生活史具有典型的吸虫生活史特征，包括虫卵、毛蚴、胞蚴、雷蚴、尾蚴、囊蚴、童虫和成虫阶段。

成虫寄生于人或肉食类哺乳动物（狗、猫等）的肝胆管内，严重时也可在胆囊、胆管内寄生，偶可侵犯胰腺管等。产出的虫卵随胆汁进入小肠，随粪便排出体外。每条成虫日平均排卵量可超过 2400 个。当虫卵进入水中，被第一中间宿主淡水螺（纹沼螺、赤豆螺、长角涵螺等）吞食，在螺消化道孵出毛蚴，穿过肠壁，在螺体内发育，经过胞蚴、雷蚴的发育和增殖，产生大量尾蚴，成熟的尾蚴从螺体逸出，在水中游动，可存活 1～2 天，其间如遇到适宜的第二中间宿主淡水鱼、虾类，尾蚴吸附其体表，依赖虫体分泌的透明质酸酶、蛋白水解酶等，并借助尾部的运动侵入其皮下、肌肉，发育成囊蚴。囊蚴呈椭圆形，大小 $138\mu m \times 115\mu m$，有两层囊壁，内含 1 条后尾蚴，在鱼体可存活 3 个月至 1 年。

终宿主因食入含活囊蚴的淡水鱼、虾而感染（图 11-8）。囊蚴在小肠消化液的作用下，囊壁被软化，其内幼虫的酶系统被激活，幼虫活动加剧，在十二指肠内破囊而出。脱囊后的童虫逆胆汁流动的方向移行，经胆总管至肝胆管，发育为成虫。动物实验表明，童虫也可经血管或穿过肠壁经腹腔直达肝胆管内。即使将囊蚴注入动物腹腔，幼虫同样能破囊而出，移行至肝胆管。这可能与虫体本身所具有的组织向性有关。

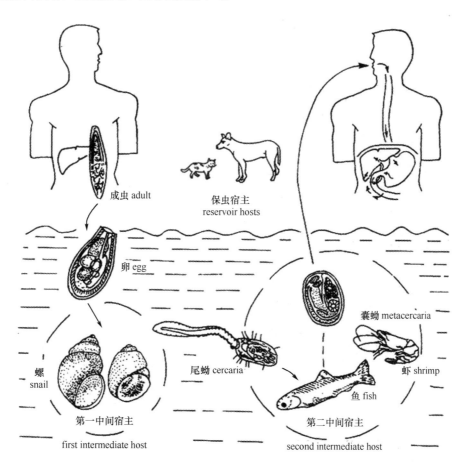

图 11-8　华支睾吸虫生活史
Fig.11-8　Life cycle of *Clonorchis sinensis*

从囊蚴进入人体发育为成虫，并随粪便排卵，约需 1 个月时间，人体感染成虫的数量差别较大，最多报道为 21 000 条。成虫寿命一般可达 20～30 年。

【致病】

1. 致病机制　病变主要发生在肝的次级胆管，亦可累及肝外胆管、胆总管、胆囊及胰腺管等，其程度因感染轻重和病程而异。成虫在胆管内吸附或蠕动，破坏胆道上皮及黏膜下血管，并吸食血液。虫体分泌物、代谢产物的刺激和机械性阻塞作用，引起胆管内膜及胆管周围的炎性反应，表现为胆管壁上皮细胞不断脱落、增生和纤维化，管壁变厚，管腔变窄，甚至堵塞，引起胆汁淤滞，梗阻上方的胆管出现局限性扩张，严重者出现阻塞性黄疸（图11-9）。由于胆汁流通不畅，易合并细菌感染，常导致胆管炎、胆囊炎或胆管肝炎。如伴有腺体大量增生，亦可形成胆囊息肉。淤滞的胆汁中，可溶性葡萄糖醛酸胆红素在细菌性β-葡萄糖醛酸苷酶的作用下，形成难溶的胆红素钙，并与虫卵、死亡的虫体碎片、脱落的胆管上皮细胞等形成胆管结石，在胆石核心常可找到虫卵。在本病流行区，临床外科因胆囊炎、胆石症手术的患者当中，常见本病的感染，时有胆囊切除术后从T型引流管排虫的案例。

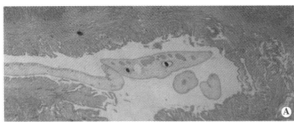

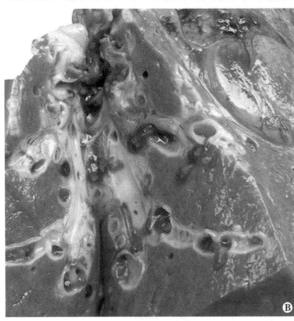

图11-9　华支睾吸虫病患者肝脏病理
A. 肝病理切片；B. 肝大体标本
Fig.11-9　Liver pathology of patient with clonorchiasis
A. Liver pathological section；B. Liver gross

华支睾吸虫寄生还可致肝实质病变，常以肝左叶为主，可能因左肝管较右肝管粗而直，童虫较易进入有关。扩张的小胆管及胆汁的外渗，压迫肝内血管，使邻近肝细胞发生缺血和坏死，纤维组织向胆管伸展，包围小叶，并散布于肝细胞间，最后形成肝硬化，出现肝功能障碍。研究表明，肝损伤的机制与多种因素有关，除机械性作用外，脂质过氧化物、黏附分子、某些细胞因子（白细胞介素-2、肿瘤坏死因子等）均

可参与对肝细胞的损伤。肝受损可使消化及营养吸收不良，引起宿主的营养或代谢紊乱，重者造成机体各器官的功能障碍。若脑垂体功能受损，则因生长激素分泌缺乏或不足，导致侏儒症。

文献资料显示，华支睾吸虫虫体的机械性损伤和化学性刺激，可诱发癌变；华支睾吸虫感染与胆管细胞癌相关。2009年，WHO国际癌症研究署（International Agency for Research on Cancer，IARC）将华支睾吸虫确定为胆管细胞癌的致癌物（1类）。

2. 临床表现　急性期病人多因一次食入大量华支睾吸虫囊蚴所致，潜伏期1个月左右。起病急骤，以发热、上腹部疼痛、腹泻、肝肿大为主要表现，伴血中嗜酸性粒细胞增多。

华支睾吸虫病一般表现为慢性过程，反复多次小量感染是其主要原因；急性期如未得到及时有效的治疗，也可演变为慢性。临床表现因虫的多少、病程长短、有无并发症及患者的机体反应而异。轻度感染者可无明显的临床症状，或有较轻的消化系统症状；中度感染者出现低热、食欲不振、消瘦、乏力、腹泻、肝区疼痛、肝肿大等临床表现。长期慢性感染可伴有多种并发症。重度感染者症状明显加重，可形成肝硬化和门静脉高压。晚期常因上消化道出血、肝性脑病，或由于长期腹泻导致脱水和电解质平衡紊乱而死亡。儿童重度感染可伴有明显的生长发育障碍，甚至形成侏儒症。据报道，华支睾吸虫病的并发症和合并症多达21种，极易被误诊。

实验室检查可见不同程度的贫血，嗜酸性粒细胞增多，血沉加快，血清ALT、谷草转氨酶（AST）等活力增高，血浆总蛋白和白蛋白减少，白蛋白/球蛋白比例倒置。

案例11-1（续）

患者经查体显示：消瘦，痛苦面容。巩膜及皮肤黄染，肝掌，肝脏肋下触及1.0cm，胆囊区有压痛和扣击痛。血常规：EO% 19%；肝功能：ALT 92U/L，AST 53U/L，TBIL 35 μmol/L；乙肝、丙肝病毒系列检查正常；便常规检查未见异常。B超提示慢性胆管炎、胆囊息肉、胆囊结石、肝内有多发性结节。以慢性胆管炎、胆石症（胆绞痛急性发作）、胆囊息肉收入院。

入院第二天，患者胆绞痛再次发作，愈发剧烈，痛苦难耐，遂进行手术治疗。

问题：

1. 患者血常规检查嗜酸性粒细胞比例增高，意味着什么？

2. 患者为什么出现ALT、AST的异常以及肝掌体征？

3. 您认同入院时的3项初步诊断（慢性胆管炎、胆石症、胆囊息肉）吗？这些诊断与华支睾吸虫病有无关联？

【实验诊断】 华支睾吸虫病的症状缺乏特异性，患者常因并发症来就诊，极易被误诊。对可疑患者应详细询问病史，了解其是否来自或到过流行区，有无生食或半生食鱼、虾的习惯；结合临床症状和体征，有针对性地进行各种辅助检查，确诊有赖于病原学检查。应注意与其他病因引起的肝炎、胆囊炎、胃炎、胆结石、十二指肠溃疡、肝硬化等鉴别。

1. 病原学检查 在粪便或十二指肠液中检获华支睾吸虫卵是确诊的依据。一般在感染后 1 个月，在粪便中可发现虫卵。

（1）涂片法：直接涂片法简便易行，但由于所用粪便量少，虫卵小，轻度感染者易漏检，反复多次检查可提高检出率。在进行大规模流行病调查中，推荐使用改良加藤法（定量透明厚涂片法），可定性，也可定量，检出率达 95% 以上，被认为是最有效的粪检方法之一。

（2）集卵法：较直接涂片法检出率高，包括沉淀集卵法和漂浮集卵法，前者检出率高于后者。

（3）十二指肠引流液检查：将引流的胆汁离心沉淀后检查虫卵，检出率可达 100%；亦可引流出活成虫确诊。但本法操作较复杂，患者一般不愿意接受，适用于疑难病例的诊断。华支睾吸虫卵与异形异形吸虫卵、横川后殖吸虫卵极为相似，应注意仔细鉴别。

2. 免疫学检查 具有辅助诊断意义。近年来随着酶、同位素、生物素和胶体金等标记技术的发展和应用，大大提高了检测血清抗体或抗原的敏感性和特异性。

目前常用的方法有皮内试验和酶联免疫吸附试验（ELISA）。皮内试验的优点在于普查时起过筛作用，从而减少粪检的工作量。ELISA 具有简便快速、敏感性高、特异性强、样品用量少、判断结果容易等优点，既能检测血中抗体，又可检测循环抗原，阳性率可达 88.8%～98.31%，是符合现场需要的较为理想的免疫诊断方法。用双抗体夹心 ELISA 检测循环抗原，亦可作为现症病人的辅助诊断依据。改良后的 Dot-ELISA、SPA-ELISA、凝胶扩散-ELISA（DIG-ELISA）以及生物素-亲和素-ELISA（ABC-ELISA）等，检测效果优于传统的 ELISA 方法。此外，采用间接血凝试验（IHA）、间接荧光抗体试验（IFAT）、对流免疫电泳（CIE）、金标免疫渗滤法（DIGFA）、斑点免疫金银染色（Dot-IGSS）等方法，检测患者血清中的抗体，也取得了较好效果。

3. 影像学检查 B 型超声图像上呈多种异常改变，如肝内光点粗密欠均，胆管不同程度扩张，胆管壁增厚，回声增强，出现双轨征或"等号"样声像。尽管特异性不强，仍不失为较好的辅助诊断和疗效考核的方法之一。CT、磁共振技术也有辅助诊断意义。

4. 其他检查方法 包括血常规、肝功能检测等。PCR、实时荧光 PCR 检测技术也可用于本病诊断。

一些学者已从华支睾吸虫 cDNA 文库中，筛选出目的基因，在细菌中表达后，研制出能被华支睾吸虫病人及感染动物血清识别的重组抗原，对本病的诊断具有潜在的应用价值。

案例 11-1（续）

医生为患者紧急行胆囊切除、胆总管 T 型管引流术。在引流的胆汁中，意外发现了 20 余条扁片状虫体，经鉴定为华支睾吸虫成虫。医生追问病史，患者从 20 多岁起，常年喜食当地特色杀生鱼，美味的诱惑终究完成了诱"祸"！

医生给患者口服吡喹酮驱虫，1000mg，Tid×3d，服药后从引流液中共检获虫体 9974 条，多数为活虫，服药后数日仍有少量虫体间断排出。

问题：

1. 患者粪便中为何没有查到华支睾吸虫卵？

2. 术前为什么始终没有诊断出华支睾吸虫病？

3. 华支睾吸虫病如得不到及时诊治，会产生哪些严重后果？

【流行】 华支睾吸虫主要分布于中国、日本、韩国、朝鲜和越南等东南亚国家以及俄罗斯远东地区。随着移民的迁入，一些非流行区和包括北美、西欧的发达国家，病例报告也越来越多。近年来，华支睾吸虫病的流行和危害得到国际上的重视，2010 年 WHO 在"全球被忽视热带病首次报告"中，发布了 17 种（组）"被忽视的热带病"，本病位列其中，在 2013 年第二次报告中，仍位其列，并初步估算了本病的疾病负担，提出了防治策略。

我国除新疆、内蒙古、甘肃、青海、西藏、宁夏等尚未报道外，包括台湾、香港在内的 27 个省（市、区）均有不同程度的流行。南方以广东和广西，特别是珠江三角洲一带为重度流行区。北方以黑龙江、吉林、辽宁等省流行严重。长江流域、黄淮流域及部分丘陵地带呈轻、中度流行。根据 2001～2004 年全国人体重要寄生虫病现状调查报告，食源性寄生虫病中最有代表性的华支睾吸虫病感染率为 2.40%，相比 1990 年上升了 75%，其中广东、广西、吉林 3 省（区）分别上升了 182%、164% 和 630%。广西的一些县、市，本病的感染率接近 50%。我国华支睾吸虫病呈点片状流行和分布特点，有一定的家庭聚集性。在流行区该病已成为严重的公共卫生问题。

1. 传染源 包括病人、带虫者以及受感染的保虫宿主。在大多数流行区，人、畜、兽 3 种传染源并存。保虫宿主种类多，活动范围广，感染率较高，是本病重要的传染源，常见的有猫、狗、猪、鼠类。此外，还包括牛、兔、貂、水獭、獾、鸭、鼬、狐狸、狼及犴等 30 余种动物。豚鼠、大鼠、海狸鼠、长爪沙鼠、家兔、恒河猴、仓鼠等多种哺乳动物可作为易感的动物模型。

2. 传播途径　粪便处理不当，如直接在水中刷洗马桶、在鱼塘上建造厕所及动物随意便溺等，使虫卵有机会入水，此为该病传播的重要环节；水中同时存在第一、第二中间宿主，是虫卵得以继续发育的必要条件；生食或半生食含活囊蚴的鱼、虾，是导致本病流行的根本原因。

已证实有 12 种淡水螺可作为华支睾吸虫的第一中间宿主。常见的有：纹沼螺（*Parafossarulus striatulus*）、长角涵螺（*Alocinma longicornis*）和赤豆螺（*Bithynia fuchsianus*），均为河渠、沟塘中小型螺蛳，适应能力强。螺类的感染程度各地报道不一，且感染率随季节变化，尾蚴感染赤豆螺一般以 5～10 月为高。第二中间宿主为淡水鱼、虾类。已证实的淡水鱼宿主有 19 科 74 属 145 种，我国有 112 种，分属17 科 63 属。其中绝大多数为鲤科淡水鱼，以草鱼（白鲩，*Ctenopharyngodon idellus*）、青鱼（黑鲩，*Mylopharyngodon piceus*）、鲤鱼（*Cyprinus carpio*）、鲢鱼（*Hypophthalmichthys molitrix*）、鳙鱼（大头鱼，*Aristichthys nobilis*）、鲮鱼（*Cirrhinus molitorella*）、鳊鱼（*Parabramis pekinensis*）和鲫鱼（*Carassius auratus*）等最为重要。野生小型鱼类如麦穗鱼（*Pseudorasbora parva*）、克氏鲦鱼（*Hemiculter kneri*）等，不仅感染率高，感染度也较重，尤其是麦穗鱼，在某些地区其感染率可高达 100%，如台湾省日月潭地区、黑龙江省东部地区。华支睾吸虫囊蚴可遍布鱼的体表和体内，以背部肌肉和鱼皮分布最多。此外，细足米虾（*Caridina nilotica gracilipes*）、巨掌沼虾（*Macrobrachium superbum*）、中华长臂虾（*Palaemonstes sinensis*）等淡水虾体内也可有囊蚴寄生。

3. 易感人群　人群对本虫普遍易感，关键因素是生食或半生食鱼、虾习惯。一般男性感染者多于女性。各年龄段人群均可感染，最小者 3 个月，最大者 87 岁。平原水网型地区以成人为主，年龄多分布在20～50 岁。山地丘陵型以儿童多见。成人感染方式以食"鱼生"为主，如我国广东、香港和台湾等地居民有食生鱼片、鱼生粥或烫鱼片的习惯，东北地区的居民有生拌鱼肉佐酒的习惯。儿童感染则与在野外食用未烧烤熟透的鱼、虾有关。实验证明，1mm 厚鱼片中的囊蚴，在 60℃、70℃和 90℃水中，分别需 15s、6s 和 1s 方可被杀死。囊蚴在食醋（含乙酸浓度 3.36%）中可存活 2 小时，在酱油（含 NaCl 19.3%）中可存活 5小时。其他鱼生蘸料，如大蒜汁、辣椒浸液短时间内不能杀死本虫囊蚴。在烧、烤、烫或蒸全鱼时，因温度和时间不足，或鱼肉过厚，囊蚴得以存活。此外，食入"醉虾"，切生鱼和熟食的刀、砧板不分，用盛生鱼的器皿盛熟食，抓鱼后不洗手，或用口叼鱼，均有可能食入活囊蚴。在河边剖杀鱼，将鱼内脏和鱼鳃等废弃物丢入水中，都可增加宿主因饮生水被感染的风险。

【防治】

1. 控制传染源　积极治疗病人和带虫者。首选药物为吡喹酮（praziquantel），具有疗程短、疗效高、在体内吸收、代谢、排泄快等优点。也可用阿苯达唑治疗，或阿苯达唑与吡喹酮配伍应用。近年来研发的抗肠道线虫新药三苯双脒（tribendimidine），对华支睾吸虫病的疗效与吡喹酮相似，且副作用较小，值得关注。同时要加强对保虫宿主的管理，不用生鱼、虾喂食猫、犬、猪等动物，大力捕杀鼠等保虫宿主，以减少和消灭传染源。

2. 切断传播途径　加强粪便管理，防止未经无害化处理的人畜粪便入水。禁止在鱼塘上或周围修建厕所，以防虫卵污染水体。定期治理鱼塘、灭螺。

3. 保护易感人群　普及本病的防治知识，使人群真正了解本病的危害及传播途径，不食生或未熟的鱼、虾，注意生、熟食品的厨具分开使用。掌握正确的烹调方法和改变饮食习惯，是预防本病的关键。

（颜　超　蔡连顺）

第三节　并殖吸虫

并殖吸虫（*Paragonimus*）因成虫雌雄性生殖器官左右并列而得名。成虫主要寄生于人及哺乳动物的肺脏，又称肺吸虫（lung fluke），引起的疾病称并殖吸虫病（paragonimiasis），也称肺吸虫病。目前已报道的并殖吸虫有 50 余种，其中我国有 32 种。在我国主要致病虫种有卫氏并殖吸虫和斯氏狸殖吸虫，前者以引起卫氏并殖吸虫病为主，后者以引起幼虫移行症为主。

一、卫氏并殖吸虫

案例 11-2

患者，男，19 岁，四川人，学生。9 个月前出现发热、胸痛、咳嗽症状。X 片显示左上肺结节状阴影。按肺癌化疗 2 个月未见好转，后按结核治疗 2 个月无效，症状加重，遂转院就诊。

问题：

从寄生虫学角度分析，患有哪几种寄生虫病的可能？

卫氏并殖吸虫[*Paragonimus westermani*（Kerbert, 1878）Braun，1899]是人体并殖吸虫病的主要病原。1877 年由 Westermani 首先在印度虎肺中发现，1878

年由 Kerbert 定名为卫氏二口吸虫，后由 Braun 将各种同物异名的肺吸虫统一命名为卫氏并殖吸虫。1879年 Ringer 在台湾的一位葡萄牙籍人肺部检获虫体，此为首发人体病例。1930 年在浙江绍兴报道我国大陆第 1 例病例。

【形态】

1. 成虫　虫体肥厚，椭圆形，背面隆起，腹面扁平，常伸缩活动，体形多变。活虫暗红色，固定标本呈灰白色。长 7.5～12mm，宽 4～6mm，厚 3.5～5.0mm。体表密布细小的体棘。口、腹吸盘大小相近，口吸盘位于虫体前端，腹吸盘位于体中横线之前。消化器官包括口、咽、食管和肠支，两肠支沿虫体两侧形成 3～4 个弯曲，延伸至后部，终于盲端。生殖器官构造复杂，睾丸 2 个，呈分叶状，左右并列于虫体后 1/3 处。卵巢分 5～6 叶，形如指状，子宫盘曲成团，与卵巢左右并列于腹吸盘之后。卵黄腺由许多密集的卵黄滤泡组成，分布于虫体两侧，自口吸盘水平直至虫体末端（图 11-10）。卫氏并殖吸虫成虫有 2 种染色体类型，即二倍体型（2n=22）与三倍体型（3n=33），二者在染色体数量和 DNA 酶谱图形方面有明显差别。一般三倍体型能在宿主体内发育成熟并产卵，而二倍体型不易发育成熟，难以查见虫卵。

2. 虫卵　金黄色，椭圆形，大小（80～118）μm×（48～60）μm。一端有卵盖，较宽大，略倾斜。卵壳厚薄不匀，卵盖对侧的卵壳常有增厚的现象。卵内含 1 个卵细胞及 10 余个卵黄细胞（图 11-10）。

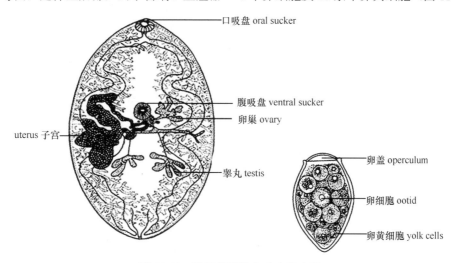

图 11-10　卫氏并殖吸虫成虫和虫卵
Fig.11-10　Adult and egg of *Paragonimus westermani*

【生活史】　卫氏并殖吸虫终宿主包括人和多种肉食类哺乳动物。第一中间宿主为黑贝科和蜷科淡水螺类，第二中间宿主为淡水蟹或蝲蛄。

成虫主要寄生于肺脏，产出的虫卵随痰排出，或痰被咽下随粪便排出。虫卵入水后，在 25～30℃条件下约经 3 周孵出毛蚴，遇到适宜的第一中间宿主淡水螺类，则主动侵入螺体，经胞蚴、母雷蚴、子雷蚴的发育和无性生殖，形成尾蚴。尾蚴体大，具球形短尾。成熟的尾蚴从螺体逸出，主动侵入或随螺体被第二中间吞食，发育为囊蚴。囊蚴呈球形，乳白色，具两层囊壁，直径 300～400μm。终宿主因食入含活囊蚴的淡水蟹或蝲蛄而感染（图 11-11）。

囊蚴进入终宿主小肠上段，在消化液作用下经0.5～1 小时，后尾蚴脱囊逸出，进一步发育为童虫。童虫依靠强劲的伸缩运动和穿刺腺分泌物的作用，穿透肠壁进入腹腔，徘徊于腹腔和腹腔器官之间，经 1～3 周移行窜扰后，童虫穿过膈肌经胸腔入肺，破坏肺组织形成虫囊，在囊内逐步发育为成虫。1 个虫囊通常含 2 个虫体。童虫在移行过程中，还可侵犯肺以外的组织器官，引起异位寄生。在腹腔可侵入邻近组织，如腹部皮下、肝脏；进入胸腔的虫体可经纵隔侵入心包；还可沿纵隔经颈内动脉周围软组织上行，通过颈动脉管外孔和破裂孔上口入颅中窝，侵入脑组织；有时可侵犯脊髓、眼眶、睾丸、淋巴结等处。异位寄生的童虫成熟时间需更长，有些不能发育为成虫。从感染囊蚴至成虫发育成熟，需 2～3 个月。成虫寿命一般为 5～6 年，长者可达 20 年。

【致病】

1. 致病机制　主要是童虫或成虫在组织器官内移行、寄居造成的机械性损伤，以及代谢产物等引起的免疫病理反应。病理过程分急性期和慢性期。

（1）急性期：主要由童虫移行所致，引起急性卫氏并殖吸虫病。脱囊后的童虫穿过肠壁黏膜形成血性或脓性窦道；在腹腔移行可引起混浊或血性腹水；进入胸腔可致胸膜炎及胸腔积液；在肝表面移行或穿过肝组织，引起局部出血、坏死。

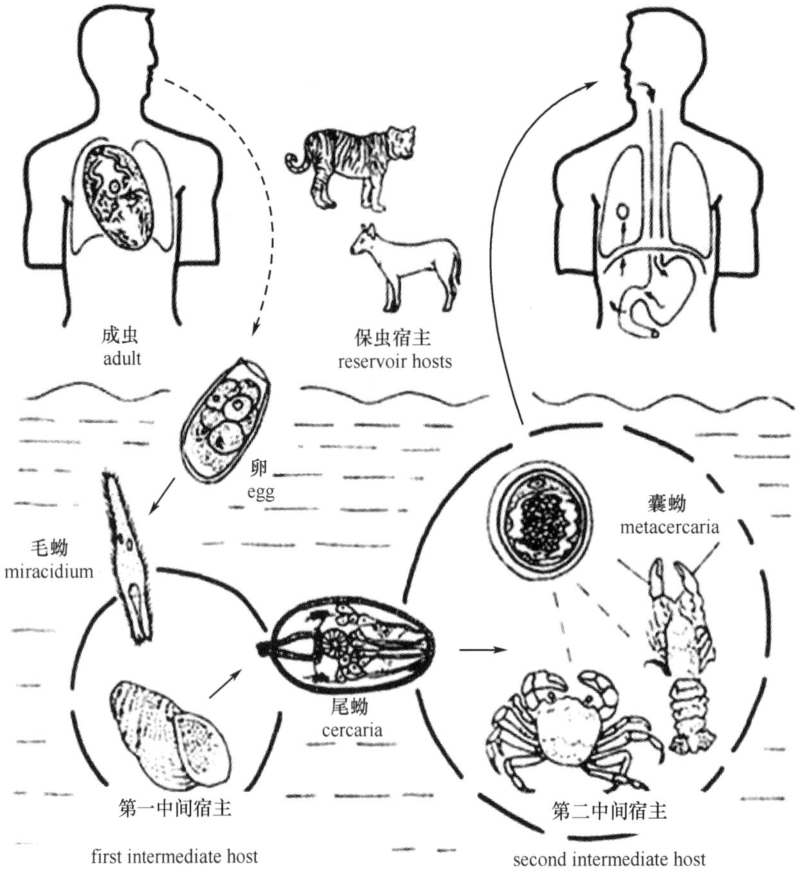

图 11-11　卫氏并殖吸虫生活史
Fig.11-11　Life cycle of *Paragonimus westermani*

（2）慢性期：童虫进入肺脏发育和寄生所致，引起慢性卫氏并殖吸虫病。病理过程分 3 期：

1）脓肿期：虫体在肺组织移行，引起组织破坏、点状或片状出血，形成隧道状或窟穴状病灶。继之病变周围产生肉芽组织，形成薄膜状脓肿壁。X 线显示边缘模糊的浸润性阴影。

2）囊肿期：脓肿内大量炎性细胞浸润、死亡、崩解和液化，形成赤褐色黏稠性液体，周围肉芽组织增生，囊壁变厚，形成囊肿。肉眼可见边界清楚的结节状虫囊。镜下检查囊内有夏科-雷登结晶和大量虫卵。因童虫有游走性，或囊肿之间互相沟通，易形成多房性囊肿。X 线显示边缘清晰的结节状阴影，或多房囊样阴影，有时可见液平。

3）纤维瘢痕期：虫体死亡或转移，囊内容物逐渐被吸收或随痰咳出，囊腔被肉芽组织充填，继而纤维化形成瘢痕。X 线显示硬结性或条索状阴影。

以上 3 期病变常可同时见于同一器官。

2. 临床表现　常累及全身多个器官，故临床表现复杂多样。根据病情及病变部位，分以下类型。

（1）急性卫氏并殖吸虫病：潜伏期短，数天至 1 个月。轻度感染者表现为食欲不振、乏力、消瘦、低热、皮疹等；重度感染者在数小时即可出现症状，发病急，毒血症状明显，高热伴有胸闷、胸痛、咳嗽、

气短等呼吸系统症状，或腹痛、腹泻、肝大、腹水等消化系统症状；血象检查白细胞增多，嗜酸性粒细胞升高明显，一般为 20%～40%，高者超过 80%。

（2）慢性卫氏并殖吸虫病：

1）胸肺型：最常见。以咳嗽、胸痛、咳痰为主，铁锈色或棕褐色血痰为典型特征。痰中含有大量虫卵、夏科-雷登结晶及嗜酸性粒细胞。易被误诊为肺结核或肺炎。虫体在胸腔窜扰时，可引起胸膜炎、胸腔积液、胸膜粘连，心包炎或心包积液。

2）腹型：约占病例的 1/3。以全腹或右下腹隐痛、腹泻为主，有时出现芝麻酱状或脓血便，甚至发生腹腔脏器粘连、肠梗阻等。腹痛剧烈时易被误诊为急性阑尾炎。

3）肝型：儿童多见。以肝区疼痛、乏力、食欲不振为主，肝脏常肿大，伴肝功能受损。

4）皮肤型：约占病例的 10%。以游走性皮下包块为特征，潜伏期 2 个月以上。好发于腹壁、胸背、腰背、腹股沟等处，还可见于其他体表部位。结节呈单发，或多个成串，直径 1～6cm，皮肤表面正常。

5）脑脊髓型：约占病例的 10%～20%，多见于青少年。脑型表现为阵发性剧烈头痛、癫痫、瘫痪，以及颅内占位性病变或脑膜脑炎、视神经受损等症状。脊髓型患者较少见，受损部位在第 10 胸椎上下，

表现为下肢麻木、腰痛、坐骨神经痛，继而下肢感觉和运动障碍、大小便困难或失禁，甚至截瘫。

6）亚临床型：在流行区普查时较为多见。无明显的症状和体征，但有生食蟹或蝲蛄史，多项免疫学检测阳性，嗜酸性粒细胞明显增高。

7）其他型：虫体可累及眼部，膀胱，阴囊等处。

卫氏并殖吸虫病还可按其他分类法分型：按病变部位分肺内型和肺外型；按症状轻重分暴发型、重型、轻型与潜隐型；按细胞染色体分 $3n$ 型和 $2n$ 型。

> **案例 11-2（续）**
>
> 医生查体结果如下：体温 37.8℃，右腰部皮下触及一包块，大小 1.8cm×2.2cm，中等硬度，无痛无红肿，自述包块曾有位置移动。左肺底闻及固定湿罗音。血常规：WBC $11×10^9/L$，EO% 12%；痰检抗酸杆菌阴性。X 线片：左上肺见条索状纹理增粗，左下肺见斑片状阴影，双侧少量胸腔积液，胸膜增厚。初步诊断：大叶性肺炎。
>
> **问题：**
>
> 1. 医生诊断为大叶性肺炎的依据是什么？您认为还有哪些体征无法解释？
>
> 2. 您打算如何进行下一步的鉴别诊断？

【实验诊断】 对可疑患者，了解是否食用过生或半生的淡水蟹、蝲蛄或野猪、兔肉等，是否经常饮用疫区生水，结合临床症状和体征，通过以下检查方法进行诊断。

1. 病原学检查 以痰或粪便中检获虫卵为确诊依据。

（1）痰或粪便检查：采用痰液直接涂片法或收集患者 24 小时痰液，加等量的 10%氢氧化钠溶液，消化至痰液完全溶解，离心取沉淀物涂片镜检。部分病人经粪便直接涂片法或集卵法，也可查到虫卵。

（2）活组织检查：手术摘除皮下结节查找虫体或虫卵。

2. 免疫学检查 有些患者在痰或粪便中难以查到虫卵，因此，免疫学检查成为辅助诊断的重要手段。

皮内试验常用于普查初筛，阳性符合率可达 95%，但常有假阳性和假阴性。ELISA 和 RIA 敏感性高、特异性强，特别是 ELISA 为目前最常用的检测技术，其敏感性较高，阳性符合率可达 90%～100%，但与布氏姜片吸虫、日本血吸虫和囊虫等蠕虫有轻度交叉反应。应用 Dot-ELISA 检测血清中的循环抗原，阳性率达 98%以上，适用于早期诊断及疗效考核。此外，IHA、CF、MMR、ELACIE、ELIB、BAS-ELISA、DIGFA 及杂交瘤技术，均具有辅助诊断价值。由于各种免疫学方法的特异性、敏感性和可重复性存在一定的差异，故同时采用 2 种以上方法检测，可提高诊断的准确性。

3. 其他检查方法 PCR、实时荧光 PCR 和 DNA 探针等分子生物学检测技术已应用于本病诊断。其他还有肝功能检查、超声检查、X 线检查、脑电图、心电图和 CT 等。

> **案例 11-2（续）**
>
> 医生根据患者血中嗜酸性粒细胞比例增多，怀疑其感染寄生虫病。仔细追问病史，患者平时喜食"醉蟹"、"香辣蟹"。遂进一步进行肺吸虫免疫学检查：皮内试验、ELISA 均呈阳性反应；痰检、粪检肺吸虫卵阴性。诊断：卫氏并殖吸虫病。经吡喹酮驱虫及对症治疗，好转出院。
>
> **问题：**
>
> 1. 患者的皮下包块及左肺病变是如何形成的？
>
> 2. 痰检、粪检为什么查不到肺吸虫卵？
>
> 3. 该患者最终确诊的依据有哪些？
>
> 4. 在流行区，居民的哪些生活方式可感染卫氏并殖吸虫？

【流行】 卫氏并殖吸虫分布广泛，亚洲的日本、韩国、朝鲜、菲律宾、马来西亚、印度、泰国以及俄罗斯、非洲、南美洲一些国家均有报道。我国除西藏、新疆、内蒙古、青海、宁夏外，其他 26 个省、市、自治区均有报道，尤以浙江、台湾、福建、安徽、四川、辽宁、吉林、黑龙江等省流行较为严重。

1. 传染源与转续宿主 本病属自然疫源性疾病。传染源除病人、带虫者外，还有多种肉食类动物。自然感染的保虫宿主种类繁多，包括犬、猫、羊、猪、牛等家畜，以及狮、虎、豹、狼、狐狸、猞猁、果子狸等野生动物。常见的转续宿主有家猪、野猪、鼠、恒河猴、山羊、绵羊、家兔、豚鼠、鸡和鸟等，大型肉食类动物如虎、豹等常因捕食这些转续宿主而感染。

2. 传播途径 本病属于食源性寄生虫病，其感染途径和方式有：①生食或半生食含囊蚴的蟹或蝲蛄，此为主要感染途径，如在疫区有食生蟹、腌蟹、醉蟹、烤蝲蛄、蝲蛄酱、蝲蛄豆腐等习惯，因囊蚴未被杀死而导致食用者感染。实验表明，经盐、酒腌浸后，大部分囊蚴仍可存活。囊蚴浸在酱油（含盐 16.3%）、10%～20%盐水或醋中时，部分囊蚴可存活 24 小时以上。②加工蝲蛄、蟹制品时，活囊蚴污染了炊具、食具、饮水等，被人误食，或直接饮用含囊蚴的溪水、河水等而感染。③食入含活童虫的猪、鼠、鸡等转续宿主的肉类。

卫氏并殖吸虫的第一中间宿主为黑贝科（Pleuroceridae）和蜷科（Thiaridae）的川卷螺类。第二中间宿主为淡水蝲蛄（*Cambaroides spp.*）和淡水蟹类，如石蟹（*Isolapotamon spp.*）、溪蟹（*Potamon spp.*）、华溪蟹（*Sinopotamon spp.*）、拟溪蟹

（*Parapotamon spp.*）等。这些螺与蝲蛄、蟹常共同栖息于水流清澈、卵石较多的山溪和河沟，故本病多流行于山区和丘陵地带。国内存在蝲蛄型和溪蟹型流行区，前者仅分布于东北 3 省，后者呈点状分布。

3. 易感人群 凡食用含囊蚴的生蟹、生蝲蛄者均易感染。由于潜伏期长短不一，故发病无明显的季节性。

【防治】 健康教育是控制本病最重要的措施。不生食或半生食蟹、蝲蛄及转续宿主的肉类，不饮生水；提倡熟食，改变烹调方法，生熟食品的用具分开使用。加强粪便和水源管理，不随地吐痰，防止虫卵入水；不用生蟹、蝲蛄喂动物。治疗病人和带虫者，治疗或捕杀保虫宿主，以消灭或控制传染源。

治疗药物首选吡喹酮。对脑型或较重型患者可适当增加剂量，延长疗程。因吡喹酮对大白鼠体内的童虫有明显的致死作用，亦可用于转续宿主的治疗。阿苯达唑是广谱驱虫药之一。皮下包块或虫囊压迫脑脊髓者，可采用手术治疗。动物实验及临床实验发现，三氯苯达唑（triclabendazole）对多种并殖吸虫病有良好疗效，与吡喹酮相比，具有剂量小、毒性低和副作用轻的优点，可继续关注。

二、斯氏狸殖吸虫

案例 11-3

患儿，男，9 岁，云南大理人。半年前不明原因出现胸闷、咳嗽，服消炎药后好转。2 个月前腹部皮肤触及小包块，胸闷加重，伴食欲不振，乏力，来院就诊。患者喜食蒸蟹，否认生食习惯。查体：腹部皮下触及 1.5cm×1.5cm 的包块，双肺底部呼吸音弱；外周血嗜酸性粒细胞比例增高，卫氏并殖吸虫特异性 IgG 阳性；X片可见右肺下野浸润性阴影。手术切除包块病检，查获斯氏狸殖吸虫幼虫 1 条。诊断：斯氏狸殖吸虫病。

问题：

1. 患者从未生食过蟹类，为什么还会感染本病？

2. 本病与卫氏并殖吸虫病的主要鉴别点有哪些？

3. 用卫氏并殖吸虫抗原给患者做皮试，为什么呈现阳性反应？

斯氏狸殖吸虫（*Pagumogonimus skrjabini* Chen，1959）为中国独有虫种。1959 年由陈心陶教授首次报道，1963 年将其转隶于狸殖属，更名为斯氏狸殖吸虫[*Pagumogonimus skrjabini*（Chen，1959）Chen，1963]。二者属同种异名。本虫是人兽共患以兽为主

的致病虫种，人是非适宜宿主，感染后主要引起幼虫移行症。

【形态】 成虫梭形，窄长，两端较尖，最宽处在腹吸盘稍下水平，大小为（11.0～18.5）mm×（3.5～6.0）mm。腹吸盘位于体前 1/3 处，略大于口吸盘。珊瑚状分支的卵巢，与盘曲的子宫并列于腹吸盘后。睾丸 2 个，分支状，左右并列于虫体后 1/3 处（图 11-12）。

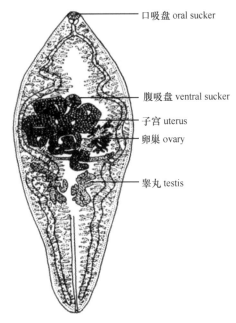

图 11-12 斯氏狸殖吸虫成虫
Fig.11-12 Adult of *Pagumogonimus skrjabini*

虫卵与卫氏并殖吸虫卵相似，但略小，可因地区和宿主的不同而有差异，平均大小为 71μm×48μm。

【生活史】 生活史与卫氏并殖吸虫相似。终宿主是果子狸、犬、家猫、豹猫、野猪等哺乳类动物。第一中间宿主为小型及微型螺类，如小豆螺（*Bythinella spp.*）、拟钉螺（*Tricula spp.*）等，多栖息于溪流较小、流速缓慢的山沟中，附着于枯枝、落叶下、石块周围及苔藓之中。因其体型微小，检获螺体时易被疏漏。第二中间宿主为淡水华溪蟹和石蟹。蛙、鸟、鸡、鸭、鼠、野猪、兔等可作为本虫的转续宿主。

人因生食或半生食含囊蚴的淡水蟹，或含童虫的转续宿主肉类而感染，脱囊童虫徘徊于组织器官之间，不能发育为成虫，但也有在肺中发育成熟并产卵的报道。

【致病与实验诊断】 童虫在体内移行游窜，引起皮肤和内脏幼虫移行症。

皮肤幼虫移行症：主要表现为游走性皮下结节或包块，常见于腹部、胸部或腰背部，也可见于头颈、四肢、腹股沟及阴囊等处。结节位置表浅，多紧靠皮下，边界不清，质地中等，皮肤表面无明显红肿，可移动。大小 1～3cm，单个或成串出现。后期因结节

纤维化可扪及条索状纤维。

内脏幼虫移行症：因幼虫侵犯部位不同而表现各异。腹型以腹痛、腹泻、便血、腹内肿块为主；肝型表现为肝痛、肝肿大及 ALT 升高；胸肺型可出现咳嗽、咳痰、胸痛及胸闷等症状；侵犯心包，可致血性心包积液，表现为心悸、气短等；脑型可出现类似脑膜炎、脑脓肿、脑瘤或蛛网膜下腔出血等症状；侵入眼可致眼球突出，视力障碍；侵犯其他部位，可出现相应的临床体征。全身反应有低热、乏力、食欲下降。血象嗜酸性粒细胞明显增高，血沉加快。儿童患者症状更为明显，且多伴有肝肿大。本病误诊率高，应注意与肺结核、肺炎、肝炎、脑膜炎等鉴别。

痰液及粪便内一般查不到虫卵，皮下结节活检童虫是确诊的依据。免疫学检查具有辅助诊断价值，包括皮内试验、ELISA、Dot-ELISA 以及 DIGFA、IBTD 等。

【流行与防治】 斯氏狸殖吸虫国外未见报道，我国分布于甘肃、陕西、四川、重庆、山西、河南、云南、贵州、湖南、湖北、浙江、江西、福建、广西、广东 15 个省、市、自治区，以青海至山东连线以南地区为主。本病的传染源是果子狸、犬、猫等动物。在人迹罕至地区，流行于野生动物间，构成了本病的自然疫源地。

流行因素及防治原则与卫氏并殖吸虫病相似。

（蔡连顺）

第四节 裂体吸虫（血吸虫）

裂体吸虫（Schistosome）又称血吸虫或住血吸虫，隶属于扁形动物门、吸虫纲、鸮形目、裂体科、裂体属。成虫寄生于人和哺乳动物的静脉血管内。

寄生人体的血吸虫主要有 6 种：日本血吸虫（*Schistosoma japonicum* Katsurada，1904）、埃及血吸虫（*S. haematobium* Bilharz，1852）、曼氏血吸虫（*S. mansoni* Sambon，1907）、间插血吸虫（*S. intercalatum* Fisher，1934）、湄公血吸虫（*S. mekongi* Voge et al，1978）和马来血吸虫（*S. malayensis* Greer et al，1988）。此外，在人体尚有牛血吸虫（*S.bovis*）、梅氏血吸虫（*S.mattheei*）等寄生病例的报告。其中以日本血吸虫、埃及血吸虫和曼氏血吸虫引起的血吸虫病流行范围最广，危害最大。

血吸虫病（schistosomiasis）分布于亚洲、非洲和拉丁美洲的 76 个国家和地区，全球受威胁的人口达 6 亿，约有 2 亿人受到不同程度的感染。在我国仅有日本血吸虫病的流行。考古学证实，湖南长沙马王堆的西汉女尸和湖北江陵的西汉男尸（公元前163 年）体内发现典型的日本血吸虫虫卵，由此推算，远在2170 多年前我国已有日本血吸虫病流行。

一、日本血吸虫

案例 11-4

患者，男，46 岁。畏寒、持续发热 3 天，伴恶心、呕吐，腹泻、黏液稀便。体检：体温 38.9℃，血压 16 /10.9kPa（120/82mmHg）。急性重病容，皮肤与巩膜黄染，全身浅表淋巴结多处肿大，两肺呼吸音粗。腹部明显膨隆，肝肋下可触及，轻压痛，脾肿大，下肢有轻度凹陷性水肿。

问题：

1. 患者出现腹泻、黏液稀便，可能会患有哪些寄生虫病？

2. 该患者为什么会出现持续发热？

3. 患者需作哪些检查以确诊？

【形态】

1. 成虫 雌雄异体，虫体细长，呈圆柱形，外观似线虫。口吸盘、腹吸盘位于虫体前端。消化系统包括口、食道、肠管。无咽，食道被食道腺围绕。肠在腹吸盘后分为两支，延伸至虫体中部之后汇合成单一的盲管。排泄系统和神经系统参见吸虫概述部分。雌、雄虫在外形及生殖系统方面有区别（图 11-13）。

雄虫乳白色，大小为（10～20）mm×（0.5～0.55）mm，背腹扁平，自腹吸盘以下虫体两侧向腹面卷曲形成抱雌沟（gynecophoral canal），故虫体外观呈圆柱形。雄虫的生殖系统由睾丸、输出管、输精管、贮精囊、生殖孔组成。睾丸多为 7 个，位于腹吸盘之后虫体的背侧，呈串珠状排列，每个睾丸发出一输出管，汇于输精管，向前通于贮精囊，生殖孔开口于腹吸盘后方。

雌虫细长，大小为（12～28）mm×（0.1～0.3）mm。圆柱形，前细后粗。口、腹吸盘不及雄虫明显。因肠管内充满红细胞消化后残留的卟啉类物质，故虫体呈灰褐色。肠内容物可经口排放到宿主的血液循环内。雌虫常居留于抱雌沟内，与雄虫合抱，雌雄合抱（copulating schistosome）是血吸虫发育成熟的必要条件，通过合抱，来自雄虫的性信息素（pheromone）可通过体壁传递给雌虫，从而促进雌虫生长发育。此外，合抱的雌雄虫之间存在营养性联系，雄虫体内的蛋白或多肽可通过合抱传递至雌虫体内。单性雌虫不能发育至性成熟，而单性雄虫虽可发育成熟，但所需时间较长，体形也较小。雌虫的生殖系统包括位于虫体中部、呈长椭圆形的卵巢一个，由卵巢下部发出一输卵管，绕过卵巢向前，与来自虫体后部的卵黄腺发出的卵黄管在卵巢前汇合成卵模，卵模为虫卵的成型器官，外被梅氏腺并与子宫相接。子宫开口于腹吸盘下方的生殖孔，内含虫卵 50～300 个。

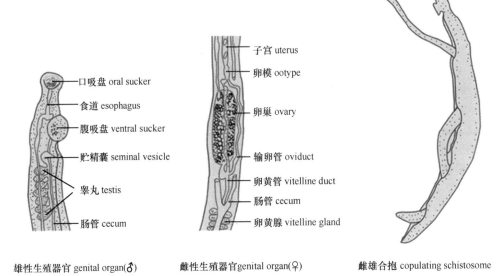

雄性生殖器官 genital organ(♂)　　　雌性生殖器官genital organ(♀)　　　雌雄合抱 copulating schistosome

图 11-13　日本血吸虫成虫

Fig.11-13　Adult of *Schistosoma japonicum*

2. 虫卵　成熟虫卵淡黄色，椭圆形，平均大小为89μm×67μm，卵壳厚薄均匀，无卵盖，表面常附有许多宿主组织残留物。卵壳一侧有一小棘（lateral spine）。卵壳内侧有一薄层的胚膜，内含一成熟的毛蚴，毛蚴和卵壳间常可见到大小不等的圆形或椭圆形的油滴状毛蚴分泌物（图11-14）。超微电镜下可见卵壳有微孔与外界相通，毛蚴分泌物可由微孔渗出。未成熟虫卵较成熟卵小，内含卵细胞或正在发育的胚胎。变性卵灰白或黑褐色，无折光，内含萎缩的毛蚴或胚胎，或分解为颗粒状，或呈空泡状，常见有萎缩卵、黑卵及龟裂卵等。

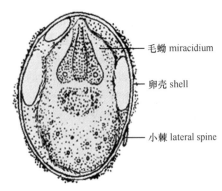

图 11-14　日本血吸虫虫卵

Fig.11-14　Egg of *Schistosoma japonicum*

3. 毛蚴　从卵内孵出的毛蚴游动时呈长椭圆形，静止或固定后呈梨形（图 11-15），平均大小为99μm×35μm。周身被有纤毛（cilium），为其运动器官。前端有一锥形的顶突，体部前方中央有一个袋状的顶腺（apical gland），内含中性黏多糖，开口于顶突，顶腺两侧稍后有一对长梨形的侧腺或称头腺

（cephalic gland），含有中性黏多糖、蛋白质和酶等物质，开口于顶突的两侧方。毛蚴的腺体分泌物是构成可溶性虫卵抗原（soluble egg antigen，SEA）的主要成分，在毛蚴孵出前，此类物质可经卵壳的微孔释出。

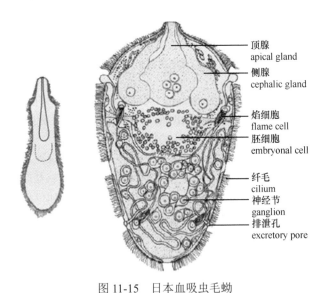

图 11-15　日本血吸虫毛蚴

Fig.11-15　Miracidium of *Schistosoma japonicum*

4. 胞蚴　母胞蚴为一袋形体，两端较钝圆而透明，体壁薄，由脱去纤毛上皮细胞后的细胞间嵴所形成，体内含有许多胚细胞（embryonal cell）及由胚细胞增生而成的胚团（embryonal mass），再逐渐形成子胞蚴，一个母胞蚴约可产出 50 个以上的子胞蚴。子胞蚴较母胞蚴大而长，呈袋状，并随发育时间而增长，前端具一嘴状突起（beak apophysis）。子胞蚴能运动，至螺体各组织中，以后逐渐移向钉螺的肝脏继续发育。体内的胚细胞发育不同步，不断发育为胚团和尾

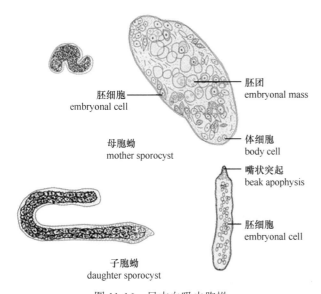 蚴，尾蚴分批逸出（图11-16）。

物，中间宿主为湖北钉螺（图11-18）。

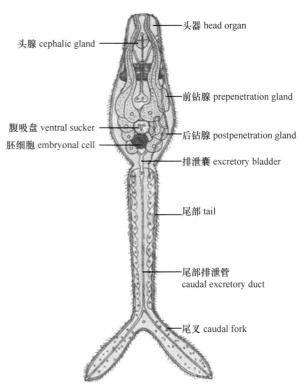

图11-16　日本血吸虫胞蚴
Fig.11-16　Sporocyst of *Schistosoma japonicum*

图11-17　日本血吸虫尾蚴
Fig.11-17　Cercaria of *Schistosoma japonicum*

5. 尾蚴 日本血吸虫尾蚴系叉尾蚴，长约280～360μm，由体部和尾部组成，尾部又分尾干和尾叉。体部长100～150μm，尾干长140～160μm。尾蚴全身被有小棘，并有许多单根纤毛的乳突状感受器，外被一层由多糖颗粒聚集而成的糖萼（g1ycocalyx）。体部前端为头器（head organ），内有一单细胞头腺。口孔位于虫体前端正腹面。腹吸盘位于体部后1/3处，由发达的肌肉组成，具有较强的吸附能力。腹吸盘周围有5对左右对称排列的单细胞腺体，称钻腺（penetration gland）。其中2对位于腹吸盘前，称前钻腺（prepenetration gland），为嗜酸性，内含钙、碱性蛋白和多种酶类的粗颗粒；另外3对位于腹吸盘后，称后钻腺（postpenetration gland），为嗜碱性，内含丰富的糖蛋白和酶的细颗粒。前、后钻腺分别由5对腺管（penetration gland duct）向体前端分左右2束通入头器，开口于其顶端的背侧（图11-17）。

6. 童虫 尾蚴钻入宿主皮肤时脱去尾部，进入血流，在体内移行直至到达寄生部位，在发育为成虫之前均被称为童虫（schistosomulum）。与尾蚴的主要区别：①无尾部；②钻腺内容物已排空；③不能再适应淡水中，只能在生理盐水或血清中生活；④体表的糖萼已消失，在抗血清中不能形成尾蚴膜反应；⑤体壁由3层变为7层；⑥头器分化为口吸盘。

【生活史】 日本血吸虫的生活史比较复杂，包括成虫、虫卵、毛蚴、母胞蚴、子胞蚴、尾蚴、童虫等7个发育阶段。终末宿主为人或其他多种哺乳动

成虫寄生于人和多种哺乳动物的门脉-肠系膜静脉系统（portal vein-mesenteric vein system），雌虫产卵于肠黏膜下层静脉末梢内。一部分虫卵随血流至肝门静脉并沉积在肝组织内，另一部分虫卵经肠壁进入肠腔，随宿主粪便排出体外，不能排出的虫卵，沉积在肝、肠等局部组织中逐渐死亡、钙化。含虫卵的粪便污染水体，在适宜的条件下，虫卵内的毛蚴孵出。毛蚴在水中遇到适宜的中间宿主湖北钉螺（*Oncomelania hupensis*），侵入螺体并逐渐发育，先形成袋形的母胞蚴，其生殖胚团形成许多子胞蚴，子胞蚴脱离母胞蚴后，进入钉螺肝内，其体内胚团陆续增殖，分批形成尾蚴。尾蚴成熟后，穿破子胞蚴的体壁，自螺体逸出并常在水的表面活动，当人或其他哺乳动物与含尾蚴的水（疫水）接触时，尾蚴迅速侵入宿主的皮肤，脱去体部的皮层和尾部，逐渐发育为童虫。童虫穿入静脉或淋巴管，随血流或淋巴液到右心、肺，穿过肺泡小血管到左心，运送到全身。在胃动脉、肠系膜上、下动脉的童虫，可再穿入小静脉随血流进入肝内门静脉的分支，虫体在此暂时停留并经过一段时间的发育后，雌、雄虫合抱移行到肠系膜静脉，并在此发育至完全成熟，交配产卵。

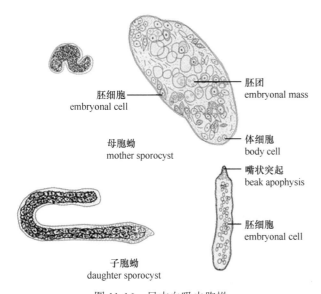

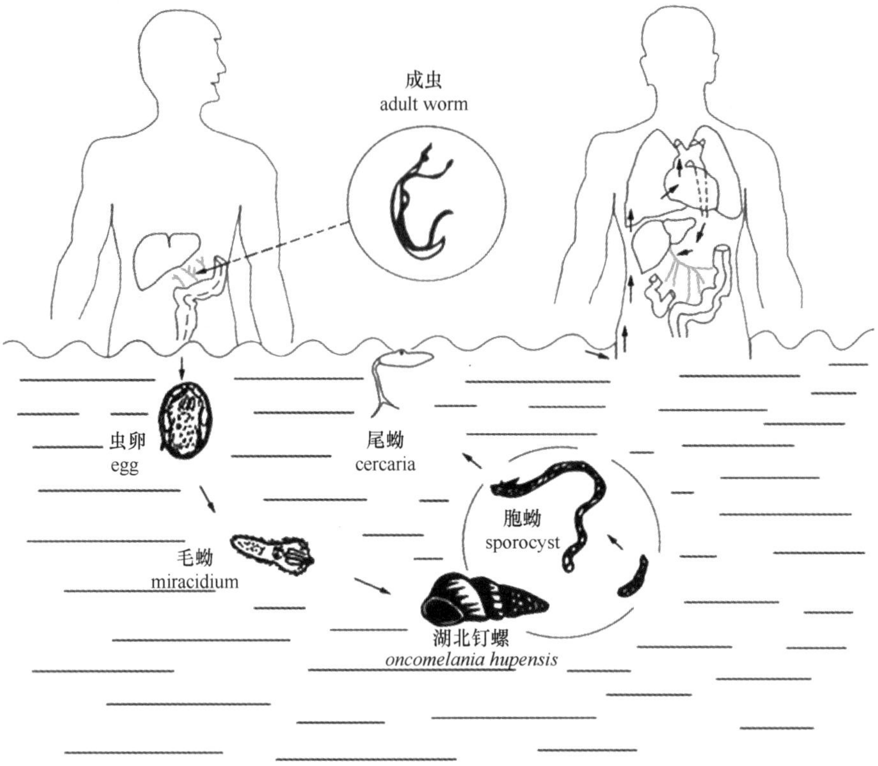

图 11-18　日本血吸虫生活史
Fig.11-18　Life cycle of *Schistosoma japonicum*

1. 成虫寄生、产卵及虫卵的发育和排出　日本血吸虫成虫寄生在终末宿主的门脉—肠系膜静脉系统，虫体可逆血流移行到肠黏膜下层的静脉末梢内交配产卵。每条雌虫每日产卵量达 300～3000 个，虫卵呈阵发性成串排出，在血管内虫卵往往呈念珠状沉积。雌虫产出的虫卵大部分沉积于肠、肝等组织内，据报道，感染日本血吸虫（大陆株）的小鼠，22.5% 的虫卵沉积在肝脏，69.1% 的虫卵沉积在肠壁，0.7% 的虫卵沉积在其他组织，仅 7.7% 的虫卵自粪便排出。虫卵产出后经过初产期、空泡期、胚胎期而发育至成熟期，约需 11 天。成熟虫卵内含毛蚴，在组织内仅能存活 10～11 天，故虫卵在组织内的寿命为 21～22 天。由于成熟虫卵内毛蚴分泌的溶细胞物质可透过卵壳，破坏血管壁，并使周围的肠黏膜组织发炎坏死，在肠蠕动、血管内压和腹内压增加的情况下，虫卵可随破溃的组织坏死物一并落入肠腔，随粪便排出体外。

2. 毛蚴孵化　成熟虫卵在血液、肠内容物和尿中均不能孵化。随粪便排出体外的虫卵必须入水，由于渗透压的关系，水分经卵壳进入卵内，卵壳膨胀，出现裂隙，加上毛蚴的活动，毛蚴得以孵出。毛蚴的孵出与渗透压、温度、pH 和光照等条件有关，其中水的渗透压被认为是孵化的主要条件。水中含粪渣愈少，水愈清净，愈有利于毛蚴孵化，在清水中（渗透压接近 12mmol/L）毛蚴的孵化率为 100%，在等渗条件下，毛蚴孵化极少，盐浓度达 1.2% 时孵化完全被抑制。孵化的适宜温度为 25～30℃，温度低于 10℃ 或高于 37℃，孵化被抑制。光照能加速孵化过程，在黑暗条件下毛蚴的孵化受到抑制。孵化的最适 pH 为 7.5～7.8，pH 低于 2.8 或高于 10，孵化完全抑制。自来水中余氯含量大于 3×10^{-5} 时也可影响毛蚴的孵化。

毛蚴孵出后，利用其体表的纤毛在水中做匀速直线游动，遇障碍物便折返再作直线游动。毛蚴具有向光性和向清性，因此多分布于水体的表层。毛蚴孵出后在水中一般能存活 15～94 小时，孵出的时间愈久，感染钉螺的能力愈低；温度愈高，毛蚴活动愈剧烈，死亡也愈快。37℃ 时，毛蚴在 20 分钟内活动已大为减少，至 2 小时，毛蚴几乎不再活动而死亡。

3. 毛蚴在钉螺体内的发育和无性繁殖　钉螺是日本血吸虫唯一的中间宿主。当毛蚴在钉螺周围游动时，钉螺释放的化学物质"毛蚴松"（miraxone）可吸引毛蚴在其头足部进行探索性游动，毛蚴松的主要成分包括氨基酸、脂肪酸、钙离子、镁离子等。毛蚴接触钉螺后，其顶突附着于钉螺的软体组织，利用其头腺分泌的黏多糖和蛋白酶，以及纤毛的摆动和虫体的伸缩而钻入钉螺体内。随后毛蚴体表纤毛和外膜脱落，胚细胞分裂，经 2 天的发育，形成具有薄壁而充满胚细胞的母胞蚴，母胞蚴经过繁殖而形成许多呈长袋状的子胞蚴，子胞蚴发育成熟后破母胞蚴的体壁而出，并移行到钉螺肝脏内寄生。子胞蚴体内的胚细胞经分裂发育成许多尾蚴。成熟尾蚴从子胞蚴体前端破裂处进入螺体组织，在头腺分泌物的作用下从钉螺体内逸出。一个毛蚴钻入钉螺后通过无性繁殖可产生成千上万条单性的尾蚴。

4. 尾蚴的逸出 尾蚴从钉螺体内逸出的首要条件是水，钉螺在水中、潮湿的泥土、或有露水的植物上，尾蚴均可逸出。水温、光照和 pH 也影响尾蚴的逸出。尾蚴逸出的最适温度为 20～25℃，1～3℃无尾蚴逸出，5℃仅有少量尾蚴逸出。全黑暗时无尾蚴逸出，随着光照度的增加，尾蚴逸出数量也增多。pH 在 6.6～7.8 范围内，对尾蚴逸出无影响。在自然界，日本血吸虫尾蚴逸出的高峰时间为上午 8 时～12 时。

尾蚴逸出后可自主游动，多集中于水面下。尾蚴从螺体逸出后在水中的生存时间及其感染力随环境温度、水的性质和尾蚴逸出后时间长短而异。环境温度愈高，寿命愈短；逸出的时间愈长，其侵袭力愈差。尾蚴在水中的寿命一般为 1～3 天。

5. 尾蚴侵入宿主 尾蚴接触终末宿主皮肤时，即利用其吸盘黏附于皮肤表面，借助头器伸缩的探查作用，钻腺分泌物的酶促作用，体部的强烈伸缩活动和尾部的摆动而侵入皮肤。尾蚴后钻腺的糖蛋白分泌物遇水膨胀变成黏稠的胶状物，起着黏着皮肤、促使酶定向和避免酶流失等作用，而前钻腺分泌物中的蛋白酶在钙离子的激活下，可降解皮肤细胞间质、基底膜和真皮基层。此外，宿主皮肤的温度以及脂类物质均可以引发尾蚴的钻穿行为。尾蚴钻皮过程非常迅速，在 20～25℃，日本血吸虫尾蚴 10 秒即可侵入小鼠和家兔皮肤。

6. 童虫在终末宿主体内的移行、发育和有性生殖 尾蚴钻入皮肤后，尾部和体表的糖萼脱落，转变为童虫。童虫在宿主皮下组织（皮型童虫）作短暂停留后，即进入血管或淋巴管，随血流经右心、肺动脉到肺（肺型童虫），然后经肺静脉、左心进入至主动脉，经肠系膜动脉穿过毛细血管进入肠系膜静脉、肝门静脉（肝门型童虫）。童虫在肝门静脉发育到性器官初步分化后，雌、雄合抱，再移行到肠系膜下静脉及直肠静脉发育成熟、寄居、交配、产卵。从尾蚴钻入皮肤到虫体发育成熟并产卵，约需 24 天。

7. 血吸虫的摄食、消化和营养 血吸虫生长、发育所需要的营养来源于宿主。体壁和肠道是血吸虫吸收营养的两个界面。每个界面对所吸收的物质具有选择性，体壁主要摄取单糖和若干种氨基酸，如半胱氨酸和脯氨酸。血吸虫通过口部不断地吞食宿主的红细胞，在肠道中的蛋白分解酶的作用下，红细胞被降解为血红蛋白，其中的珠蛋白进一步被降解成多肽和游离氨基酸，供虫体利用。由红细胞中核苷酸而来的核苷，被虫体肠道上皮细胞所吸收。血吸虫肠道内的棕黑色物质是红细胞消化后的残存物。最近的研究证实，血吸虫具有能进一步降解血红素的血红素加氧酶和胆绿素还原酶。

8. 血吸虫在人体内的寿命 血吸虫成虫在人体内的存活时间因虫种而异，日本血吸虫成虫的平均寿命为 4.5 年。曾有报道日本血吸虫病患者离开流行区到非流行区定居后，体内发现血吸虫虫卵的最长年限为 46 年，由于所报告的病例多数是在肠黏膜活组织检查中发现虫卵，而无虫卵孵化阳性的报告，因此血吸虫在人体内的寿命尚不十分明确。

案例 11-4（续）

实验室检查：血常规：HGB134g/L，WBC13.3×10⁹/L，NE% 81%，EO% 1.6%，LY%17%。抗HBs（＋），肝功能：ALT 1 198U/L，AST 697U/L，TBIL43.4μmol/L，DBIL8.7μmol/L。超声检查肝脏左叶大小约 7.1cm×9.7cm，肝右叶大小9.7cm×7.1cm，被膜光滑，肝门静脉至主干延伸至肝内，出现条索状较强的光点或小光团，脾厚约 4.1cm。胸片可见两肺云雾状浸润性阴影。临床诊断：①急性黄疸性肝炎；②肺炎。

问题：

1. 如何早期发现和诊断血吸虫病？

2. 急性黄疸性肝炎、肺炎与日本血吸虫病如何鉴别？

3. 分析肝功能和 B 超检查出现异常结果的原因？

【致病】 日本血吸虫发育的不同阶段，尾蚴、童虫、成虫和虫卵均可对宿主造成损害，损害的主要原因是血吸虫不同阶段释放的抗原均能诱发宿主的免疫应答，这些特异性免疫应答的后果是产生一系列免疫病理反应。由于各阶段致病因子不同，宿主受累的组织、器官和机体反应性也不同，引起的病变和临床表现亦具有不同的特点和阶段性。目前人们普遍认为血吸虫病是一种免疫性疾病。

1. 尾蚴所致的损害 尾蚴钻入宿主皮肤后可引起尾蚴性皮炎，表现为尾蚴入侵部位出现小丘疹，伴有瘙痒。初次接触尾蚴的人这种皮疹反应不明显，重复接触尾蚴后反应逐渐加重，严重者可伴有全身水肿及多形红斑。病理变化为局部毛细血管扩张充血，伴有出血、水肿和中性粒细胞及单核细胞浸润。尾蚴性皮炎发生机制中，早期为Ⅰ型超敏反应，稍晚为Ⅳ型超敏反应。

2. 童虫所致的损害 童虫在宿主体内移行时，所经过的器官（特别是肺部）可因机械性损伤而出现血管炎，毛细血管栓塞、破裂、局部细胞浸润和点状出血。患者可有发热、咳嗽、咯血、食欲减退、嗜酸性粒细胞增多等症状，这可能与童虫机械性损害和其代谢产物引起的超敏反应有关。

3. 成虫所致的损害　成虫寄生于血管内，利用口、腹吸盘交替吸附于血管壁而作短距离移动，因而可引起静脉内膜炎或静脉周围炎。成虫的代谢产物、分泌、排泄物和更新脱落的表膜，在宿主体内形成免疫复合物，可引起Ⅲ型超敏反应。

4. 虫卵所致的损害　血吸虫虫卵主要沉积于肝内门静脉分支及结肠肠壁静脉内，以直肠、乙状结肠、降结肠为最多。虫卵是血吸虫病的主要致病因子，所致的虫卵肉芽肿（egg granuloma）和纤维化是血吸虫病的主要病变。

虫卵肉芽肿的形成和发展的病理过程与虫卵发育程度有密切关系。当虫卵未成熟时，宿主组织无反应或反应轻微。在组织中沉积的虫卵发育成熟后，卵内毛蚴释放的SEA经卵壳上的微孔渗到宿主组织中，通过抗原提呈细胞（树突状细胞、巨噬细胞）吞噬处理，并呈递给辅助性T细胞（Th），致敏的Th细胞再次受到相同抗原刺激后产生多种淋巴因子（如IL-2、IFN-γ、MIF、ESP、FSF等），引起淋巴细胞、巨噬细胞、嗜酸性粒细胞、中性粒细胞及浆细胞趋向、集聚于虫卵周围，形成虫卵肉芽肿，又称虫卵结节（Ⅳ型超敏反应）。日本血吸虫产卵量大，虫卵常成簇沉积于组织内，虫卵肉芽肿的体积大，其细胞成分中，嗜酸性粒细胞数量多，并有浆细胞，肉芽肿的急性期易液化而出现嗜酸性脓肿。在虫卵周围常常可见红色放射状抗原抗体复合物沉积，称何博礼现象（Hoeppli phenomenon）（图11-19）。随着病程发展，新生肉芽组织向虫卵肉芽肿内部生长，嗜酸性粒细胞和浆细胞减少，而组织细胞、淋巴细胞和中性粒细胞相对增多。当卵内毛蚴死亡后，逐渐停止释放抗原，肉芽肿直径开始缩小，坏死物质被吸收，虫卵发生破裂或钙化，周围绕以类上皮细胞、异物巨细胞、淋巴细胞，最后类上皮细胞变为成纤维细胞，产生胶原纤维，肉芽肿便逐渐发生纤维化，形成瘢痕组织（图11-19）。

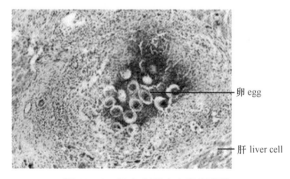

图11-19　日本血吸虫虫卵肉芽肿
Fig.11-19　Egg granuloma of *Schistosoma japonicum*

虫卵肉芽肿的形成是宿主对致病因子的一种免疫应答，一方面通过免疫反应破坏和清除虫卵，隔离SEA中的肝毒抗原对邻近肝细胞的损害，减少SEA进入血液循环，避免局部或全身免疫性疾病的发生或加剧；另一方面肉芽肿可破坏宿主正常组织，不断生成的虫卵肉芽肿纤维化后形成相互连接的瘢痕，导致干线型肝硬化和肠壁纤维化等一系列病变，引起慢性血吸虫病。

在肝脏，虫卵肉芽肿位于门脉分支终端、窦前静脉，故肝的结构和功能一般不受影响。重度感染时，门脉周围出现广泛的纤维化，肝切面上，围绕在门静脉周围长而白色的纤维束从不同的角度插入肝内，称为干线型纤维化（pipestem fibrosis）。由于窦前静脉的广泛阻塞，导致门脉高压，出现肝、脾肿大，腹壁、食道及胃底静脉曲张，上消化道出血及腹水等症状，此为肝脾型血吸虫病（hepatosplenic schistosomiasis）。有人认为肝脾型血吸虫病的发生与人类白细胞抗原（HLA）的不同表型有关，晚期血吸虫病患者与HLA-A1有显著关联，而与HLA-B5相关不显著，晚期血吸虫病肝硬化、巨脾腹水型者的HLA-A1和HLA-B13出现频率显著增高。

5. 免疫复合物所致的损害　血吸虫童虫、成虫、虫卵的代谢产物、分泌物与排泄物、虫体表皮更新的脱落物都可排入血液并随血液循环至各组织，成为循环抗原。在血吸虫感染宿主血液内可检出的主要循环抗原有：肠相关抗原（gut associated antigen，GAA）、表膜相关抗原（membrane associated antigen，MAA）和SEA。这些抗原既有阶段特异性，也有某些共同抗原成分，宿主对这些抗原可产生相应的抗体，形成免疫复合物。当抗原明显多于抗体时，形成小分子复合物，从肾脏滤过排出体外；而抗体明显多于抗原时，形成大分子的免疫复合物，通常可被单核细胞或巨噬细胞吞噬、清除；当抗原稍过剩时，则形成中等大小（19S）的免疫复合物，既不被吞噬清除，也不能从肾脏滤过，在血液循环中停留较长时间后，可在组织中沉积，引起Ⅲ型超敏反应。

沉积在血管内的免疫复合物可以固定并激活补体，补体中的C3a、C5a具有促进肥大细胞和嗜碱性粒细胞释放组胺等血管活性物质的作用，以致血管通透性增加；此外，C5a的化学趋向作用可吸引中性粒细胞集聚于复合物沉积的血管，中性粒细胞吞噬复合物，释放溶酶体酶，损伤包括血管在内的局部组织，产生病变。血吸虫性肾病，常出现蛋白尿、水肿，严重时可出现肾衰竭。急性血吸虫病人血清中循环免疫复合物常呈阳性，其发病机制类似免疫复合物引起的血清病。

【临床表现】

1. 急性血吸虫病　急性血吸虫病（acute schistosomiasis）常见于初次感染或慢性病人再次大量感染尾蚴的青壮年和儿童。潜伏期平均为40天（15～75天），多数于感染后5～8周出现症状，此时正是成虫大量产卵，卵内毛蚴向宿主血循环释放大量抗原的时候，引起血清病样综合征。

急性血吸虫病的主要临床表现为畏寒、发热、多汗，淋巴结及肝肿大、常伴有肝区压痛，肝肿大左叶较右叶明显，质地较软、表面光滑，脾肿大常见于重症感染，食欲减退，恶心、呕吐、腹痛、腹泻、黏液血便或脓血便，咳嗽，偶见痰中带血丝，有气促、胸痛，荨麻疹。重症患者可有神志迟钝、黄疸、腹水、高度贫血、消瘦等症状。血中嗜酸性粒细胞增多，粪便中可查到虫卵或毛蚴孵化阳性。

2. 慢性血吸虫病 慢性血吸虫病（chronic schistosomiasis）多见于小量反复感染者或急性期征状消失而未经病原治疗者。临床上可分为无症状（隐匿型）和有症状两类。隐匿型患者一般无症状，少数可有轻度的肝或脾肿大，但肝功能正常。有症状的患者主要表现为慢性腹泻，粪便中带有黏液及脓血，肝脾肿大，贫血，消瘦。血中嗜酸性粒细胞增多，反复粪便检查可查到虫卵或毛蚴孵化阳性。

3. 晚期血吸虫病 晚期血吸虫病（advanced schistosomiasis）是指肝硬化后出现门脉高压综合征（脾肿大，腹壁、食道、胃底静脉曲张，腹水）、严重生长发育障碍或结肠显著肉芽肿性增殖的血吸虫病患者。根据主要临床表现，我国将晚期血吸虫病分为巨脾型、腹水型、结肠增殖型和侏儒型。巨脾型指脾肿大超过脐平线或横径超过腹中线。脾肿大达Ⅱ级，但伴有脾功能亢进、门脉高压或上消化道出血者亦属此型。腹水型是晚期血吸虫病门脉高压与肝功能代偿失调的结果，常在呕血、感染、过度劳累后诱发。严重腹水者可出现食后上腹部胀满不适、呼吸困难、脐疝、股疝、下肢水肿、胸水和腹壁静脉曲张，此型容易出现黄疸。结肠增殖型是一种以结肠病变为突出表现的临床类型，表现为腹痛、腹泻、便秘或便秘与腹泻交替出现，严重者可出现不完全性肠梗阻，此型可能并发结肠癌。侏儒型是患者在儿童时期反复感染血吸虫，影响内分泌功能，其中以垂体前叶和性腺功能减退最为明显，患者表现为身材矮小、面容苍老、无第二性征等临床征象，此型患者现已罕见。

晚期血吸虫病的主要合并症有上消化道出血、肝性昏迷及结肠息肉或结肠癌。50%以上的晚期病人死于上消化道出血。肝性昏迷占晚期病人总数的1.6%~5.4%，以腹水型为最多。晚期病人若并发肝性昏迷，死亡率达70%以上。

在我国，血吸虫病患者并发乙型肝炎的比率较高。对298例晚期血吸虫病患者进行肝细胞活检，发现62.4%的病例HBsAg阳性，可能与晚期病人的免疫功能明显下降，感染乙型肝炎的机会较多有关。当血吸虫病合并乙型肝炎时，常可促进和加重肝硬化的发生与发展。

4. 异位血吸虫病 血吸虫成虫在门脉系统以外的静脉内寄生，称异位寄生。虫卵沉积于门脉系统以外的器官或组织，引起虫卵肉芽肿反应，由此造成的损害称异位损害（ectopic lesion）或异位血吸虫病。异位损害多见于重症感染或急性期患者。肝纤维化引起的门-腔静脉吻合支扩大时，肠系膜静脉内的虫卵可被血流带到肺、脑或其他组织，造成异位损害。人体常见的异位损害在肺和脑，其次为皮肤、甲状腺、心包、肾、肾上腺皮质、腰肌、疝囊、两性生殖器及脊髓等。

【血吸虫感染的免疫】

1. 抗原 血吸虫是一种多细胞生物，且生活史复杂，不同发育阶段处于不同的环境条件下，其结构、生理、生化和代谢产物随虫期而变化，因此不同种、株、期的血吸虫既具有共同抗原又具有各自的特异性抗原。特异性抗原在血吸虫病的免疫诊断、免疫病理和诱导宿主的保护性免疫方面均具有重要作用。

血吸虫抗原种类很多，可根据不同研究目的，如抗原的来源、抗原的性质和诱发宿主免疫应答的功能等，对血吸虫抗原进行分类。血吸虫虫体的表面抗原和排泄分泌抗原可直接接触或致敏宿主的免疫细胞，因此虫体的表面抗原常是免疫效应攻击的靶抗原，而排泄分泌抗原常具有酶的性质，进入血流成为循环抗原。循环抗原可诱发宿主的保护性免疫，或形成抗原抗体复合物，引起免疫病理变化，或成为免疫诊断中检测的对象。此外血吸虫内部结构中的某些成分（如副肌球蛋白）可诱发宿主的保护性免疫。

2. 获得性免疫 人类对人体血吸虫均无先天性免疫。宿主感染血吸虫后对再感染可产生不同程度的抵抗力，表现为对再次入侵的童虫具有一定的杀伤作用，而对原发感染的成虫不起杀伤作用，这种原发感染继续存在，而对再感染具有一定免疫力的现象称为伴随免疫（concomitant immunity）。

人类对血吸虫的免疫效应机制与大鼠的类似，即为抗体依赖细胞介导的细胞毒性反应（ADCC），所涉及的抗体有IgG和IgE，效应细胞包括嗜酸性粒细胞、巨噬细胞、中性粒细胞和肥大细胞，其他效应因子包括补体、H_2O_2等，以IgG-嗜酸性粒细胞和IgE-巨噬细胞较为重要。嗜酸性粒细胞杀伤虫体是通过抗体桥联将细胞附着在童虫表面，抗体以Fab段与虫体结合，以Fc段与嗜酸性粒细胞结合，嗜酸性粒细胞脱颗粒，释出主要碱性蛋白、过氧化物酶及磷酸酯酶B、D等细胞毒性物质分布在虫体表面，使表膜裂损，杀伤虫体。中性粒细胞不能单独损害表皮，只有在抗体和补体协同下，才能破坏虫体，增强巨噬细胞对童虫的杀伤作用。

获得性免疫主要作用于幼龄童虫，因此再感染时童虫被清除的部位主要在皮肤和肺。

3. 血吸虫的免疫逃避 血吸虫成虫能逃避宿主

的免疫攻击，因而能在已建立免疫应答的宿主血管内存活和产卵，这种现象称免疫逃避（immune evasion）。血吸虫的免疫逃避是血吸虫与宿主长期共同进化过程中所形成的，其机制目前尚不十分清楚，现有的研究提示可能有以下几种机制。

（1）"封闭抗体"假说：童虫表面的糖蛋白抗原与虫卵的多糖抗原有共同的碳水化合物表位，宿主产生的针对虫卵多糖抗原的抗体可与再感染时入侵的童虫表面抗原发生交叉反应，因此阻碍抗童虫抗体与童虫结合，使之不能发挥免疫效应作用。

（2）"抗原伪装"和"抗原模拟"假说：血吸虫体表可被多种宿主成分包被，如宿主的血型抗原（A、B、H）、组织相容性抗原、补体激活旁路途径的调节因子 H（alterative pathway regulator factor H，fH）。此外，随着寄生虫基因组学研究的进展，现已证实血吸虫与哺乳动物宿主具有高度同源的基因序列，具有合成类似宿主抗原的"分子模拟"（molecular mimicry）的遗传能力，在宿主某些因素的刺激下，这些基因能合成宿主样抗原并在虫体表面表达。这种抗原伪装或抗原模拟使得宿主的免疫系统难以识别"异己"，并阻碍抗体与虫体的结合，从而逃避宿主的免疫攻击。

（3）"表面受体"假说：实验证明，尾蚴钻皮后的早期童虫体表具有 IgG 的 Fc 受体，IgG 能与这些受体发生特异性的结合。同时，童虫体表含有多种蛋白酶和肽酶，这些酶不仅能分解结合于虫体表面的特异性抗体，使 ADCC 不能发生，而且抗体分解过程中产生的三肽（Thr-Lys-Pro）可抑制巨噬细胞对童虫的效应功能。

（4）表膜改变：血吸虫在宿主体内发育过程中和遭受免疫攻击时表膜能迅速脱落和更新，这种表膜发育的变化或表面抗原的表达缺失可使虫体逃避宿主的免疫攻击。此外，表膜能吸附宿主的糖蛋白配体（glycoprotein ligands）从而逃避宿主免疫系统的识别。

【实验诊断】

1. 病原学诊断 病原学诊断是确诊日本血吸虫病的依据。从粪便内检查虫卵或孵出毛蚴以及直肠黏膜活体组织检查虫卵，但对轻度感染者和晚期病人及经过有效防治的疫区感染人群，病原学检查常常会发生漏检。

（1）直接涂片法：此法简单，但虫卵检出率低，仅适用于重感染病人和急性感染者。

（2）毛蚴孵化法：利用虫卵中的毛蚴在适宜条件下可破壳而出和毛蚴在水中运动具有一定的特点而设计。毛蚴孵化法采用全部粪便沉渣，因此可以提高检出率。

（3）定量透明法：利用甘油的透明作用使粪便涂片薄膜透明，以便发现虫卵的一类方法。常用的有加藤法、改良加藤法和集卵定量透明法。此类方法可作虫卵计数，因此可用于测定人群的感染度和考核防治效果。

（4）直肠黏膜活体组织检查：对慢性特别是晚期血吸虫病患者，粪便中不易查获虫卵，可用直肠镜活体

组织检查。血吸虫病人肠黏膜内沉积的虫卵，有活卵、变性卵和死卵。对未经治疗的病人，检出的虫卵不论死活均有参考价值；对有治疗史的病人，所检出的虫卵可用四氮唑盐苗三酮方法鉴别死卵和活卵，如有活卵或近期变性卵，表明受检者体内有成虫寄生，若为远期变性卵或死卵，则提示受检者曾经感染过血吸虫。

2. 免疫学诊断

（1）皮内试验：此法简便、快速，通常用于现场筛选可疑病例。

（2）检测抗体：常用的方法有环卵沉淀试验（circumoval precipitin test，COPT），间接红细胞凝集试验（indirect haemagglutination test，IHA），酶联免疫吸附试验（enzyme linked immunosorbent assay，ELISA），免疫印迹技术（immunoblotting），间接荧光抗体试验（indirect fluorescent antibody test，IFT），胶乳凝集试验（latex agglutination test，LA）和快速试纸法（dipstick assay），其中 COPT、IHA、ELISA 和 dipstick assay 具有操作简单、快速和经济等优点，适合现场查病时使用。

由于血清抗体在病人治愈后仍能存在较长的时间，因此抗体的检测不能区分是现症感染还是既往感染。

（3）检测循环抗原：宿主血液中的循环抗原是由活虫所产生，感染一旦终止，宿主血液中的循环抗原也会很快消失，因此检测循环抗原不仅能反映活动性感染，而且可以考核疗效和估计虫荷。由于循环抗原在血液中的含量通常很低，一般方法难以检出，但随着单克隆抗体技术的进步，血吸虫循环抗原检测技术也不断得到发展。目前检测循环抗原的方法有单克隆抗体斑点 ELISA，双抗体夹心 ELISA 等。初步评估认为，对慢性轻度感染者，检测循环抗原方法的敏感性为 60%～81%，治愈 1 年后 90% 患者的循环抗原转阴。

3. 综合诊断 上述几种方法各有优缺点，如能优化组合，综合查病，能提高诊断的效率。一般在重流行区，病原学诊断尚能查出一定比例的病人，仍以粪检为主，辅以其他方法；而在基本消灭血吸虫病的地区，则应以免疫诊断为主，结合病史和体检，综合判断。

【疫苗】 人群再感染的流行病学研究证实，血吸虫病流行区居民存在着对再感染的部分免疫力，即伴随免疫。啮齿类动物、猪和水牛实验研究接种紫外线照射后的致弱尾蚴或童虫免疫的动物可获得抗血吸虫的特异性免疫，为血吸虫疫苗的研究提供了理论依据。作为吡喹酮化疗合乎逻辑的补充，血吸虫疫苗的研究不仅迫切需要，而且是一种更有效的控制措施。

血吸虫疫苗的研究已逾半个世纪，历经死疫苗、减弱活疫苗、基因工程疫苗和核酸疫苗四个阶段。早期的研究系用血吸虫生活史各期（虫卵、童虫或成虫）的匀浆或浸出液作为疫苗免疫动物，以后发展到用异

种（日本血吸虫台湾株尾蚴）活疫苗或经 X 线、钴-60 或化学诱变剂致弱的同种活尾蚴作为疫苗免疫动物，以期诱导宿主产生保护性免疫力。近年来，开始用基因工程技术研究编码候选疫苗的基因，并用 DNA 重组技术在体外表达这些抗原作为血吸虫疫苗。目前国际上公认有发展前途的疫苗候选抗原有六种，即血吸虫 97kDa 的副肌球蛋白（Paramyosin Sm 97），谷胱苷肽 S 转移酶（GST），磷酸丙糖异构酶（TPI），照射疫苗 5（IRV5），Sm37 甘油磷酸脱氢酶（GAPDH）和 Sm14 脂肪酸结合蛋白（FABP）。其中除 GST 已进入临床 I 期试验阶段外，其他候选疫苗均处于实验室研究阶段。

血吸虫疫苗的研究与实际应用尚有一定的距离，迄今为止，抗感染疫苗候选分子均难以稳定达到 WHO 要求的 50% 的免疫保护力，因此有必要进一步加强对血吸虫的生物学特性、血吸虫与宿主的相互关系以及混合抗原、细胞免疫、疫苗免疫方法、免疫途径、佐剂应用等基础方面的研究。

案例 11-4（续）

入院后进行常规保肝、消炎、利胆、支持等治疗。治疗一周后，患者病情未见明显好转，体温 38.5℃，再次检查肝功能和血常规，肝功能有所恢复，ALT 436U/L，AST 123U/L，TBIL 36.1μmol/L，DBIL7.4μmol/L，但 EO% 27%。超声检查无明显变化。医生详细询问病史，患者二个月前全家曾到鄱阳湖地区旅游，因天气炎热到湖中游泳，后全身还出现过痒疹。经粪检毛蚴孵化（+），免疫学检查：IHA 1：20（+），COPT 7%，确诊为急性血吸虫病。应用吡喹酮 120mg/kg，治疗两个疗程后，体温恢复到正常，临床症状消失，粪便毛蚴孵化（-），痊愈出院。

问题：

1. 该患者感染日本血吸虫与其湖中游泳有关吗？为什么？

2. 根据该患者的病史，如何预防血吸虫病？

【流行】

1. 地理分布和流行概况 日本血吸虫病流行于亚洲的中国、日本、菲律宾和印度尼西亚。日本血吸虫病在我国曾流行于长江流域及其以南的湖南、湖北、广东、广西、江西、江苏、浙江、重庆、四川、福建、安徽、云南、上海 13 个省、市、自治区，370 个县（市），累计感染者达 1160 万人，钉螺面积为 143 亿平方米，受威胁人口达 1 亿。台湾省的日本血吸虫属动物株，主要感染犬，尾蚴侵入人体后不能发育为成虫。经过 50 余年的努力，取得了举世瞩目的成就，1958 年江西省余江县率先在全国实现消灭血吸虫病，为此毛泽东同志欣然命笔写下光耀千古的不

朽诗篇《送瘟神二首》。到 2010 年，上海、浙江、福建、广东、广西 5 省、市、自治区已达到消灭血吸虫病（传播阻断）标准，以山丘型流行区为主的四川、云南和以湖沼型流行区为主的江苏达到基本消灭血吸虫病（传播控制）标准，其余以湖沼型流行区为主的安徽、江西、湖北、湖南 4 省均达到了疫情控制标准。据 2013 年全国血吸虫病疫情资料，截至 2013 年底，全国推算血吸虫病人 184 943 例，钉螺面积 36.5 亿平方米，取得了显著的成效。

七律二首·送瘟神……毛泽东 （1958.7.1）

读六月三十日人民日报，余江县消灭了血吸虫。浮想联翩，夜不能寐。微风拂煦，旭日临窗。遥想南天，欣然命笔。

绿水青山枉自多，华佗无奈小虫何！

春风杨柳万千条，六亿神州尽舜尧。

千村霹雳人遗矢，万户萧疏鬼唱歌。

红雨随心翻作浪，青山着意化为桥。

坐地日行八万里，巡天遥看一千河。

天连五岭银锄落，地动三河铁臂摇。

牛郎欲问瘟神事，一样悲欢逐世波。

借问瘟君欲何往，纸船明烛照天烧。

2. 流行环节

（1）传染源：日本血吸虫病属人兽共患寄生虫病，终末宿主包括人和多种家畜及野生动物。在我国，自然感染日本血吸虫的家畜有牛、羊、犬、猪等 9 种，野生动物有褐家鼠、野兔、野猪等 31 种。其中，病人和病牛是最重要的传染源。

（2）传播途径：血吸虫的传播途径包括虫卵入水、毛蚴孵出、侵入钉螺、尾蚴从螺体逸出和侵入终末宿主的全过程。在传播途径的各个环节中，含有血吸虫卵的粪便污染水源、钉螺的存在和人群接触疫水是三个重要环节。粪便污染水的方式与当地的农业生产方式、居民生活习惯及家畜的饲养管理有密切关系。当水体中存在日本血吸虫的阳性钉螺时，便成为疫水。人体接触疫水的方式可分为生产接触和生活接触两类。

湖北钉螺属两栖淡水螺类，是日本血吸虫的唯一中间宿主。钉螺雌雄异体，螺壳小，圆锥形，长 10mm 左右，宽 3～4mm，壳口卵圆形，外缘背侧有一条粗的隆起称唇嵴，有 6～8 个右旋的螺层。平原地区的钉螺表面有纵肋，称肋壳钉螺；山丘地区的钉螺表面光滑，称光壳钉螺。

钉螺在自然界生存的基本条件包括适宜的温度、水、土壤和植物。钉螺的食性很广，包括腐败植物、藻类、苔藓等。钉螺孳生地的特点是：气候温暖、土壤肥沃、杂草丛生、阴暗潮湿、水流缓慢。肋壳钉螺孳生于平原水网型和湖沼型地区的潮湿、有草、腐植物多的洲滩、湖汊、河畔、水田、沟渠边。光壳钉螺

孳生在山丘型地区的小溪、山涧、水田、河道及草滩等处。在流行区，钉螺的分布具有聚集性，其分布符合负二项分布。钉螺主要在春季产卵，一个雌螺一年可产卵 100～200 个，螺卵分布在近水线的潮湿泥面上，并在水中或潮湿的泥面上孵化，幼螺出现的高峰时间多在温暖多雨的 4～6 月份，到秋季发育为成螺。在自然界，钉螺寿命一般为 1～2 年。

（3）易感人群：易感人群是指对血吸虫有感受性的人。不论何种性别、年龄和种族的人，对日本血吸虫均有易感性。在流行区，人群感染率及感染度取决于生活及生产接触疫水的频度及钉螺分布的密度，通常以青壮年的感染率最高，这与接触疫水的机会较多有关。

3. 流行因素 影响血吸虫病流行的因素包括自然因素和社会因素。自然因素主要是指与中间宿主钉螺孳生有关的地理环境、气温、雨量、水质、土壤、植被等。社会因素涉及社会制度、生活水平、文化素质、生产方式和生活习惯以及农田水利建设、人口流动等。在控制血吸虫病流行过程中，社会因素起主导作用。

4. 流行区类型 在我国，日本血吸虫病流行区具有以下特点：一是在流行地区，血吸虫病人的分布与当地钉螺的分布一致，具有地方性特点；二是在流行地区，血吸虫病人的分布基本上与当地水系的分布一致；三是在流行区的村庄或居民点附近，血吸虫病流行的三个环节常同时存在，构成疫点或疫源地，形成血吸虫病地方性流行。根据地理环境、钉螺分布和流行病学特点，我国的血吸虫病流行区可分为三种类型，即平原水网型、湖沼型和山区丘陵型。

（1）平原水网型：主要指长江三角洲的广大平原地区（如上海、江苏、浙江等）。这类地区气候温和，雨量充沛，河道纵横，密如蛛网。钉螺沿网状水系而分布，占全国钉螺总面积的 7.9%。人群主要因生产或生活接触疫水而感染。

（2）湖沼型：亦称江湖洲滩型，主要指长江中、下游的湘、鄂、赣、皖、苏 5 省的沿江洲滩及与长江相通的大小湖泊沿岸。该地区水位有明显的季节性涨落，洲滩有"冬陆夏水"的特点。钉螺呈片状分布在洲滩、湖汊以及垸内的灌溉水系等处，占全国钉螺总面积的 82.1%，为当前我国血吸虫病流行的主要地区。居民多因生产活动接触疫水而感染。

（3）山区丘陵型：该型的地理环境复杂，包括平坝、丘陵和高山，主要分布在四川、云南的大山区。钉螺一般沿山区水系分布，水系以山峰为界，因此钉螺的分布单元性强，约占全国钉螺总面积的 10%，面积虽不很大，但分布范围广，由于地形复杂、交通不便和当地经济水平的限制，血吸虫病的防治难度较大。

【防治】 血吸虫病的防治是一个复杂的过程，单一的防治措施很难奏效。1984 年 WHO 针对血吸虫病防治工作提出了人畜化疗结合健康教育，辅以局部或季节性灭螺的策略。目前我国防治血吸虫病的基本方针是"积极防治、综合措施、因时因地制宜"。积极防治是指积极治疗病人和开展各种预防措施，综合措施是指治疗病人、病畜、灭螺、粪管、水管、防护及宣传教育同时进行的措施，因时因地制宜是指在不同类型流行区，根据不同的流行因素，采取不同的防治策略。当前我国日本血吸虫病的主要防治策略，已从消灭钉螺和阻断传播为主转变为以人畜吡喹酮化疗为主导和有重点消灭钉螺。

1. 消灭传染源 人畜同步普查普治是控制和消灭传染源的有效途径。吡喹酮是当前治疗血吸虫病的首选药物，具有安全、高效、副作用轻、使用方便的特点。人群化疗措施分为全民化疗、选择性化疗、高危人群化疗三种。对急性血吸虫病患者，总剂量 120mg/kg，分 4 天或 6 天服用。慢性患者采用总剂量 40mg/kg 一次顿服，也可采用总剂量 60mg/kg，分 2 天服用。晚期患者按总剂量 60mg/kg，分 2 天或 3 天服用，亦可用总剂量 90mg/kg，分 6 天服用。

2. 切断传播途径

（1）粪便管理：加强人、畜粪便管理，避免新鲜粪便污染水体在控制血吸虫病传播方面至关重要。建造无害化粪池，采用粪、尿混合贮存，使尿素分解产生氨，能杀灭虫卵；粪便中加生石灰或碳酸氢铵也可杀死虫卵，有助于控制血吸虫病的传播。

（2）安全供水：结合农村卫生建设规划，因地制宜地建设安全供水设施，可避免水体污染和减少流行区居民直接接触疫水的机会。尾蚴不耐热，在 60℃的水中会立即死亡，因此家庭用水可采用加温的方法杀灭尾蚴。此外，漂白粉、碘酊及氯硝柳胺等对尾蚴也有杀灭作用。

（3）灭螺：灭螺是切断血吸虫病传播的关键。主要措施是结合农田水利建设和生态环境改造，改变钉螺孳生环境以及局部地区配合使用物理、化学药物灭螺。物理灭螺方法有火烧、土埋、修水库蓄水淹杀等，目前世界卫生组织推荐使用的化学灭螺药为氯硝柳胺，此外五氯酚钠、烟酰苯胺等也有灭螺效果。在短期内不易消灭钉螺的湖沼洲滩地区，采用建立"安全带"的方法，即在人畜常到的易感地带反复灭螺，以达到预防和减少感染的目的。

3. 保护易感人群 加强健康教育，引导人们改变自己的行为和生产、生活方式，对预防血吸虫感染具有十分重要的作用。对难以避免接触疫水者，必须采取防护措施，如穿长筒胶靴、经氯硝柳胺浸渍过的防护衣或涂擦邻苯二甲酸二丁酯油膏等防护药物。由我国学者自行研制的青蒿素衍生物蒿甲醚和青蒿琥酯对童虫有很好的杀灭作用，对已接触过疫水者，在接触疫水后第 7～10 天服用青蒿琥酯，成人每次服 300mg，儿童按 6mg/kg，以后每周服用 1 次，离开疫水后再加服 1 次，可达到早期治疗的目的。

二、其他血吸虫

曼氏血吸虫分布于埃及、中东、西非、中非和东南非、马尔加什、巴西、委内瑞拉和一些加勒比海岛屿。埃及血吸虫分布于亚洲西部、欧洲南部和非洲。在西非和西亚，不少国家同时有曼氏血吸虫和埃及血吸虫的分布。间插血吸虫分布于非洲的加篷、喀麦隆、乍得、扎伊尔等国家。湄公血吸虫分布于柬埔寨、老挝、泰国。马来血吸虫分布于马来西亚。现将寄生人体的6种血吸虫成虫、虫卵形态和生活史进行比较（表11-2、表11-3和图11-20）。

表11-2　6种人体血吸虫成虫和虫卵形态的比较
Table 11-2　Morphologic comparison of adult and egg of six species of human schistosome

	日本血吸虫	曼氏血吸虫	埃及血吸虫	间插血吸虫	湄公血吸虫	马来血吸虫
大小（♂） （mm）（♀）	（10～20）× （0.5～0.55） （12～28）×0.3	（6～14）× （0.8～1.1） （7～17）×0.25	（10～15）× （0.75～1.0） （20～26）×0.25	（11～14）× （0.3～0.5） （11～26）×0.25	（15～17.8）× （0.2～0.41） （6.48～11.3）×0.28	（4.3～9.2）× （0.24～0.43） （6.5～11.3）×0.21
表皮（♂）	无结节，有细尖体棘	结节明显，上有束状细毛	结节细小	有结节和细体棘	有细体棘	无结节，有细体棘
（♀）	小体棘	小结节	末端有小结节	光滑	小体棘	小体棘
肠支	体后半部汇合，盲管短	体前半部合，盲管长	体中部后汇合，盲管短	体后半部汇合，盲管短	体后半部汇合，盲管短	体中部后汇合，盲管短
睾丸（个）	6～8	2～14	4～5	4～6	3～6	6～8
卵巢位置	体中部	体中线之前	体中线之后	体中线之后	体中部	体中线
虫卵	卵圆形或圆形，侧棘短小	长卵圆形，侧棘长大	纺锤形，一端有小棘	纺锤形，端棘长、细尖	卵圆形，侧棘短小	卵圆形，侧棘短小

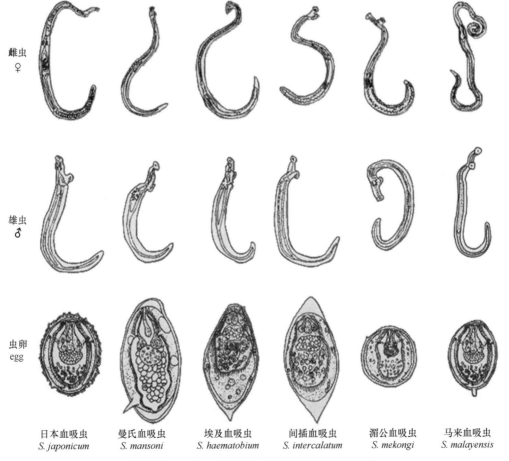

雌虫♀						
雄虫♂						
虫卵 egg						
日本血吸虫 *S. japonicum*	曼氏血吸虫 *S. mansoni*	埃及血吸虫 *S. haematobium*	间插血吸虫 *S. intercalatum*	湄公血吸虫 *S. mekongi*	马来血吸虫 *S. malayensis*	

图11-20　6种人体血吸虫成虫和虫卵形态的比较

Fig.11-20　Morphologic comparison of adult and egg of six species of human schistosome

表 11-3 6种人体血吸虫生活史的比较

Table 11-3 Comparison of life cycle of six species of human schistosome

	日本血吸虫	曼氏血吸虫	埃及血吸虫	间插血吸虫	湄公血吸虫	马来血吸虫
成虫寄生部位	肠系膜下静脉，门脉系统	肠系膜小静脉，痔静脉丛，偶可寄生在肠系膜上静脉、膀胱静脉丛及肝内门脉	膀胱静脉丛，骨盆静脉丛，直肠小静脉，偶可寄生在肠系膜门静脉系统	肠系膜静脉，门脉系统	肠系膜上静脉，门脉系统	肠系膜静脉，门脉系统
虫卵在人体的分布	肠壁，肝	肠壁，肝	膀胱及生殖器官	肠壁，肝	肠壁，肝	肝，肠壁
虫卵排出途径	粪	粪，偶尔尿	尿，偶尔粪	粪	粪	粪
保虫宿主	牛、猪、犬、羊、猫	猴、狒狒、啮齿类等	猴、狒狒、猩猩、猪	羊、灵长类、啮齿类	牛、猪、羊、犬、田鼠	啮齿类
中间宿主	湖北钉螺	双脐螺	水泡螺	水泡螺	开放拟钉螺	小罗伯特螺
地理分布	中国、菲律宾、印尼、日本	非洲、拉丁美洲、亚洲	亚洲、非洲、葡萄牙	喀麦隆、加篷、乍得、扎伊尔	柬埔寨、老挝、泰国	马来西亚

附：尾蚴性皮炎

尾蚴性皮炎（cercarial dermatitis）是由禽类或兽类血吸虫尾蚴侵入人体皮肤所引起的疾病，在不少国家都有流行或病例报道。在我国的稻田区，尾蚴性皮炎又称稻田性皮炎；在国外，人多因游泳而感染，故称游泳者痒（swimmer's itch）。

在我国引起尾蚴性皮炎的主要病原有寄生于鸭的毛毕属（Trichobilharzia）血吸虫，如包氏毛毕吸虫（T. paoi）、集安毛毕吸虫（T. jianensis）及寄生于牛的东毕属（Orientobilharzia）血吸虫，如土耳其斯坦东毕吸虫（O. turkenstanica）、程氏东毕吸虫（O. cheni）。生活史与日本血吸虫类似，成虫分别寄生在鸭、牛的静脉系统内，中间宿主为椎实螺，分布于稻田、水沟和池塘，人因接触疫水而感染。在人体，这类血吸虫仅限于在皮肤内寄生，不能发育为成虫。

尾蚴性皮炎属Ⅰ型和Ⅳ型超敏反应。尾蚴侵入皮肤后，局部出现刺痒，继之出现点状红斑和丘疹，反复感染者丘疹数量多且可融合成风疹块，如搔破皮肤，可出现继发性感染。反应一般在3~4天达高峰，1周左右消散。病变部位一般出现在与疫水接触的皮肤，如手、足及上、下肢。

我国尾蚴性皮炎流行于吉林、辽宁、江苏、上海、福建、广东、湖南、四川等省市。传染源主要为家鸭和牛，人体感染主要是因在种植水稻、放养牛、鸭或捕鱼等活动时接触疫水所致。

尾蚴性皮炎属自限性疾病，若无继发感染，一般几天内即可自愈。治疗主要是止痒，局部止痒可用1%~5%的樟脑乙醇溶液、鱼黄软膏或复方炉甘石洗剂，中药如五倍子、蛇床子等煎水洗浴也有止痒作用。症状严重的可用抗过敏药。预防感染可涂擦防护剂，如邻苯二甲酸二丁酯软膏、松香软膏等。

（沈定文）

第五节　布氏姜片吸虫

案例 11-5

患者，男，41岁。间断性食欲不振，腹痛、腹泻，面部水肿二年余，近期症状加重，水肿由面部扩展到胸腹及下肢，肠蠕动亢进，易闻腹部"咕噜噜"声响，多在清晨或饭后出现。有时出现右上腹部剧痛、绞痛，腹泻次数增多，粥样便及正常便交替发生。

问题：

1. 患者腹痛为何以右上腹部多见？
2. 还应做哪些检查以确诊？

布氏姜片吸虫[Fasciolopsis buski（Lankester，1857）Odhner，1902]，简称姜片虫，是一种寄生在人、猪小肠内的大型吸虫，也称肠吸虫，引起姜片吸虫病（fasciolopsiasis）。姜片虫的流行常与种植水生植物及养猪业有密切关系。

【形态】

1. 成虫　长椭圆形、硕大、肥厚，新鲜虫体呈肉红色，死后为灰白色，经固定后形似姜片。背腹扁平，前窄后宽，大小一般为（20~75）mm×（8~20）mm×（0.5~3）mm，是寄生于人体中最大的吸虫（图 11-21）。口吸盘近体前端，直径约 0.5mm。腹吸盘位于口吸盘后方，为口吸盘的 4~5 倍，直径 2.5~3mm，呈漏斗状，肌肉发达。咽部短，肠支在腹吸盘前分为左、右两支，沿虫体两侧呈波浪状弯曲向后延伸，终于盲端。睾丸两个，高度分支呈珊瑚状，前后排列于虫体的后半部。两个睾丸各发出一条输出管汇合后形成输精管通向阴茎袋，阴茎袋呈长袋状（内含贮精囊、射精管、阴茎和前列腺），开口于生殖腔。卵巢位于虫体中部稍前方、睾丸之前，分 3 瓣，每瓣再分支。有劳氏管，缺受精囊。子宫盘曲在腹吸盘和卵巢之间。生殖孔位于腹吸盘的前缘。卵黄腺发达，分布于虫体腹吸盘至尾端的两侧。

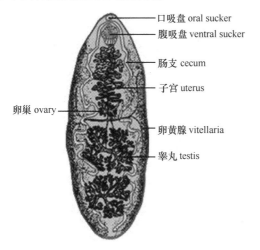

图 11-21 布氏姜片吸虫成虫
Fig.11-21 Adult of *Fasciolopsis buski*

2. 虫卵 椭圆形，大小为（130～140）μm×（80～85）μm，是寄生于人体最大的蠕虫卵，淡黄色，卵壳薄而均匀，卵盖有时不明显。卵内含一个卵细胞和约20～40 个卵黄细胞；卵细胞位于近卵盖端，常因卵黄细胞较多被遮挡而不宜看清（图 11-22）。

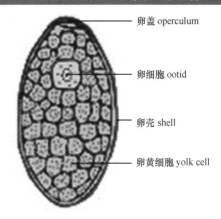

图 11-22 布氏姜片吸虫虫卵
Fig.11-22 Egg of *Fasciolopsis buski*

【生活史】 布氏姜片吸虫的生活史包括卵、毛蚴、胞蚴、母雷蚴、子雷蚴、尾蚴、囊蚴、后尾蚴和成虫等阶段。终宿主包括人、家猪、野猪等（图 11-23）。中间宿主为扁卷螺，我国常见的有：半球多脉扁螺（Polypylis hemisphaerula）、尖口圆扁螺（Hippeutis cantori）、大脐圆扁螺（Hippeutis umbilicalis）及凸旋螺（Gyraulus convexiusculus）等，前两种分布较广。菱角、荸荠、茭白等水生植物是其传播媒介。

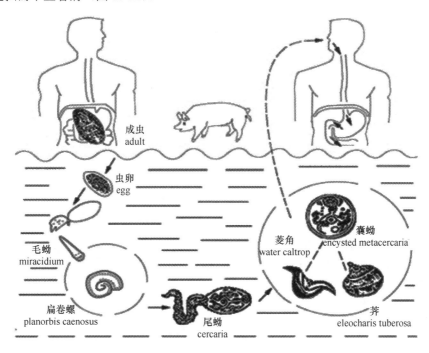

图 11-23 布氏姜片吸虫生活史
Fig.11-23 Life cycle of *Fasciolopsis buski*

姜片虫成虫寄生在终宿主小肠上段，自体或异体受精后可产卵，虫卵随终宿主粪便排出，虫卵需入水才能进一步发育，在水中温度适宜（26～32℃）时约经 3～7 周孵出毛蚴。毛蚴侵入扁卷螺的淋巴间隙中，约需 1～2 个月，其间经历胞蚴、母雷蚴、子雷蚴，最后发育形成尾蚴。成熟的尾蚴从螺体逸出，吸附在水生植物或其他物体的表面，分泌成囊物质包裹其体表形成囊蚴。尾蚴亦可直接在水面结囊。尾蚴的结囊对附着物无严格的选择性，且时间短，只需半小时左右。宿主误食含囊蚴的水生植物或喝生水，囊蚴进入消化道后，在小肠消化液和胆汁的作用下，后尾蚴脱囊而出并吸附在小肠黏膜上，经1～3个月发育为成虫，成虫寿命在人体最长可达4年半。

【致病】 姜片虫的致病包括机械性损伤和虫体代谢产物引起的变态反应。

姜片虫成虫吸盘发达，吸附力强，可导致肠黏膜炎症、水肿、点状出血，甚至溃疡或脓肿。病变部位可见中性粒细胞、淋巴细胞和嗜酸性粒细胞浸润，肠黏膜分泌增加。虫体在肠道的寄生还可因虫体大，肠黏膜被覆盖，影响肠道的消化与吸收，导致不同程度的营养不良和消化功能紊乱。其分泌物、代谢产物被吸收后可引起变态反应和嗜酸性粒细胞的增加。大量感染时可堵塞肠道引起肠梗阻。

轻度感染者一般无症状，少数患者可出现食欲不振，上腹部间歇性疼痛等。中度感染者经常出现腹痛、腹泻、恶心、呕吐、有时伴随头晕、失眠、精神萎靡、倦怠无力、发热等全身症状。腹痛以隐痛为主，多位于右上腹或右季肋部，时间多在早晨空腹或进食后。儿童患者可出现夜眠不安、夜惊、磨牙等神经症状。重度感染者主要表现为营养不良和消化功能紊乱，出现水肿、贫血和重度乏力等症状。严重感染的儿童可有消瘦、贫血、水肿、腹水、智力减退、发育障碍等。在反复感染的病例中，少数可因衰竭、虚脱而死亡。

【实验诊断】 粪检虫卵是确诊姜片虫感染的主要依据。因姜片虫卵大，容易识别，但应注意与肝片形吸虫卵相区别。用直接涂片法检查3张涂片，即可查出绝大多数患者，但轻度感染者容易漏诊。粪便浓集法可显著提高检出率。部分病人有自然排虫或偶尔呕出虫体现象，经鉴定虫体确诊。

案例 11-5（续）

医生对患者进行体检：体温38.7℃，血压10.4/6.4kPa（78/48mmHg）。患者颜面苍白水肿，上腹部蠕动明显，腹部膨隆，全身水肿伴腹水。实验室检查：HGB：52g/L，RBC：3.6×10^{12}/L，WBC：12.7×10^9/L，尿常规均正常，大便检到姜片虫卵。临床诊断为姜片吸虫病。

问题：

日常生活中，我们该如何预防姜片吸虫感染呢？

【流行与防治】 姜片虫病是人兽共患寄生虫病。主要流行于亚洲的温带和亚热带地区。国内除东北和西北地区外，其他18个省、市和自治区已有报道。造成姜片吸虫病流行的因素：传染源为病人、带虫者和保虫宿主，保虫宿主主要是家猪；粪便未经无害化处理直接施用；中间宿主种类多、数量大，分布广；众多的水生植物均可作为姜片虫的传播媒介；不少地方的居民有生食水生植物和喝生水的不良习惯；农民用新鲜水生植物直接喂猪。

防治原则包括加强粪便管理，防止人、猪的粪便入水。大力开展卫生宣传教育，不生食未经刷洗过或沸水烫的菱角、荸荠等水生植物，不喝生水。勿用青饲料喂猪。选择适宜的措施杀灭中间宿主扁卷螺。在流行区开展人和猪的姜片虫病普查普治工作，驱虫的首选药物是吡喹酮。

（赵桂花　沈定文）

第六节　片形吸虫

案例 11-6

患者，女，41岁，2月前无诱因出现肝区胀痛，伴发热。医院检查，血常规：WBC 4.64×10^9/L，HGB 129 g/L，PLT 233×10^9/L，EO#1.14×10^9/L，EO% 24.6%；肝功能：ALT 13.7U/L，AST 12.9U/L，TBIL 15.9 mol /L，ALB 43.8 g /L，GGT 40.1 U /L，ALP 81.9 U /L，CHE 4600 U /L；MRI 显示：肝左叶外侧段多发大小不等不规则病灶，增强扫描肝左叶外侧段多发病灶动脉期强化不显著，平衡期可见边缘强化及内部分隔样强化，动脉期肝左叶外侧段见楔形强化，较大病灶远端胆管扩张。该患者否认有肝病史，近半年在广西工作，有食用当地凉拌水草类食品史。

问题：

结合生活史，该病人在广西生活半年曾食用当地凉拌水草类食品，对于诊断该病有何提示？

片形吸虫（Fasciospp）属于扁形动物门吸虫纲棘口目片形科片形属。片形吸虫主要有肝片形吸虫（Fasciola hepatica）和巨片形吸虫（Fasciola gigantica）2个种，主要寄生于牛、羊、鹿、骆驼等反刍动物，亦可寄生于猪、马及一些野生动物，但较为少见。人体也可被感染，由片形吸虫引起的疾病称片形吸虫病（fascioliasis）。

【形态】

1. 肝片形吸虫　成虫虫体大小（20～30）mm×（5～13）mm，呈扁平叶状，表皮覆有细刺，前部宽于后部，前端伸展呈圆锥状突出，称为头锥。头锥的基部扩展，犹如一对阔肩，虫体后端逐渐缩小。口吸盘位于头锥的前端，腹吸盘较小，位于头锥基部，肠支呈树枝状。睾丸两个，高度分支，前后排列，位于虫体中部。卵巢较小，分支细（见图11-24）。鲜活虫体呈棕红色，固定保存的虫体变为灰白色。

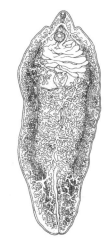

图 11-24　肝片形吸虫成虫
Fig.11-24　Adult of *Fasciola hepatica*

虫卵呈椭圆形，淡黄色，一端有小盖，大小（130～150）μm×（62～90）μm，卵壳薄，卵内有一个卵细胞和许多卵黄细胞（图 11-25）。

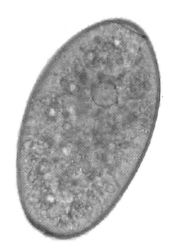

图 11-25　肝片形吸虫虫卵
Fig.11-25　Egg of *Fasciola hepatica*

2. 巨片吸虫　成虫虫体大小（37～76）mm×（5～10）mm，竹叶状。巨片吸虫与肝片形吸虫的区别在于：前者两端无明显圆锥突出，在头部后面即逐渐扩大至腹部水平出，虫体的两边几乎平行，后端不缩小，长度不超过宽度的 2 倍以上，腹吸盘较大且咽较食道长。

虫卵淡黄色，大小（155～190）μm×（70～90）μm，和肝片形吸虫类似，卵壳薄，卵内有一个卵细胞和许多卵黄细胞。

【生活史】　成虫寄生在牛、羊及其他哺乳动物胆道内。中间宿主为椎实螺科的淡水螺。肝片形吸虫的主要中间宿主为小土窝螺（*Galbatru pervia*），截口土蜗（*G. catula*）巨片吸虫的中间宿主主要为耳萝卜螺（*Radix auriculria*）及斯氏萝卜螺（*Radix swinhoei*），

不少地区还证实小土窝螺也可以作为其中间宿主。虫卵随终宿主的胆汁入肠道，随粪便排出，在适宜温度（25～26℃）的水中，卵内细胞发育为毛蚴，毛蚴逸出后进入中间宿主经过胞蚴、母雷蚴、子雷蚴及尾蚴的发育，逸出的尾蚴在水生植物表面形成囊蚴。囊蚴被终宿主食入后，在肠腔中脱囊的后尾蚴穿过肠壁，经腹腔侵入肝脏而进入胆管，也可经肠系膜静脉或淋巴管进入胆管。在移行过程中，部分童虫可停留在各脏器如肺、脑、眼眶、皮下等处异位寄生，造成损害。整个生活史过程约 10～15 周。成虫在绵羊体内可存活 11 年，牛体内存活期短，为 9～12 个月，在人体内的寿命可长达 12～13 年。

【致病】　片形吸虫的后尾蚴、童虫和成虫均可致病。童虫移行造成机械性损伤和化学性刺激，肠壁可见出血灶，肝组织可出现广泛的炎性反应，童虫损伤血管可致肝实质梗死，出现纤维蛋白性腹膜炎。成虫的吸盘和皮棘等引起的机械性刺激和代谢物的化学性刺激而引起胆管炎症、胆管上皮增生及胆管周围的纤维化。虫体产生的大量脯氨酸在胆汁中积聚是引起胆管上皮增生的重要原因，胆管纤维化可引起阻塞性黄疸，肝损伤可引起血浆蛋白的改变（白/球倒置），患者感染较轻时胆管呈局限性增大，而重度感染者胆管的各分支均有管壁增厚。虫体阻塞胆管、胆汁淤积，造成管腔扩张，可压迫肝实质组织引起萎缩、坏死以至肝硬化，还可累及胆囊引起相应的病变。

1. 急性期（亦称侵袭期）　发生在感染后 2～12 周不等，突发高热、腹痛，常伴有腹胀、呕吐、腹泻或便秘、肝肿大、贫血和血中嗜酸粒细胞明显增高等表现。此期约持续 2～4 周。

2. 潜隐期　患者的急性症状减退或消失，在几个月或几年内无明显不适，或仅有胃肠道轻度不适，而病变在进展之中。

3. 慢性期（亦称阻塞期）　主要有乏力、右上腹疼痛或胆绞痛、恶心、厌食脂肪性食物、贫血、黄疸和肝肿大等表现。此外，成虫所致胆管损伤可引起胆管广泛性出血等并发症。

4. 异位损害（亦称肝外肝片形吸虫病）　本虫可异位寄生于皮下、腹壁肌肉、腹膜、肺、胃、脑、眼、膀胱等，以皮下组织较为多见。在有生食牛、羊肝、肠习惯的地区，虫体可在咽喉部寄生，称为咽部肝片形吸虫病。

【诊断】

1. 病原学诊断　取粪便或十二指肠引流液镜检，查获虫卵是确诊肝片形吸虫病的依据，但应与姜片吸虫卵、棘口吸虫卵相鉴别。也可以通过"剖腹探查术 + 胆囊切除术"获得成虫进行确诊。

2. 免疫学诊断　急性期或异位寄生的病例免疫学诊断有一定参考价值，如 ELISA、蛋白质印迹试

验和 IFA 等方法检测患者血清中的特异性抗体均有较高的敏感性。

由于片形吸虫与其他吸虫有较多的共同抗原成分,对其检出的阳性结果应结合临床分析。用纯化的肝片形吸虫抗原有助于提高免疫诊断的特异性。

3. 分子生物学诊断 通过 PCR 扩增出片形吸虫的特异性核酸标记物进行诊断,主要的核酸标记物为核糖体 DNA 转录区 ITS-1、ITS-2,线粒体 DNA 的 NADH 脱氢酶亚单位(ND-1)、细胞色素 C 氧化酶亚基 I 型基因(COX1)等区域,该方法不仅能够检测是否为片形吸虫,也可用于虫种的鉴定及流行情况的研究。

> **案例 11-6(续)**
>
> 患者行肝左外叶切除+胆囊切除+胆总管探查+T 管引流术,术中发现胆总管下端有 1 虫体,取出见虫体呈片状,肉红色,大小约 2cm×1cm×0.3cm,蠕动活跃,经鉴定为肝片形吸虫。服用吡喹酮治疗,术后 2 个月复查胆道镜,未见虫体及异常。
>
> **问题:**
>
> 1. 除了病例中提及的诊断方法外,还有哪些方法可以诊断该病?优缺点有哪些?
>
> 2. 如何预防片形吸虫病?

【流行与防治】 片形吸虫分布范围较广,在全球 5 大洲 51 个国家均有人类感染的病例报道,据估计,全球有 240 万～1700 万人感染片形吸虫,受感染威胁者达 9000 万人。我国第一次寄生虫流行病学发现片形吸虫感染者为 157 例(其中肝片吸虫 148 例),估计全国感染人数为 12 万。截至 2011 年我国共报道 224 例,分散于福建、江西、湖北、内蒙古、广西和云南等 21 个省(市、区)。2012 年云南大理首次暴发片形吸虫群体感染事件,共有 29 例感染者。但由于该病长期被忽视,实际患病人数远高于报道人数。

人体感染多因生食水生植物,如水芹、野生莴苣等。在低洼潮湿的沼泽地,牛、羊的粪便污染环境。又有椎实螺类的存在,牛、羊吃草时较易造成感染预防人体感染主要是注意饮食卫生,勿生食水生植物。与其他吸虫不同,吡喹酮对片形吸虫无效,治疗药物可选硫双二氯酚(bithionol,别丁)和三氯苯达唑(TCBZ),但由于硫双二氯酚的不良反应较明显,而 TCBZ 能够杀死终末宿主体内各期片形吸虫,因此成为治疗片形吸虫的首选药物。

(颜 超 覃金红)

第七节 其他人体寄生吸虫

一、异形吸虫

异形吸虫(*Heterophyid trematode*)是一类属于异形科的小型吸虫。成虫寄生于鸟类、哺乳类动物,也可寄生于人体引起异形吸虫病(heterophidiasis)。我国常见的异形吸虫有 10 多种,其中已有人体感染报告的有 9 种,即:异形异形吸虫(*Heterophyes heterophyes* V. Siebold,1852),钩棘单睾吸虫(*Haplorchis pumilio* Looss,1899),镰刀星隙吸虫(*Stellantchasmus falcatus* Onji & Nishio,1924),台湾棘带吸虫(*Centrocestus formosanus* Nishigori,1924),横川后殖吸虫(*Metagonimus yokogawai* Katsurada,1912),多棘单睾吸虫(*Haplorchis yokogawai* Katsuta,1932),扇棘单睾吸虫(*Haplorchis taichui* Katsuta,1932),哥氏原角囊吸虫(*Procerovum calderoni* Africa & Garcia,1935)和施氏原角囊吸虫(*Procerovum sisoni* Africa,1938)。

【形态】 异形吸虫的成虫呈长梨形,体微小,大小一般为(1.0～1.7)mm×(0.3～0.5)mm,大的体长也不超过 2～3mm,前半略扁,后半较肥大,体表具有鳞棘。口吸盘较腹吸盘小,除口、腹吸盘外,有的种类还有生殖吸盘,生殖吸盘位于腹吸盘的左下方。前咽明显,食管细长,肠支长短不一。睾丸 1 个～2 个,位于肠支末端的内侧。卵巢位于睾丸之前,受精囊和贮精囊明显(图 11-26、图 11-27)。

虫卵棕黄色,大小为(28～30)μm×(15～17)μm。各种异形吸虫卵中,除台湾棘带吸虫卵表面有格子花纹易于辨识外,其他异形吸虫卵的形态与后睾科吸虫卵和微茎科吸虫卵的形态相似,鉴别困难。

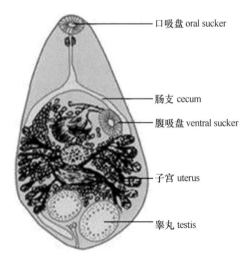

口吸盘 oral sucker

肠支 cecum

腹吸盘 ventral sucker

子宫 uterus

睾丸 testis

图 11-26 异形吸虫成虫
Fig.11-26 Adult of *Heterophyes heterophyes*

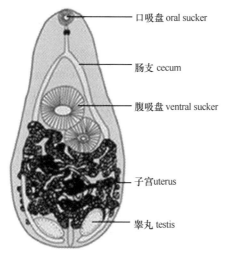

图 11-27　横川后殖吸虫成虫

Fig.11-27　Adult of *Metagonimus yokogawai*

【生活史】　各种异形吸虫的生活史基本相同。成虫寄生于终宿主鸟类及哺乳动物的肠道，第一中间宿主为淡水螺类，种类繁多，第二中间宿主为淡水鱼或蛙。虫卵在第一中间宿主体内经过毛蚴、胞蚴、两代雷蚴和尾蚴的发育，尾蚴成熟后从螺体逸出，侵入第二中间宿主体内发育成囊蚴。终宿主吞食含囊蚴的第二中间宿主后，囊蚴在其小肠内发育为成虫并产卵。

【致病】　成虫体小，在小肠寄生一般只引起轻微的炎症反应，侵入肠壁则引起机械性损伤，使组织萎缩、坏死、脱落，导致腹泻等消化功能紊乱。侵入组织中的成虫可引起其周围组织发生炎症反应，包括组织增生和不同程度的纤维化。虫卵可进入肠壁血管，并随血流进入人体循环，到达脑、脊髓、肝、脾、肺、心肌等，引起急性或慢性损害，可造成严重后果。

临床表现因感染虫数的多少及是否异位寄生而不同。寄生虫数少时，临床表现不明显；虫数多时可出现消化道症状和消瘦。虫卵沉积在组织时或可引起血管破裂、心力衰竭等病变，严重者或可致死。

【实验诊断】　病原学检查方法是通过粪便涂片法及沉渣法镜检虫卵，但应与华支睾吸虫卵鉴别。异形吸虫虫体小、寄生在人体内的虫数少，因此产卵量也少，若粪检时单个视野可见多个虫卵，则华支睾吸虫感染的可能性大。华支睾吸虫寄生在肝胆管，若十二指肠引流液虫卵呈阴性而粪检虫卵呈阳性，则应考虑异形吸虫感染的可能。此外，异形吸虫可寄生在肠壁内，因而对驱虫药不及华支睾吸虫敏感。若能获得成虫，可根据成虫形态进行判断。

【流行与防治】　异形吸虫病呈世界性分布，我国 13 个省（区、市）有病例报道。注意饮食卫生，不吃生或半生的鱼肉和蛙肉是避免异形吸虫感染的重要方法。目前治疗的首选药物为吡喹酮。

二、棘口吸虫

棘口吸虫是一类属于棘口科（Echinostomatidae）的中、小型吸虫，种类繁多，全世界已报道的有 600 多种，主要寄生于鸟禽类，其次是哺乳类、爬行类，少数寄生于鱼类。有的棘口吸虫也可寄生于多种动物体内。由棘口科寄生虫引起的疾病称为棘口吸虫病（echinostomiasis）。

寄生人体的棘口吸虫全世界已知的有 38 种，我国已报道的可引起人类棘口吸虫病的有 16 种，主要为：卷棘口吸虫[*Echinostoma revolutum*（Frohlich，1802）Dietz，1909]，接睾棘口吸虫（*Echinostoma paraulum* Dietz，1909），马来棘口吸虫（*Echinostoma malayanum* Leiper，1911），圆圃棘口吸虫（*Echinostoma hortense* Asada，1926），宫川棘口吸虫（*Echinostoma miyagawai*，Vkurisa，1932），曲领棘缘吸虫（*Echinoparyphium recurvatum* Linstow，1973），藐小棘隙吸虫（*Echinochasmus liliputanus* Looss，1896），抱茎棘隙吸虫[*Echinochasmus perfoliatus*（V.Ratz，1908）Dietz，1910]，日本棘隙吸虫（*Echinochasmus japonicus* Tanabe，1926），九佛棘隙吸虫（*Echinochasmus jiufoensis* liang et al，1988）和福建棘隙吸虫（*Echinochasmus fujianensis* Chen et al，1992），埃及棘口吸虫（*Echinochasmus ageyptica* khalil，1924）。

【形态与生活史】　虫体长形（图 11-28），有体棘，口吸盘位于体前端，具头冠与头棘，腹吸盘较发达，位于体前部或中部的腹面。睾丸 2 个，前后排列于虫体后部，卵巢位于虫体中部，睾丸之前。虫卵呈椭圆形，淡黄色，较大，壳薄，有卵盖，内含 1 个卵

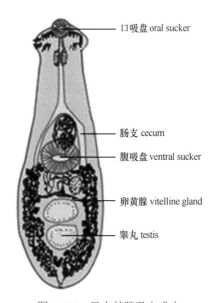

图 11-28　日本棘隙吸虫成虫

Fig.11-28　Adult of *Echinochasmus japonicum*

细胞和若干个卵黄细胞。成虫寄生于小肠，偶尔也可侵入胆道系统。虫卵经宿主排出后，在水中孵出毛蚴。第一中间宿主为淡水螺类，毛蚴侵入后经胞蚴、母雷蚴、子雷蚴等期发育为尾蚴。尾蚴逸出后侵入第二中间宿主（包括蛙、蝌蚪或淡水鱼类）形成囊蚴，也可不逸出就在原宿主体内形成囊蚴，甚至可在植物上结囊。活囊蚴经口进入终宿主体内，在小肠内发育为成虫。

【致病与实验诊断】　成虫多寄生于小肠上段，由于受棘口吸虫头棘和体棘的机械性作用，可损伤肠道的绒毛固有层黏膜及黏膜下层而引起炎症反应，局部出现嗜酸性粒细胞、淋巴细胞和浆细胞等的浸润。人体感染棘口吸虫所引起的疾病轻重与感染的程度有关。轻度感染常无明显症状，有的仅有腹部不适，腹痛，腹泻等消化道症状，因此常易被忽视。重症患者有厌食、体重减轻、下肢水肿等症，严重者可致死亡。棘口吸虫病属肠道寄生虫病。诊断的主要方法是检查患者粪便中的虫卵，但由于不同虫种之间虫卵的差异不大，因此仅通过虫卵难以确定虫种，若能获得成虫，则有助于确定虫种。对那些有吃生或半生淡水鱼、螺病史的人群，如粪便检查发现类似姜片吸虫卵时，要进行虫卵鉴别和驱虫鉴定。

【流行与防治】　棘口吸虫病呈世界性分布，人体感染多见于东南亚和远东地区。我国主要分布于湖南、广东、安徽、新疆、海南、湖北、福建、江西、四川、云南、浙江、黑龙江、辽宁、台湾等地。人体主要是吃生或半生淡水鱼、蛙及淡水螺类而感染。已有报道园圃棘口吸虫的第二中间宿主为泥鳅，我国感染病例多为用偏方吃生泥鳅治疗肝炎、去肝火而食用未熟的泥鳅所致。改变不良的饮食习惯是预防本病的主要措施。目前首选治疗药物为吡喹酮。

Summary

Trematodes，also known as flukes，belong to class trematoda of the phylum Platyhelminthes. Parasitic trematodes may be divided into organ-dwelling and blood-dwelling trematodes，depending on their dwelling sites in the human body.

Organ-dwelling trematodes reside in the bile duct，intestine and lung. Common species include *Clonorchis sinensis*, *Fasciolopsis buski*，*Paragonimus westermani* and *Paragonimus skrijabini*. Infection of humans with organ-dwelling trematodes results from the ingestion of fish，water plants and crabs contaminated with encysted metacercariae.

Blood-dwelling trematodes reside in the blood vessels around the intestine and bladder. The major species is *Schistosoma japonicum*. Infection with *S. japonicum* occurs by the penetration of cercariae into the skin of humans who come in contact with contaminated water.

The definitive diagnosis is generally made by detection of eggs in stool，biliary drainage，duodenal drainage and sputum. The observation of hatching miracidia is useful for the diagnosis of schistosomiasis japonicum. Also, many immunological methods, including COPT, IHA, IFAT, and ELISA，are also available. Praziquantel is the most effective drug for treatment of human trematode infections.

（刘丹霞　沈定文）

第十二章　绦　虫

第一节　概　述

绦虫（cestode），又称带虫（tapeworm），属于扁形动物门的绦虫纲（Class Cestoda）。绦虫生活史各期均营寄生生活，绝大多数成虫寄生于脊椎动物的消化道中，生活史多为复杂型，需要 1～2 个中间宿主。寄生于人体的绦虫共有 30 余种，分属于多节绦虫亚纲的圆叶目（Cyclophyllidea）和假叶目（Pseudophyllidea）。这两个目的绦虫形态和生活史有较明显的区别。除极少数虫种外，绦虫均为雌雄同体，人可作为一些带绦虫的终宿主或中间宿主。

【形态与结构】

1. 成虫　虫体背腹扁平，左右对称、分节，细长如带状，呈白色或乳白色。

体长因虫种不同可从数毫米至数米不等。虫体分头节（scolex）、颈部（neck）、链体（strobilus）三部分。

头节位于虫体前端，细小，其上有附着器官（holdfast）。附着器官根据形状可分为三类：吸盘（sucker）、吸槽（bothrium）及突盘（bothridium）。圆叶目绦虫头节多呈球形或方形，固着器官常为 4 个圆形吸盘，分布于头节四周；头节顶端可有能伸缩的半球形突起，称顶突（rostellum），顶突周围常有排列成 1～2 圈的矛状或棘状小钩。假叶目绦虫头节呈梭形，其固着器官为头节背、腹侧凹入形成的沟状吸槽。绦虫借助头节上的固着器官吸附在宿主的肠壁上。

颈部位于头节之后，短而细，不分节，其内组织尚未分化。颈部具有生发功能，链体的节片由此向后连续长出。

链体是虫体最显著的部分，由 3～4 个乃至数千个节片（proglottids）组成，链体所有节片都处在不断生长发育的过程中，越往后发育得越成熟、越宽大（图 12-1）。依据生殖器官发育及成熟程度，将链体的节片分为 3 种：靠近颈部的节片较细小，其内的生殖器官尚未发育成熟，称幼节或未成熟节片（immature proglottid）；往后的节片逐渐长大，其内的生殖器官已发育成熟，称成节或成熟节片（mature proglottid）；链体后部的节片最大，节片中除了充满虫卵的子宫外，其他生殖器官已退化，称为孕节或妊娠节片（gravid proglottid）。子宫的形态特征是绦虫虫种鉴别的重要依据之一。末端的孕节可从链体上脱落，而新

的节片又不断地从颈部长出，使绦虫始终保持一定的长度。绦虫的内部结构如下：

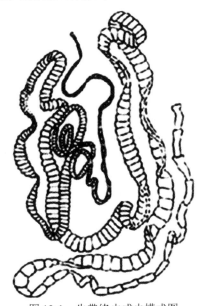

图 12-1　牛带绦虫成虫模式图
Fig. 12-1　Adult of *Taenia saginata*

（1）体壁结构：绦虫的体壁结构与吸虫很相似，体表也可分为两层，即由皮层（亦称体被，tegument）和皮下层组成。皮层是表层，是具有高度代谢活性的组织。电镜下可见其表面密布许多微小的指状微毛（microthrix），末端呈棘状，起固着作用；并可擦伤宿主肠上皮细胞，增加虫体的吸收功能。核周胞质借胞质通道与远端胞质区相连，进行物质代谢。

皮下层主要由表层肌组成，是以网状细纤维样间质为基质，肌束（包括环肌、纵肌和少量斜肌）、核周胞体、支持细胞和实质细胞分布其间。在节片成熟后，节片间的肌纤维逐渐退化，使孕节自链体脱落。

在大多数绦虫的实质组织中含有一种特殊的结构，叫做石灰小体（calcareous body），这种结构又称为钙颗粒（calcareous coruscle），也可见于吸虫的排泄管中。石灰小体可能有平衡酸碱度、调节渗透压或可作为离子或二氧化碳的补给库（图 12-2）。

（2）神经系统：包括头节中的神经节和由此发出的 6 根纵行的神经干，左右侧各有一根主干和两根辅干，均贯穿整个链体，在头节和每个节片中还有横向的连接支。感觉末梢分布于皮层，与触觉感受器和化学感受器相连。

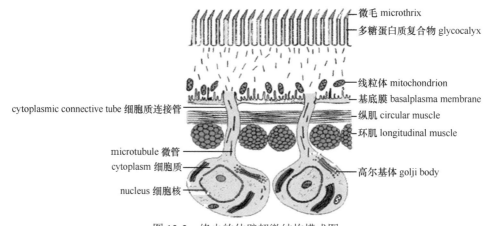

图 12-2　绦虫的体壁超微结构模式图

Fig. 12-2　Body wall ultrastructure of cestoda

（3）排泄系统：由若干焰细胞和与其相连的 4 根纵行的排泄管组成。排泄管每侧 2 根，贯穿于链体。在每一节片后部，纵行排泄管间有横支相连。排泄系统即可排出代谢产物，亦具有调节体液平衡的功能。

（4）生殖系统：链体的每一成熟节片内均有雌、雄性生殖器官各一套，少数虫种可有两套生殖器官。雄性生殖系统具有数个至数百个圆形滤泡状的睾丸，分散在节片中部的实质中。每个睾丸发出一输出管，汇合成输精管，延伸入阴茎囊，在阴茎囊内或囊外可膨大形成储精囊。在阴茎囊内，输精管与前列腺汇合后延伸为射精管，末端为阴茎，其上具小刺或小钩，并能从阴茎囊伸出，为交合器官。

雌性生殖系统有 1 个卵巢，多分成左右两叶，位于节片中轴的腹面、睾丸之后。卵黄腺呈滤泡状，分散于节片的实质表层中或聚集成单一的致密团块，位于卵巢的后方。阴道呈小管状、略弯曲，多数与输卵管平行，开口于生殖腔或生殖孔的后方。卵巢发出的输卵管依次与阴道、卵黄总管连接，膨大形成卵模，再与子宫相通。子宫呈管状或囊状，位于节片中部，管状子宫开口于腹面的子宫孔，囊状子宫无子宫孔。随子宫内虫卵增多和发育子宫增大并向两侧分支，几乎占满整个节片。

圆叶目绦虫和假叶目绦虫的成虫形态有如下区别：圆叶目绦虫的头节多呈球形，固着器官是 4 个吸盘，以及顶突和小钩等；卵黄腺聚集成块状，位于卵巢之后；生殖孔位于节片侧面；无子宫孔，成节和孕节结构差异较大。假叶目绦虫的头节多呈梭形，固着器官是位于头节背、腹面的吸槽；卵黄腺呈滤泡状散布在节片的表层中，卵巢之前；生殖孔位于节片中部；子宫具有子宫孔通向体外；成节和孕节结构相似（图 12-3）。

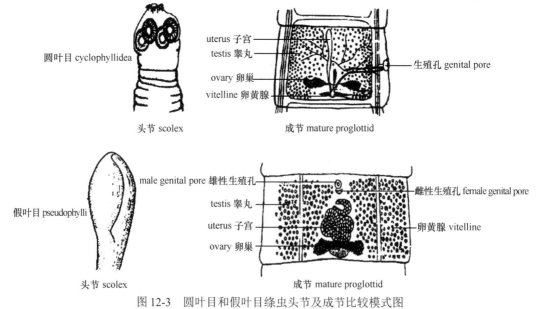

图 12-3　圆叶目和假叶目绦虫头节及成节比较模式图

Fig. 12-3　The comparison of the scolices and mature proglottids of *Pseudophyllidea* and *Cyclophyllidea*

2. 虫卵　圆叶目绦虫虫卵呈圆球形，卵壳很薄，胚膜较厚，卵内是已发育的幼虫，具有 3 对小钩，称六钩蚴（oncosphere）；假叶目绦虫虫卵呈椭圆形，卵壳较薄，一端有小盖，卵内含 1 个卵细胞和若干个卵黄细胞。

【生活史】 绦虫的成虫寄生在脊椎动物终宿主的消化道,幼虫则需要到中间宿主体内发育。虫卵自子宫孔或随孕节脱落而排出体外,在以后的发育过程中圆叶目绦虫和假叶目绦虫有明显差异。绦虫幼虫有多个发育阶段,需要不同的中间宿主,其在中间宿主体内的发育阶段称为中绦期(metacestode)。

1. 圆叶目绦虫 圆叶目绦虫生活史中仅需 1 个中间宿主,个别种类甚至不需要中间宿主。虫卵在子宫中即已发育,内含一个六钩蚴。该目绦虫一般无子宫孔,孕节自链体脱落排出体外后,常因孕节的活动、挤压或破裂使虫卵得以散出。虫卵被中间宿主吞食后,在宿主的消化道内六钩蚴孵出,并钻入肠壁,经血流到达组织器官后,发育为各种中绦期幼虫。常见的中绦期幼虫有以下几种类型(图 12-4)。

(1)囊尾蚴(cysticercus):俗称囊虫(bladder worm),为白色、半透明、黄豆大小的小囊,囊内充满囊液,囊壁上有一向内翻转的头节悬于囊液中,如猪带绦虫及牛带绦虫的囊尾蚴。

(2)多头蚴(coenurus):为另一种囊尾蚴型幼虫,一个囊尾蚴中具有多个头节。

(3)似囊尾蚴(cysticercoid):体型较小,前端有很小的囊腔和较大的、内缩的头节,后部则是实心的带小钩的尾状结构。

(4)棘球蚴(hydatid cyst):是一种较大的囊,内含无数的原头蚴或原头节(protoscolex);此外,还有许多附着于囊壁或悬浮于囊液中被称为生发囊(brood capsule)的小囊,其内又含有许多更小的囊和原头蚴,以致一个棘球蚴中可含成千上万个原头节。

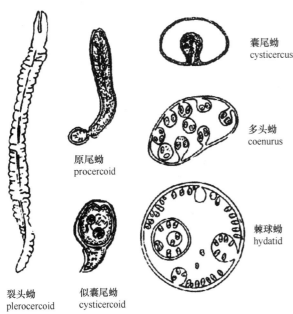

囊尾蚴
cysticercus

多头蚴
coenurus

原尾蚴
procercoid

棘球蚴
hydatid

裂头蚴
plerocercoid

似囊尾蚴
cysticercoid

图 12-4 绦虫各期幼虫
Fig. 12-4 Larvae of cestode

(5)泡球蚴(alveolar hydatid cyst):也称为多房棘球蚴(multilocular hydatid cyst),为另一种棘球蚴型幼虫,

囊较小,但可不断向囊内囊外芽生形成若干个小囊,囊内充满的不是囊液,而是胶状物,其中原头节较少。

中绦期的幼虫被终宿主吞食后,在肠道内受胆汁的作用才能脱囊或翻出头节,由颈部不断生长出节片,逐渐发育为成虫。成虫在终宿主体内生存时间因虫种而异,短者数天,长者达几十年。

2. 假叶目绦虫 假叶目绦虫生活史中需要有水的环境和 2 种中间宿主。虫卵随终宿主粪便排出后,必须进入水中才能继续发育,孵出的幼虫体外被有一层纤毛和 3 对小钩,能在水中游动,称钩球蚴(coracidium)。第一中间宿主是剑水蚤,钩球蚴在其体内发育为中绦期幼虫原尾蚴(procercoid),原尾蚴已初具绦虫雏形;带有原尾蚴的第一中间宿主被第二中间宿主蛙类等脊椎动物吞食后,原尾蚴进入其体腔或肌肉内,发育为裂头蚴(plerocercoid 或 sparganum)。裂头蚴已具成虫的外形,白色、带状,但不分节,具有不规则的横皱褶,体前端无吸槽,中央明显凹入,伸缩能力很强。裂头蚴是感染期幼虫,必须进入终宿主肠道后才能发育为成虫。

【生理】 绦虫缺消化系统,成虫寄生于宿主的含有半消化食物的肠道中,靠体壁吸收营养。皮层表面有大量微毛,极大地增加了吸收面积,同时微毛上的棘也可擦伤宿主的肠壁,使营养物质渗透到虫体周围,便于其吸收。吸收方式包括简单扩散、易化扩散或主动运输等。有的绦虫头节位于宿主肠绒毛间,顶突侵入肠腺,以胞饮方式吸收营养物质。

绦虫主要通过糖代谢来获得能量。成虫主要靠糖酵解,少数也可通过三羧酸循环和电子传递系统获得能量。如细粒棘球绦虫的原头蚴就具有完全的三羧酸循环功能。

绦虫虽然是雌雄同体,但其交配及受精可以在同一节片或同一虫体的不同节片间完成,也可在两条虫体间进行。除成虫营有性生殖外,中绦期幼虫可有无性生殖和芽生生殖,如棘球蚴可从囊壁生发层长出许多原头蚴和生发囊。曼氏裂头蚴在宿主免疫功能受抑或受到病毒感染时,也可能发生异常的芽生增殖,引起严重的增殖型裂头蚴病。

【致病机制与临床表现】 绦虫成虫寄生于宿主肠道,可掠夺宿主的大量营养;其头节上的吸盘、小钩和微毛对肠黏膜的损伤及虫体代谢产物的刺激,可引起腹痛、腹泻或腹泻与便秘交替、消化不良等消化道症状;个别虫种如阔节裂头绦虫可大量吸收宿主的维生素 B_{12},导致严重的贫血。

绦虫幼虫寄生于人体组织器官,其造成的危害远比成虫严重。如囊尾蚴和裂头蚴可寄生于皮下和肌肉内引起皮下结节和游走性包块;若侵入眼、脑等重要器官可造成严重后果。棘球蚴可寄生于人体的肝、肺等组织,若其囊液进入腹腔,则可诱发过敏性休克,危及宿主生命。

【分类】 我国常见人体绦虫的分类见表 12-1。

表 12-1　常见人体绦虫的分类地位及与疾病的关系

Table12-1　The taxonomic status of common human tapeworms and their relationships with diseases

目	科	属	种	感染期	感染途径	寄生时期	寄生部位
假叶目 Pseudophyllidea	裂头科 Diphyllobothriidae	迭宫属 *Spirometra*	曼氏迭宫绦虫 *S. mansoni*	裂头蚴	经皮肤黏膜	裂头蚴	眼、皮下、颌面、脑等
		裂头属 *Diphyllobothrium*	阔节裂头绦虫 *D. latum*	裂头蚴	经口	成虫	小肠
圆叶目 Cyclophyllidea	带科 Taeniidea	带属 *Taenia*	链状带绦虫 *T. solium*	囊尾蚴	经口	成虫	小肠
				虫卵	经口	囊尾蚴	皮下、肌肉及内脏等
			肥胖带绦虫 *T. saginata*	囊尾蚴	经口	成虫	小肠
			亚洲带绦虫 *T. asiatica*	囊尾蚴	经口	成虫	小肠
		棘球属 *Echinococcus*	细粒棘球绦虫 *E. granulosus*	虫卵	经口	棘球蚴	肝、肺、脑等
			多房棘球绦虫 *E. multilocularis*	虫卵	经口	泡球蚴	肝、肺、脑等
	膜壳科 Hymenolepidiae	膜壳属 *Hymenolepis*	微小膜壳绦虫 *H. nana*	似囊尾蚴	经口	成虫	小肠
			缩小膜壳绦虫 *H. diminuta*	似囊尾蚴	经口	成虫	小肠
		假裸头属 *Pseudanoploc-ephala*	克氏假裸头绦虫 *P. crawfordi*	似囊尾蚴	经口	成虫	小肠
	囊宫科 Dilepididae	复孔属 *Dipylidium*	犬复孔绦虫 *D. caninum*	似囊尾蚴	经口	成虫	小肠
	代凡科 Davaineidae	瑞列属 *Raillietina*	西里伯瑞列绦虫 *R. celebensis*	似囊尾蚴	经口	成虫	小肠
			德墨拉瑞列绦虫 *R. demerariensis*	似囊尾蚴	经口	成虫	小肠

（郑葵阳　潘　伟）

第二节　链状带绦虫

案例 12-1

福建省某村有一家三口人，务农为生。父亲近两月来常感腹痛，偶有腹泻。母亲的背部和颈部出现数个圆形小肿块，直径约 1cm，不痛不痒。近日，13 岁的儿子因突然晕倒而入院，入院时其上肢不停抽搐，眼球上翻，无应答，持续 10 余分钟后出现恶心、呕吐伴头晕、头痛，24h 内抽搐症状反复发作 3~4 次。住院后 MRI 检查提示脑部脓肿，颅内压升高，初步诊断为脑部炎症引起的癫痫发作，给予降颅压和抗感染治疗，但 3 个疗程后癫痫发作仍很频繁。医院认为病情复杂，建议立即送往上级医院治疗。

问题：

1. 儿子的症状提示可能患有哪些疾病，应进一步做哪些检查？

2. 能引起腹痛腹泻的寄生虫病有哪些？

链状带绦虫（*Taenia solium* Linnaeus，1758）也称猪带绦虫、猪肉绦虫或有钩绦虫，属圆叶目、带科、带属，是我国主要的人体寄生绦虫之一。其成虫寄生在人的小肠内，引起猪带绦虫病（taeniasis solium）；幼虫主要寄生于猪，也可寄生在人体的皮下、肌肉、或内脏等处，引起囊尾蚴病（cysticercosis），亦称囊虫病。早在公元 217 年，我国古代医书《金匮要略》中就有关于"白虫"的记载。公元 610 年巢元方在《诸病源候论》中将该虫描述为"长一寸而色白、形小扁"，并指出是因"炙食肉类而传染"。在治疗方面，我国早期的药书中也记录有驱白虫的草药，沿用至今的有槟榔、南瓜子等。

【形态】

1. 成虫　成虫背腹扁平，带状，乳白色，整个虫体的节片均薄而透明，长为 2~4m，前端较细，向后渐扁阔。虫体分为头节、颈部及链体。头节近似球形，细小，直径 0.6~1mm，有四个杯状吸盘，顶部中央隆起为能伸缩的顶突，顶突周围有排列成内外两圈的 25～50 个小钩，内圈较大，外圈稍小。颈部纤细，长 5～10mm，宽约为头节的一半，不分节。链体由 700～1000 个节片组成。近颈部的幼节短而宽，呈扁长方形，节片内的生殖器官尚未发育成熟。体中部的成节近方形，每一节片内含成熟的雌、雄生殖器官各一套，睾丸约 150～200 个，呈滤泡状，卵巢位于节片后 1/3 的中央，除左右两大叶外，在子宫与阴道之间另有一中央小叶。卵黄腺位于卵巢之后，生殖孔位于每一节片侧缘的中部，不规则地分布于链体两侧。末端的孕节窄长，较大，节片内其他生殖器官均退化或萎缩，只有充满虫卵的发达的子宫，向两侧分支，每侧为 7～13 支，每一支又再分支，呈不规则的树枝状，每一孕节中约含 4 万个虫卵（图 12-5）。

2. 虫卵 虫卵呈球形或近似球形，棕黄色，直径 31～43μm。卵壳极薄，易破碎，自孕节散出后，卵壳多已脱落。卵壳内为一层较厚且具有放射状条纹的胚膜，在电镜下观察胚膜实际上是由许多棱柱体组成。胚膜内含一发育成熟、呈球形、具 3 对小钩的六钩蚴（图 12-5）。

3. 幼虫 称猪囊尾蚴，为卵圆形、黄豆大小（8～10）mm×5mm、乳白色、半透明的囊状物，囊内充满透明的液体。囊壁分两层，外为皮层，内为间质层，间质层有一向囊内增厚形成米粒大小的白点，是向内翻卷收缩的头节，其形态结构与成虫头节相同。

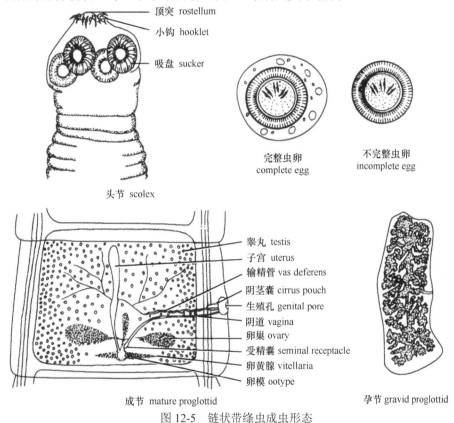

图 12-5 链状带绦虫成虫形态
Fig.12-5 Morphology of abult *Taenia Solium*

【生活史】 猪带绦虫在其发育过程中需要两个宿主，人是唯一终宿主，主要的中间宿主为家猪与野猪，人也可作为猪带绦虫的中间宿主。Cadigan 等（1967）曾以猪囊尾蚴感染白手长臂猿与大狒狒均获得成功。成虫寄生在人的小肠上段，以头节上的吸盘和小钩固着于肠壁。孕节常单独或 5～6 节相连地从链体上脱落，随粪便排出体外。自链体脱落的孕节由于自身的活动力或因受挤压破裂而使虫卵散出而污染环境。当虫卵或孕节被家猪或野猪等中间宿主吞食后，虫卵在小肠内经消化液的作用，约经 24～72 小时后胚膜破裂，六钩蚴逸出，并借助其小钩和分泌物的作用，在 1～2 天内钻入肠壁并进入血管或淋巴管，

随血循环或淋巴循环到达宿主的全身组织，虫体逐渐长大，中间细胞溶解形成空腔，充满液体，约经 10 周发育为成熟的猪囊尾蚴。被囊尾蚴寄生的猪肉俗称"米猪肉"、"米糁子肉"或"豆猪肉"等。猪囊尾蚴在猪体内寄生的部位主要为运动较多的肌肉，以股内侧肌最多，再依次为深腰肌、肩胛肌、咬肌、腹内斜肌、膈肌、心肌、舌肌等，还可寄生于脑、眼等处。

人误食生的或未煮熟的含有活囊尾蚴的猪肉而感染。在小肠内，经胆汁等消化液的作用，囊尾蚴的头节翻出，吸附于肠壁，经 2～3 个月发育为成虫，并排出孕节和虫卵。成虫的寿命可达 25 年以上（图 12-6）。猪带绦虫的孕节或虫卵如被人误

食，也可在人体内发育为囊尾蚴，但不能继续发育为成虫。猪囊尾蚴在中间宿主体内平均可存活 3～5 年。

随着寄生的时间延长，囊尾蚴可自然死亡并钙化。

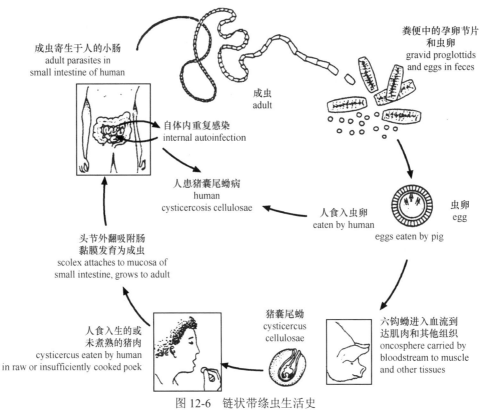

图 12-6　链状带绦虫生活史

Fig.12-6　Life cycle of *Taenia solium*

【致病】　猪带绦虫成虫及其囊尾蚴均可寄生于人体，成虫寄生引起猪带绦虫病，幼虫囊尾蚴寄生引起猪囊尾蚴病，俗称囊虫病。

1. 成虫致病　成虫寄生于人体的小肠内，其头节上的顶突和小钩及其体壁上的微毛可对肠黏膜造成损伤，并引起炎症反应，造成消化吸收功能障碍。人体肠腔内通常寄生 1～2 条虫体，但也可有多条虫体寄生。一般患者无明显症状，多因粪便中发现虫体节片而求医。有时可有腹部不适或隐痛、消化不良、腹泻、体重减轻等消化道症状。个别可致肠穿孔并发腹膜炎或导致肠梗阻。此外，有猪带绦虫成虫异位寄生于大腿皮下、甲状腺的罕见病例及合并巨细胞性贫血的病例报告。

2. 囊尾蚴致病　猪囊尾蚴寄生于人体所致囊尾蚴病，是因为误食孕节或虫卵而引起，其危害远较成虫寄生为重。人体感染囊尾蚴病的方式有三种：①自体内感染：即患者体内已经有成虫寄生，当遇到反胃、呕吐时，肠道的逆蠕动可将孕节反推入胃中所致；②自体外感染：患者误食自己排出的虫卵而引起的再感染；③异体感染：误食他人排出的虫卵而引起的感染。据报告约有 14.9% 的猪带绦虫病患者伴有囊尾蚴病，而囊尾蚴病患者中约 55.6% 伴有猪带绦虫病。可见自体感染方式更具流行病学意义。囊尾蚴对人体的危害程度因寄生的部位、数量及寄生的时间不同有很大差异。囊尾蚴在人体的寄生部位很广，数量各不相同，可一个至数千个不等。常见的寄生部位为：皮下组织、肌肉、脑、眼、心、肝、肺、腹膜等。囊尾蚴引起的病变可分为三个阶段：①激惹组织导致病灶处中性、嗜酸性粒细胞、淋巴细胞、浆细胞及巨噬细胞浸润；②组织结缔样变、胞膜坏死及干酪样变性等；③最终钙化。整个过程约 3～5 年。人感染的急性期虫体周围以中性粒细胞和嗜酸性粒细胞浸润为主，慢性期以淋巴细胞和浆细胞为主。囊尾蚴在人体内可活 3～10 年，甚至更长。

人体囊尾蚴病依其主要寄生部位可分为三类，其临床表现如下：

（1）皮下及肌肉囊尾蚴病：囊尾蚴在皮下或黏膜下、肌肉中，形成结节，数量可由一个至数千个不等，以躯干和头部较多，四肢较少，局部可触及黄豆大、似软骨样硬度、略有弹性、与周围组织无粘连、无触痛和压痛、无异常颜色的圆形或椭圆形结节。常分批出现，并可自行逐渐消失。感染轻时可无症状或局部有轻微的麻痛感。感染严重时，可自觉肌肉酸痛无力、发胀、麻木，严重者可呈假性肌肥大。

（2）脑囊尾蚴病：由于囊尾蚴在脑内的寄生部位、数量和发育程度的不同（图 12-7），以及不同宿主对其反应不同，而致脑囊尾蚴病的临床症状复杂多样。活虫期囊内异体蛋白未进入脑组织，脑组织无水肿，患者无或者只有轻微症状。当囊尾蚴蜕变死亡时，囊内异体蛋白进入脑组织，引起周围脑组织炎性反应，患者可出现多种症状，有的可引起猝死。但大多数病程缓慢，发病时间以感染后1个月至1年最为多见，长者可达30年。癫痫发作、颅内压增高和神经精神症状是脑囊尾蚴病的三大主要症状，其中尤以癫痫发作最为多见。另外也可出现头痛、头晕、呕吐、神志不清、视力模糊及神经症状，如偏瘫、失语等。

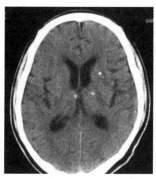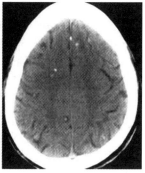

图 12-7　脑囊虫病的磁共振图像
Fig.12-7　MRI of cerebral cysticercosis

　　根据全国囊虫病学术研讨会（哈尔滨，2001年7月）的临床分型意见，国内现将脑囊尾蚴病分为5个临床型：①癫痫型；②高颅压型；③脑膜脑炎型；④精神障碍型；⑤脑室型。不同型患者的临床表现和严重性不同，治疗原则与预后也不一样。另外，脑囊尾蚴病在脑炎的发病上可起诱导作用，并可使脑炎病变加重而致患者死亡。囊尾蚴还可寄生在脊髓，引起感觉障碍、截瘫、大小便潴留等相应症状。

　　（3）眼囊尾蚴病：囊尾蚴可寄生于眼的任何部位，但绝大多数寄生于单侧眼球的深部玻璃体（占眼囊尾蚴病的50%～60%）及视网膜下（28%～45%）。症状轻者表现为视力障碍，常可见眼内虫体蠕动，重者可致失明。眼内囊尾蚴的寿命约1～2年。当眼内囊尾蚴存活时，患者一般尚能忍受；而囊尾蚴一旦死亡，虫体的分解物可产生强烈刺激，造成眼内组织变化，引起视网膜炎、脉络膜炎或化脓性全眼球炎、玻璃体浑浊等，甚至产生视网膜剥离，或并发白内障、青光眼，最终导致眼球萎缩而失明。

> **案例 12-1（续）**
>
> 　　在会诊中，一位寄生虫学专家在与父母交谈中了解到，父亲2个月来经常腹泻，大便中发现有面片样东西。并发现母亲的颈部皮下有几个圆形活动结节，黄豆大小，似软骨样硬度。建议父亲把大便中物体送来鉴定，母亲做病理

> 活检。诊断结果为父亲粪便中是猪带绦虫孕节，母亲皮下结节是猪囊尾蚴。专家再次详细询问病史，父亲喜食早点摊的馄饨、芫荽等，判断儿子是脑囊虫病。
>
> **问题：**
> 　　1. 一家三口人分别是如何感染猪带绦虫病的？
> 　　2. 举例说明因不正确食用哪些食物会引起寄生虫感染？

【诊断】

　　1. 猪带绦虫病的诊断　询问是否有生食或半生食"米猪肉"史对发现猪带绦虫病人有一定价值。直接涂片法或集卵法检查粪便中的虫卵，对可疑的患者应连续检查数天，肛门拭子法可提高虫卵检出率，试用驱虫来确定虫种。将检获的孕节或头节夹在两张载玻片之间轻压后，观察孕节内的子宫分支及头节上的顶突和小钩即可确诊。近年来，有人采用粪抗原检测技术检测粪便样品中猪带绦虫的排泄抗原；有人采用猪带绦虫特异性DNA探针技术诊断猪带绦虫感染；有人采用血清学检测技术检测猪带绦虫病患者血清中的抗体。这些检测方法均获得比较高的敏感性和特异性。

　　2. 囊尾蚴病的诊断　皮下结节活组织检查以确定诊断。眼囊尾蚴病用眼底镜检查易于发现囊尾蚴。脑和深部组织中的囊尾蚴可采用X线、CT、磁共振（MRI）等影像学检查，其中一些影像学诊断技术的作用已不仅局限于辅助诊断，甚至可为某些部位的囊虫病的确诊提供直接依据，并可结合其他临床症状如癫痫、颅压增高和精神症状等做出诊断。免疫学试验具有辅助诊断价值，尤其是对无明显临床体征的脑型患者更具重要参考意义。目前经实验证明有效的免疫学诊断方法有：间接红细胞凝集试验（IHA）、酶联免疫吸附试验（ELISA）、斑点酶联免疫吸附试验（Dot-ELISA）、间接荧光抗体试验（IFA）等。除抗体检测方法外，应用单克隆抗体、反向间接血凝试验（RIHA）、双抗体夹心ELISA试验等检测囊虫病患者体内的循环抗原，不仅可确定活动感染，而且也可考核疗效。

【流行】

　　1. 地理分布　猪带绦虫病和囊尾蚴病分布较广，除因为宗教教规而禁食猪肉的国家和民族外，其他地区都有散在病例，尤以发展中国家多见，主要分布于中非、南非、拉丁美洲和南亚地区。我国猪带绦虫病分布也相当广泛，东北、华北、西北、西南及中原地区是我国最重要的流行区。其中以黑龙江省的感染率最高。患者一般以青壮年为多，男性多于女性、农村多于城市。

　　2. 流行因素　居民生活习惯、人粪便的处理方法及猪的饲养方式等与猪带绦虫病及猪囊虫病的传

播与流行关系密切。在流行严重的地区，当地居民喜吃生的猪肉或野猪肉，或用热汤烫吃，若温度不高、肉未烫熟，则可感染猪带绦虫病。如云南的一些少数民族地区吃"生皮"、"剁生"等，均系用生猪肉制作。此外，西南各地群众喜爱的"生片火锅"，云南的"过桥米线"，福建的"沙茶面"等，都是将生肉片在热汤中稍烫后，蘸以佐料或拌米粉、面条食用。其他地区的散在病例则往往是偶然吃到含有活囊尾蚴的猪肉包子或饺子，或食用未经蒸煮的带囊尾蚴的熏肉或腌肉，或用切过生肉的刀、砧板再切熟食而致人感染。猪囊尾蚴病感染或流行是因误食虫卵所致。用新鲜人粪施肥，虫卵或节片污染环境，加上个人不良的卫生习惯等，以致误食虫卵；也可是猪带绦虫病患者的自身感染。猪不圈养，或仔猪散放，使猪易吃到患者的粪便，流行地区居民随地大便或人厕与畜圈相连（连茅圈），更增加了猪感染的机会。各地猪的囊尾蚴感染率高低不一，为 1%～30%。虫卵在外界的抵抗力较强，4℃左右能存活 1 年，–30℃可存活 3～4 个月，37℃则可存活 7 天左右。70%乙醇、3%甲酚、酱油和食醋对虫卵几乎都没有杀灭作用，只有 2%碘酒和100℃高温可以杀死虫卵。

案例 12-1（续）

　　父亲和母亲均用吡喹酮 50mg/kg·d 治疗，10 天后两人症状缓解。儿子给予吡喹酮 60mg/kg·d 治疗 20 天，同时静滴甘露醇、地塞米松、10%葡萄糖酸钙，症状明显好转，脑 MRI 复查，左侧顶叶结节灶和周围指状水肿影缩小。癫痫发作间隔时间延长，每次发作持续时间缩短。经两疗程治疗结束后 5 个月随访，癫痫未再发作，临床治愈。半年后随访复查，三人均无症状出现。

问题：

　　1. 一家三口人驱虫的方法为何不同？

　　2. 吡喹酮除治疗猪带绦虫病外，还可以治疗哪些寄生虫病？

　　3. 针对此病例，请你谈谈在今后的生活中，我们应该注意什么？

【防治】

1. 预防

（1）大力开展卫生宣传，加强个人卫生和饮食卫生　不食生肉和半生肉，切生肉、熟菜的砧板要分开。饭前便后洗手，以防误食虫卵。

（2）加强肉类检疫　加强城乡肉类和肉制品的卫生检疫和管理，严禁出售"米猪肉"。

（3）加强粪便管理，改进猪的饲养方式　建造符合卫生标准的厕所猪圈，加强管理，提倡猪圈养，猪圈与人厕分开。教育人们不随地大便，并对粪便进行无害化处理。

（4）疫苗接种在预防囊尾蚴病方面也有非常重要的作用　囊尾蚴抗原疫苗六钩蚴疫苗基因工程疫苗等多种疫苗的研究显示，预防接种有望控制猪囊尾蚴的流行。但目前这些疫苗多属研究阶段，尚无成品可用，然而从理论上或一些地区成功经验表明实现猪带绦虫病和猪囊尾蚴病的根除是可行的。总之，加强健康教育及疫苗研发，大力宣传本病的危害性，改变生食或半生食肉类的习惯是预防本病的关键。

2. 治疗

（1）药物驱虫治疗　由于猪带绦虫病患者有 14.9%的比例可并发囊虫病，所以必须及早彻底为患者驱虫治疗。常用的药物有氯硝柳胺（niclosamide，灭绦灵）、吡喹酮等。槟榔和南瓜子合剂驱虫效果好，副作用小，用生南瓜子、槟榔各 80～100g，清晨空腹时先服南瓜子，1 小时后服槟榔煎剂，0.5 小时后再服 20～30g 硫酸镁导泻。多数患者在 5～6 小时可排出完整的绦虫虫体，当只有部分虫体排出，可用温水坐浴，让虫体慢慢排出。切勿用力拉扯，以免虫体前段和头节段留在消化道内，使用过的水应进行适当的处理以免虫卵扩散。服药后应留取 24h 粪便，仔细淘洗检查有无头节排出，如未查见头节，要继续随访，若 3～4 个月内未再发现孕节或虫卵，则可视为治愈。反之则须进行复治。

（2）外科手术为主的综合治疗　囊尾蚴病的治疗方法可用手术摘除囊尾蚴。包括脑室腔分流术、开颅囊尾蚴摘除术及脑室镜手术等。但在特殊部位或较深处的囊尾蚴往往不易施行手术。治疗中还应注意，脑囊尾蚴病需同时给予抗癫痫药物和激素等预防性治疗，因为治疗过程中，虫体死亡常可导致患者癫痫发作、颅内压增高，甚至发生脑疝而死亡。因此，患者必须住院治疗。眼囊尾蚴病应尽量手术取出虫体，然后给予药物治疗，否则死亡虫体可引起剧烈的炎症反应，导致眼球严重损伤。近年来证明吡喹酮、阿苯达唑和甲苯达唑（甲苯咪唑）可使囊尾蚴变性和死亡，特别是吡喹酮具有疗效高、剂量小、给药方便、副作用小等优点。

第三节　肥胖带绦虫

案例 12-2

　　患者，男，42 岁，汉族，福建省福清市人，近一年在南非从事服装生意，每周均吃 1～2 次烧烤七分熟的牛肉、羊肉、生蚝或生鱼片，随后开始发现便中有面条样的片状物体排出，有时从肛门爬出至内裤上，每天 2～3 片，甚至 10 多片，刚排出时可见不断伸缩运动。自觉症状：肛门口有虫爬感，饥饿时左上腹闷痛，每天排便 2～3 次，多则 4～5 次，粪便多不成形或成糊状。

问题：

　　因饮食不当而感染的寄生虫病有哪些？

肥胖带绦虫（*Taenia saginata* Goeze，1782）又称牛带绦虫、牛肉绦虫、无钩绦虫等，是一种非常古老的寄生绦虫。在古埃及古印度的文献书籍中都有关于牛带绦虫的记载。古希腊的亚里士多德曾多次提到过绦虫，波斯名医阿维森纳也记述了牛带绦虫病及其治疗药物。我国古代《神农草本经》、《备急千金药方》等古籍中也记录了多种治疗该病的药方。牛带绦虫成虫寄生于人体小肠，引起牛带绦虫病（Taeniasis bovis）。本虫与猪带绦虫同属于带科、带属，两者的

形态及生活史相似。

【形态】　牛带绦虫成虫常呈乳白色或淡肉红色，扁长如带，长4~8m或更长，节片较肥厚、不透明，1000~2000节。头节略呈方形，直径1.5~2.0mm，其顶端微凹入，有四个杯状吸盘，位于头节的四角，直径为0.7~0.8mm，无顶突及小钩；成节内卵巢仅有左右两叶；孕节内子宫分支较整齐，每侧15~30支，支端多分叉。牛带绦虫囊尾蚴不寄生于人体（图12-8）。虫卵形态与猪带绦虫卵极为相似，难以区别。

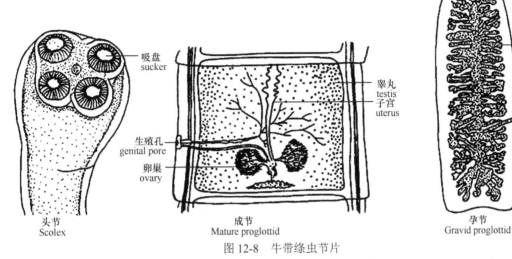

图12-8　牛带绦虫节片
Fig.12-8　Proglottids of *Taenia saginata*

【生活史】　人是牛带绦虫唯一的终宿主。成虫寄生于人体小肠上段，以头节上的吸盘固着在宿主肠壁上，孕节多逐节脱离链体，随宿主粪便排出体外或主动从肛门逸出。一般每天孕节排出量为6~12节，最多达40节。每一孕节内虫卵含量大约为6~8万个，但其中40%需到外界发育2周才能成熟，另有10%为未受精卵。自链体脱落的孕节仍具显著的活动力，当孕节蠕动或者孕节破裂时，其内虫卵散出并污染环境（如草地及水源等）。虫卵或孕节若被中间宿主牛吞食后，卵内的六钩蚴即在其小肠内孵出，然后钻入肠壁，随血液循环到达全身各处，尤其是运动较多的肩、股、心、舌、颈部的肌肉内，经60~75天发育为牛囊尾蚴（cysticercus bovis）。人生食或半生食含囊尾蚴的牛肉，在小肠中经消化液的作用，囊尾蚴的头节即可翻出并吸附于肠壁，经8~10周发育为成虫。成虫的寿命可达20年以上。人不是牛带绦虫的适宜中间宿主，牛囊尾蚴一般不寄生人体，但可寄生于羊、美洲驼、羚羊、长颈鹿、野猪等动物体内。牛囊尾蚴的寿命可长达3年（图12-9）。

【致病】　人感染牛带绦虫的数量一般为1条，但在地方性流行区，如贵州省的从江县，多条感染也不少见，国内感染最多的报道为31条。牛带绦虫对人的致病作用大致分以下四个方面：

1. 夺取营养　由于牛带绦虫吸取宿主肠道中大量营养物质，长期寄生可造成内源性维生素缺乏症及贫血等。

2. 机械损害　当寄生虫体数量较多时，头节吸盘的压迫并损伤肠黏膜，因而引起肠道轻度或亚急性的炎症反应。当虫体结团时可造成部分肠梗阻。

3. 化学及抗原刺激　牛带绦虫的浸出液可引起胃肠道的分泌与功能失调，如胃液的分泌减少，酸度降低。患者也常伴有中度嗜酸性粒细胞增多。除此之外，由于过敏还可出现荨麻疹、瘙痒和哮喘等症状。

4. 异位寄生　牛带绦虫异位寄生时可引起其他并发症，较常见的是并发阑尾炎。也有异位寄生于子宫、胆总管等的病例报道。

由于该虫致病机制的多样性，使得其临床表现差异也很大。患者一般无明显症状，重度感染者可有腹部不适、饥饿痛、消化不良、腹泻、贫血、体重减轻、头昏、头痛或失眠等症状。最突出的表现是孕节会自行从肛门逸出，在肛门周围作短时间的蠕动，几乎所有患者都能自己发现排出的孕节，并感觉到肛门瘙痒。有时脱落的孕节在肠内移动受到回盲瓣阻挡时，可因加强活动而引起回盲部剧痛。另外，偶然还可引发阑尾炎等并发症。牛带绦虫对人体的危害不及猪带绦虫严重，主要原因是牛囊尾蚴一般不寄生人体，迄

今全世界仅有数例牛囊尾蚴病的报道。

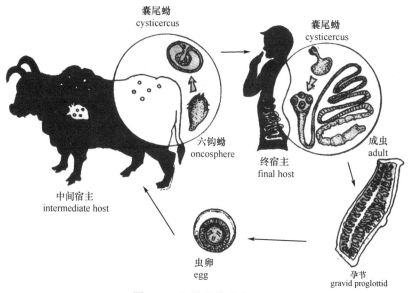

图 12-9   肥胖带绦虫生活史
Fig.12-9   Life cycle of *Taenia saginata*

【诊断】   询问排节片史是一种非常简便而可靠的诊断方法，对发现牛带绦虫病十分重要，这是因为牛带绦虫的孕节活动力强，并常从肛门逸出，更易引起患者注意。患者常自带排出的孕节片前来就医。孕节的检查方法与猪带绦虫相同，观察子宫分支的数目和特征可确定虫种。若节片已干硬，可用生理盐水浸软，或以乳酸酚浸泡透明后再观察。从粪便中可检获孕节或虫卵，用肛门拭子法查获虫卵的机会比粪便检查更多，但依虫卵的形态无法确定虫种。也可采用试验驱虫，并收集驱虫后的粪便，检查头节和孕节，即可做出诊断，也可观察疗效。免疫学及分子生物学技术的应用对诊断牛带绦虫病亦有一定的价值；此外，在散发地区，对可疑的牛带绦虫感染采用肠道钡餐透视，也有助于诊断。

> **案例 12-2（续）**
>   患者入院后，积极完善各项相关检查：体温：37℃；心电图：窦性心律；腹部B超：肝、胆、脾脏未见异常；血常规：WBC 14×10⁹/L，RBC3.5×10¹²/L，HGB100g/L，NE% 70%，EO% 14%；肝功能正常；粪常规检查：镜检查见绦虫卵，并检获孕节节片，节片肥厚不透明，每侧子宫孕支约25~30支，分支较整齐，确诊为牛带绦虫病。给予甲苯达唑驱虫，病情平稳后出院。
> 问题：
>   1. 确诊依据有哪些？
>   2. 随着我国对外贸易与人口流动的日渐增多，输入性寄生虫病也逐渐增加，本例患者亦系境外感染，针对此种情况，应该采取哪些积极的措施加以控制和预防？

【流行】   牛带绦虫呈世界性分布，在有生食或半生食牛肉习惯的地区和民族中流行更为广泛。国内已有20多个省、市、自治区有病例报道，其中新疆、内蒙古、西藏、四川甘孜藏族自治州、广西大苗山及贵州黔东南苗族、侗族自治州等地均有牛带绦虫病的流行。流行地区居民感染率可高达70%。据2013年发表的调查报告显示，全国带绦虫感染率约为0.15%，推算出全国感染带绦虫约为0.195亿人。虽男女老幼皆能受牛带绦虫感染，但在流行地区患者以青壮年为多，一般男性又稍多于女性。牛带绦虫病呈地方性流行的因素是流行地区居民多不习惯使用厕所，带虫者与患者的粪便极易污染牧草和水源，牛在放牧时，吃到孕节或虫卵而受染。牛带绦虫虫卵在外界可存活8周左右或更长时间，有的地方居民将粪便直接排在河水或牛栏里，使牛的感染机会更多，这些地方牛的囊尾蚴感染率高达40%。当地的居民又有吃生的或半生牛肉的习惯，如傣族喜吃"剁生"，苗族、侗族喜吃"红肉"、"腌肉"等，都是将新鲜牛肉切碎，加以佐料生食；藏族喜将牛肉稍风干制成"酸牛肉"不经烹炒即食用，或在篝火上烤食大块牛肉，因牛肉未烧熟而造成感染。非流行地区无吃生肉的习惯，偶有因牛肉未煮熟或切生牛肉时使用的刀和砧板上污染了牛囊尾蚴而引起散发的病例。

【防治】

1. 治疗患者和带虫者   驱虫治疗不仅使患者恢复健康，而且可以达到控制传染源的作用。常用南瓜子加槟榔驱虫，治疗效果好且副作用小。

2. 注意个人卫生及饮食卫生   在流行区进行大力宣传，改变不用厕所的旧习惯，不食生肉，肉类必须煮熟煮透。切生、熟菜的刀、砧板分开使用，保持其清洁。

3. 加强粪便管理、注意牧场清洁 要提倡牛有栏，猪有圈，使牲畜免受感染。教育人们不随地大便，避免粪便污染牧场和水源。

4. 加强肉类和肉制品的检疫 严禁出售有囊尾蚴的牛肉。

两种带绦虫的形态及生活史区别（表 12-2）。

表 12-2 两种带绦虫的区别
Table 12-2 Differences between T. solium and T. saginata

鉴别点	链状带绦虫	肥胖带绦虫
虫体长	2～4m	4～8m
节片数	700～1000 节，较薄略透明	1000～2000 节，肥厚不透明
头节	球形，直径约 1mm，有顶突及两圈小钩	略方形，直径约 1.5～2.0mm，无顶突及小钩
成节	卵巢分三叶	卵巢仅有两叶
孕节	子宫每侧约 7～13 支，分支不整齐，每节约含 4 万个卵	子宫每侧 15～30 支，分支较整齐，每节约含 7 万个卵，活动力强，可从肛门逸出
囊尾蚴	头节具小钩，可寄生人体	头节无小钩，不寄生人体
终宿主	人	人
中间宿主	猪、人	牛
感染阶段	囊尾蚴、虫卵	囊尾蚴
致病阶段	成虫、囊尾蚴	成虫
流行区	云南、黑龙江、山东等地	新疆、西藏等少数民族地区

（郑葵阳 孔德龙）

第四节 细粒棘球绦虫

案例 12-3

患者，女，38 岁，家住西藏林芝，养有约 100 头羊，4 条狗。近 2 年来无诱因自觉右上腹疼痛，持续性胀痛，自认为"肝炎"，行保肝治疗症状好转。半年来，右上腹胀痛加重，伴恶心、厌油，自行吃药治疗无效，遂到医院就诊，B 超检查"肝右叶囊肿"，收入院。

问题：

哪些寄生虫感染可引起患者肝脏病变？

细粒棘球绦虫[*Echinococcus granulosus*（Batsch，1786）Rudolphi，1805] 属带科、棘球属，又称包生绦虫。成虫寄生于犬科食肉类动物，幼虫（称棘球蚴或包虫）寄生于人或其他动物体内，引起棘球蚴病或称包虫病（echinococcosis，或 hydatid disease，或 hydatidosis）。棘球蚴病分布地域广泛，是一种严重危害人类健康和畜牧业生产的人兽共患病。在我国，该病被列为重点防治的寄生虫病之一。

【形态】

1. 成虫 虫体短小，体长 2～7mm。头节略呈梨形，具有顶突和 4 个吸盘。顶突富含肌肉组织，伸缩力强，其上有两圈大小相间呈放射状排列的小钩共 28～48 个（通常 30～36 个）。颈节内含生发细胞，再生力强。链体仅具幼节、成节、和孕节各一节，偶或多一节。成节内含雌雄生殖器官各一套，生殖孔位于节片一侧的中部偏后。睾丸 45～65 个，分布于生殖孔的前后方。卵巢一个分左右两叶，位于节片中纵轴的腹面，孕节生殖孔开口于节片一侧中部，子宫有不规则的分支和侧突（亦称侧囊），是细粒棘球绦虫特征，含虫卵 200～800 个（图 12-10）。

2. 虫卵 与猪、牛带绦虫卵相似，在光学显微镜下难以区别。

3. 幼虫 即棘球蚴（hydatid cyst），为圆形囊状体，大小因寄生的时间、部位以及宿主的不同而异，直径从不足 1cm 至 40cm 不等，内含囊液。棘球蚴为单房性囊，由囊壁和内含物（生发囊、原头蚴、子囊、孙囊和囊液等）组成（图 12-11）。

囊壁：外有宿主的纤维组织包绕。囊壁分两层，外层为角皮层（laminated layer），厚 1～4mm，乳白色，半透明，似粉皮状，较松脆，易破裂。光镜下观察无细胞结构而呈多层纹理状。内层为生发层（germinal layer）亦称胚层，厚 22～25μm，具有许多细胞核。生发层紧贴在角皮层内，电镜下可见从生发层上有无数微毛延伸至角皮层内。生发层向囊内长出内含物。内含物包括：

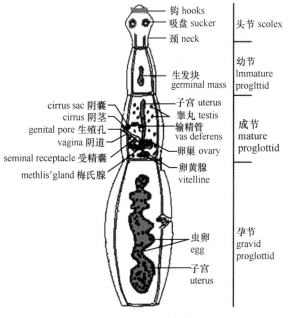

图 12-10 细粒棘球绦虫成虫
Fig. 12-10 Adult of Echinococcus granulosus

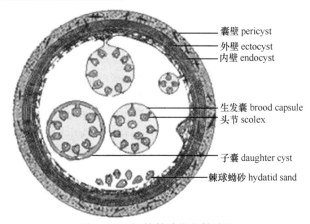

囊壁 pericyst
外壁 ectocyst
内壁 endocyst
生发囊 brood capsule
头节 scolex
子囊 daughter cyst
棘球蚴砂 hydatid sand

图 12-11　细粒棘球绦虫棘球蚴

Fig.12-11　Hydatid cyst of *Echinococcus granulosus*

（1）原头蚴（protoscolex）：椭圆形或圆形，大小为170μm×122μm，为向内翻卷收缩的头节，其顶突和吸盘内陷，保护着数十个小钩。此外，还可见石灰小体等。原头蚴与成虫头节的区别在于其体积小和缺顶突腺。

（2）生发囊（brood capsule）：亦称育囊，是仅有一层生发层的小囊，由生发层的有核细胞发育而来。据观察，最初由生发层向囊内芽生成群的细胞，这些细胞空腔化后，形成小囊并长出小蒂与胚层连接。在小囊内壁上长出5～40个数量不等的原头蚴。原头蚴除向生发囊内生长外，也可向囊外生长为外生性原头蚴，由于可不断扩展，其危害较内生的棘球蚴更大。

（3）子囊（daughter cyst）：可由母囊的生发层直接长出，也可由原头蚴或生发囊进一步发育而成。子囊结构与母囊相似，囊内也可生长原头蚴、生发囊及与子囊结构相似的孙囊（granddaughter cyst），称为囊砂或棘球蚴砂（hydatid sand）。一个棘球蚴中可有无数的原头蚴，一旦破裂而散播，即可在中间宿主体内形成许多新的棘球蚴。有的棘球蚴囊无原头蚴、生发囊等，称为不育囊（infertile cyst）。

（4）棘球蚴液：囊腔内充满的液体为棘球蚴液。为无色或微黄液体，或呈乳白色，不凝固，比重1.01～1.02，pH 6.7～7.9，内含多种蛋白、肌醇、卵磷脂、尿素及少量糖、无机盐和酶类。棘球蚴液具有很强的抗原性。

原头蚴是包虫囊液中最活跃和最富有生理机能的成分，表现在：①原头蚴一旦逸入宿主组织器官，即可继发包虫病。若将游离的原头蚴注入动物腹腔内，即可建立包虫模型。②用原头蚴抗原作包虫免疫试验的敏感性和特异性均高于囊液抗原。③供包虫保护性免疫用的免疫原，以原头蚴为最好。④原头蚴被终宿主吞入小肠后，一个原头蚴可以发育为一条细粒棘球绦虫。

【生活史】　细粒棘球绦虫的终宿主是犬、豺、狼等犬科食肉类动物；中间宿主是羊、牛、骆驼等多种食草类动物和人。

成虫寄生在终宿主小肠上段，以顶突上的小钩和吸盘固着在肠绒毛基部隐窝内，孕节或虫卵随宿主粪便排出。中间宿主，包括人，吞食了虫卵或孕节，六钩蚴在肠内孵出，钻入肠壁，经血循环至肝、肺等器官，经3～5个月，发育成直径为1～3cm的棘球蚴。一般感染半年后囊的直径达0.5～1.0cm，以后每年增长1～5cm，最大可长到30～40cm。棘球蚴在人体内可存活约40年，甚至更久。但如遇继发感染或外伤时，可发生变性衰亡，囊液浑浊而被吸收和钙化。棘球蚴被犬、狼等终宿主吞食后，其所含的每个原头蚴都可发育为一条成虫。由于棘球蚴中含有大量的原头蚴，故犬、狼肠内寄生的成虫可达数千至上万条。从感染至发育成熟排出虫卵和孕节约需8周。成虫寿命约5～6个月（图12-12）。

【致病】　棘球蚴病，亦称包虫病，棘球蚴对人体的危害以机械损害为主。儿童和年轻人是高发人群，40岁以下者约占80%，严重程度取决于棘球蚴的体积、数量、寄生时间和部位及有无并发症而异。六钩蚴侵入宿主组织后，其周围出现炎症反应和细胞浸润，逐渐形成一个纤维性外囊。因棘球蚴生长缓慢，往往在感染5～20年后才出现症状。原发的棘球蚴多为单个；继发感染常为多发，约占患者的20%以上，通常因肝包虫病破裂引起全腹腔种植扩散所致。可同时累及数个器官。棘球蚴在人体内可发现于几乎所有部位。据我国新疆15298例病人分析，最多见的部位是肝（占69.9%），多在右叶，肺（19.3%），腹腔（3%）以及原发在肝再向各器官转移（5.3%）次之。其他部位分别是：脑（0.4%）、脾（0.4%）、盆腔（0.3%）、肾（0.3%）、胸腔（0.2%）、骨（0.2%）、肌肉（0.1%）、胆囊（0.1%）、子宫（0.1%）以及皮肤、眼、卵巢、膀胱、乳房、甲状腺等（0.4%）。在肺和脾内棘球蚴生长较快，在骨组织内则生长极慢。巨大的棘球蚴囊多见于腹腔。由于棘球蚴的不断生长，压迫周围组织、器官，引起组织细胞萎缩、坏死和功能障碍。囊液一旦渗到囊肿外，可引起过敏反应，大量进入血循环，可引起过敏性休克，甚至导致猝死。常见的并发症是感染、破裂等。因此，棘球蚴病的临床表现极其复杂，主要有：

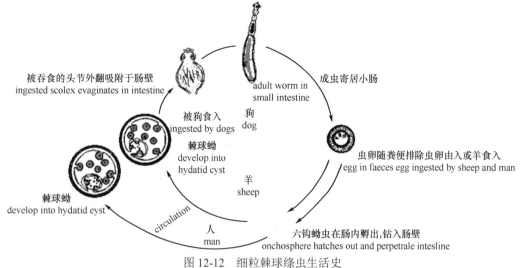

图 12-12 细粒棘球绦虫生活史
Fig. 12-12 Life cycle of *Echinococcus granulosus*

1. 局部压迫和刺激症状 受累部位有轻微疼痛和坠胀感。如寄生肝可有肝区疼痛；在肺可引起干咳、咯血、呼吸急促、胸痛等呼吸道症状；脑部受累则出现颅内压增高症状如头痛、恶心、呕吐、视乳头水肿、抽风甚至偏瘫等；骨棘球蚴常发生于骨盆、椎体的中心和长骨的干骺端，破坏骨质，使之疏松，易造成骨折或骨碎裂。位置表浅的棘球蚴可在体表形成包块，触之坚韧，有弹性，叩诊时可有震颤。包块压迫门静脉可致腹水，若压迫胆管可致阻塞性黄疸、胆囊炎等。

2. 毒性和过敏反应 如食欲减退、体重减轻、消瘦、发育障碍、恶病质现象、荨麻疹和血管神经性水肿等，若棘球蚴液多量渗出可引起严重的过敏反应而致过敏性休克，甚至死亡。

3. 继发性感染 多见于棘球蚴破裂，多见于棘球蚴破裂，肝棘球蚴并发细菌感染后，临床病症酷似肝脓肿或膈下脓肿，除有全身中毒症状如高热、寒战外，肋间隙深部指压痛是定位诊断的可靠依据。囊壁破裂，原头蚴逸出可引起种植扩散，继发弥漫性多发性腹腔包虫病。

案例 12-3（续）

　　入院体检，患者一般情况尚可，眼结膜和面部黄染，B 超：肝右后叶可见 6.7cm×8.6cm 无回声液性暗区，壁光滑。CT 检查：肝右叶 7.2cm×10.4cm 囊性占位，边缘光滑整齐，密度低均匀。行肝包虫囊肿切除术，手术中可见囊肿约 8cm×11cm，其中有无数小囊，囊液较混浊黏稠为黄色，抽取囊液并采囊壁样品送检。病理报告：符合包虫囊壁，未见原头蚴。确诊为包虫病。
问题：
　　1. 除手术外，患者还可以做哪些检查帮助确诊？
　　2. 手术治疗时，应注意哪些问题？
　　3. 为何没查见原头蚴？

【诊断】 棘球蚴生长缓慢，早期难以确诊，在流行区应警惕此病的可能。首先应询问病史，了解病人是否来自流行区，是否有与犬、羊等动物或皮毛接触史。可疑者可采用 X 线、B 超、CT、MRI（磁共振）及同位素扫描等物理诊断方法，特别是 CT 和 MRI，不仅可早期诊断出无症状的带虫者，且能准确地检测出各种病理形态影像。但这些方法均难以对病变的性质作出明确的诊断，而且有的方法费用较高。确诊应以病原学结果为依据。

1. 病原学检查 检测体液中的包虫碎屑和原头蚴，若肝囊型包虫病破入腹腔，或肾囊型包虫病破入腹腔，肺囊型包虫病破入胸膜腔，或肾囊型包虫病破入肾盂，则可在显微镜下分别在腹水，胸腔积液和尿中查到原头蚴。若肝囊型包虫病破入胆总管或胃肠道，肺囊型包虫病破入支气管或肝顶部囊型包虫病破入胸腔内，则可从粪、痰或胸水中检出包虫碎屑和原头蚴。

2. 免疫学检查 是重要的辅助诊断方法。常用的有皮内试验和血清学检查法，如 ELISA、对流免疫电泳（CIEP）、IHA、亲和素-生物素-酶复合物酶联免疫吸附试验（ABC-ELISA）和斑点酶联免疫吸附试验（Dot-ELISA）等。

3. 影像学检查 对包虫病很重要。一般说来，肝囊型包虫病或泡型包虫病以超声检查和 CT 为主，肺囊型包虫则以胸部 X 线检查为主。

【流行】

1. 地理分布 细粒棘球绦虫对宿主有较广泛的适应性，在一定的自然环境中，终宿主和中间宿主常形成比较固定的动物间循环关系链。依据这种关系链，可将流行区大略分为两型：①森林型（北极型），分布于较寒冷的地带，主要在犬、狼和鹿之间形成野生动物循环。②畜牧型，分布较广泛，遍及世界各大洲牧区，以犬和偶蹄类家畜之间形成家养动物循环，其中有羊/犬、牛/犬和猪/犬等不同类型。在我国分布较广的是绵羊/犬循环，其次是牦牛/犬循环，见于青藏高原和甘肃省的高山草甸、山麓地带以及四川西部藏区。

细粒棘球绦虫和棘球蚴病呈世界性分布，畜牧业发达的地方往往是此病流行区，在澳大利亚、新西兰、阿根廷、乌拉圭、南非及亚洲都有流行。在我国，流行在西北、华北、东北以及西南广大农牧区，新疆、青海、甘肃、宁夏、西藏、内蒙古、陕西、河北、山西、四川、黑龙江、吉林、辽宁、河南、山东、安徽、湖北、贵州和云南等 23 个省（市、区）都有流行或散发病例报道。

据 2004 年第二次全国重要寄生虫病现状调查显示，我国的棘球蚴病在人群中的血清阳性率为 12.04%，患病率为 1.08%，由此推算我国的现有病人为 38 万。

2. 流行因素

（1）虫卵污染外界环境：虫卵在外界有较强的抵抗力，能耐低温至−56℃，在干燥的环境中能生存 11～12 天，室温水中能活 7～16 天；一般化学消毒剂不能杀死虫卵。孕节有较强的活动能力，可在草地沿植物蠕动，致使虫卵污染周围环境，包括牧场、畜舍、皮毛、蔬菜、土壤及水源等。虫卵可随狗或人的活动及尘土、风、水散播在人及家畜活动的场所，犬及牛、羊等动物的身体各部位也可沾有虫卵。

（2）人、畜等的感染方式：流行区牧民家中都养狗看家护畜，儿童多喜欢与家犬亲昵、嬉戏；病死的家畜或其内脏多用以喂狗或抛在野外，犬、狼随意吞食；病犬、狼等粪便极易污染牧场、水源，造成了本病在动物间的传播流行；流行区人们的生活、生产活动与畜群、牧犬或皮毛接触较多，受到感染的机会很多；许多人则通过食入被虫卵污染的食物、蔬菜和瓜果、水或饮料而受到感染。

在非流行区，人因偶尔接触受感染的犬，或接触到来自流行区的动物皮毛而受到感染。随着我国经济迅速发展，流行区的畜产品大量流向内地，因此，非流行区也存在着潜在的流行危险。

> **案例 12-3（续）**
> 术后，患者继续服用阿苯达唑 1 个疗程防止复发，并定期到医院复诊，医生又详细询问患者家人状况，并嘱咐其家属尽快来医院检查以排除包虫感染。
> **问题：**
> 包虫病的流行有什么特点？如何防治？

【防治原则】　在流行区应采取以预防为主的综合性防治措施：

（1）加强卫生宣传教育，普及包虫病知识，养成良好的个人卫生和饮食卫生习惯。

（2）加强卫生法规建设和卫生检疫，结合法规强

化人的卫生行为规范，严格、合理处理病畜及其内脏，不用其喂狗，严禁乱扔，提倡深埋或焚烧。

（3）定期为家犬、牧犬驱虫。捕杀野犬，以消除传染源。

（4）治疗患者一般以手术治疗为主，手术的原则包括内囊摘除和外囊处理，摘除内囊前要认真处理包虫囊液，以彻底杀死原头蚴，防止囊液外逸造成包虫种植扩散。术中应注意避免囊液外溢，防止发生过敏性休克和继发感染。

内囊摘除术和新的残腔处理办法已使手术治愈率明显提高。早期较小的棘球蚴可试用阿苯达唑、吡喹酮或甲苯咪唑等药物治疗。阿苯达唑肠道吸收明显优于甲苯咪唑。每日总剂量一般为 10～20mg/kg，分 2～3 次口服，一疗程 30 天，治疗囊型包虫病至少要服 3 个月，为了增加药效，最好多食脂肪餐，以增加肠道吸收率。

（5）免疫治疗：据国外报道，甲苯咪唑并用 IFN-α 对小鼠包虫病的实验治疗有效。1995 年报告 2 例肝泡型包虫病用这种联合疗法，均获一定疗效。

穿刺检查一直为本病禁忌，以防止原头蚴、生发层及棘球蚴液外溢造成的继发感染和过敏性休克。但近年来，世界卫生组织推荐的包虫病治疗方法中，PAIR 疗法，即超声波引导下穿刺、抽液、灌洗、再抽吸疗法疗效显著。

第五节　多房棘球绦虫

> **案例 12-4**
> 患者，男性，26 岁，因肝区胀痛一年余入院。患者在牧区工作，有羊、犬接触史数年。患者无发热、黄疸及剧烈腹痛，于当地医院行 CT 检查发现右肝巨大占位，以"肝癌"入院。查体：肝区可触及一包块达右肋缘下 6cm，质地如软骨，边界清，表面不平，无腹水。检查：血常规及肝肾功能均正常，AFP 阴性，IgG 26.6g/L（正常 < 16g/L）。CT 示：右肝全部、左肝内叶、尾状叶均为一巨大低密度影所占据，密度不均，直径约 16cm，边界清楚，边缘有散在钙化灶，右肝中央为更低密度液性区。疑为肝包虫，即做 ELISA 试验，结果为弱阳性。以肝包虫病手术探查，见肝脏右叶、左内叶及尾状叶均为黄白色质硬肿物占据，右叶局部有囊性感。切除小块组织活检。穿刺右肝囊肿吸出黄色混浊液体约 500ml，用 10% 福尔马林灌洗两次后，打开囊腔，为组织坏死液化所致不规则囊肿，无内囊结构，诊断为肝泡球蚴病伴中心坏死。因肿物无法根治性切除，即行右半肝大部切除术。术后病理为肝泡球蚴病 II 级（增殖性）。

多房棘球绦虫 [*Echinococcus multilocularis*
（Leuckart，1863）Vogel，1955]的形态和生活史与细
粒棘球绦虫的相似而有差别，它的成虫主要寄生在
狐，幼虫期寄生在啮齿类或食虫类动物和人体，引起
泡球蚴病（alveococcosis），亦称泡型包虫病（alveolar
hydatid disease），或多房性包虫病（multilocular
hydatid disease）。

【形态】

1. 成虫　与细粒棘球绦虫很相似，但虫体较小，
体长 1.2～3.7mm，常有 4～5 个节片，头节有 4 个吸
盘，顶突有 13～34 个小钩。成节生殖孔位于节片中
线偏前，睾丸数较少，为 26～36 个（平均 18～26 个），
都分布在生殖孔后方。孕节子宫呈囊状，无侧囊，内
含虫卵 187～404 个，几乎充满整个孕节（图 12-13）。

2. 虫卵　形态和大小均与带绦虫卵相似，光镜
下难以区别。

3. 多房棘球蚴（alveolar hydatid）　为淡黄色或
白色的囊泡状团块，常由无数大小囊泡相互连接聚集
而成，呈弥漫性浸润生长。囊泡圆形或椭圆形，直径
多为 0.1～1mm，很少超过 3mm。囊泡内含胶状物和
原头蚴。囊壁具有生发层和角皮层，但角皮层薄且不
完整，整个泡球蚴与宿主组织间无纤维组织分隔。囊
泡以外生性出芽向组织增殖侵蚀。人体感染时，囊泡
内无原头蚴（图 12-13）。

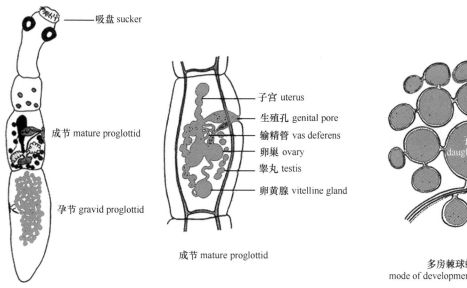

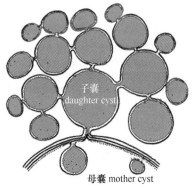

吸盘 sucker

成节 mature proglottid

孕节 gravid proglottid

成虫 adult

子宫 uterus
生殖孔 genital pore
输精管 vas deferens
卵巢 ovary
睾丸 testis
卵黄腺 vitelline gland

成节 mature proglottid

子囊 daughter cyst

母囊 mother cyst

多房棘球蚴囊泡发育模式图
mode of development of multilocular hydatid cyst

图 12-13　多房棘球绦虫成虫和幼虫
Fig.12-13　Adult and larvae of *Echinococcus multilocularis*

【生活史】　终宿主主要是狐，其次是狗、狼、
獾和猫等。在有多房棘球绦虫寄生的终宿主体内，可
同时有细粒棘球绦虫寄生。中间宿主为野生啮齿类动
物如田鼠、麝鼠、旅鼠、仓鼠、大沙鼠、棉鼠、黄鼠、
鼢鼠、长爪沙鼠、小家鼠、鼠兔以及牦牛、绵羊等。
人是本虫的非适宜中间宿主，因误食虫卵而感染。

当体内带有泡球蚴的鼠或动物脏器被狐、狗和狼
等终宿主吞食后，约经 45 天，原头蚴可以发育为成
虫并排出孕节和虫卵。成虫寄生在终宿主小肠，孕节
及虫卵随粪便排出，鼠类因觅食终宿主粪便而感染。

地甲虫可起转运虫卵的作用，鼠类可因捕食地甲虫而
受到感染，人因误食虫卵而感染（图 12-14）。

泡球蚴主要寄生在肝，泡球蚴多以外生性出芽生
殖不断产生新囊泡侵入组织，少数也可向内芽生形成
隔膜而分离出新囊泡。一般 1～2 年，被寄生的器官
就几乎全部被大小囊泡占据。呈葡萄状的囊泡群还可
向器官表面蔓延至体腔内，酷似恶性肿瘤。人是多房
棘球绦虫的非适宜中间宿主，人体感染时囊泡内只含
胶状物而很少见有原头蚴。两种棘球蚴绦虫形态区别
见表 12-3。

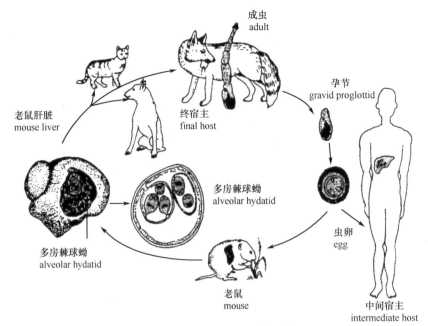

图 12-14　多房棘球绦虫生活史

Fig.12-14　Life cycle of *Echinococcus multilocularis*

表 12-3　两种棘球蚴绦虫形态区别

Table 12-3　Differences between *Echinococcus granulosus* and *Echinococcus multilocularis*

区别点	细粒棘球绦虫	多房棘球绦虫
虫体	2～7mm	1.2～3.7mm
节片数	3～4 节	4～5 节
头节	顶突伸缩力强，28～48 个小钩	顶突小，13～34 个小钩
成节	睾丸 45～65 个	睾丸 26～36 个
孕节	生殖孔常偏后，子宫具不规则的分支和侧囊	子宫无侧囊
幼虫	称棘球蚴，单房性，内含生发囊、原头蚴、子囊、孙囊、囊液等，囊壁分两层，囊壁外有宿主的纤维组织包绕	称泡球蚴，囊泡状团块，由无数大小囊泡相连聚集而成，囊泡内含囊液和原头蚴或含胶状物而无原头蚴，整个泡球蚴与周围组织间无被膜分隔

【致病】　人泡球蚴病通常比细粒棘球绦虫病更严重，病死率较高。其病程多在 1～5 年，较为缓慢。患者多为 20～40 岁的青壮年，其原发病灶几乎 100% 在肝脏。泡球蚴可为单个的巨块型、弥漫的结节型或二者混合型。泡球蚴对人体的危害包括：直接侵蚀、机械压迫和毒性损害。泡球蚴在肝实质内呈弥漫性芽生蔓延，逐渐波及整个肝，直接破坏和取代肝组织，其中心部位常发生缺血性坏死、崩解液化，从而形成空腔或钙化；周围的组织则因受压迫而发生萎缩、变性甚至坏死，产生的毒素又进一步损害肝实质，可引起肝功能衰竭而导致肝性脑病，或诱发肝硬化而致门脉高压，并发消化道大出血而造成死亡。由于肝内外胆管受压迫和侵蚀，可引起黄疸。泡球蚴若侵入肝门静脉分支，则沿血流在肝内广泛播散；若侵入肝静脉则可随血循环转移到全身各部位，如肺、脑等脏器，从而产生相应的症状和体征。

泡球蚴生长缓慢，潜伏期一般较长，临床表现最主要的是右上腹缓慢增长的肿块或肝大，许多患者有肝区疼痛、压迫或坠胀感、黄疸及门脉高压，几乎所有病人都有肝功能损害的表现，如食欲不振、消化不良等，晚期病人甚至有恶病质现象。

本病症状类似肝癌，目前将二者混淆者仍屡见不鲜。据国内资料，误诊率达 6.6%～36.7%。主要鉴别点是肝泡棘球蚴病的病程较长，短期内无恶化趋势，甲胎蛋白试验阴性，而肝癌病人多为阳性，具有重要鉴别意义，术中单凭肉眼观察亦难区别。故宜作冷冻病理切片，以便即时确诊。肝泡球蚴一旦继发血行性肺、脑转移，临床上可分别出现相应的呼吸系统或神经系统症状，如咳嗽、咯血、癫痫或偏瘫等，常被误诊为转移性肺癌或脑肿瘤，直到尸解时才得以明确诊断。

【诊断】　询问病史，若病人来自流行区以及与狐、狗或其皮毛的接触史等，则应给予首先考虑。

用于细粒棘球绦虫病的各种诊断方法都适用于多房棘球绦虫病人。由于泡球蚴周围缺纤维组织被膜，虫体抗原很容易进入血液，因此血清学方法有很好的诊断效果和价值。泡球蚴特异性多肽抗原 Em_2 的 ELISA 方法已被 WHO 推荐使用，用多房棘球绦虫重组抗原 11/3-10ELISA 方法检测可与棘球蚴病鉴别。另外，要注意与肝癌、肝硬化、肝脓肿、黄疸型肝炎、肝海绵状血管瘤以及肺癌、脑瘤等相鉴别。

影像学检查如 X 线、B 超、CT、MRI 及同位素扫描等均有助于泡球蚴病的诊断和定位。

【流行】

1. 地理分布　多房棘球绦虫分布较局限，主要流行于北半球高纬度地区及冻土地带，从加拿大北部、美国阿拉斯加州，直至日本北海道、俄罗斯西伯利亚，遍及北美、欧、亚三洲。

在我国分布在宁夏、新疆、青海、甘肃、黑龙江、西藏、北京、陕西、内蒙古和四川 10 个省（市、区）的 60 个县（市）中。全国有三个明显的流行区，一是新疆，88 个病例分布于 23 个县（市），多在北疆；二是中西部，595 个病例分布在 6 个省（区）的 41 个县（市）；三是东北部，已知 4 例分布在黑龙江的 3 个县（市）内和 2 例分布在内蒙古的 1 个市内。另外，北京市平谷县也发现 1 例。在青海省，经调查，泽库县患病率为 0.29%，而称多县为 1.52%。牦牛感染率为 4.7%，绵羊为 5.4%。称多县家犬的感染率高达 13.3%。这些地区往往同时也有细粒棘球绦虫病流行。该病已成为我国西部严重危害农牧民健康的疾病之一。

2. 流行因素

（1）多房棘球绦虫属动物源寄生虫，由于在野生动物中的存在，形成了自然疫源地。

（2）终宿主、中间宿主广泛，即可在野生动物之间传播，又可在人和动物之间传播。

（3）虫卵有很强的抵抗力，在冻土、冰雪中仍具有感染性。虫卵污染了食物和水源引起人和动物感染。

（4）流行区居民生产、生活活动的特殊性，如猎狐、饲养狐以及加工、买卖、贩运毛皮制品等是该病流行扩散的原因之一。

【防治原则】

（1）加强卫生宣传教育，注意个人防护、个人卫生和饮食卫生，减少感染的机会。

（2）野生啮齿类动物是主要中间宿主，因此，消灭野鼠是减少传染源的重要措施。

（3）加强法规建设和卫生检疫。病死的牦牛、绵羊等动物尸体、内脏严禁喂犬，应彻底焚烧或深埋。家犬则应定期驱虫。

（4）对流行区人群进行普查，以便早发现病人，早期治疗。泡球蚴病的治疗主要靠手术，故应争取早期诊断，许多病人直到出现明显症状才就诊，往往已错过手术根治时机。药物治疗可使用阿苯哒唑（albendazole）、甲苯咪唑（mebendazole）和吡喹酮（praziquantel）等。

第六节　曼氏迭宫绦虫

案例 12-5

患者，女，38 岁，农民。因急性结膜炎，听信偏方，将捣碎的青蛙肉放在豆叶上敷眼治疗，几天后，左眼睑有针刺感，肿胀、畏光、微痛、发痒，左眼睑肿块破溃后，有虫爬感，用手绢擦，发现一条白色虫体，能伸缩运动。经医院鉴定：该虫长 245mm，宽 6mm，扁平如带状，具横纹，不分节，前端较粗，后端较细，头端有凹陷，诊断为曼氏迭宫绦虫裂头蚴。

问题：

1. 患者眼部出现的虫体与其自行"治疗"有关系吗？

2. 曼氏裂头蚴病的临床类型有哪些？

3. 曼氏裂头蚴病感染方式有哪些，主要的诊治方法有哪些？

曼氏迭宫绦虫[*Spirometra mansoni*（Cobbole，1883）]又称孟氏裂头绦虫，成虫主要寄生在猫科动物，偶然寄生人体。但中绦期裂头蚴（sparganum）可在人体寄生，导致曼氏裂头蚴病（sparganosis mansoni），其危害远较成虫为大。

【形态】

1. 成虫　长 60～100cm，宽 0.5～0.6cm。头节细小，长 1～1.5mm，宽 0.4～0.8mm 外形呈指状，其背腹面各有一条纵行的吸槽（grooves）。颈部细长，链体有节片约 1000 节，节片一般宽度均大于长度，但远端的节片长宽几近相等。成节和孕节，均具有发育成熟的雌雄生殖器官一套，结构基本相似。肉眼即可见到节片中部凸起的子宫，在孕节中更为明显。睾丸呈滤泡状，有 320～540 个，散布在节片中部，由睾丸发出的输出管在节片中央汇合成输精管，然后弯曲向前并膨大成储精囊和阴茎，再通入节片前部中央腹面的圆形雄生殖孔。卵巢分两叶，位于节片后部，自卵巢中央伸出短的输卵管，其末端膨大为卵模后连接子宫。卵模外有梅氏腺包绕。阴道为纵行的小管，其月牙形的外口位于雄性生殖孔之后。卵黄腺散布在实质的表层。子宫位于节片中部，螺旋状盘曲，紧密重叠，基部宽大而顶端窄小，略呈发髻状，子宫孔开口于阴道口之后。孕节中充满虫卵，生殖器官与成节相似（图 12-15）。

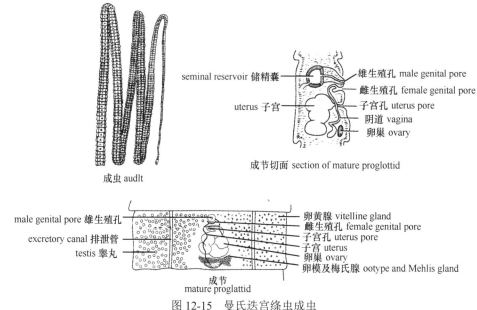

图 12-15 曼氏迭宫绦虫成虫

Fig. 12-15 Adult of *Spirometra mansoni*

2. 虫卵 椭圆形，两端稍尖，长 52～76μm，宽 31～44μm，呈浅灰褐色，卵壳较薄，一端有盖，内有一个卵细胞和若干个卵黄细胞（图 12-16）。

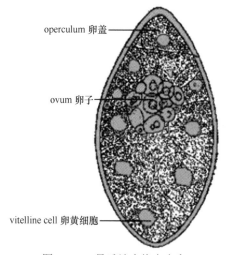

图 12-16 曼氏迭宫绦虫虫卵

Fig. 12-16 Egg of *Spirometra mansoni*

3. 裂头蚴（sparganum） 长带形，白色，约 300mm×0.7mm，不同宿主体内或不同时期的裂头蚴大小差别较大。头部膨大，末端钝圆，体前端无吸槽，顶端中央有一孔向内凹陷成隧道状，向后延伸一定距离后形成一盲管，凹陷周围体壁呈唇状突起。体表密布微毛，但较成虫的微毛短而细。体不分节但具横皱褶。

【生活史】 曼氏迭宫绦虫生活史中需要 3 个宿主。终宿主主要是猫和犬，此外还有虎、豹、狐等食肉动物。第一中间宿主是剑水蚤，第二中间宿主主要是蛙。蛇、鸟类和猪等多种脊椎动物可作其转续宿主。人可成为它的第二中间宿主，转续宿主甚至终宿主。

成虫寄生在终宿主的小肠内。卵随宿主粪便排出体外，在水中适宜的温度下，经过 2～5 周发育（25～28℃约需 15 天），孵出钩球蚴（coracidium）。钩球蚴椭圆形或圆形，周身被有纤毛，直径 80～90μm，常在水中作无定向螺旋式游动，当其主动碰击到剑水蚤（cyclops）时即被吞食，随后脱去纤毛，穿过肠壁入血腔，经 3～11 天发育成原尾蚴（procercoid）。一个剑水蚤血腔里的原尾蚴数可达 20～25 个。原尾蚴椭圆形，前端略凹，后端有小尾球，内含 6 个小钩。带有原尾蚴的剑水蚤被蝌蚪吞食后失去小尾球，随着蝌蚪逐渐发育成蛙，原尾蚴也发育成为裂头蚴。裂头蚴具有很强的收缩和移动能力，常迁移到蛙的肌肉、腹腔、皮下或其他组织内，特别好在大腿或小腿的肌肉中寄居。当受染的蛙被蛇、鸟类或猪等非正常宿主吞食后，裂头蚴不能在其肠中发育为成虫，而是穿出肠壁，移居到腹腔，肌肉或皮下等处继续生存，蛇、鸟、猪即成为其转续宿主。猫、犬等终宿主吞食了染有裂头蚴的第二中间宿主蛙或转续宿主后，裂头蚴渐在其肠内发育为成虫。一般在感染约 3 周后，终宿主粪便中开始出现虫卵。成虫在猫体内寿命约 3 年半（图 12-17）。

【致病】

1. 成虫致病 曼氏迭宫绦虫成虫偶然寄生人体，对人的致病力也不大，一般无明显症状，可因虫体机械和化学刺激引起中、上腹不适、微疼、恶心呕吐等轻微症状，经驱虫后即消失。

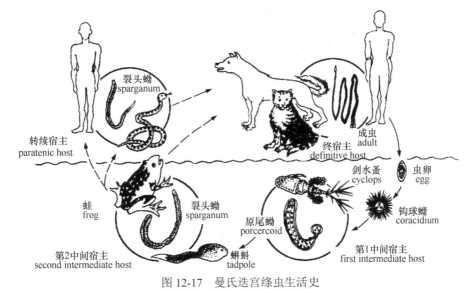

图 12-17 曼氏迭宫绦虫生活史
Fig. 12-17 Life cycle of *Spirometra mansoni*

2. 幼虫致病 裂头蚴寄生人体可引起曼氏裂头蚴病，较为多见，在我国已有数千例报道，危害远较成虫大，其严重性因裂头蚴移行和寄居部位不同而异。常见寄生于人体的部位依次是：眼睑部、四肢、躯体、皮下、口腔颌面部和内脏。被侵袭部位可形成嗜酸性肉芽肿囊包，致使局部肿胀，甚至发生脓肿。囊包直径约 1～6cm，具囊腔，腔内盘曲的裂头蚴可从 1 条至 10 余条不等。裂头蚴病的潜伏期的长短与感染方式有关，通常直接局部侵入者较短，6～12 天，个别可达 2～3 年。吞入感染者潜伏期长，约 1 年到数年。临床症状及体征因寄生部位而不同，可归纳为以下 5 型：

（1）皮下裂头蚴病（subcutaneous sparganosis）：较常见，占患者总数的 37.71%。发病部位多累及四肢躯干表浅部，按发生率依次为：四肢、腹壁、外生殖器、胸壁、乳房、头颈、腰背、腹股沟或全身各处。可能有游走性皮下结节，圆形，柱形或不规则条索状，多数为单个，也有多个，大小不一，直径长 0.5～5cm，局部可有瘙痒，有虫爬感等，若有炎症时可出现间歇性或持续性疼痛或触痛，或有荨麻疹。常被误诊为肿瘤。

（2）眼裂头蚴病（eye sparganosis）：最常见，占 30.51%。其中以寄生于眼睑最常见（占眼部病例的 80%），但也可累及眼球、眼眶、球结膜及内眦等。多数为单侧眼睑或眼球，双眼的较罕见，表现为眼睑红肿，结膜充血，眼睑下垂，畏光，流泪，微疼，奇痒、异物感或有虫爬感等。有时患者伴有恶心，呕吐及发热等症状。可反复发作，多年不愈。在红肿的眼睑和结膜下，可有移动性、硬度不等的肿块或条索状物，直径约 1cm。偶尔破溃，裂头蚴主动逸出而自愈。若裂头蚴侵入眼球内，可发生眼球凸出，眼球运动障碍，严重者出现角膜溃疡、穿孔，虹膜睫状体炎，玻璃体混浊，虹膜粘连，白内障，继发性青光眼，甚至并发白内障而失明。眼裂头蚴病在临床上常误诊为睑腺炎，急性葡萄膜炎，眼眶蜂窝织炎，肿瘤等，往往在手术后才被确诊。

（3）口腔颌面部裂头蚴病（cancrum oris and maxillofacial region sparganosis）：占 27.75%，以颊部及口腔（包括齿龈）为最多见（占口腔颌面部病例中的 79.4%），也可发生于颌下、唇、舌、鼻侧、颜面或咀嚼肌。多数患者有因牙痛、腮腺炎等而用蛙肉、蛇皮、蛇肉等敷贴患处治疗的病史。常在口腔黏膜或颊部皮下出现硬结，直径 0.5～3cm，患处红肿，发痒或有虫爬感，并多有小白虫（裂头蚴）逸出史。

（4）脑裂头蚴病（brain sparganosis）：较少见，占 3.18%，但病情严重，危害较大。脑裂头蚴病以侵犯额叶、顶叶较多见。也有侵犯颞叶、外囊、内囊、小脑和基底神经节者。临床表现酷似各种脑瘤如脑膜瘤、胶质瘤及转移性脑瘤等难以区别，视其侵犯部位而异。常有癫痫样发作，阵发性头痛史，严重时昏迷或伴喷射状呕吐，视力模糊，间歇性口角抽搐，肢体麻木，抽搐，甚至瘫痪等，甚至死亡，极易误诊。

（5）内脏裂头蚴病（visceral sparganosis）：罕见，占 0.85%。临床表现因裂头蚴移行位置而定，寄生于深部组织者常无明显症状，故发现很少。国内至今发现 4 例。有的可经消化道侵入腹膜，引起炎症反应，有的可经呼吸道咳出，还有见于脊髓，椎管，尿道和膀胱等处，引起较严重后果。

另外，国内外文献均报道了数例人体"增殖型"（proliferative type）裂头蚴病，是一种罕见的寄生虫病，认为可能是由于曼氏裂头蚴患者免疫功能受抑制或并发病毒感染后，裂头蚴分化不全引起。虫体较小而不规则，具有多态性，可呈球形、柱状（稍扁）、或蠕虫状，常卷曲，有不规则的分支和芽。大小约 10mm×2mm，可广泛侵入各组织芽生增殖。还有一种增殖裂头蚴病（proliferative sparganosis），经研究认为系由另一种较少见的增殖裂头蚴（sparganum proliferum）引起。虫体是多态形，具不规则的芽和分支，大小约 10mm×1mm，最长者 24mm，亦可移行到人体各部位组织中进行芽生增殖，预后很差。增殖型裂头蚴进入人体后，除骨骼外可广泛侵入皮下、肌间筋膜、肠壁、肠系膜、肾、肺、心、脑、淋巴结等组织。被侵犯组织成蜂窝状和结节状，在四肢可致广泛性肿胀。患者日渐衰弱、消瘦和虚脱，甚或导致死亡的严重后果。目前无理想的诊疗办法，多于死后解剖发现。

【诊断】

1. 病原学检查　曼氏迭宫绦虫成虫感染可以用粪检虫卵确诊。曼氏裂头蚴病则主要靠从局部检出虫体作出诊断，询问病史有一定参考价值，了解有无敷贴蛙皮、蛙肉，喝生水及生食蛙、蛇、鸟及各种动物的生或不熟肉类病史，或生饮蛇血、生吞蛇胆等情况。有不明原因的眼部、口腔及皮下游走性结节或慢性感染者，应考虑本病的可能。必要时对检获的新鲜的虫体，还可以进行动物感染实验。

2. 免疫学检查　可作为辅助诊断方法，手术前的免疫学检查对诊断有所帮助。动物实验表明感染裂头蚴3 周以上的小鼠就可以从血清中查出裂头蚴抗体。皮内试验、间接荧光抗体试验和酶联免疫吸附试验都可获得较满意结果。另外，由于多种绦虫具有共同抗原，也有用猪囊尾蚴抗原检测血清中抗裂头蚴抗体的报道。

3. 影像学检查　脑及脊髓裂头蚴病诊断较困难，症状难与各种脑瘤等鉴别，可采用 CT 和 MRI 等影像技术辅助于诊断，连续 CT 扫描可见病灶结节增大及位置或形状改变。MRI 检查可见 T_1 相密度减低，T_2 相密度增高。

【流行】　曼氏迭宫绦虫分布很广，但成虫在人体感染并不多见，国外仅见于日本、俄罗斯等少数国家。在我国，成虫感染病例报道仅 10 多例，分布在上海、广东、台湾、四川和福建等省市。

曼氏裂头蚴病多见于东亚和东南亚各国，欧洲，美洲，非洲和澳洲也有记录。在我国已有数千例报告，来自 21 个省市自治区，广东、吉林、福建、四川、广西、湖南、浙江、海南、江西、江苏、贵州、云南、安徽、辽宁、湖北、新疆、河南、河北、台湾、上海和北京。感染者各民族均有。

人体感染的途径有两种，即裂头蚴或原尾蚴经皮肤或黏膜侵入，或误食裂头蚴或原尾蚴。感染方式可归纳为以下 3 类：

1. 局部贴敷生蛙肉或蛇肉　为主要感染方式，约占患者半数以上。在我国某些地区，民间传说蛙有清凉解毒作用，因此常用生蛙肉敷贴伤口、治疗疮疖或外伤，包括眼、口、外阴等部位，若蛙肉中有裂头蚴即可经伤口或正常皮肤、黏膜侵入人体。

2. 生食或半生食蛙、蛇、鸡或猪肉　民间有吞食活蛙治疗疮疖和疼痛的陋习，或喜食未煮熟的肉类，吞食到的裂头蚴即穿过肠壁入腹腔，然后移行到其他部位。生食蛇肉、生饮蛇血、生吞蛇胆所致感染在近几年有上升趋势，生食或食入未煮熟的其他畜、禽类和野生动物均可招致感染。

3. 误食感染有原尾蚴的剑水蚤　饮用生水，或游泳时误吞湖水、塘水，使受感染的剑水蚤有机会进入人体。据报道原尾蚴有可能直接经皮肤侵入，或经眼结膜侵入人体。

【防治】　加强卫生宣传教育工作，不用蛙肉外贴伤口，不食生的或未煮熟的肉类，不饮生水以防感染。

成虫感染可用吡喹酮（praziquantel）、阿苯哒唑（albendazole）等药驱除。裂头蚴病治疗视虫体的多少和寄生部位而定，主要靠手术摘除，对寄生部位较浅表且虫数不多者，可在局麻下手术摘除，如寄生于深部组织或感染较多，则较难以手术将虫体全部取出，但也应尽可能做手术取虫。术中注意将虫体尤其是头部取尽，防止虫体遗留并继续生长而造成复发。对于难以取出的虫体，可用乙醚局部麻醉后再将虫体完整摘除。对不能手术去除的虫体，可向硬结内注射 40% 乙醇普鲁卡因 2～4ml 局部封闭杀虫。用 α-糜蛋白酶溶液进行结节内注射治疗少数颌面部和眼部裂头蚴病可取得较满意效果。用法为每次 5～10ml，隔5～10 天注射一次，共注射 2～3 次。

对于内脏及不适宜手术的裂头蚴病，可口服驱虫药治疗，以吡喹酮每天 60～70mg/kg 顿服或分 2 次服用，连服 2～4 天。一般病例于手术后可给予吡喹酮治疗，同时用激素类以减轻虫体破坏所致的过敏反应。脑裂头蚴病治疗的最佳方法是手术摘除，药物治疗常无效。

增殖型裂头蚴病也应以外科手术治疗为主，但若寄生范围广，常不易彻底摘除，也可采用姑息疗法，但预后较差。

第七节　其他绦虫

一、微小膜壳绦虫

案例 12-6

患者，男，17 岁，近日时常恶心、呕吐、食欲不振，伴有腹痛、腹泻及头痛、头晕、烦躁等消化系统与神经系统的症状而就诊。询问病史得知患者个人卫生较差，不注意饭前便后洗手，排除其他疾病的情况下，考虑肠道寄生虫病，遂留取粪便采用水洗沉淀法检查，微小膜壳绦虫卵阳性，虫卵数为 10 个左右/低倍视野。临床诊断：微小膜壳绦虫病。

问题：

感染微小膜壳绦虫和哪些因素有关？应如何防治？

微小膜壳绦虫[*Hymenolepis nana* V. Siebold，1891]又称短膜壳绦虫，属膜壳科、膜壳属。Dujardin（1845）首次在鼠肠内检得该虫，不久，Bilharz（1851）在埃及解剖一小孩尸体时第一次报告人体感染病例。Grassi（1887），Grassi 和 Rovelli（1892）以虫卵直接感染鼠类获得各期发育的虫体，证明本虫发育无需中间宿主。直至 Bacigalupo（1928，1931，1932）在阿根廷进行一系列的昆虫感染试验后，始证实本虫亦可通过昆虫（鼠蚤和面粉甲虫）作为中间宿主。该虫寄生于人或鼠类的小肠，引起微小膜壳绦虫病（hymenolepiasis nana）。

【形态】

1. 成虫　该虫为小型绦虫，大小为（5～80）mm×（0.5～1）mm，平均长度为 20mm，极少超过 40mm。头节呈球形，直径 0.13～0.4mm，具有 4 个吸盘和一个可自由伸缩的顶突，顶突上有 20～30 个小钩，排成一圈。颈节细长，链体由 100～200 个节片组成，最多者可达 1000 个节片。所有节片均宽大于长并由前向后逐渐增大，孕节最大，各节片生殖孔都位于虫体同一侧。成节有 3 个较大的椭圆形睾丸，作横线排列，贮精囊较发达，在阴茎囊内的部分称内贮精囊，在阴茎囊外的部分称外贮精囊。卵巢呈分叶状，位于节片中央；卵黄腺球形，在卵巢后方的腹面。孕节子宫呈袋状，充满虫卵并占据整个节片（图 12-18）。

2. 虫卵　椭圆形或圆形，（48～60）μm×（36～48）μm，无色透明，卵壳很薄，胚膜较厚，胚膜两端略凸起并由该处各发出 4～8 根丝状物，亦称极丝，弯曲地延伸在卵壳和胚膜之间，胚膜内含一个六钩蚴（图 12-18）。

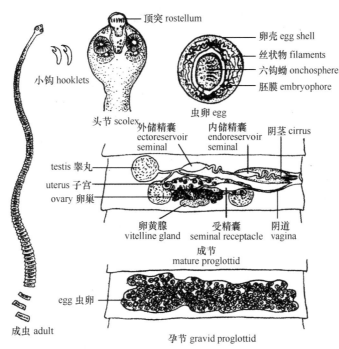

图 12-18　微小膜壳绦虫成虫和虫卵

Fig.12-18　Adult and egg of *Hymenolepis nana*

【生活史】　微小膜壳绦虫的发育，既可以不经过中间宿主，也可以经过中间宿主两种方式而完成生活史（图 12-19）。

（1）直接感染和发育：成虫寄生在鼠类或人的小肠内，脱落的孕节或虫卵随宿主粪便排出体外，这些虫卵即具有感染性，若被另一宿主吞食，虫卵在其小肠内经消化液的作用孵出六钩蚴，然后钻入肠绒毛，约经 4 天发育为似囊尾蚴（cysticercoid），6 天后似囊尾蚴破肠绒毛回到肠腔，以头节吸盘固着在肠壁上，逐渐发育为成虫，成虫寿命仅数周。完成生活史在人体内需 2～4 周，在鼠体内 11～16 天。若虫卵在宿主肠道内停留时间较长，亦可孵出六钩蚴，然后钻入肠绒毛经似囊尾蚴发育为成虫，即在同一宿主肠道内完成其整个生活史，称自体感染（autoinfection），并且可在该宿主肠道内不断繁殖，造成自体内重复感染。国内曾报道一患者经连续三次驱虫排出成虫 37982 条。

（2）经中间宿主发育：印鼠客蚤（*Xenopsylla cheopis*）、犬蚤（*Gtenocephalides canis*）、猫蚤（*G. felis*）和致痒蚤（*Pulex irritans*）等多种蚤类幼虫和面粉甲虫（*Tenebrio* sp.）和拟谷盗（*Triboliun* sp.）等可作为微小膜壳绦虫的中间宿主，虫卵可在昆虫血腔内发育为似囊尾蚴，鼠和人若食入此种昆虫，即可获得感染。

成虫除寄生于鼠和人体外，还可实验感染其他啮齿动物如旱獭、松鼠等；另外，曾有报告在犬粪便中发现过微小膜壳绦虫卵。

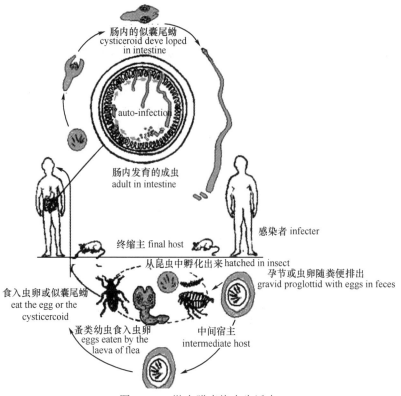

图 12-19　微小膜壳绦虫生活史
Fig. 12-19　Life cycle of *Hymenolepis nana*

【致病】　致病主要是其头节和小钩以及体表的微毛对宿主肠壁的机械损伤和虫体的毒性分泌物作用。在虫体附着部位，肠黏膜发生充血、水肿甚至坏死，有的可形成溃疡，并有淋巴细胞和中性粒细胞浸润。人体感染数量少时，一般无明显症状；感染严重者特别是儿童可出现胃肠道和神经症状，如恶心、呕吐、食欲不振、腹痛、腹泻以及头痛、头晕、烦躁和失眠，甚至惊厥等。少数患者还可出现皮肤瘙痒和荨麻疹等过敏症状，驱虫后症状消失。但也有个别患者感染很重却无任何临床表现。患者可出现血内嗜酸性粒细胞增多，血粘度增加，同时也产生特异的 IgM 和 IgG 等。这些免疫球蛋白可损伤和破坏新入侵的六钩蚴，具有一定的保护作用。同时，体内致敏的 T 细胞对虫体的生长也有显著的抑制作用。微小膜壳绦虫除寄生于肠道外，还可侵犯其他组织，如曾有在胸部的肿块中检获成虫以及寄生阴道的报道。近年的研究发现，宿主的免疫状态对该虫的感染和发育过程影响很大。由于使用类固醇激素治疗其他疾病时造成的免疫抑制可引起似囊尾蚴的异常增生和播散。大多数重度感染者都曾有过使用免疫抑制剂的病史，所以在临床进行免疫抑制治疗前应先驱除该虫。

【诊断】　从患者粪便中查到虫卵或孕节可确诊，如采用水洗沉淀法或浮聚浓集法检查虫卵，可提高检出率。个别患者红细胞、血红蛋白减少，嗜酸性粒细胞可增高达 5%～20%。

【流行】　微小膜壳绦虫呈世界性分布，在温带和热带地区较多见。国内分布也很广泛，各年龄组人群都有感染，其中 10 岁以下儿童感染率较高。

由于微小膜壳绦虫生活史可以不需中间宿主，由虫卵直接感染人体，因此，该虫的流行主要与个人卫生习惯有关。虫卵自孕节散出后便具有感染性，在粪尿中能存活较长时间，但虫卵对干燥抵抗力较弱，在外环境中不久即丧失感染性。所以，虫卵主要通过直接接触粪便或通过厕所、便盆的污染再经手到口而进入人体，特别在儿童聚集的场所更易互相传播。偶然误食了含有似囊尾蚴的昆虫也是流行的原因之一。

鼠体的微小膜壳绦虫与人体的微小膜壳绦虫在形态上极为相似，以往学者认为二者是不同的亚种或不同的生理系。但实验证实在改变宿主的情况下，人类和鼠类的微小膜壳绦虫可以改变其生理原型，相互转变。因此，鼠类感染可为人体感染微小膜壳绦虫起到一定的储存和传播病原的作用，在流行病学上具有重要意义。

【防治原则】　加强卫生宣传教育，养成良好的个人卫生习惯，饭前便后洗手；经常保持食具、食物和饮用水的清洁，增加营养，食物中增加蛋白质和维生素 A、维生素 D、维生素 B_{12} 等，提高机体抵抗力。鼠类是该虫的主要保虫宿主，消灭鼠类，同时治疗病人，杜绝病原是根除本病的重要措施。

驱虫治疗可用吡喹酮 15～25mg/kg，一次顿服，治愈率达 90%以上；亦可使用阿苯哒唑、槟榔-南瓜籽-硫酸镁法等。

二、缩小膜壳绦虫

案例 12-7

患者，男性，43 岁，腹胀及腹泻 1 年余，有时腹泻 1 日数次，连续 2～3 天，可自愈。自认为饮食不洁，消化不良，自服消炎药和助消化药，可缓解，但反复发作，逐渐消瘦。曾医院就诊，血、尿、便、B 超及内窥镜检查未见异常，诊断为"胆囊炎"和"胃肠植物神经功能紊乱"等，对症治疗，未见好转。近日腹痛、腹泻和腹胀加重，伴明显消瘦，头晕与失眠，来院复诊。体检：剑下脐周压痛，未扪及包块。血常规：HGB90g/L、RBC 3.4×10^{12}/L、WBC 5.6×10^9/L，粪检查见缩小膜壳绦虫卵及散在链体节片，诊断为缩小膜壳绦虫感染。

问题：

微小膜壳绦虫病和缩小膜壳绦虫病，临床上如何鉴别？

缩小膜壳绦虫[*Hymenolepis diminuta*（Rudolphi, 1891）Blanchard 1891]又称长膜壳绦虫，属膜壳科、膜壳属，由 Olfters 在 1766 年从南美洲的鼠体内检获，是鼠类常见的寄生虫。Grassi Rovelli（1892）首先证明多种直翅目甲虫作为中间宿主。此后，Nicoll and Minchin（1911）在英国，Nickerson（1911）在美洲，Johnston（1913）在澳洲，Joyeux（1920）在法国以及本乡玄一（1925）在日本等地区都证实各种鼠蚤、米虫等昆虫是中间宿主。该虫偶然寄生于人体，引起缩小膜壳绦虫病（hymenolepiasis diminuta）。人体感染首先由 Rudolphi（1805）报告，后来 Palmer（1824）又报告一个 19 个月的小儿病例。Blanchard（1891）考证本虫时正式定名为 *Hymenolepis diminuta*。

【形态】

1. 成虫　与微小膜壳绦虫基本相同，但稍大，大小为（200～600）mm×（3.5～4.0）mm，800～1000 个节片，全部节片都是宽度大于长度。头节呈球形，直径 0.2～0.5mm，顶突凹入、发育不全，不易伸缩，无小钩。吸盘 4 个，较小。生殖孔开口于链体一侧边缘的中央，大多位于同侧。成熟节片有睾丸 3 个，偶有 2 个或多至 4～5 个者。孕节内的子宫呈袋状，边缘不整齐，充满虫卵（图 12-20）。

2. 虫卵　圆形或类圆形，黄褐色，大小为（60～79）μm×（72～86）μm，卵壳较厚，卵壳内侧附有一层半透明的内膜。胚膜两端无极丝，胚膜与卵壳之间充满透明的胶状物。内含一个六钩蚴（图 12-20）。

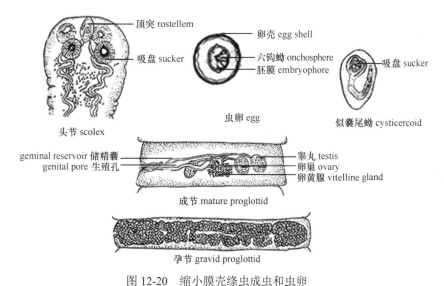

图 12-20　缩小膜壳绦虫成虫和虫卵

Fig. 12-20　Adult and egg of *Hymenolepis diminuta*

【生活史】　生活史与微小膜壳绦虫相似，但发育必须经过昆虫中间宿主。中间宿主包括蚤类如具带病蚤（*Nosopsyllus fasciatus*）、印鼠客蚤、甲虫、蟑螂、倍足类和鳞翅目昆虫等 20 余种，以大黄粉虫（*Tenebrio molitor*）、谷蛾（*Tinia granella*）多见。成虫寄生在宿主小肠中，脱落的孕节或虫卵随终宿主粪便排出体外，被中间宿主吞食，在其消化道内孵出六钩蚴，然后穿过肠壁进入血腔，7～10 天后发育为似囊尾蚴。鼠类或人吞食了含有似囊尾蚴的中间宿主，似囊尾蚴在肠腔内经过 12～13 天，发育为成虫（图 12-21）。

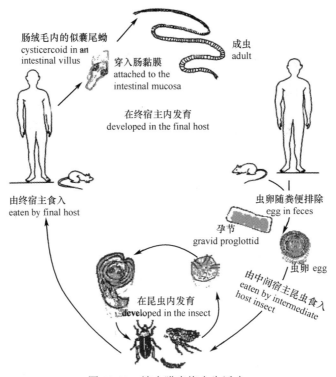

图 12-21　缩小膜壳绦虫生活史

Fig.12-21　Life cycle of *Hymenolepis diminuta*

【致病与诊断】　缩小膜壳绦虫对人体的危害较微小膜壳绦虫为轻。感染者无体内重复感染情况，寄生虫数一般较少，故大多无明显的临床症状，或仅有轻微的神经和胃肠症状，如头痛、失眠、磨牙、恶心、腹胀和腹痛等。严重感染者可出现眩晕、贫血等。周本江等（2006）报告云南1名男性幼儿（1岁）病例，一次驱出缩小膜壳绦虫70余条。患者经常腹泻。腹泻加剧时，大便中混有黏液和少量虫体，每天大便5～6次，持续7～8天，其后自行缓解。

诊断方法同微小膜壳绦虫。用定量透明法（即改良加藤氏厚涂片法）易检出，且可定性和定量。

【流行与防治】　国外由 Rudolphi 于 1805 年首次报道人体感染，至今已报道 300 余例，病例散布于美洲、欧洲、亚洲、大洋洲和非洲等地。国内人体病例报道日渐增多，至 1995 年综合国内文献统计达 100 余例。这些病例多为散发病例，分布在江苏、湖北、广西、云南、浙江、湖南、台湾、广东、四川、上海、山东、安徽、北京、福建、江西、河南、新疆、西藏、宁夏、辽宁、河北、贵州、陕西和海南等 24 个省（市、区），其中报道的病例数以江苏、河南最多，其次为湖北、广西等。据 1988—1992 年全国人体寄生虫分布调查结果，共查到感染者 180 例，全国平均感染率为 0.012%，经加权处理，感染率为 0.013（±0.001）%，估计全国感染人数 15 万，西藏 0.116%；其次海南 0.088%。台湾省 1977～1990 年全省小学生调查 21 个县、市，除台北市和南投县未查外，其他 19 县、市都有感染者，感染率为 0.13%～3.23%。

缩小膜壳绦虫主要寄生于鼠类，包括各种家鼠、田鼠等。缩小膜壳绦虫多为散在的人体感染，多见于小儿。缩小膜壳绦虫病的流行与其具有广泛的中间宿主有重要关系，人主要是因误食了混在粮食中的含似囊尾蚴的昆虫而受到感染，其中间宿主鳞翅目蛾类和面粉甲虫等都是常见的粮食害虫，它们经常生活在粮食中间，人们在日常生活中接触它们的机会较多，故容易误食这些昆虫而受染。因此，应注意个人卫生和饮食卫生，积极消灭仓库害虫等中间宿主和作为保虫宿主的鼠类，杜绝传染源。治疗同微小膜壳绦虫。

三、阔节裂头绦虫

案例 12-8

患者，女性，46 岁，朝鲜族，因腹痛、大便中发现约 1m 长白色虫体一段，去本市某医院就诊。患者主诉有生吃鱼史，近半年来常出现腹痛、腹胀和腹泻，脐周隐痛，自感消瘦，四肢无力。体检：患者面部萎黄，贫血面容，HGB 105g/L，RBC 4.28×10^{12}/L，WBC 6.1×10^9/L，粪检查到阔节裂头绦虫卵。

采用槟榔与南瓜子疗法进行驱虫，驱出一条长约 6m 完整虫体，虫体的头节、成节、孕节及卵经鉴定为阔节裂头绦虫。

问题：
　1. 患者感染阔节裂头绦虫的原因是什么？
　2. 粪便中发现虫体后应如何进一步确认虫种？

阔节裂头绦虫[*Diphyllobothrium latum*（Linn.，1758）Lühe，1910]成虫主要寄生于犬科食肉动物，也可寄生于人。裂头蚴寄生于各种鱼类。我国仅有数例报道。

【形态】

1. 成虫　外形和结构均与曼氏迭宫绦虫基本相似，但虫体较大，可长达 10m，最宽处 20mm，具有

3000～4000 个节片。头节细小，呈匙形，长 2～3mm，宽 0.7～1.0mm，其背、腹侧各有一条较窄而深凹的吸槽，颈部细长。成节的宽度显著大于长度，为宽扁的矩形。睾丸数较多，为 750～800 个，位于体背侧的两边。卵巢为双叶状，位于节片后 1/3 处的腹侧。雄生殖孔和阴道外口共同开口于节片前部腹面的生殖腔。子宫位于节片中央，盘曲呈玫瑰花状，开口于生殖腔之后的子宫孔。孕节的结构与成节基本相同（图 12-22）。

2. 虫卵　近卵圆形，大小为(58～76)μm×(40～51)μm，呈浅灰褐色，卵壳较厚，一端有明显的卵盖，另一端有一小棘，虫卵内含有一个卵细胞和若干卵黄细胞。排出体外时，卵内胚胎已开始发育（图 12-22）。

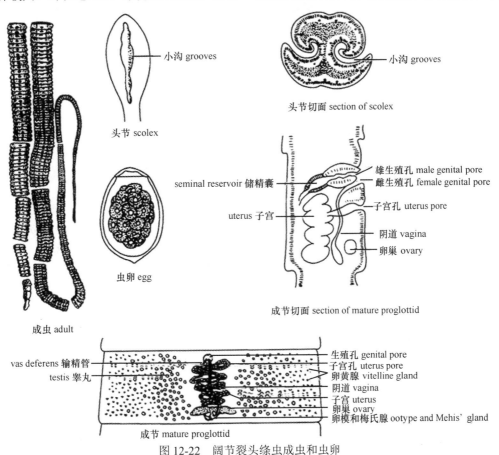

图 12-22　阔节裂头绦虫成虫和虫卵
Fig. 12-22　Adult and egg of *Diphyllobothrium latum*

此外，阔节裂头绦虫具有以下特点：①体节的形成可以在链体的前端各节同时进行；②成节与孕节没有明显的界线，虫卵可以在长时间内不断形成与产出；③最后已产完虫卵的链体多逐渐崩解而不一定要从母体分离。

【生活史】　阔节裂头绦虫的生活史也与曼氏迭宫绦虫大致相同。不同点在于其第二中间宿主是鱼类，人是终宿主。

成虫寄生在人，以及犬、猫、熊、狐、猪等食肉动物的小肠内，虫卵随宿主粪便排出后，在 15～25℃

的水中，经过 7～15 天的发育，孵出钩球蚴。钩球蚴能在水中生存数日并能耐受一定低温。当钩球蚴被剑水蚤吞食后，即在其血腔内经过 2～3 周的发育成为原尾蚴。当感染的剑水蚤被鱼吞食后，原尾蚴即可在鱼的肌肉、性腺、卵及肝等内脏发育为裂头蚴。裂头蚴长形，长度为 2～20mm，直径 2～3mm，体前端有凹陷。终宿主食入带裂头蚴的鱼时，裂头蚴在其肠内经 5～6 周发育为成虫寄生。成虫在终宿主体内可活 5～13 年（图 12-23）。

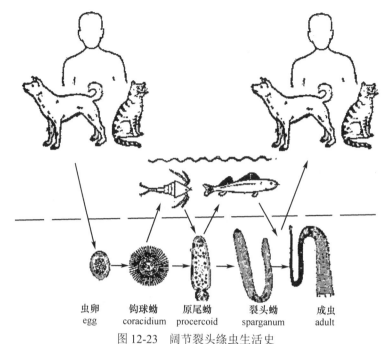

图 12-23　阔节裂头绦虫生活史

Fig. 12-23　Life cycle of *Diphyllobothrium latum*

虫卵 egg　钩球蚴 coracidium　原尾蚴 procercoid　裂头蚴 sparganum　成虫 adult

【致病】　成虫在肠内寄生，一般不引起特殊病理变化，多数感染者无明显症状，少数人有疲倦、乏力、四肢麻木、腹泻或便秘以及饥饿感、嗜食盐等较轻微症状。但因虫体长大，有时虫体可扭结成团，导致肠道、胆道阻塞，甚至出现肠穿孔或肠-膀胱瘘管形成等。另外，还有在人体肺部和腹膜外阔节裂头蚴寄生的报告。

约有 0.02%～2%的阔节裂头绦虫患者并发绦虫性贫血，这可能是由于与造血功能有关的维生素 B_{12} 被绦虫大量吸收，如果食物中维生素 B_{12} 供给不足，则可引起维生素 B_{12} 缺乏。另外，绦虫代谢产物可能损害宿主的造血功能。此种贫血为巨幼红细胞性贫血（megalblastic anemia），患者除有一般恶性贫血的表现外，常出现感觉异常、运动失调、深部感觉缺失等神经紊乱现象，严重者甚至失去工作能力。与一般性贫血不同之处还在于患者胃分泌液中含有内因子和游离酸，而且一旦驱虫后贫血很快好转。

【诊断】　实验诊断在于从患者粪便中检获虫卵或节片。

【流行与防治】　阔节裂头绦虫主要分布在欧洲、美洲和亚洲的亚寒带和温带地区，俄罗斯病人最多，约占全世界该病人数的 50%以上。在人群中感染率最高的是北加拿大爱斯基摩人（83%），其次是苏联（27%）和芬兰（20%～25%）。我国仅在东北、广东和台湾省有数例报道。

人体感染都是由于误食了生的或未熟的含裂头蚴的鱼所致。喜吃生鱼，或用少量盐腌、烟熏的鱼肉或鱼卵，果汁浸鱼以及在烹制鱼过程中尝味等都易受感染。流行地区人粪污染河、湖等水源而使剑水蚤受染也是一重要原因。

防治关键在于宣传教育，改变不卫生的食鱼习惯，不吃生鱼或未煮熟的鱼。加强对犬、猫等动物的管理，避免粪便污染河湖水。

驱虫方法同其他绦虫，可用槟榔、南瓜子，巴龙霉素硫酸盐（paromomycin sulfate），灭绦灵（即氯硝柳胺，Niclosamide），复方甲苯咪唑，驱绦胶囊（仙鹤草茸提取物）等均有良好疗效。对并发贫血者还应补充维生素 B_{12}。

四、犬复孔绦虫

犬复孔绦虫[*Dipylidium caninum*（Linnaeus，1758）Railliet，1892]属囊宫科、复孔属，是犬和猫的常见寄生虫。Linnaeus（1758）详细描述了成虫的形态，Melnikov（1869）查出本虫的中间宿主为犬虱（*Trichodectes canis*），但 Grassi（1880）发现蚤为更重要的中间宿主，至 1920 年 Joyeux 以实验方法证明蚤获得感染的方式。该绦虫偶可感染人体，引起复孔绦虫病（dipylidiasis）。

【形态与生活史】　成虫长 10～15cm，宽 0.3～0.4cm，约有 200 个节片。头节呈菱形，横径约 0.4mm，具有 4 个吸盘和 1 个可伸缩的顶突，其上有常排成 4 圈（1～7 圈）约 60 个玫瑰刺状的小钩。颈部细而短，幼节短而宽，往后节片渐大并接近方形，成节和孕节均为长大于宽。每个节片都具有雌雄生殖器官各两套。两个生殖腔孔对称地分列于节片近中部的两侧缘。成节有睾丸 100～200 个，分别经输出管、输精管通入左右两个贮精囊，开口于生殖腔。卵巢两个，位于两侧生殖腔后内侧，靠近排泄管，卵黄腺分叶状，位于卵巢后方。孕节长大于宽，但两端略缩窄，呈南瓜籽状，孕节子宫呈网状，内含若干个储卵囊，每个储卵囊内含虫卵 2～40 个。虫卵圆球形，直径 35～50μm，卵壳两层，均薄，内含一个六钩蚴（图 12-24）。

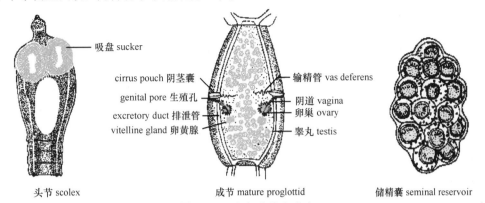

吸盘 sucker

cirrus pouch 阴茎囊
genital pore 生殖孔
excretory duct 排泄管
vitelline gland 卵黄腺

输精管 vas deferens
阴道 vagina
卵巢 ovary
睾丸 testis

头节 scolex　　　　成节 mature proglottid　　　储精囊 seminal reservoir

图 12-24　犬复孔绦虫成虫

Fig. 12-24　Adult of *Dipylidium caninum*

成虫寄生于犬、猫的小肠内，其孕节单独或数节相连地从链体脱落，自动逸出宿主肛门或随粪便排出。孕节破裂后，虫卵散出被中间宿主蚤类的幼虫食入，则在其肠内孵出六钩蚴，然后钻过肠壁，进入血腔内发育。约经 30 天，发育成似囊尾蚴，此时蚤类幼虫也已经经蛹羽化为成虫。受染的蚤活动迟缓，甚至很快死亡。终宿主犬、猫舔毛时吞食了病蚤后，似囊尾蚴进入消化道并在小肠内释出，经 2～3 周，发育为成虫。人因偶尔误食病蚤而被感染。犬栉首蚤、猫栉首蚤和致痒蚤是重要的中间宿主（图 12-25）。

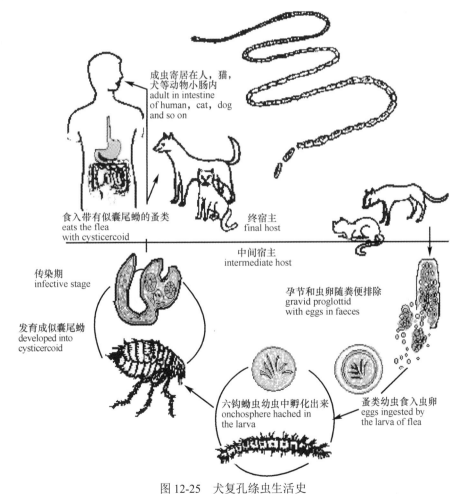

成虫寄居在人，猫，犬等动物小肠内
adult in intestine of human, cat, dog and so on

食入带有似囊尾蚴的蚤类
eats the flea with cysticercoid

终宿主
final host

中间宿主
intermediate host

传染期
infective stage

孕节和虫卵随粪便排除
gravid proglottid with eggs in faeces

发育成似囊尾蚴
developed into cysticercoid

六钩蚴虫幼虫中孵化出来
onchosphere hached in the larva

蚤类幼虫食入虫卵
eggs ingested by the larva of flea

图 12-25　犬复孔绦虫生活史

Fig. 12-25　Life cycle of *Dipylidium caninum*

【致病与诊断】 临床表现与感染虫数的多少有关，一般可无明显症状，感染严重者或儿童可有食欲不振、消化不良、腹部不适等，偶有腹痛、腹泻，若有孕节自动从肛门逸出可引起肛门周围瘙痒和烦躁不安等。

诊断主要依靠粪便检查，若粪便中检获虫卵或孕节即可确诊。

【流行与防治】 犬复孔绦虫呈世界性分布，欧洲、亚洲、美洲、非洲和大洋洲均有报告。终宿主分布广泛，犬和猫的感染率很高，狐和狼等也有感染；人体感染多为婴幼儿，也有一家人同时受感染的报道。美国报告近百例；我国到 2000 年共报告 17 例，散布在北京、辽宁、广东、四川、山西、河南、河北、湖南、广西、山东、福建以及台湾等地，除山东的一例为 44 岁成人外，其余均为 9 个月至 2 岁的婴幼儿，这与儿童同犬、猫接触机会较多有关。

防治原则同膜壳绦虫，除注意个人卫生和饮食卫生外，对家庭饲养的犬、猫等动物也应定期灭蚤和驱虫，且尽量避免与这些宠物过分亲昵、嬉戏，以减少感染的机会。

Summary

Cestode belong to Phylum of Platyhelminthes. In china there are more than ten species of tapeworm parasitized the human. Among them *Taenia solium*, *Taenia saginata*, *Echinococcus granulosus* and *Hymenolepis nana* are not only the commonest but also the most important ones. The adult and the larva of the tapeworm are parasitic. Adult tapeworm parasitizas the intestinal tract and causes a slight or serious digestive disorder which is called the taeniasis. Larva may occur in different organs of human, and the damage caused by larva is more serious than that of adult.

The laboratory diagnosis of tapeworm infection is that eggs, gravid proglottid and worm body are found in feces.The diagnosis of larval infection is sometimes diffcult but immunologic test and physical image method can be used.

To control these parasitic diseases it is very important that hygiene education is developed and harmful habit is changed.

Tapeworm infection of intestine can be treated with pumpkin seed-betel nut mixture, and mebendazole. Treatment of larval infection can use albendazole and praziquantel.

（李 薇 刘 希）

第十三章　线　　虫

第一节　概　　述

线虫（nematode）属于线形动物门，线虫纲，已发现1万余种。线虫在自然界分布广泛，绝大多数种类营自生生活，仅少数寄生，可寄生于人体的线虫有40余种。

【形态】

1. 成虫　寄生人体的线虫大小多在1～15cm，但最长者达1米以上，如麦地那龙线虫，小者需在显微镜下才能看清楚，如粪类圆线虫。

虫体多呈圆柱形或线形，不分节，两侧对称，前端较钝圆，后端逐渐变细。雌雄异体，雄虫一般较雌虫小，且尾端向腹面卷曲。虫体的体壁与消化道间有一腔隙，无上皮细胞构成的体腔膜，故称为原体腔（protocoele）或假体腔（pseudocoelom），腔内充满液体，内部器官浸浴其中，体腔液是物质交换的重要介质。体腔呈封闭状态，体腔液有流体静压特点，能将肌肉收缩的压力向各方传递，在虫体运动、摄食、排泄和维持一定体态等均具有重要作用。

（1）体壁：自外向内由角皮层（cuticle layer）、皮下层（hypodermis layer）和纵肌层（muscle layer）组成（图13-1）。

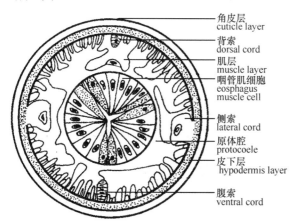

图 13-1　线虫体壁结构模式图（横切面）

Fig. 13-1　Structure of the body wall of nematode in cross section

1）角皮层：由皮下层的分泌物形成，无细胞结构，含有蛋白质、碳水化合物、少量类脂及某些酶类，具有代谢活性。虫体表面和前后端角皮层可衍生出一些特殊结构，如环纹、唇瓣、乳突、侧翼、棘、刺、交合伞等，分别与虫体的感觉、运动、附着、交配等有关，同时也是鉴别虫种的重要依据。

2）皮下层：无细胞界限，是由合胞体组成，有分泌功能。该层含糖原颗粒、线粒体、内质网及酯酶等。虫体背面、腹面和两侧面，皮下层向原体腔内增厚突出，形成4条纵索（longitudinal cord）。其中背索（dorsal cord）和腹索（ventral cord）较小，内有神经干通过，两条侧索（lateral cord）较粗大，其内有排泄管穿过。二索之间的区域称为索间区（quadrant），4条纵索将虫体的原体腔和肌层分别分成4个索间区。

3）纵肌层：在皮下层内侧，由单一纵行排列的肌细胞组成。肌细胞由可收缩的肌纤维和不可收缩的细胞体组成，前者连接皮下层，含肌球蛋白和肌动蛋白，后者向原体腔突出，含有各种细胞器，是能量储存的重要场所。肌纤维协同作用使虫体运动。线虫的肌型分为3种：①多肌型（polymyarian type）每一索间区内肌细胞较多，肌细胞突入原体腔内明显，如蛔虫；②少肌型（meromyarian type）仅有2～5个大的肌细胞，如钩虫；③细肌型（holomyarian type）肌细胞细小数量较多，如鞭虫。

（2）消化系统（图13-2）线虫有完整的消化管，其由口孔、口腔、咽管（esophagus）、中肠（midgut）、直肠（rectum）和肛门（anus）等组成。口孔位于头部顶端，外周通常有角质唇瓣环绕。有些虫种角皮增厚，口腔增大，形成口囊（buccal capsule），口囊内含有齿状或矛状结构。咽管为肌性或腺性，下段常有膨大。管腔横切面呈三向放射状。多数线虫有3个咽管腺，位于咽管壁的肌肉内，背咽管腺1个，开口于口腔，亚腹咽管腺2个，开口于咽管腔，腺细胞分泌物中含多种消化酶。肠管无肌细胞，肠壁由单层柱状上皮细胞构成，内缘具有微绒毛。肠细胞内含丰富的线粒体、内质网和核蛋白体及糖原颗粒等。肠管具有吸收和输送营养物质的功能。雌虫的肛门一般位于虫体末端的腹面，雄虫的直肠通过泄殖腔开口于体表。

（3）生殖系统（图13-2）雄虫的生殖系统为单管型，由睾丸（testis）、储精囊（seminal vesicle）、输精管（vas deferens）、射精管（ejaculatory duct）相连而成，射精管开口于泄殖腔（cloaca）。雄虫尾端有1个或1对角质的交合刺（copulatory spicule），有的虫体尾端有交配附器。雌虫的生殖系统多为双管型，即卵巢（ovary）、输卵管（oviduct）、子宫（uterus）和排卵管均为2套。在输卵管近端一般有受精囊（spermatheca），受精囊与子宫相连，卵母细胞在受精囊内与精子结合受精。两个排卵管汇合成为阴道

（vagina），开口于位于虫体腹面肛门之前的阴门（vulva）。

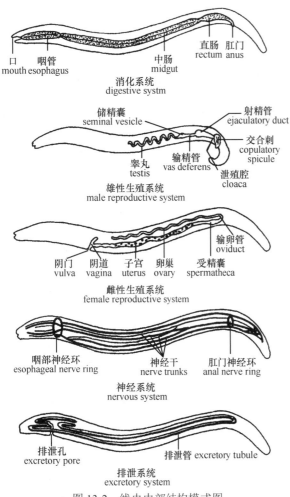

口 咽管
mouth esophagus

中肠
midgut

直肠 肛门
rectum anus

消化系统
digestive systm

储精囊
seminal vesicle

射精管
ejaculatory duct

交合刺
copulatory
spicule

睾丸
testis

输精管
vas deferens

泄殖腔
cloaca

雄性生殖系统
male reproductive system

输卵管
oviduct

阴门 阴道 子宫 卵巢 受精囊
vulva vagina uterus ovary spermatheca

雌性生殖系统
female reproductive system

咽部神经环
esophageal nerve ring

神经干
nerve trunks

肛门神经环
anal nerve ring

神经系统
nervous system

排泄孔
excretory pore

排泄管 excretory tubule

排泄系统
excretory system

图 13-2 线虫内部结构模式图

Fig. 13-2 Systematic structure patterns of nematode

（4）神经系统（图 13-2）咽部神经环是线虫神经系统的中枢，从该处向前发出 3 对神经干，向后发出背侧、腹侧及两侧共 3～4 对神经干（nerve trunk）。线虫的感觉器官包括位于头部乳突的头感器和尾部乳突的尾感器，可感受机械性或化学性的刺激，调节某些腺体分泌。

（5）排泄系统（图 13-2）其基本结构是一对长排泄管（excretory tubule），分别位于两侧的侧索中，并由一短横管相连，依横管的位置不同，而形成 "H" 型或 "U" 型。横管腹面的中央发出一根小管，末端开口于体表的排泄孔（excretory pore）。

2. 虫卵 线虫卵多为卵圆形，无卵盖，颜色为棕黄色、淡黄色或无色。卵壳有 3 层，外层来源于受精卵母细胞的卵膜，称卵黄膜或受精膜，在光学显微镜下不易见到。中层为壳质层或几丁质（chitin）层，具一定硬度，能抵抗机械性压力，以保护虫卵。内层为脂层或蛔苷层，具有调节卵内渗透压，保持卵内水分的功能。某些虫卵外附一层由子宫壁分泌的蛋白质膜，也有保持水分、防止虫卵干燥的功能。自人体排出的虫卵，卵内可含尚未分裂的卵细胞，如蛔虫卵，或含数个卵细胞，如钩虫卵，或已形成蝌蚪期胚胎，如蛲虫卵。某些虫种卵内胚胎在子宫内发育为幼虫，雌虫直接产出幼虫，如丝虫。

【生活史】 线虫生活史包括卵、幼虫和成虫 3 个发育阶段。根据其完成生活史是否需要中间宿主，可将线虫分为两种类型：

1. 土源性线虫 发育过程中不需要中间宿主，又称直接发育型，感染期虫卵或感染期幼虫直接进入人体发育，肠道线虫多属此型。

2. 生物源性线虫 发育过程中需要中间宿主，又称间接发育型。幼虫须在中间宿主体内发育为感染期幼虫，经皮肤或经口感染人体，组织内寄生的线虫多属此型。

环境因素对线虫发育影响很大。土源性线虫虫卵孵化和幼虫发育的适宜条件是温度 20～25℃、环境潮湿荫蔽、氧充分。低温可使虫卵及幼虫代谢降低，甚至停止发育。干燥及阳光直射特别是高温，可加速虫卵和幼虫的死亡。环境因素直接影响生物源性线虫中间宿主的繁殖、发育和种群数量，从而间接影响生物源性线虫发育。

【生理】

1. 幼虫孵出 卵内细胞可在宿主体内或在外界环境中发育为幼虫并孵出。在适宜条件下，卵内的受精卵细胞不断分裂，逐渐发育为幼虫。幼虫运动及其所分泌酶的作用，破坏卵壳的脂层，水分渗入卵内，卵内压力增加，幼虫体积膨胀，使卵壳胀破，幼虫孵出。

2. 幼虫蜕皮 线虫幼虫发育中最显著的特征是蜕皮（molting）。蜕皮时先形成一层新角皮，旧角皮在幼虫分泌的蜕皮液的作用下，逐层溶解以至破裂蜕去。线虫幼虫共蜕皮 4 次，第 4 次蜕皮后进入成虫期。蜕皮可发生在卵内，如蛔虫卵在卵内蜕皮一次，成为感染期虫卵；也可发生在外界环境中，经 2 次蜕皮后成为感染期幼虫，如钩虫。

3. 幼虫移行 大多数线虫幼虫在人体内发育是在不断移行的过程中进行的。依其侵入的途径不同，其移行的路径、累及的组织和移行时间的长短亦不同。经过移行和相应的发育后，幼虫到达特定的寄生部位，发育为成虫。幼虫在移行过程中可引起的相应组织或器官病理损害，并表现出一定的临床症状。

4. 成虫的营养和代谢 成虫的寄生部位、寄生方式和营养来源有所不同，但多是通过糖代谢获取能量。线虫一般通过三羧酸循环进行糖类有氧代谢，其可经体壁渗透从寄生环境中获得氧，有的线虫可从宿主血液中吸取氧。当环境缺氧时，虫体代谢受抑制，中间产物排出困难，能量供应不足，活动和发育受阻，虫体可死亡。线虫也能通过厌氧途径来维持低水平的代谢,但一般不能补偿缺氧所造成的损害。某些线虫,如蛔虫由于长期寄生在低氧的宿主肠腔,具有较完善的糖酵解及延胡索酸还原酶系统的代谢途径,从而获取足够的能量。

线虫的脂代谢与其寄生环境中氧分压有关,在氧充分时,脂肪酸可氧化释放出能量,缺氧时,脂代谢变缓或停止,游离的脂肪酸可形成甘油三酯。

氨基酸及蛋白质代谢存在于线虫生长、繁殖的整个过程。线虫繁殖能力强,产卵量大,需要大量的蛋白质,其代谢的主要产物是氨,氨能改变细胞内的 pH,影响细胞膜的通透性。离子状态铵能通过虫体肠壁,由肠道排出,游离氨(NH_3)则主要通过体壁扩散排出。

【致病】 线虫对人体的危害不但取决于虫体的种类、寄生部位、虫荷(parasitic burden)即虫体数量、发育阶段、虫体的机械作用和分泌物的作用,而且与宿主的营养及免疫状态有关。

1. 幼虫所致损害 幼虫侵入宿主后,在其体内移行可造成相应的组织或器官损害。如钩虫的感染期幼虫侵入皮肤可致钩蚴性皮炎;蛔虫和钩虫的幼虫移行至肺部时,可破坏肺泡和肺部毛细血管,引起肺部出血和炎症,甚至哮喘。如果人类不是其正常宿主的线虫幼虫侵入人体,则可在人体内长期移行,引起皮肤幼虫移行症或内脏幼虫移行症。

2. 成虫所致损害 成虫通过摄取人体的营养、机械性损害和化学性刺激以及免疫病理反应等导致宿主营养不良、局部组织损伤出血、炎症等病变。组织内寄生线虫一般较肠道线虫对人体的危害更为严重,如旋毛虫幼虫可以侵犯心肌,引起心肌炎、心包积液,致宿主心力衰竭,甚至死亡。

【分类】 与人类疾病有关的寄生线虫依其有无尾感器分为尾感器亚纲和无尾感器亚纲,除了鞭虫目和膨结目属于无尾感器亚纲外,其余均属尾感器亚纲。与医学有关的线虫分类及与人体疾病的关系见表 13-1。

表 13-1 重要医学线虫的分类
Table 13-1 Classification of the important medical nematodes

目	科	属	种	感染期	主要感染途径	人体内主要寄生部位
小杆目	类圆科	类圆线虫属	粪类圆线虫	丝状蚴	经皮肤	小肠
Rhabditata	Strongyloididae	*Strongyloides*	*S. stercoralis*			
	小杆科	同(小)杆线虫属	艾氏同(小)杆线虫	幼虫	经口或泌尿道	消化道、泌尿系统
	Rhabditidae	*Rhabditella*	*R. axei*			
圆线目	钩口科	钩口线虫属	十二指肠钩口线虫	丝状蚴	经皮肤	小肠
Strongylida	Ancylostomatidae	*Ancylostoma*	*A. duodenale*			
			犬钩口线虫	丝状蚴	经皮肤	皮下组织
			A. caninum			
			锡兰钩口线虫	丝状蚴	经皮肤	皮下组织
			A. ceylanicum			
			巴西钩口线虫	丝状蚴	经皮肤	皮下组织
			A. braziliense			
		板口线虫属	美洲板口线虫	丝状蚴	经皮肤	小肠
		Necator	*N. americanus*			
	毛圆科	毛圆线虫属	东方毛圆线虫	感染期幼虫	经口	小肠
	Trichostrongylidae	*Trichostrongylus*	*T. orientalis*			
	管圆科	管圆线虫属	广州管圆线虫	第三期幼虫	生食螺、蛙等	中枢神经系统
	Angiostrongylidae	*Angiostrongylus*	*A. cantonensis*			
蛔线虫目	蛔线虫科	蛔线虫属	似蚓蛔线虫	感染期卵	经口	小肠
Ascaridata	Ascaridae	*Ascaris*	*A. lumbricoides*			
	弓首科	弓首线虫属	犬弓首线虫	感染期卵	经口	组织
	Toxocaridae	*Toxocara*	*T. canis*			
			猫弓首线虫	感染期卵	经口	组织
			T. cati			
尖尾目	尖尾科	住肠线虫属	蠕形住肠线虫	感染期卵	经口	盲肠、结肠
Oxyurata	Oxyuridae	*Enterobius*	*E. vermicularis*			
旋尾目	颚口科	颚口线虫属	棘颚口线虫	幼虫	生食鱼、肉类	皮肤、肌肉
Spirurata	Gnathostomatidae	*Gnathostoma*	*G. spinigerum*			
			刚颚口线虫	幼虫	误食剑水蚤	胃
			G. hispidum			

目	科	属	种	感染期	主要感染途径	人体内主要寄生部位
	筒线科 Gongylonematidae	筒线虫属 Gongylonema	美丽筒线虫 G. pulchrum	幼虫	生食昆虫	口腔、食道黏膜
	吸吮科 Thelaziidae	吸吮线虫属 Thelazia	结膜吸吮线虫 T. callipaeda	幼虫	果蝇在眼部产幼虫	眼结膜囊
驼形目 Camallanorida	龙线科 Drancunculidae	龙线属 Drancunculus	麦地那龙线虫 D. medinensis	感染期蚴	误食剑水蚤	皮下组织
丝虫目 Filariata	盘尾科 Onchocercidae	吴策线虫属 Wuchereria	班氏吴策线虫 W. bancrofti	丝状蚴	蚊媒叮咬	淋巴系统
		布鲁线虫属 Brugia	马来布鲁线虫 B. malayi	丝状蚴	蚊媒叮咬	淋巴系统
		曼森线虫属 Mansonella	欧氏曼森线虫 M. ozzardi	丝状蚴	蠓或蚋叮咬	腹腔及内脏
		罗阿线虫属 Loa	罗阿罗阿丝虫 L. loa	丝状蚴	斑虻叮咬	皮下组织
		盘尾线虫属 Onchocerca	旋盘尾丝虫 O. volvulus	感染期蚴	蚋叮咬	皮下、眼部
鞭尾目 Trichurata	毛细科 Capilliariidae	毛细线虫属 Capillaria	肝毛细线虫 C. hepatica	感染期卵	经口	肝
			菲律宾毛细线虫 C. philippinensis	感染期幼虫	食生鱼	肠道
	毛形科 Trichinellidae	旋毛形线头属 Trichinella	旋毛形线虫 T. spiralis	幼虫	生食肉类	小肠、肌肉组织
	鞭虫科 Trichuridae	鞭虫属 Trichuris	毛首鞭形线虫 T. trichiura	感染期卵	经口	盲肠、结肠
膨结目 Dioctophymata	膨结科 Dioctophymatidae	肾膨结线虫属 Dioctophyma	肾膨结线虫 D. renale	幼虫	生食蛙、鱼	泌尿系统

（刘宜升）

第二节　似蚓蛔线虫

案例 13-1

　　患者，女，44 岁，家住南方农村，菜农，喜生食萝卜、西红柿等，常带干粮在田头吃饭。腹部曾多次出现轻微疼痛，可自行缓解，其大便中亦见到过较大的虫体排出，但未引起重视。

　　10 天前患者剑突下呈"钻顶"样疼痛，间隙性发作，进行性加重，并向右肩部放射，同时伴右上腹疼痛，阵发性加剧，频繁呕吐并伴畏寒发热。服用止痛药后，症状不见减轻，随即去县医院就诊。

问题：

　　病人的生活习惯与此次发病有关吗？

似蚓蛔线虫（*Ascaris lumbricoides* Linnaeus,

1758）简称蛔虫（round worm），古称"蛟蛕"、"蚘"，明代医书描述"蚘虫是九虫之一，长一尺，亦有五寸者，其发作见腹中痛……"。蛔虫是人体最常见的寄生虫，寄生于人体小肠，引起蛔虫病（ascariasis）。犬弓首线虫（*Toxocara canis*，犬蛔虫）和猫弓首线虫（*Toxocara cati*，猫蛔虫）是犬、猫常见的肠道寄生虫，其幼虫能侵入人体，引起内脏幼虫移行症（visceral larva migrans）。

【形态】

　　1. 成虫　形似蚯蚓，长圆柱形，头尾两端略尖细。虫体活时略带粉色或微黄色，死后呈灰白色，体表有横纹和两条明显的侧线。口孔位于虫体顶端，口孔内有三个唇瓣（labellum），呈"品"字形排列，唇瓣内缘有很多细齿，侧缘各有小乳突一对。唇瓣后有小的口腔，连接食管，中肠为简单的直管，直肠短。雌虫长 20～35cm，最长可达 49cm，虫体最粗处直径 3～6mm，尾端钝圆，肛门位于体末端，生殖系统为双管型，盘绕在虫体后 2/3 部分，阴门位于虫体腹面中部之前。雄虫长

15～31cm,虫体最粗处直径 2～4mm,尾端向腹面弯曲,生殖系统为单管型,射精管开口于泄殖腔,虫体末端有一对镰刀状的交合刺(图 13-3)。

2. 虫卵 蛔虫卵有受精卵(fertilized egg)和未受精卵(unfertilized egg)两种(图 13-4)。受精卵为宽椭圆形,大小为(45～75)μm×(30～50)μm,卵壳外表面有一层由子宫分泌的凹凸不平的蛋白质膜,呈排列整齐的波浪状,常被胆汁染成棕黄色;卵

壳厚而透明,分三层,由外向内为受精膜、壳质层和蛔甙层,但光镜下不能区分;刚排出的虫卵内有一圆形的卵细胞,卵细胞两侧与卵壳之间各有一新月形空隙;随虫卵的发育,卵细胞不断分裂,成为含蚴卵。未受精卵狭长,大小为(88～94)μm×(39～44)μm,卵壳较薄,蛋白质膜厚薄不匀均,卵内含有许多大小不等的屈光颗粒。蛔虫卵的蛋白质膜有时可脱落,虫卵颜色变浅,应注意与钩虫卵等鉴别。

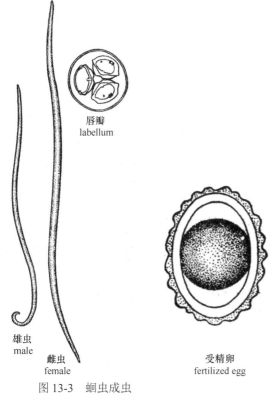

唇瓣
labellum

雄虫
male

雌虫
female

受精卵
fertilized egg

图 13-3 蛔虫成虫
Fig.13-3 Adults of *Ascaris lumbricoides*

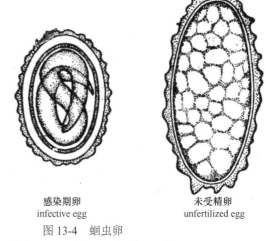

感染期卵
infective egg

未受精卵
unfertilized egg

图 13-4 蛔虫卵
Fig.13-4 Eggs of *Ascaris lumbricoides*

【生活史】 蛔虫生活史为直接发育型,包括虫卵在外界发育,幼虫在人体内移行、发育和成虫寄生在小肠内三个阶段。成虫寄生在人体小肠内,雌雄虫交配产卵,虫卵随着宿主粪便排出,受精卵在潮湿、荫蔽、氧气充足的外界环境中,在温度 21～30℃时,约经 2 周,发育为含蚴卵。卵内幼虫再发育 1 周,经第一次蜕皮成为感染期虫卵。未受精卵不发育。

人误食被感染期卵污染的食物或饮水,在小肠内,感染期卵内幼虫分泌孵化液,并在小肠内环境的共同作用下,破坏卵壳,幼虫孵出。随后幼虫侵入小肠黏膜和黏膜下层,进入小静脉和淋巴管,随血流经肝、右心到达肺部,穿过肺泡毛细血管进入肺泡腔,在此蜕皮 2 次(感染后第 5～10 天)。此后幼虫沿支气管、气管逆行至咽部,随人的吞咽动作又进入消化道,在小肠进行第 4 次蜕皮(感染后第 21～29 天)成为童虫,再经数周发育为成虫。幼虫在移行过程中,亦可随血流到达其他器官,但一般不能发育。自人体食入感染期虫卵到虫体发育成熟产卵约需 60～75

天,成虫在人体内能存活 1 年左右。

【致病】 蛔虫幼虫和成虫均能对宿主造成损伤,主要表现为机械性损伤、超敏反应、营养不良和宿主肠功能障碍等。

1. 幼虫致病 主要表现为肺部炎症,重感染者可发生哮喘。蛔虫幼虫移行至肺部,可致肺毛细血管、肺泡和支气管上皮损伤,宿主肺部出现点状出血、局部炎症细胞浸润,引起支气管肺炎、支气管哮喘及嗜酸性粒细胞增多。患者出现发热、干咳、哮喘、胸痛、痰带血丝或荨麻疹等症状,体温多升高。肺部听诊可闻及干啰音、捻发音。肺部 X 线检查示浸润性病变,肺野有点状、絮状或片状阴影。外周血中嗜酸性粒细胞增多,痰液检查亦可见嗜酸性粒细胞,或能见蛔虫幼虫。蛔虫感染所致肺部症状多在发病后 4～14 天自愈。重症感染时,幼虫也可侵入甲状腺、脑、肝脏、眼、肾、脊髓和脾等器官,引起异位损害。如通过胎盘,也可在胎儿体内寄生。

2. 成虫致病

（1）掠夺营养：成虫在肠腔内以半消化食物为食，不但夺取宿主营养，同时影响蛋白质、脂肪、碳水化合物及维生素吸收。在营养状况差或感染度重的儿童，可出现营养不良甚至发育障碍。

（2）损伤肠黏膜：蛔虫引起肠黏膜损伤与炎症病变，致消化和吸收障碍。患者常有间歇性脐周疼痛、恶心、呕吐、食欲不振、消化不良等症状。

（3）引起超敏反应：蛔虫产生的变应原被人体吸收，可诱导宿主出现 IgE 介导的Ⅰ型超敏反应，如荨麻疹、皮肤瘙痒、血管神经性水肿、哮喘和结膜炎等。

（4）并发症：成虫具有钻孔习性，当人体内环境发生改变时，如发热、胃肠病变，或食入过多辛辣食物，驱虫方法不当或药物剂量过大等，均可刺激虫体，使活动力增强，钻入与肠腔相连通的器官，如胆道、胰管、阑尾等处引起蛔虫并发症。并发症以胆道蛔虫病多见，其中又以侵入胆总管最常见。蛔虫亦可引起肠穿孔，致局限性或弥漫性腹膜炎。蛔虫数量较多时，虫体相互盘结堵塞肠管，造成肠梗阻。当小肠与其他器官之间有瘘管时，蛔虫可通过瘘管侵入其他系统，如尿道或女性生殖道等。有报道脑内蛔虫卵肉芽肿者，亦有肠道蛔虫病造成机体多系统损害的报道。患者可从口中吐出蛔虫，如蛔虫停留在咽部，或被吸入气管、支气管可引起窒息，甚至导致死亡。

> **案例 13-1（续）**
>
> 患者重症病容，呻吟不止，全身皮肤及巩膜轻度黄染。腹部平坦，全腹均有压痛，以剑突下和右侧腹部为重，肝区叩痛明显，无反跳痛，Murphy 征（−），脐周可触及包块。血常规检查：WBC15.6×10⁹/L，EO% 6%，NE%90%，LY%4%。
>
> 超声检查见中下腹肠管扩张，肠腔内探及单一或多发双线状强回声带；胆总管轻度扩张，肝外胆管明显扩张，扩张胆管内可见数毫米宽的长条双线状高回声带，前端圆钝，边缘清晰光整，中心贯穿的液性暗带，均为蛔虫特有的超声影像。大便检查见蛔虫卵。诊断：肠蛔虫症、胆道蛔虫症、胆道感染。
>
> **问题：**
>
> 1. 患者为什么会发生右肩部疼痛？脐周包块是怎样形成的？
> 2. 此病例的诊断依据？

【实验诊断】 自患者粪便中查出虫卵，即可确诊。雌虫产卵量大，用生理盐水直接涂片法，一片检出率约为80%，三片可达95%。采用饱和盐水浮聚法，检出率更高，改良加藤法可进行定量检查。只有雌虫寄生时，粪便中仅可查见未受精卵，仅有雄虫寄生时，粪便中查不到虫卵，可用驱虫药物治疗性诊断。粪便

中排出或从口中呕吐出成虫，或是在痰液中检出蛔虫幼虫均能明确诊断。胆道蛔虫症、阑尾蛔虫症和肠道蛔虫症在超声检查时可显示蛔虫的确切部位，并表现出特定的影像，有重要的诊断价值。纤维内镜检查可直接观察到虫体，并能直接取出虫体。

> **案例 13-1（续）**
>
> 入院后给以解痉镇痛，控制感染和驱虫等方法治疗，腹痛不能缓解，黄疸较前加深，右上腹压痛和反跳痛显著。遂改用手术治疗，术中见肝脏表面多个炎性结节，胆囊萎缩，壁厚，胆总管扩张，直径约 3cm，胆管中抽出脓性胆汁，从胆总管和左、右肝管共取出活蛔虫 183 条。术后再次驱虫，并进行抗炎及对症治疗，病人痊愈出院。
>
> **问题：**
>
> 1. 该例患者采用驱虫治疗为什么没有效果？
> 2. 蛔虫感染率高的主要原因有哪些？如何有效预防蛔虫感染？

【流行】 蛔虫感染呈世界性分布，尤以温暖、潮湿、经济欠发达和卫生条件差的地区感染率高，农村高于城市，儿童感染率高于成人。在世界 218 个国家和地区中，有 153 个国家和地区有蛔虫病流行，局部地区感染率最高可达 95%，全球感染蛔虫的人数约有 10.08 亿。1988～1992 年，我国第一次寄生虫分布调查，蛔虫平均感染率为 44.591%，推算当时全国感染人数约 5.3 亿。2001～2004 年第二次重要寄生虫感染现状调查，蛔虫的平均感染率降为 12.72%，推算全国有感染者 8 593 万人。根据分布于 22 个省（自治区、直辖市）土源性线虫病国家监测点的监测，2006～2010年，蛔虫感染率分别为 10.05%、8.94%、7.44%、6.42%和 4.63%，2010 年感染率较 2006 年下降了 53.93%，感染率呈逐年下降趋势。儿童和青壮年仍为蛔虫高感染人群。云南、贵州、江西、甘肃和青海 5 省监测点的蛔虫感染水平较高，如贵州省个别山区人群的感染率高达 69.10%。蛔虫感染者中，5 年间重度感染者的比例分别为 2.51%、8.32%、5.52%、5.78%和 3.10%。蛔虫感染与气候、经济和卫生水平、人的生产生活活动、饮食习惯等有密切关系，并具一定的家庭聚集性。

蛔虫病的传染源是从粪便中排出蛔虫受精卵的人群。蛔虫感染普遍的原因有：①生活史简单，不需要中间宿主，受精卵在外界环境中直接发育至感染期；②雌虫的产卵量大，一条雌虫一天能产卵 24 万个；③虫卵对外界抵抗力强，感染期卵在荫蔽的深层土壤中可存活数月至数年，最长有 12 年后卵仍具感染性的报道。由于蛔弐层的有效保护，在食用醋、酱油、腌菜和泡菜的盐水、甲醛、10%的硫酸、低浓度的盐酸等溶液中，受精蛔虫卵依然能发育。虫卵被

苍蝇、蟑螂等昆虫吞食后，经其消化道排出，部分虫卵仍具有感染力。蛔虫卵亦能通过鸡、犬等动物携带而传播；④粪便未经无害化处理而施用、随地大便是蛔虫卵扩散和污染环境的主要方式；⑤经济落后，缺乏完善的卫生设施，不良的生活习惯和卫生行为如生食被污染的瓜果蔬菜、饮用生水、饭前未洗手用餐等是造成感染的主要因素。

【防治】　应当采取查治感染者、加强粪便管理和健康教育等综合措施防治蛔虫病。坚持有规划的调查和监测，及时发现感染者和病人，施以驱虫治疗，是控制传染源的重要措施。目前常用药物有阿苯达唑（albendazole）、三苯双脒（tribendimidine）和伊维菌素（ivermectin）。对感染率较高的地区，宜采用群体性驱虫的方案，在秋冬季实施驱虫。为防止重复感染，巩固驱虫效果，对重流行区的居民，特别是儿童可考虑每年常规驱虫一次。对蛔虫所致的外科并发症应及时就诊，根据病情进行内科保守治疗或通过手术治疗。

加强健康教育，普及蛔虫病防治知识，重点在儿童。注意饮食卫生和个人卫生，做到饭前洗手，不生吃未洗净瓜果蔬菜，不饮生水等。注重改善经济落后地区的卫生设施。加强粪便的管理和无害化处理，防止粪便污染环境，可采用"五格三池"贮粪法，或利用沼气池处理粪便，或采用泥封堆肥法等可杀死蛔虫卵。

（刘宜升）

第三节　毛首鞭形线虫

案例 13-2

患儿男性，8岁。近1年来，食欲不振，常有恶心、呕吐、腹痛、腹泻现象，伴黏液便，便后多次直肠脱垂，但能自行回复。本次直肠脱出不能回复1天入院。体检：体温 38.5℃，血压 10.7/6.67kPa（80/50mmHg）。营养不良，贫血貌，直肠脱垂约5cm，水肿。RBC $3.0×10^{12}$/L，WBC $12.3×10^9$/L，NE% 48%，LY% 24%，EO% 28%，HGB 50g/L。粪便检查：黏液血便，见大量鞭虫卵。拟诊鞭虫感染、重度贫血、直肠脱垂。给予驱虫、抗炎、输血、输液等对症治疗。1天后直肠回复，5天后出院。2个月后复查，一切正常。
问题：
1. 鞭虫重度感染时，为什么会出现直肠脱垂现象？
2. 如何预防肠道线虫的感染？

毛首鞭形线虫（*Trchuris trichiura* Linnaeus，1771）俗称鞭虫，是人体常见的肠道寄生线虫之一，呈世界性分布，感染率较高。成虫主要寄生于人体盲肠，引起鞭虫病（trichuriasis）。我国在距今 2300 多年前的一具西汉古尸的肠内容物中检获鞭虫卵，证实已有人鞭虫寄生。

【形态】

1. 成虫　活时虫体呈淡灰色，外形似马鞭，虫体体表覆以透明而有横纹的角皮，虫体前 3/5 纤细。口孔极小，无唇瓣，有一尖刀状口矛，活动时可自口孔伸出。咽管微细，前段肌质性，后段腺性，由杆细胞组成的杆状体所包绕。虫体后 2/5 较粗，内有肠管及生殖器官等。雄虫长 30～45mm，尾端向腹面卷曲，末端有一根交合刺，长 2.5mm，外有鞘，鞘表面有小刺。雌虫略大，长 35～50mm，生殖器官为单管型，阴门位于虫体粗大部前方的腹面，尾端直而钝圆，有肛门开口。

2. 虫卵　纺锤形或橄榄形，被胆汁染成棕黄色，长、宽为（50～54）μm×（22～23）μm。卵壳较厚，内有脂层，中为壳质层、外有卵黄膜。虫卵两端各具一透明塞状突起，称为盖塞。卵自人体排出时，卵细胞尚未分裂（图 13-5）。

【生活史】　鞭虫的生活史简单，人是唯一的宿主。成虫主要寄生于人体盲肠内，严重感染者亦可见于结肠、直肠甚至回肠下段等处。雌雄虫交配后雌虫产卵，每条雌虫每日产卵约 3000～20 000 个。卵随粪便排出体外，在外界适宜温度（26～30℃）和湿度（77 %）下约经 3 周，即可发育为含有幼虫的感染性虫卵。虫卵污染食物或饮水等经口进入人体。在小肠内，受到宿主肠道的特殊刺激，卵内幼虫活动加剧，以及分泌壳质酶等，使透明栓降解破裂，幼虫经透明栓处逸出，多从肠腺隐窝处侵入肠黏膜，摄取营养，进行发育。约 10 天左右幼虫重新回到肠腔，再移行至盲肠，以其纤细的前端钻入肠壁黏膜至黏膜下层组织，后端则裸露在肠腔内寄生，幼虫经过 4 次蜕皮，发育为成虫。自吞入感染期卵至发育为成虫开始产卵，需 1～3 个月。成虫在人体内可存活 1～3 年。

【致病】　成虫以宿主组织液和血液为食。轻度感染时一般无明显症状，唯在进行常规粪检时，才发现有鞭虫寄生。当寄生数量较多时，由于虫体的机械性损伤及其分泌物的刺激作用，导致肠壁局部组织出现慢性炎症、充血、水肿或出血。少数患者可有细胞增生，肠壁组织明显增厚，以及在炎症基础上形成肉芽肿等病变。患者可出现头晕，食欲下降，恶心，呕吐，腹痛，腹泻，大便潜血或黏液便等症状。重度感染的儿童可出现营养不良、发育迟缓。严重感染的儿童偶有直肠脱垂现象（图 13-6）和贫血，多见于营养不良及并发肠道细菌感染的病例。部分患者还可出现发热、荨麻疹、血中嗜酸性粒细胞增高、四肢水肿等超敏反应。严重感染可引起消化道出血、阑尾炎、肠梗阻、肠套叠等并发症。

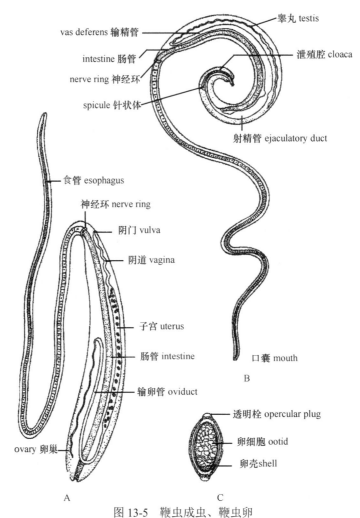

图 13-5 鞭虫成虫、鞭虫卵

Fig. 13-5 Morphology of *Tricharis trichiura*

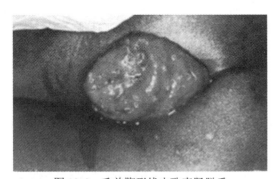

图 13-6 毛首鞭形线虫致直肠脱垂

Fig. 13-6 Prolapse of the rectum caused by *Tricharis trichiura*

【实验诊断】 鞭虫病的诊断以检获虫卵为依据，可采用粪便生理盐水直接涂片法、水洗自然沉淀法、饱和盐水漂浮法和改良加藤法。鞭虫产卵量少，虫卵较小，应反复多次检查，以提高检出率。乙状结肠镜或纤维结肠镜检查时可看见虫体附着于肠黏膜上，黏膜轻度充血且易出血。

【流行和防治】 鞭虫分布为世界性，尤多见于热带及温带地区，常与蛔虫病的分布相一致，感染率不及蛔虫高。WHO（2005）估计，全球鞭虫感染者约 6.04 亿～7.95 亿人。国内感染较普遍，南北方均有。国外曾记载一例驱出鞭虫 6902 条；国内尸检发现一例有 4604 条鞭虫寄生。经过多年的防治，鞭虫感染明显下降，在 2001～2004 年的全国重要人体寄生虫病现状调查中，估计鞭虫感染人数 2909 万人，标化感染率 4.63%，与 1990 年全国调查相比，感染率下降了 73.6%。全国两次寄生虫病调查表明，鞭虫感染率是女性高于男性，高感染率年龄组是 10～14 岁。

鞭虫感染主要因为使用未经无害化处理的人粪施肥或用虫卵污染的生活用水浇灌蔬菜而传播，家蝇体表及鸡粪内可查见鞭虫卵，有传播媒介的作用。鞭虫病流行广泛与虫卵对外界的抵抗力强有关，在隐蔽、潮湿、温暖和氧气充足的环境中，能保持较长时间的感染能力。对于干燥、高温及低温的抵抗力不如蛔虫卵强，在 45℃下鞭虫卵可生存 1 小时，52℃下 3 分钟全部死亡；–9～–12℃下大部分死亡。

人是唯一的传染源。鞭虫感染常与蛔虫感染并存，但感染率一般低于蛔虫。儿童的感染率较高，可能与卫生习惯较差以及接触感染期虫卵的机会较多有关。

鞭虫病的预防应强调注意个人卫生和饮食卫生,保护饮用水的清洁和加强粪便管理。对患者和带虫者应驱虫治疗,治疗药物有阿苯达唑(albendazole,丙硫咪唑,肠虫清),甲苯达唑(mebendazole,甲苯咪唑),一般患者服用甲苯达唑100mg,每日2次,连服2天,虫卵转阴率达70%～90%。国产伊维菌素(ivermectin)对驱除鞭虫也具有很好的效果,成人12mg,顿服;14岁以下儿童按0.1mg/kg服用。

(付琳琳)

第四节 十二指肠钩口线虫和美洲板口线虫

案例13-3

患者,男,30岁,菜农,经过一个夏季的忙碌劳作,入秋近一月来,患者总觉恶心、食欲不振、腹部隐痛,有时呕吐。自认是干活劳累所致,没在意。半月后,自感腹痛明显加重并伴腹泻,稀水样便,干活后自觉头晕、乏力、心慌,遂在家人催促下去县医院就诊。查体:血压14.63/9.31kpa(110/70mmHg),心率75次/分,脉搏70次/分,心肺听诊(-),上腹部和脐周按压痛。

问题:

1. 该患者每日接触新鲜蔬菜,容易感染哪些寄生虫?

2. 该患者为什么会头晕、心慌?

3. 接下来打算进一步给患者做哪些检查以明确诊断?

钩虫(hookworm)是钩口科(Ancylostomatidae)线虫的统称,至少包括17属,约100种。寄生于人体的钩虫主要有两种:即十二指肠钩口线虫(*Ancylostoma duodenale* Dubini,1834)简称十二指肠钩虫和美洲板口线虫(*Necator americanus* Stiles,1902)简称美洲钩虫。偶然寄生于人体的钩虫有锡兰钩口线虫(*Ancylostoma ceylanicum* Looss,1911)、犬钩口线虫(*Ancylostoma caninum* Ercolani,1859)等,另有巴西钩口线虫[*Ancylostoma braziliense*(Gomez

de Faria,1910)Biocca,1951]的感染期幼虫也能感染人体,但一般不能发育至成虫,仅引起皮肤幼虫移行症(cutaneous larval migrans)。

钩虫的成虫寄生在人体的小肠,致人体长期慢性失血,引起钩虫病(hookworm disease),患者可出现贫血及与贫血相关的症状,感染重者,能明显影响劳动力,甚至危及生命。钩虫呈世界性分布,尤以发展中国家和地区的感染人数多,目前全世界钩虫感染人数约7.4亿,我国的平均人群感染率为6.12%,推算感染人数为3930万人。

【形态】

1. 成虫 虫体细长线状,长约1cm,活体为淡红色,半透明,死后呈灰白色。前端较细,微向背侧仰曲,顶端有一发达的角质口囊。十二指肠钩虫的口囊深而大,扁卵圆形,腹侧前缘有两对钩齿,外齿较内齿大。美洲钩虫口囊较小,呈椭圆形,腹侧前缘有一对半月形板齿。与口囊相连的咽管,长度约为体长的1/6,管壁肌肉发达,肌细胞的交替收缩与松弛有利于吸取宿主血液。肠管壁薄,由单层上皮细胞组成,其内缘有许多微细绒毛,形成刷状缘,利于氧气和营养物质的扩散和吸收(图13-7)。

在虫体的前端有三组单细胞腺体,分别为:①头腺一对,位于虫体的两侧,前端与头感器相连,开口于口囊两侧的头感器孔,后端达虫体中横线前后。头腺能合成并分泌抗凝素(anticoagulants)和多种酶类,抗凝素是一种耐热的非酶性多肽,可阻止宿主肠壁伤口的血液凝固,有利于钩虫吸血。②咽管腺3个,包括背咽管腺1个,亚腹咽管腺2个。背咽管腺前端通过背椎开口于口囊内,亚腹咽腺在近神经环水平处直接开口于咽腔。其分泌物主要是乙酰胆碱酯酶(cholinesterase),该酶可水解乙酰胆碱,干扰神经递质的传递作用,降低宿主的肠壁蠕动,有利于虫体附着。③排泄腺一对,长可达虫体后1/3～1/2处,该腺体与排泄系统相连,经排泄窦开口于虫体前侧的排泄孔,分泌物主要为蛋白酶,能抑制宿主的血液凝固。

雄虫末端膨大,由角皮层向后延伸形成膜质交合伞,交合伞由两个侧叶和一个背叶组成,伞内有若干指状的肌性辐肋支持,依其分布分别称为:腹辐肋、侧辐肋和背辐肋,背辐肋的分支特点是虫种分类和鉴别的重要依据之一(图13-8)。

交合伞内还有两根从泄殖腔伸出的细长可收缩的交合刺。雄性生殖系统为单管型,盘曲于肠道的一侧。雌虫略大于雄虫,尾端呈圆锥状,生殖系统为双管型,阴门位于虫体腹侧。两种钩虫成虫主要形态区别见表13-2。

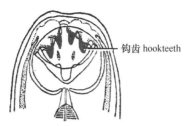
十二指肠钩线虫 *ancylostoma duodenale*

钩齿 hookteeth

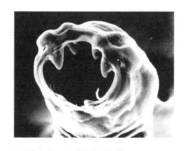

板齿 cutting plate teeth
美洲板口线虫 *necator americanus*

图 13-7 两种钩虫成虫口囊比较
Fig. 13-7 The mouth capsule of two species of hookworms

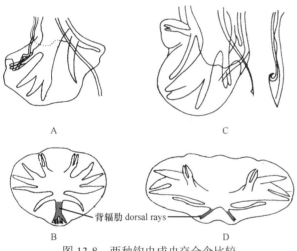

A

C

背辐肋 dorsal rays

B

D

图 13-8 两种钩虫成虫交合伞比较
Fig. 13-8 The copulatory bursa and spines of two species of hookworms
A，B. 十二指肠钩虫交合伞和交合刺；C，D. 美洲钩虫子交合伞和交合刺
A，C. 侧面观；B，D. 正面观
A，B. copulatory bursa and spines of *A. duodenale*；C，D. copulatory bursa and spines of *N. americanus*；A，C. asideview；B，D. atop view

表 13-2 寄生人体的两种钩虫成虫主要形态鉴别
Table 13-2 The morphological differences between two species of hookworms

鉴别要点	十二指肠钩虫	美洲钩虫
大小 ♀	（10～13）×0.6	（9～11）×0.4
（mm）♂	（8～11）×（0.4～0.5）	（7～9）×0.3
体形	头端与尾端均向背面弯曲，虫体呈"C"形	头端向背面弯曲，尾端向腹面弯曲，虫体呈"S"形
口囊	腹侧前缘有 2 对钩齿	腹侧前缘有 1 对板齿
交合伞	撑开时略呈圆形	撑开时略呈扁圆形
背辐肋	远端分 2 支，每支再分 3 小支	基部分 2 支，每支再分 2 小支

续表

鉴别要点	十二指肠钩虫	美洲钩虫
交合刺	两刺呈长鬃状，末端分开	一刺末端呈钩状，被包裹于另一刺的凹槽内
阴门	位于体中部略后	位于体中部略前
尾刺	有	无

2. 幼虫 钩虫的幼虫统称钩蚴，分为杆状蚴（rhabditiform larva）和丝状蚴（filariform larva）两个阶段。杆状蚴分二期，刚从卵内孵出的幼虫为第一期杆状蚴，大小为 0.25mm×0.017mm，体壁透明，前端钝圆，后端尖细。口腔细长有口孔，咽管杆状，前部较粗，中间狭长，后部膨大呈球形；第一期杆状蚴蜕皮后发育为第二期杆状蚴，形态与第一期杆状蚴相似，大小为 0.4mm×0.029mm。丝状蚴大小约为（0.5～0.7）mm×0.025mm，杆状蚴的蜕皮依然覆于丝状蚴的体表，称为鞘膜。虫体口腔封闭，与咽管连接处口腔的背、腹面各有一角质矛状结构，称之为口矛或咽管矛，既有助于虫体的穿刺运动，也可作为鉴别虫种的重要依据。咽管细长，约占体长的 1/4（表 13-3）。

表 13-3 两种钩虫感染性幼虫的重要形态鉴别
Table 13-3 The morphological differences between two species of the infection larvae of hookworms

鉴别要点	检查方法	十二指肠钩蚴	美洲钩蚴
口矛（咽管矛）	低倍镜	难以见到	易见到，呈暗色杆状
鞘膜横纹	低倍镜	不清楚	很清楚（高倍镜下更清楚）

3. 虫卵　两种钩虫卵的形态不易区别。均为椭圆形，无色透明，卵壳薄，平均大小为（57～76）μm×（6～40）μm，卵内含 2～8 个卵细胞，卵壳和卵细胞之间有明显的空隙。若患者便秘或粪便排出后放置过久，由于虫卵内的卵细胞不断分裂，可以见到多细胞卵、桑葚期胚，甚至含幼虫卵（图 13-9）。

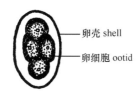

卵壳 shell
卵细胞 ootid
钩虫卵 hookworm egg
图 13-9　钩虫卵
Fig.13-9　Hookworm egg

【生活史】　寄生人体的两种钩虫，生活史基本相同。成虫寄生在人体的小肠上段，雌虫和雄虫交配，产出受精卵，虫卵随宿主粪便排出体外后，在温暖（25～30℃）、潮湿（含水量 30%～50%）、荫蔽、含氧充足的疏松土壤中，卵内细胞不断分裂，经24～48 小时的发育，第一期杆状蚴即可孵出，以土壤中的细菌和有机物为食，生长发育很快，48 小时内蜕去体表角皮，成为第二期杆状蚴。第二期杆状蚴仍营自由生活，虫体继续增长，并能将营养物质贮存于肠细胞内，约经 5～6 天，该幼虫停止摄食，口腔封闭，咽管变长，并进行第二次蜕皮，成为丝状蚴。丝状蚴具有感染宿主的能力，为钩虫的感染期，又称感染期蚴。

丝状蚴多生活于距地面约 6cm 深的土层内，可借助覆盖其体表水膜的表面张力，沿植物茎或草枝向上爬行，最高可达到 22cm。爬升至土壤表面的丝状蚴常聚在一起，在污染较重的小土块上，可有数千条幼虫，而离开稍远（如一尺以外）的土块上可完全没有钩蚴。此种分布特性使宿主受感染的机会大为增加。丝状蚴在土壤中的存活时间受多种因素影响，与温度的关系尤为密切。在感染季节，气候条件适宜，丝状蚴至少能活 15 周，甚至更久，但在冬季大都自然死亡。

感染期幼虫具有明显的向温性和向湿性。当与人体皮肤接触时，受人体温度的刺激，丝状蚴的活动能力明显增强，依靠其机械的穿刺运动及咽管腺分泌的胶原酶的化学作用，通过毛囊、汗腺或皮肤破损处钻入人体，时间约为 1/2～1 小时。多数幼虫在钻入宿主皮肤时，鞘膜脱落。丝状蚴侵入皮肤后，先在皮下组织内移行，24 小时后进入小的血管和淋巴管，随血流被带至右心，经肺动脉到肺，大部分幼虫能穿过肺微血管进入肺泡，沿湿润的肺泡表面向阻力最弱的方向移行，即借助于宿主呼吸道上皮细胞纤毛的活动，沿毛细支气管、小支气管、支气管和气管上行至咽，随宿主的吞咽活动进入消化道，经食管、胃到达小肠。在此过程中，亦有部分幼虫随痰液被吐出。幼虫在小肠内迅速发育，在感染后的第 3～4 天进行第三次蜕皮，形成口囊，再经 10 天左右，进行第四次蜕皮发育为成虫。从感染期幼虫侵入至成虫交配产卵一般需要 4～6 周或更长时间。成虫借口囊内钩齿或板齿咬附在肠黏膜上，以宿主的血液、组织液及脱落的肠上皮细胞为食。

雌虫的产卵数量因虫种、虫龄和寄生的虫数而异，也与宿主的机体健康、营养状况等有关。通常一条十二指肠钩虫平均每天产卵 10 000～30 000 个，美洲钩虫平均每天产卵 5000～10 000 个。在冬季，人体内的钩虫有时会出现短期停止排卵的现象。一般认为，钩虫成虫在人体内的存活时间为 3 年左右。据个别报道，十二指肠钩虫可活 7 年，美洲钩虫为 15 年。

经皮肤感染是钩虫侵入宿主的主要方式，十二指肠钩虫还可经口感染，其丝状蚴如被食入，少数未被胃酸杀死而直接在肠道内发育为成虫。感染期幼虫也可自口腔或食管黏膜侵入组织，其移行途径与经肤入侵时相同。此外，国内有多例出生 10～12 天的新生儿即出现钩虫病的报道，是由于孕妇感染钩虫后，钩蚴在母体内移行的过程中通过胎盘侵入胎儿所致。还有学者在产妇的乳汁中检获过美洲钩虫丝状蚴，说明经母乳感染婴幼儿也有可能（图13-10）。

十二指肠钩虫偶能感染猪、犬、狮、虎、灵猫、斑灵猫及大猴等动物，用十二指肠钩虫丝状蚴人工感染兔、小牛、小羊和猪，在感染后的 26～34 天，在这些动物的肌肉内均能查到活的幼虫，提示这些动物可作为十二指肠钩虫的转续宿主。如果人生食这些动物的肉，仍有获得感染的可能。

十二指肠钩虫幼虫进入人体后发育的速度有很大差别，部分幼虫在进入小肠前，可以暂停发育，以"潜伏"状态滞留在宿主的组织内，直至得到合适的刺激才陆续进入肠腔发育为成虫。这种现象称为钩蚴的迁延移行（persisting migrans）。经观察人工感染十二指肠钩虫受试者，最长在感染后的 40 周才在粪便中发现虫卵，十二指肠钩虫感染者在未重复感染的情况下，最长在感染后的253 天还可驱出幼虫。这种迁延移行的现象原因尚不清楚，在钩虫的生理、致病、流行与防治研究中值得注意。犬钩虫也可出现上述现象。但尚未发现美洲钩虫有类似现象。

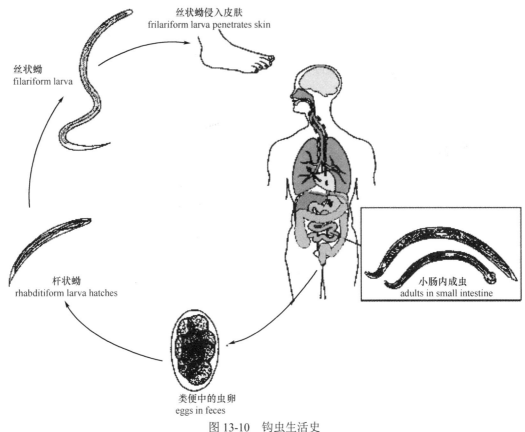

丝状蚴侵入皮肤
frilariform larva penetrates skin

丝状蚴
filariform larva

杆状蚴
rhabditiform larva hatches

小肠内成虫
adults in small intestine

粪便中的虫卵
eggs in feces

图 13-10　钩虫生活史
Fig.13-10　Life cycle of hookworm

案例 13-3（续）

　　医生对患者进行了血常规、粪便常规、肝功能、心电图和腹部 B 超检查，结果如下：体温：37℃；心电图：窦性心律；腹部 B 超：肝、胆、脾脏未见异常；

　　血常规：WBC15×10⁹/L，RBC3.0×10¹²/L，HGB100g/L，NE% 75%，EO%15%；肝功能正常；大便常规：大便潜血（+），白细胞（+）。

　　医生又详细询问了病史，患者大概 1 个多月前出现发热、咳嗽、咳痰、痰中带血丝，持续一周左右，乡卫生院医生经查血、胸片，诊断为肺部感染，给予青霉素静滴，5 天后症状好转。医生又问起患者平日的劳动习惯，患者说他种植有机蔬菜，一直使用农家肥，平时也喜欢生吃自家种的西红柿和黄瓜。

问题：

　　1. 请分析患者的异常检查结果可说明什么问题？

　　2. 患者 1 个月前的病症和他现在的表现有联系吗？

　　3. 据患者所述，你觉得患者感染哪些寄生虫的可能性大？

【致病】　两种人体钩虫的致病机制相似，幼虫的入侵，入侵后在肺部的移行及成虫在小肠定居均可对人体造成损害，但以成虫在小肠寄生阶段对人体的危害最为严重。与美洲钩虫相比，十二指肠钩蚴引起皮炎者较多，成虫导致的贫血亦较严重，同时还是引起婴儿钩虫病的主要虫种。因此，十二指肠钩虫较美洲钩虫对人体的危害更大。

　　人体感染钩虫后是否出现临床症状，除与感染数量有关外，也与人体的营养条件、健康状况及免疫力有密切关系。有的虽在粪便中检获虫卵，但却无任何临床症状者，称为钩虫感染（hookworm infection）；有的尽管寄生虫数不多，却表现出不同程度的临床症状和体征，称为钩虫病（hookworm disease）。

1. 幼虫所致病变和临床症状

　　（1）钩蚴性皮炎：感染期幼虫侵入人的皮肤后，感染者在数分钟内即有烧灼样、针刺状的感觉，随即在感染处出现充血斑点或丘疹，奇痒无比，1～2 天内出现红肿并形成含浅黄色液体的水泡。搔破后常继发感染，形成脓疱，1 周左右结痂脱皮痊愈。此种皮肤病变在流行区俗称为"打粪毒"、"粪疙瘩"。皮疹常见于足趾或手指间皮肤薄嫩处，也可见于手足背部及其他接触了钩虫感染期蚴的部位。本病多发生在夏秋之交，以足部多见，感染地点多为香蕉园、蔬菜园、甘蔗地、红薯地及矿井等处。如为动物钩虫，尤其是巴西钩虫和犬钩虫幼虫感染人体，所致的皮疹和炎症反应更为严重，持续时间更长，引起较为明显的"幼虫移行症"。

（2）呼吸道症状：幼虫移行至肺部，穿破微血管，引起肺部的出血和炎症反应，局部炎细胞浸润。患者可有咳嗽、咳痰、痰中带血，常伴有畏寒、发热等全身性症状。严重者有剧烈的干咳和嗜酸性粒细胞增多性哮喘。症状的严重程度与同期进入肺部的虫数有关，虫数越多，症状越严重。常在受感染后 3～7 天出现症状，经数天至十余天可自愈。

2. 成虫所致病变和临床症状

（1）消化道病变及症状：钩虫咬附能在肠黏膜上造成出血点和小的溃疡，大小 5～9mm，一般为散在的浅层出血和糜烂，有时也能出现大块的出血性瘀斑，深可达黏膜下层甚至肌层，偶可发生涉及肠壁各层的大量出血，致消化道大出血。患者早期表现为食欲亢进，乏力，上腹部不适及隐痛，后期常因贫血，胃酸降低而致食欲减退、恶心、呕吐、腹泻、腹痛或便秘等。钩虫病引起的腹泻呈黏液样或水样便。重度感染者大便隐血可呈阳性，甚至可见柏油样黑便、血水便，还可出现水肿、精神痴呆，甚至心力衰竭而死亡。钩虫病所致消化道出血常被误诊为消化道溃疡、菌痢、食管胃底静脉曲张破裂、胃癌和胆石症等，应引起高度重视。

某些钩虫病患者，喜食生米、生豆、茶叶等，甚至吃泥土、瓦块、煤渣、烟灰、破布、棉絮、碎纸等物，此称为"异嗜症"（allotriophagy）。引起"异嗜症"的原因尚未明了，可能与神经精神的变态反应有关，但与铁质的缺乏也有一定关系，因绝大多数患者在短时间服用铁剂后，"异嗜症"可自行消失。

（2）贫血：贫血是钩虫病最显著的临床症状。由于钩虫的寄生和吸血，使人体长期处于慢性失血状态，铁质和蛋白质持续损耗，再加上患者营养不良，铁和蛋白质不能得到有效补充，而造成血红蛋白合成速度比细胞新生速度慢，使红细胞体积变小、色泽变浅，因而呈低色素小细胞性贫血。轻度贫血的患者可无明显的症状，或仅有轻微的头晕、乏力、注意力不集中、在劳动和运动时出现轻微心悸；中度贫血者面色苍白带黄，口腔黏膜、眼结膜、手掌和甲床呈苍白色，皮肤干燥，可有轻度水肿，乏力明显、头昏眼花、心悸，心前区可闻及功能性收缩期杂音，劳动力明显减弱；重度贫血的患者皮肤呈蜡黄色，黏膜极度苍白，乏力、头昏眼花、心悸等症状更为突出，可出现颜面部、下肢甚至全身性的凹陷性水肿。脉搏细弱，心脏

扩大，可闻及明显的收缩期杂音，出现贫血性心脏病，劳动能力丧失。此类患者目前已较少见。

钩虫造成患者慢性失血的原因包括：①虫体吸血后血液迅速经其消化道排出，形成"唧筒"样作用；②钩虫吸血时，同时不断分泌抗凝素，致使咬附部位黏膜伤口渗出血液，其渗血量与虫体吸血量大致相当；③虫体有更换咬附部位的习性，致使伤口增加，原伤口在凝血前仍可继续渗出少量血液。应用放射性同位素 ^{51}Cr 等标记红细胞或蛋白质，测得每条钩虫每天所致的失血量，美洲钩虫为 0.02～0.10ml，十二指肠钩虫可能因虫体较大，口齿的结构及排卵量较多等原因，其所致失血量是美洲钩虫的 10 倍左右。此外，钩虫对肠黏膜的损伤，影响营养物质吸收，可加重贫血程度。

（3）婴儿钩虫病：婴儿钩虫病最突出的临床表现为突然出现的急性便血性腹泻，大便黑色或柏油状。患儿面色苍白，还可有食欲减退、呕吐、腹胀、精神不振甚至萎靡等症状，心尖区可听到收缩期杂音，部分患儿肝、脾轻度肿大，下肢水肿。婴儿的血红蛋白和红细胞迅速而显著下降，前者常低于 30g/L，后者常低于 $1.50×10^{12}$/L。白细胞数量增多，嗜酸性粒细胞增多，一般在 12% 左右，高者可达 40% 以上。国内报告的 438 例婴儿钩虫病中，发病年龄多在 5 个月至 12 个月，其中有 25 例为出生后 26 天内发病的新生儿钩虫病，甚至有一例自出生后即发病，排柏油样大便。婴儿钩虫病一般贫血较严重，预后较差，病死率为 3.6%～6.0%，个别地区高达 12%。根据国内的各地综合报道，对 3828 条驱出的虫体进行鉴定，除一例为美洲钩虫感染外，其余均为十二指肠钩虫感染。

此外，钩虫感染早期或急性期的患者，其周围血中嗜酸性粒细胞常达 15% 以上，最高可达 86%，称嗜酸性粒细胞增多症（eosinophilia）。随着病程的延长和病情的加重，嗜酸性粒细胞百分率有下降的趋势。由于感染钩虫后需要 5～6 周才能在粪便中检到虫卵，而此时因虫卵阴性而被误诊的妇女，可引起停经、流产等。

【诊断】

1. 病原学检查 从粪便中检出钩虫卵或培养出钩蚴是确诊的依据。常用的方法有：①粪便直接涂片法：简便易行，但因粪便用量极少，对轻度感染者常易漏检，反复检查可提高阳性率；②饱和盐水浮聚法：操作简单，是检查钩虫卵最常用的方法，检出率较直接涂片法提高 5～6 倍；③钩蚴培养法：此法检出率和浮聚法相同，甚至更高，并可鉴定虫种。缺点是钩蚴培养需要 5～7 天，检出结果较慢；④改良加藤法（Kato-Katz technique）：采用定量板-甘油孔雀绿玻璃纸透明计数虫卵的方法，能定量检测感染度，可用于疗效考核和流行病学调查。

2. 免疫学检查 主要用于钩虫成虫产卵之前，以及钩虫幼虫在人体内迁延性移行的感染者，结合病史进行早期诊断。皮内试验（ID）虽较敏感，但假阳性率高。ELISA 和间接荧光抗体试验（IFA）有一定的敏感性，但因特异性低，临床较少应用。

3. 内镜检查 由于纤维电子胃镜在临床检查胃肠疾病逐渐常规化，通过内镜发现钩虫感染的机会增多。胃镜下虫体肉红色，吸附于肠壁，呈蛇样盘曲或蚯蚓样蠕动，肠黏膜有散在或成簇的点状出血点，多在十二指肠降部和球部。

4. 其他辅助检查 血常规检查对钩虫病的诊断有一定意义。钩虫病患者为小细胞低色素性贫血，表现为红细胞减少，血红蛋白量和红细胞压积降低，多数患者伴嗜酸性粒细胞增加。

案例 13-3（续）

医生又给患者做了粪便寄生虫检查和胃镜检查，粪便中查见鞭虫卵（+），钩虫卵（+）。胃镜检查时见十二指肠球部有弥散性出血点，3 对白色、约 1 厘米长的虫体，一端插入肠壁，一端仍在扭动，取出虫体送检，鉴定为十二指肠钩虫成虫。诊断：钩虫和鞭虫混合感染。治疗：给予阿苯达唑 400mg/天，连服 3 天驱虫，同时口服右旋糖酐铁、维生素 C、叶酸辅助治疗。半月后重复驱虫治疗。患者腹痛、头晕症状减轻，粪便检查未见虫卵，出院。1 个月后复查虫卵（-）。

医生在询问患者的劳动情况时还得知他习惯光脚下地摘菜，大约在入院前两月，患者有一次下地回来感觉脚趾间奇痒，趾缝间出现小米粒大小的水泡，抓破后感染，自行涂抹消炎药膏，几天后结痂脱皮。医生告诉患者："那时虫子已经在你体内了。"患者听医生的解释，恍然大悟。

问题：

1. 在今后的生产劳动中，患者应如何预防再次感染寄生虫？

2. 临床检查粪便中的虫卵常用哪些方法？

【流行】 钩虫病是世界上分布极为广泛的寄生虫病之一。主要流行于热带和亚热带的发展中国家，据 2003 年资料，世界钩虫感染人数约有 7.4 亿人。在我国，钩虫病分布也十分广泛，但总的趋势是东北、西北、华北地区的感染率低，黄河以南的广大地区分布广。新中国成立前至 20 世纪 60 年代，钩虫病曾是严重危害我国人民身体健康的五大寄生虫病之一。近 30 多年来，经过大规模的系统防治和高效驱虫药的不断问世，钩虫的感染率及感染度均明显降低，有临床症状的感染者所占比例已较小，特别是有严重贫血症状者已十分少见。

根据 1989~1993 年全国人体寄生虫分布调查结果，我国钩虫的平均感染率为 14.478%，估计全国感染人数为 19 405 万人，以海南省的感染率最高，为 60.895%，其次是四川省，为 40.880%，广西为 37.852%。东北、华北和西北 10 个省（区）的感染率则低于 1%。钩虫病在我国的流行依然是由南向北呈逐渐下降的趋势。在虫种地域分布上，北方以十二指肠钩虫为主，南方则以美洲钩虫为主，但两种钩虫混合感染较为普遍。根据 2001~2004 年全国人体寄生虫现状调查报告，我国钩虫感染率为 6.12%，推算感染人数为 3930 万人，感染率较第一次全国寄生虫病调查结果下降了 60.72%。

钩虫卵和幼虫在外界的发育，需要适宜的温度和湿度，土壤的性质、荫蔽条件对其发育也有很大影响，十二指肠钩蚴发育的适宜温度为 22~26℃，美洲钩虫幼虫发育的适宜温度为 31~34.5℃。由于受温度的影响，钩虫病的流行季节在各地有所不同，如广东气候温暖，几乎全年都可感染。四川省每年的 5~6 月份为流行高峰。浙江省感染最多的是 6 月、7 月和 8 月。山东 8 月达感染高峰，9 月开始下降。总的规律是北方钩虫感染季节较南方要迟。人体最易受感染的时间一般在施肥后不久，雨后初晴或久晴初雨，这时如赤手光足下田劳动，极易受到感染。与钩虫病传播有密切关系的主要是在夏秋季施用人粪的旱地作物，如红薯、玉米、蔬菜、桑、烟、棉、咖啡和甘蔗等。此外，由于矿井内气温高，湿度大，阳光不能射入，有利于钩虫卵的发育，故矿工钩虫的感染率较高，应加强防治措施。

婴儿钩虫病的感染途径除经胎盘感染和经母乳传递外，母亲在田间劳动时将婴儿放在有钩蚴的土壤上，或将尿布晾在被钩蚴污染的地面上，且未经晾干即使用，或用沙土袋代替尿布等均有可能造成感染。

【防治】 治疗患者控制传染源是预防钩虫病传播的重要环节，在流行区应定期开展普查普治工作，一般宜选择在冬、春季进行。常用的驱虫药物有：阿苯达唑、甲苯达唑、三苯双脒（tribendimidine）。对有贫血症状的感染者，应积极纠正，一般口服硫酸亚铁或葡萄糖酸铁，成人剂量为每次 0.3~0.6g，1 天 3 次，饭后服用，连服 1~2 周。左旋咪唑涂皮剂（1.5% 左旋咪唑硼酸酒精溶液）涂抹手足皮肤可用于防治钩蚴性皮炎。

加强粪便管理及无害化处理，是切断传播途径的重要措施。推广无害化卫生厕所，采用粪尿混合贮存，经密封沼气池杀灭虫卵后，再用于旱地施肥。

加强个人防护，提高广大农民的自我保健意识，改革农业施肥和耕作方法，在钩虫感染季节不赤手赤足下地作业，或涂抹药膏，均可显著减少感染机会。

（付琳琳）

第五节 蠕形住肠线虫

案例 13-4

患儿，女，4岁，因外阴反复瘙痒1年半入院。曾在当地医院诊断为外阴炎，经对症治疗无效，且尿道口出现少量黄色分泌物，伴尿痛、外阴瘙痒。先后在多家医院诊断为外阴炎、泌尿系统感染，给予多种抗生素等外用药治疗，效果欠佳，遂再次就诊。

问题：

哪些病原体感染能引起阴道炎？

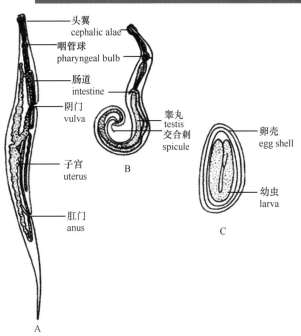

图 13-11 蠕形住肠线虫形态

Fig. 13-11 Morphology of *Enterobius vermicularis* A. Female worm；B. male worm；C. infective egg

蠕形住肠线虫（*Enterobius vermicularis* Linnaeus，1758），俗称蛲虫。主要寄生于人体盲肠、阑尾及结肠，引起蛲虫病（enterobiasis）。本病呈世界性分布，儿童感染较为普遍，尤其少儿最为常见。

【形态】

1. 成虫 虫体细小，乳白色，呈线头状。体前端的角皮膨大形成头翼，口孔位于头顶端，周围有三个唇瓣，咽管末端膨大呈球形，称咽管球，下连肠管和肛门。雌虫大小约为（8～13）mm×（0.3～0.5）mm。虫体中部膨大，尾端直而尖细，生殖系统为双管型，两个子宫末端相连通入阴道，阴道开口于虫体前中 1/3 交界处的腹面正中线；肛门位于虫体中、后 1/3 交界处。受精雌虫子宫内充满虫卵。雄虫较小，大小约为（2～5）mm×（0.1～0.2）mm。虫体后端向腹面卷曲，生殖器官为单管型，有睾丸、输精管及射精管。射精管与直肠末端共同构成泄殖腔，经肛门通至体外，另有交合刺一根约 70μm（图 13-11）。

2. 虫卵 无色透明，长椭圆形，两侧不对称，一侧扁平，另一侧隆起，大小约为（50～60）μm×（20～30）μm。壳厚较厚，可分为三层，由外到内为光滑的蛋白质膜、壳质层及脂层，但光镜下可见内外两层。刚排出的虫卵内含蝌蚪期胚蚴，其在外界与空气接触后，很快发育为幼虫，并在卵内经一次蜕皮后成为感染期卵（图 13-11）。

【生活史】 成虫主要寄生于人体盲肠、升结肠和回肠末端，重度感染时甚至可达胃部及食管。成虫以肠腔内容物、组织或血液为食。雌雄虫交配后，雄虫很快死亡而被排出体外；妊娠雌虫子宫内充满虫卵后脱离宿主肠壁，在肠腔内向下移行。当宿主睡眠时，由于肛门括约肌处于松弛状态，雌虫便自肛门爬出，在肛门周围及会阴皮肤皱褶处产卵。雌虫产卵后大多自然死亡，也有少数能返回肠腔；也可误入阴道、子宫、尿道、膀胱等部位，造成异位损害。

一条雌虫可产卵约 15 000～17 000 个。黏附在肛周和会阴皮肤处的虫卵，在适宜的温度（34～36℃）

和相对湿度（90%～100%）、氧气充足的条件下，约经 6 小时，发育为感染期卵。雌虫在肛周蠕动刺激，使肛周发痒，当患儿用手挠痒时，感染期卵污染手指，经肛门-手-口方式形成自身感染；感染期卵也可散落在食物、衣裤、被褥和玩具上，经口吞食或空气吸入而相互交叉感染。食入的虫卵在十二指肠内孵出幼虫，沿小肠下行，途中蜕皮两次，至结肠再蜕皮一次即发育为成虫。自吞食感染期卵至雌虫发育成熟产卵，需 2～4 周。雌虫寿命约 1 个月左右，最长者达 101 天。但儿童常通过反复自身感染、食物或环境的污染，可使感染持续若干年（图 13-12）。

【致病】 雌虫的产卵活动所引起的肛门及会阴部皮肤瘙痒及继发性炎症，是蛲虫病的主要症状。婴幼儿患者常表现为烦躁不安、失眠、食欲减退、消瘦、夜间磨牙和神经衰弱等症状。长期反复感染，会影响儿童身心健康。

虫体附着肠道可造成肠黏膜损伤，一般无严重症状或导致消化功能紊乱或慢性炎症。因阑尾与盲肠直接相连，蛲虫成虫很容易钻入阑尾，引起蛲虫性阑尾炎。蛲虫虽不是组织内寄生虫，但有异位寄生现象，并且涉及的部位相当广泛，可造成严重后果。常见的是由于雌虫侵袭女性阴道后引起的阴道炎、输卵管炎、子宫内膜炎等泌尿生殖系统炎症。如在腹腔、腹膜、盆腔、输卵管等部位寄生，也可引起慢性炎症或肉芽肿。此外，也有引起哮喘和肺部损害的报道，近年来发现成虫可异位寄生于前列腺、甚至肾。

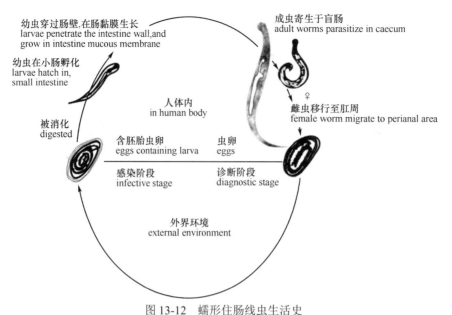

图 13-12　蠕形住肠线虫生活史

Fig. 13-12　Life cycle of *Enterobius vermicularis*

案例 13-4（续）

患儿自发病以来无发热及尿频、尿急症状，无特殊既往史及家族史。父母否认野游史。查体：体温 36℃，脉搏 90 次/分，呼吸 22 次/分。外阴发育正常，舟状窝轻微潮红，阴道口未见异常分泌物及赘生物。血常规：WBC $8.4×10^9$/L，NE% 73%，LY%25%，尿粪常规均正常，中段尿培养阴性。排除泌尿系统、外阴常见病原体感染。因患儿反复抗生素治疗无效，追问病史，患儿有外阴瘙痒夜间加剧的特点，故考虑是否为蛲虫感染所致。

问题：

外阴瘙痒可考虑哪些寄生虫感染？

【诊断】　根据雌虫在肛周产卵的特性，儿童出现肛周瘙痒、失眠和不安，应考虑蛲虫感染。可采用透明胶纸法或棉签拭子法于清晨或午睡排便前在肛周收集虫卵，以透明胶纸的效果较好。若首次检查虫卵为阴性，应连续检查 2~3 天，以提高检出率。

若在粪便中或夜间在肛门周围检出成虫也可确诊。雌虫常于夜间爬出肛门产卵，若在肛周发现白色线头样小虫，可用镊子夹入盛有 70% 乙醇的小瓶内送检，根据蛲虫的形态特点即可判断。

案例 13-4（续）

于第 2 天晚上在患儿入睡后，检查发现其肛周有白色蠕动小线虫，镜检为蛲虫雌虫。即予阿苯达唑 200mg 顿服，同时予 1:5000 高锰酸钾溶液坐浴。2 天后患儿外阴瘙痒症状消失，3 天后出院。嘱 1 周后再服阿苯达唑 200mg 一次，门诊随访 2 个月未复发。

问题：

1. 为何医生未及早诊断出该病？

2. 如何预防蛲虫病？

【流行病学】　蛲虫感染呈世界性分布。人群感染率以农村高于城市，各个年龄段人群均可感染，儿童感染率高于成人，其中儿童以 3~6 岁年龄组感染率最高。蛲虫感染和传播以儿童集体及家庭聚集性为特点。根据 2006~2010 年我国土源性监测点的调查，我国儿童平均感染率从 2004 年的 10.28% 下降为 7.99%。但根据 2011 年对我国 9 个省（区、市）18 个调查点的数据发现，儿童蛲虫总感染率高达 17.8%，表明部分地区儿童蛲虫感染率仍较高。蛲虫生活史简单、虫卵发育迅速、虫卵抵抗力强，故而蛲虫病流行广泛。

病人和带虫者是其唯一的传染源，感染方式主要是误食被虫卵污染的食物，也可因吸吮手指等引起感染。主要传播方式有：① 肛门-手-口直接感染。蛲虫感染期卵对外界环境的抵抗力较强，在潮湿的皮肤上或指甲缝中可以存活 10 天之久，在室温下可存活达 3 周以上，5% 煤酚皂液不能立即杀死虫卵，故在幼儿园的教室、寝室内和玩具、衣被上均可查到感染性虫卵，这是导致相互感染和自身感染的主要途径，也是反复感染的原因。②接触和吸入感染。由于蛲虫卵比重轻，可随尘埃在空中飞扬，因而直接接触污物或吸入附在尘土上的蛲虫卵是集体机构和家庭传播蛲虫病的重要方式。③逆行感染。蛲虫卵可在肛门附近孵化（尚有待证实），其孵出的幼虫经肛门进入肠内发育为成虫。

【防治】　根据蛲虫病的传播和流行特点，应采用综合性防治措施，以防止相互交叉感染和自身重复感染。做好卫生宣教工作，普查普治，普及预防蛲虫病的知识。教育儿童养成饭前便后洗手的习惯，勤剪指甲，不吸吮手指。在幼儿园、托儿所和家庭中，应做好环境卫生并对玩具、餐具、衣被进行定期消毒。在治疗患者的同时要防止反复感染，定期对集体机构如幼儿园、小学校儿童进行群体检查治疗，以治愈患者、减轻人群感染程度、减少进而阻断传播。临床常用的治疗蛲虫感染（病）的药物为阿苯达唑、甲苯达唑、噻嘧啶和三苯双脒。

（潘 伟 郑蔡阳）

第六节 粪类圆线虫

案例 13-5

患者，男，39 岁，农民，因"溃疡性结肠炎"用奥沙拉嗪、地塞米松、强的松等药物治疗，症状未见好转，并逐渐加重。每日大便十多次，便中带血，有时血量较多，下腹部不适，阵发性隐痛，脐周有烧灼感，并出现肛周、腹股沟等处皮肤瘙痒，头晕乏力。

入院后体检见肛周及大腿内侧有小出血点。HGB76g/L，WBC 9.6×10⁹/L，NE% 64%，EO% 24%。大便烂稀状，隐血试验+++，红细胞+++。低倍镜下见体长 500～1000μm 的线虫，2～7 条/视野，患者的痰液、呕吐物及尿液中亦查见与粪便中形态相似虫体。经鉴定，粪便、痰液和呕吐物中的幼虫为粪类圆线虫丝状蚴，尿液中为杆状蚴。

在对症治疗的同时给予阿苯达唑 600mg/次，Bid，连服 5 天，病人症状明显减轻，2 个疗程结束后病人痊愈，数次粪检均未查到粪类圆线虫丝状蚴。

问题：

1. 病人为什么在服用强的松等药物时，其症状会加重？

2. 如何解释在病人的粪便、痰和尿液中查到粪类圆线虫不同时期的虫体。

3. 分析病人感染粪类圆线虫的可能途径。

粪类圆线虫[*Strongyloides stercoralis*（Bavay，1876）Stiles and Hassall，1902]最先是由 Normand 于 1876 年在一名腹泻的法国士兵的粪便中发现。该虫为兼性寄生，生活史包括自生世代和寄生世代。寄生世代成虫主要寄生在小肠，可引起腹泻，也可侵入肺、脑、肝和肾等器官。

【形态】

1. 自生世代 雄虫大小约为 0.7mm×（0.04～0.05）mm，尾端向腹面卷曲，有交合刺两根，引带一

个。雌虫大小约为 1.0mm×（0.05～0.075）mm，尾端较尖细，生殖器官为双管型，阴门位于虫体中部略后处。成熟雌虫子宫内有 4～16 个处于不同发育时期的虫卵。受精卵椭圆形，大小为 70μm×40μm，部分虫卵内含有胚胎（图 13-13）。丝状蚴细长，体长 0.60～0.77mm，尾端尖，具 2 细小分支。

2. 寄生世代 雌虫大小约为 2.2mm×（0.03～0.074）mm，尾端尖细，末端略呈锥形，半透明，体表角皮具细横纹。口腔短，内有 4 个不显著的唇瓣。咽管细长，约为体长的 1/3～2/5，肛门位于虫体近末端。双管型生殖器官，子宫前后排列，每一子宫内各含虫卵 8～12 个，单行纵列（图 13-13）。

虫卵大小为（50～58）μm×（30～34）μm，形态似钩虫卵。杆状蚴大小约为（0.20～0.25）mm×0.016mm，咽管呈双球型。

【生活史】

1. 自生世代 成虫在潮湿的土壤中产卵，在适宜的条件下，卵内胚胎发育，在数小时内孵出杆状蚴。杆状蚴经 1～2 天发育，蜕皮 4 次后成为自生世代成虫。如环境适宜，自生世代能进行多代，此为间接发育。如环境不适，杆状蚴蜕皮 2 次，发育为丝状蚴，丝状蚴对宿主具有感染性。

2. 寄生世代 丝状蚴经皮肤或黏膜侵入人体，开始寄生生活，又称为直接发育。侵入人体的丝状蚴经过小血管和淋巴管进入血循环，经右心至肺，在肺泡内发育 3～30 天，大部分虫体穿破肺泡，沿支气管、气管移行至咽部，被宿主吞咽至消化道，定居于小肠发育成熟，也有少数虫体能在肺部和支气管内发育为成虫。雌虫多钻入肠黏膜内寄生，每条雌虫每天约产卵 50 个。数小时后杆状蚴从卵内孵出并钻出肠黏膜，随粪便排出宿主体外。杆状蚴在外界经两次蜕皮发育为丝状蚴，可再侵入人体，或间接发育为自生世代成虫，开始自由生活。自丝状蚴侵入皮肤到粪便中排出杆状蚴至少需 17 天。

在严重腹泻的情况下，患者可排出含胚胎的虫卵。在肺部寄生的雌虫产卵，孵出杆状蚴，杆状蚴发育为丝状蚴可随痰排出。如寄生于泌尿生殖道，患者尿中可排出杆状蚴。在宿主免疫力低下或便秘时，寄生在肠道内杆状蚴可发育为具感染性的丝状蚴。

粪类圆线虫在人体内寄生时有自身感染的现象，并有三种不同类型：①直接体内自身感染：杆状蚴在黏膜内孵出，不出肠黏膜即侵入血循环继续发育；②间接体内自身感染：杆状蚴自肠黏膜钻出，在肠腔内迅速发育，蜕皮两次成为丝状蚴，经小肠下段黏膜或结肠黏膜侵入感染；③体外自身感染：丝状蚴随粪便排出后，从感染者肛门周围的皮肤侵入。

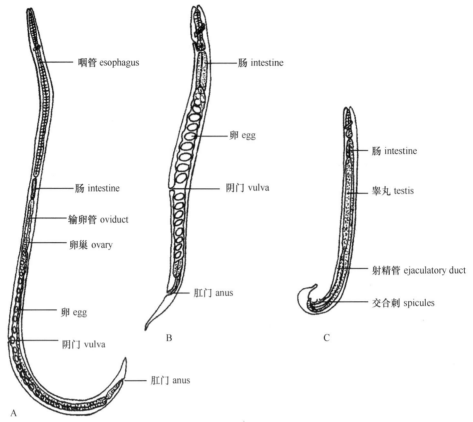

图 13-13　粪类圆线虫成虫

A. 寄生世代雌虫；B. 自生世代雌虫；C. 自生世代雄虫

Fig 13-13　Adults of *strongyloides stercoralis*

A. parasitic female worm；B. free-living female worm；C. free-living male worm

【致病】　根据宿主的免疫状态，感染粪类圆线虫后有三种不同的临床类型：①感染者有效地清除了虫体，多无临床症状出现；②慢性自身感染：感染状态持续时间长，间歇性出现肠道症状，可长达数十年；③播散性超度感染：常见于长期应用免疫抑制剂或应用细胞毒药物及艾滋病患者，幼虫能侵入脑、肝、肺、肾等器官，引起腹泻、肺炎、出血、脑膜炎及败血症等，病人可因严重衰竭而死亡。

粪类圆线虫寄生在不同器官及不同发育阶段能引起不同的病理变化和临床表现。

1. 皮肤损伤　幼虫侵入皮肤后，局部皮肤出现小出血点，丘疹、水肿，常伴有刺痛和痒感，搔破后易发生继发性感染。幼虫移行引起的移行性线状或带状荨麻疹亦很常见，常持续数周。如发生体外自身感染，上述病变常反复出现于肛门附近、腹股沟、臀部、大腿、腰背等处的皮肤。幼虫在皮肤内的移行速度较快，所引起的荨麻疹蔓延速度快，每小时可达 10～12cm，此为粪类圆线虫幼虫在皮肤内移行的显著特征，也是重要的诊断依据。

2. 肺部病变及症状　呼吸系统的症状一般较轻，常表现为过敏性肺炎或哮喘。重度感染时，患者可出现咳嗽、多痰、哮喘，甚至呼吸困难。X 线检查

可见肺部局限性或弥漫性炎症阴影。如雌虫寄生于支气管上皮并连续产卵，孵出幼虫，肺部症状严重且持续时间长。肺部弥漫性感染时，病人可因肺功能衰竭死亡。尸检可在肺内发现大量幼虫，肺泡出血，支气管壁被厚膜覆盖，膜内亦可见幼虫。

3. 消化道病变及症状　消化道症状主要是成虫寄生在黏膜内对组织破坏和代谢产物的毒性作用所致。轻度者主要表现为卡他性肠炎，肠黏膜充血，有小的出血点和溃疡，病理检查可见单核细胞浸润，腺窝中可见到粪类圆线虫。中度为水肿性肠炎，肠壁增厚、水肿、黏膜皱襞减少，病理检查见肠绒毛扩大、黏膜萎缩、黏膜下水肿，在肠壁的各层都可见到虫体。重度感染表现为溃疡性肠炎，肠壁水肿、纤维化，肠壁增厚变硬，黏膜萎缩并有多处溃疡，溃疡直径为 2～20mm。病理变化为肠壁纤维化和黏膜下水肿，肌层萎缩，整个增厚的肠壁内都可发现虫体。患者常有烧灼样腹痛、稀便或便秘。重症患者常有恶心、呕吐，黏液性血性腹泻、麻痹性肠梗阻、腹胀，电解质紊乱，甚至脱水、衰竭。部分患者排出恶臭多泡沫状白色粪便或脂肪泻，也可排出黏液血便或柏油样大便。

4. 其他症状　用粪类圆线虫丝状蚴感染犬，在连续给予免疫抑制剂后，粪便中排出的幼虫不断增

多，最多可达 3500～5000 条/克粪便，动物多处于垂死状态，多脏器受累，出现出血性炎性病变，此为暴发性粪类圆线虫病。

当感染者有严重疾病、极度营养不良、先天免疫缺陷，或长期应用激素和其他免疫抑制剂时，会缺少针对幼虫的炎症反应和免疫应答，出现重度自身感染，大量幼虫在体内移行，侵入心内膜、膈肌、胃、肝、胰、卵巢、肾、甲状腺和脑等处，造成多器官的严重损害，引起相应的症状和体征，病人可出现败血症，也可出现严重的变态反应，致全身衰竭甚至危及生命。对免疫力低下、重度感染粪类圆线虫死亡病例尸检，在肺部、肠道、门脉、肝窦、胆囊、肠系膜淋巴结、肾小管、肾上腺周围脂肪、甲状腺、大脑、心脏、脑等到处均可见到幼虫。

虫体寄生和其代谢产物可引起超敏反应，如过敏性肺炎、过敏性关节炎；全身中毒症状，如发热、贫血、嗜酸性粒细胞增多等；神经系统的症状，如烦躁、抑郁、失眠和全身不适等。

【实验诊断】 粪类圆线虫病的临床症状缺乏特异性，易被忽略而误诊。应仔细询问病人是否有接触被污染土壤的病史，特别是同时有消化道和呼吸系统症状的患者，更应考虑是否感染了粪类圆线虫。

从粪便中查到粪类圆线虫幼虫是确诊的依据。幼虫排出有间歇性，一般要连续检查 3 次，甚至反复多次检查。用贝氏幼虫浓集法从粪便中分离幼虫，检出率可达 98%，远高于直接涂片法和沉淀法，特别在粪便中幼虫数较少（低于 0.5～3 条/克粪便）时。24h 内的新鲜粪便中同时查到杆状蚴和丝状蚴，可以认为发生了自身感染。观察虫体时，滴加卢氏碘液，虫体黄染，形态清晰。在腹泻患者的粪便中，有时亦可查到虫卵，可采用生理盐水直接涂片法检查，但检出率较低，采用沉淀法或饱和盐水浮聚法则可提高检出率。重症患者的痰液、胃液和十二指肠液，播散型患者的脑脊液、尿液、支气管灌洗液中都有可能找到杆状蚴或丝状蚴。

用粪类圆线虫的虫体可溶性抗原作为诊断抗原进行酶联免疫吸附试验、用虫体冰冻切片抗原作间接荧光抗体试验，检测病人血清特异性 IgG，阳性率均在 90% 以上。

急性期外周血白细胞增多，一般为（8～30）×10⁹/L，嗜酸性粒细胞一般在 0.25～0.30，最高者可达 0.75。但感染严重者的嗜酸性粒细胞数不升高甚至减少，示预后不良。如从胃和十二指肠引流液中查到虫体则可确诊。

【流行】 粪类圆线虫病世界性分布，在温暖潮湿的热带和亚热带地区感染率通常较高，但多为散发病例，全球约有 1 亿人感染粪类圆线虫。有调查资料显示，在福建部分地区农村居民的感染率为 4.3%，广西的扶绥、柳江、临桂三县农村 6 岁以上人口的

感染率达 6.6%～14.49%，平均虫数为 4.2～8.0 条/g 粪便，感染最重者每克粪便内有幼虫 200 多条。云南勐海县的人群感染率为 11.60%（2006 年），黄河下游黄泛区人群的自然感染率为 1.29%。在个别地区 20 岁以上的人群感染率高达 88.2%。1988～1992 年全国第一次寄生虫分布调查，在我国 26 个省（市、自治区）发现粪类圆线虫感染者，平均感染率为 0.122%，广西西部山区以种植水稻和蔬菜为主地区居民的感染率为 3.7%，推算全国有 151 万人感染。2001～2004 年全国第二次寄生分布调查，部分省区的人群感染率为：北京市 0.01%，安徽省 0.01%，河南省 0.015%，湖北省 0.03%，海南省 0.15%，重庆市 0.04%，新疆 0.09%。

患者是粪类圆线虫病的主要传染源，该虫还可寄生于犬、猫，故犬和猫也是重要的传染源，因此该病也被认为是人兽共患寄生虫病。人体感染是因为接触了被丝状蚴污染的土壤。自体感染可使该病迁延不愈，感染时间可持续 30 年以上。

【防治】 阿苯达唑（albendazole）治疗粪类圆线虫感染有较好的治疗效果。阿苯达唑 400mg，Bid×5d，治愈率为 95%。治疗效果不佳者，可用伊维菌素（ivermectin），用该药 200μg/kg 体重一次疗法在坦桑尼亚治疗 152 例儿童感染者，治愈率为 83%。

及时治疗病人和带虫者，注意对犬和猫进行检查和治疗。加强粪便管理和无害化处理，防止土壤和水源被污染。加强个人防护，避免接触被污染的土壤。为防止患者发生粪类圆线虫自身感染，在病人应用免疫抑制剂前，应常规做粪类圆线虫的病原学检查，如有感染，先进行驱虫。对免疫功能低下者，如艾滋病毒携带者或艾滋病患者，应进行常规的病原学检查，以防止发生暴发性粪类圆线虫病。

（刘宜升）

第七节 丝 虫

丝虫（filaria）分类上属于线虫纲（Nematoda），尾感器亚纲（Phasmidia），旋尾目（Spiruridea）。成虫寄生在脊椎动物终宿主的淋巴系统、皮下组织、腹腔、胸腔等处。雌虫产出的微丝蚴（microfilaria）大多数出现于血液中，少数出现于皮内或皮下组织。幼虫在某些吸血节肢动物中间宿主体内进行发育。当这些中间宿主吸血时，感染期幼虫即自其喙逸出，经皮肤侵入终宿主体内发育为成虫。寄生在人体的丝虫已知有 8 种，即：班氏吴策线虫[*Wuchereria bancrofti* Cobbold，1877]（班氏丝虫）、马来布鲁线虫[*Brugia malayi* Brug，1927]（马来丝虫）、帝汶布鲁线虫[*Brugia timori* Partono et al，1977]（帝汶丝虫）、旋盘尾丝虫[*Onchocerca volvulus* Leukart，1893]（盘尾丝虫）、罗

阿罗阿丝虫[*Loa loa* Cobbold，1864]（罗阿丝虫）、链尾唇棘线虫[*Dipetalonema streptocerca* Macfie & Corson，1922]（链尾丝虫）、常现唇棘线虫[*Dipetalonema perstans* Manson，1891]（常现丝虫）、和奥氏曼森线虫[*Mansonella ozzardi* Manson，1892]（奥氏丝虫）。其寄生部位、传播媒介、致病性及地理

分布见表13-4。

其中班氏丝虫和马来丝虫引起的淋巴丝虫病（filariasis）及由盘尾丝虫所致的"河盲症"对人类危害最严重。在我国仅有班氏丝虫和马来丝虫。近年来，从回国的人员中曾发现感染罗阿丝虫和常现丝虫的少数病例。

表 13-4　人体寄生丝虫的寄生部位、致病性、传播媒介与地理分布
Table 13-4　Parasitic site，pathogenicity，transmit vector and geographic distribution in human filaria

虫种	寄生部位	传播媒介	致病性	地理分布
班氏丝虫	淋巴系统	蚊	淋巴结淋巴管炎、鞘膜积液、乳糜尿、象皮肿	世界性、北纬40°至南纬28°
马来丝虫	淋巴系统	蚊	淋巴结淋巴管炎、象皮肿	亚洲东部和东南部
帝汶丝虫	淋巴系统	蚊	淋巴结淋巴管炎、象皮肿	帝汶岛和小异他群岛小巽他群岛
盘尾丝虫	皮下组织	蚋	皮肤结节，失明	非洲、中美和南美
罗阿丝虫	皮下组织	斑虻	皮肤肿块	西非和中非
链尾丝虫	皮下组织	库蠓	常无致病性	西非和中非
常出丝虫	胸腔腹腔	库蠓	无明显致病性	非洲、中美和南美
奥氏丝虫	腹腔	库蠓	无明显致病性	中美和南美

一、班氏吴策线虫和马来布鲁线虫

案例 13-6

患者，男，13岁，家住农村。因胸痛7个月，腹痛，腹胀2个月，呼吸困难半月余入院。患者7个月前因胸痛、发热、咳嗽在当地医院就诊，抽出红色胸水，拟诊结核性胸膜炎，给予抗结核治疗3个月，热退，咳嗽好转，但胸腔积液未减少。近2个月患者又觉腹痛，同时渐见腹部膨隆。

问题：

患者抗结核治疗胸腔积液未减少，接下来应做哪些检查？

丝虫病在我国早有记载，如隋唐时代（公元589～908年）的医书中关于膇病（淋巴管炎）、㿗病（象皮肿）及膏淋、热淋（丝虫热及乳糜尿）等的描述，以及"小便白如米汁"，"癩疝重坠，囊大如斗"等记载均为丝虫病的历史资料。

据国外80年代资料估计全世界有27亿人生活在有淋巴丝虫病流行的国家中，其中9.05亿人生活在有感染威胁的流行区，约0.9亿人感染了淋巴丝虫病，其中班氏丝虫病约0.8亿人。

班氏丝虫是寄生人体的丝虫中最普遍的一种丝虫。班氏微丝蚴首次由Demarquay（1863）在巴黎从一名来自患者阴囊鞘膜积液中发现，成虫由Bancroft（1876）于一个中国患者的手臂淋巴脓肿中发现，Bancroft（1899）和Low（1900）发现蚊体内发育成

熟的丝虫幼虫可从蚊喙逸出，经皮肤钻入人体发育为成虫。

马来丝虫病仅流行于亚洲。成虫由 Rao 和 Maplestone（1940）在一名印度患者的前臂囊肿中发现。冯兰洲（1933）首先发现我国有马来丝虫流行，又于1934年证实中华按蚊和常型曼蚊为其传播媒介。

【形态】

1. 成虫　两种成虫的形态相似。虫体乳白色，细长如丝线，体表光滑。班氏丝虫雌虫长 58.5～105mm，雄虫 28.2～42mm；马来丝虫雌虫长 40～69.1mm，雄虫 13.5～28.1mm。头端略膨大，呈球形或椭球形，口周有两圈乳突。雄虫尾端向腹面卷曲达2～3 圈，生殖系统为单管型，泄殖腔周围有数对，有长短交合刺各一根。雌虫尾端钝圆，略向腹面卷曲，生殖系统为双管型，卵巢位于虫体后部；子宫粗大，生殖方式为卵胎生，子宫内近卵巢段含大量卵细胞，向前逐渐成为不同发育阶段的虫卵，成熟虫卵壳薄而透明，内含卷曲的幼虫，在向阴门移动的过程中，幼虫伸直，卵壳随之伸展成为鞘膜而被于幼虫体表，雌虫直接产幼虫，此幼虫称为微丝蚴。阴门靠近头端的腹面。

2. 微丝蚴　虫体细长，头端钝圆，尾端尖细，外被有鞘膜。体内有很多圆形或椭圆形的体核，头端无核区为头间隙，在虫体前端 1/5 处的无核区为神经环，尾逐渐变细，近尾端腹侧有肛孔。尾端有无尾核因种而异。以上结构在两种微丝蚴有所不同，其鉴别要点见表 13-5 和图 13-14。

表 13-5 班氏微丝蚴和马来微丝蚴的鉴别

Table 13-5　Differences of microfilaria of *Wuchereria bancrofti* and *Brugia malayi*

鉴别要点	班氏微丝蚴	马来微丝蚴
长×宽（μm）	244～296×5.3～7.0	177～230×5～6
体态	柔和，弯曲自然	硬直，大弯上有小弯
头间隙（长：宽）	较短（1：1 或 1：2）	较长（2：1）
体核	圆形或椭圆形，各核分开，排列整齐，清晰可数	椭圆形，大小不等，排列紧密，常互相重叠，不易分清
尾核	无	有 2 个，前后排列，尾核处角皮略膨大

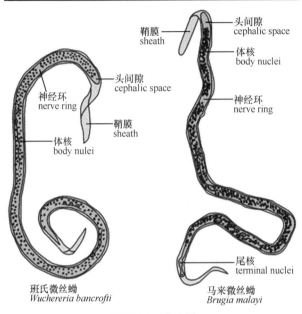

图 13-14　微丝蚴

Fig.13-14　Microfilaria

3. 感染期幼虫　又称丝状蚴，寄生于蚊体内。虫体细长，活跃，具完整的消化道，尾端有 3 个乳突，背面 1 个，腹面 2 个。班氏丝虫丝状蚴平均长 1.617mm，马来丝虫丝状蚴平均长 1.304mm。

【生活史】　两种丝虫的生活史基本相似，都需经历两个发育阶段，即幼虫在蚊体内（中间宿主）发育和成虫在人体内（终宿主）的发育（图 13-15）。

1. 在蚊体内的发育　当蚊虫叮吸微丝蚴阳性者血液时，微丝蚴随血进入蚊胃，经 1～7 小时，脱去鞘膜，穿过胃（中肠）壁进入血腔，6～17 小时后侵入胸肌，在胸肌内经 2～4 天，虫体活动减弱，缩短变粗，形成腊肠期幼虫（rhabdtoid larva），即第一期幼虫。至第 5～7 天，虫体内部组织分化，出现消化道和体腔，约在第 8 天蜕皮 1 次为第二期幼虫，约于第 14 天再蜕皮 1 次形成丝状蚴，即第三期幼虫。丝状蚴活动力强，经胸肌进入血腔，其中多数到达下唇，当此蚊再次吸血时，丝状蚴经吸血的伤口或正常皮肤侵入人体。

丝虫幼虫在蚊体内只发育不增殖（发育式），侵

入蚊体的微丝蚴并不能全部发育成丝状蚴，能发育至丝状蚴并到达蚊的下唇为数不多。进入蚊体的微丝蚴可因蚊口甲和咽甲的机械损伤、酶的作用及免疫作用而死亡。微丝蚴对蚊体也有影响，如移行造成的机械损伤和吸取营养等；若患者血液中微丝蚴密度过高，感染丝虫的蚊死亡率也增高。有学者认为，患者血中微丝蚴密度在 15～100 条/20ml 时较适宜流行，过低蚊不易被感染，过高蚊易死亡。微丝蚴在蚊体内发育所需的时间与外界环境的温度和湿度有关，最适温度为 20～30℃，湿度为 75%～90%。在此条件下，班氏丝虫在易感蚊体内需 10～14 天发育成感染期幼虫，马来丝虫则只需 6～6.5 天。温度高于 35℃ 或低于 10℃，则不利于幼虫在蚊体内的发育。

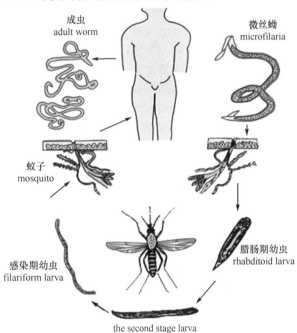

图 13-15　丝虫生活史

Fig.13-15　Life cycle of filaria

2. 在人体内的发育　丝状蚴侵入人体后的具体移行途径，至今尚不很清楚。一般认为，它可迅速侵入附近的淋巴管，再移行至大淋巴管及淋巴结内寄生，在此经 2 次蜕皮后发育为成虫。雌、雄成虫常互相缠绕在一起，以淋巴液为食；交配后雌虫产出微丝蚴。微丝蚴多随淋巴液经胸导管进入血循环，少数可停留在淋巴系统内。自感染期幼虫侵入人体后 3 个月可在淋巴组织中查到成虫。成虫的寿命一般为 4～10 年，但也有长达 40 年。微丝蚴的寿命一般为 2～3 个月，也有可活到 2 年以上者，在体外 4℃ 时可活 6 周。

人是班氏丝虫唯一的终宿主，至今尚未发现保虫宿主。马来丝虫除可寄生于人体外，还可寄生在多种脊椎动物体内。在国外，亚周期型马来丝虫成虫除寄生人以外，尚可寄生于猴科和猫科的一些动物及穿山甲等，叶猴的感染率可达 70%。国内已建立的周期型马来丝虫动物模型，证实其可在人与恒河猴以及长爪

沙鼠与恒河猴之间相互感染。因此马来丝虫病是一种人兽共患性疾病，受染动物和人均可作为传染源。

两种丝虫成虫在人体内的寄生部位有所不同。班氏丝虫除寄生于浅部淋巴系统外，还主要寄生下肢、阴囊、精索、腹股沟、腹腔、肾盂等处的深部淋巴系统。马来丝虫则多寄生于上、下肢浅部淋巴系统，以下肢为多见。异位寄生以班氏丝虫多见，如眼前房、乳房、肺、脾、心包等处。微丝蚴除可在外周血液查到外，也有在乳糜尿、胸腔积液、心包积液及骨髓等查到的报道。

患者体内的微丝蚴，一般白天滞留在肺毛细血管内，夜晚则出现于外周血液，这种微丝蚴在人体外周血液中昼少夜多的现象称为夜现周期性（nocturnal periodicity）。两种微丝蚴在外周血液中出现的高峰时间略有不同，班氏微丝蚴为晚上10时至次晨2时，马来微丝蚴为晚上8时至次晨4时。世界上流行的丝虫大多具有明显的夜现周期性，但少数地区其周期性可不明显。根据微丝蚴在外周血液中出现的时间，将班氏丝虫和马来丝虫分为夜现周期型、亚周期型和无周期型。我国的两种丝虫均属夜现周期型。

关于微丝蚴夜现周期性的机制至今尚未完全明了。研究发现与迷走神经的兴奋性、人的睡眠活动、宿主血氧含量、微丝蚴体内的荧光颗粒含量的多少、蚊子的吸血活动及不同的地理位置等均有一定的相关性。总的看来，微丝蚴在外周血液中出现的高峰时间与当地传播的蚊种的吸血活动高峰基本一致。

【致病】 丝虫病的发生与发展取决于多种因素，如侵入的虫种、虫数、虫期、重复感染情况、虫体死活情况、虫体的寄生部位、有无继发感染及宿主的反应性等多种因素。成虫、感染期幼虫和微丝蚴对人体均有致病作用，但主要是成虫。丝虫病潜伏期多为4～5月，也有一年以上的，病程长达几年至数十年。其临床表现大致可分为：

1. 微丝蚴血症 潜伏期后血中出现微丝蚴，达到一定密度后趋于稳定，成为带虫者。患者一般无任何临床症状或仅有发热和淋巴管炎的表现，此微丝蚴血症（microfilaraemia）如不治疗，可持续10年以上。

2. 急性期过敏和炎症反应 幼虫和成虫的代谢产物、雌虫子宫分泌物、幼虫的蜕皮液、虫体崩解产物等均可刺激机体产生局部和全身性反应。早期淋巴管出现内膜肿胀，内皮细胞增生，管壁及周围发生炎症细胞浸润，导致淋巴管壁增厚，瓣膜功能受损。浸润的细胞中有大量的嗜酸性粒细胞，提示急性炎症与过敏反应有关。临床症状表现为急性淋巴管炎、淋巴结炎及丹毒样皮炎等。淋巴管炎以下肢为多见，表现为逆行性，发作时见皮下一红线自上而下发展，俗称"流火"或"红线"。当炎症波及皮肤浅表微细淋巴管时，局部皮肤出现一片弥漫性红肿，表面光亮，形似丹毒，好发于小腿内侧及内踝上方。淋巴结炎时局部

淋巴结肿大，疼痛，好发部位为肱骨内上踝、锁骨上、腋下、腹股沟及腹部淋巴结。班氏丝虫还可因成虫寄生于精索、附睾和睾丸附近淋巴管时引起精索炎、附睾炎或睾丸炎。

在出现局部症状的同时，患者常伴有畏寒、发热、头痛、乏力、关节酸痛、全身不适等全身症状，称为丝虫热。有些患者仅有畏寒、发热而无局部症状，可能是深部淋巴管和淋巴结炎症所致。首次发作最早可见于感染后几周，但多数见于感染数月至一年后，并常有周期性反复发作。受凉、疲劳、下水、气候炎热等可能是发作的诱因。

3. 慢性期阻塞性病变 由于急性期病变不断发展，炎症反复发作，局部形成增生性肉芽肿。其中心可见变性的虫体和嗜酸性粒细胞，周围有纤维组织和上皮样细胞包绕，并有大量的浆细胞、淋巴细胞和巨噬细胞浸润。一系列病变逐渐导致淋巴管部分阻塞以至完全阻塞，阻塞部位以下的淋巴管内压力增高，形成淋巴管曲张甚至破裂，淋巴液流入周围组织。由于阻塞部位不同，患者的临床表现亦各异。常见病变有：

（1）象皮肿：多发生于下肢及阴囊，也可发生在上肢、乳房及阴唇等处。淋巴造影可见淋巴管扩张、扭曲，但淋巴仍流通。可能是丝虫寄生致淋巴水肿，破坏了淋巴管瓣膜，淋巴回流受阻，淋巴滞留于皮肤和皮下组织内所引起的局部反应所致。因淋巴液含蛋白较多，刺激纤维组织增生，使局部皮肤、皮下组织增厚、变粗、变硬而形似象皮，故称象皮肿（elephantiasis）。由于局部血液循环障碍，皮肤抵抗力降低，易继发细菌感染，局部常出现急性炎症或慢性溃疡，这些病变反过来促进纤维增生和淋巴管梗阻，从而加重象皮肿的发展。象皮肿的初期若在肢体，大多为凹陷性水肿，抬高患肢可减轻。继之，组织逐步纤维化，抬高患肢不能减轻肿胀，皮肤弹性消失，肢体体积增大，皮肤的上皮角化或出现疣样肥厚，形成象皮肿。象皮肿为慢性丝虫病常见病变，因寄生部位不同，两种丝虫病均可发生上、下肢象皮肿，而生殖系统象皮肿则仅见于班氏丝虫病（图13-16）。

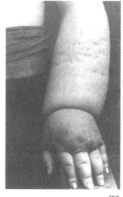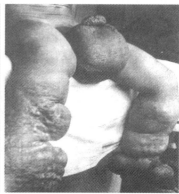

图13-16 象皮肿
Fig.13-16 Elephantiasis

（2）睾丸鞘膜积液：由班氏丝虫所致，阻塞发生于精索、睾丸的淋巴管时，淋巴液流入鞘膜腔内，鞘膜积液多见于一侧，外观阴囊肿大，不对称，皮肤光滑，无压痛，穿刺积液中可查见微丝蚴。

（3）乳糜尿：由班氏丝虫病感染所致。因主动脉前淋巴结或肠干淋巴结阻塞，造成腰干淋巴压力增高，从小肠吸收的乳糜液经侧支流入肾淋巴管，经肾乳头黏膜薄弱处可破溃，乳糜液流入肾盂，混于尿中排出，尿液呈乳白色米汤样。若伴有肾毛细血管的破裂，可出现血性乳糜尿。乳糜尿中含大量蛋白及脂肪，在体外放置后易凝结。此外，女性乳房的丝虫性结节在班氏丝虫流行区并不少见。

4. 隐性丝虫病　又称热带肺嗜酸性粒细胞增多症（tropical pulmonary eosinophilia，TPE），约占丝虫病的 1%。临床表现为夜间发作性哮喘、咳嗽，伴疲乏和低热，血中嗜酸性粒细胞明显增多，IgE 水平显著升高，胸部 X 线透视可见中下肺弥漫性粟粒样阴影。外周血中常查不到微丝蚴，但在肺或淋巴结的活检中可查到虫体。其机制可能是宿主对微丝蚴抗原引起的 I 型超敏反应。

> **案例 13-6（续）**
> 　　医生给患者体检发现：患者端坐呼吸，颈静脉怒张，两侧胸廓饱满，胸壁吸凹明显，两胸第 2 肋下叩浊。心浊音界不能分辨，心音遥远。腹膨隆，移动性浊音（+），肝肋下 4cm，剑突下 3cm，肝颈回流征（+）。下肢水肿，外生殖器官无异常。血液检查：WBC7.6×10^9/L，NE% 77%，LY% 18%，EO% 5%，尿常规正常。胸水常规：外观呈粉红色混浊，WBC：7.6×10^9/L，NE% 30%，LY% 70%，李凡他试验（+），涂片见红细胞（+++），革兰及抗酸染色均未发现细菌，细菌培养为阴性。拟诊：结核性胸膜炎、腹膜炎、心包炎。继续抗结核治疗 1 个月，病情未见好转，胸水增加。为解除患者呼吸困难之症状，需每天或隔天抽胸水 1 次。住院 2 个月期间共抽胸水 92 600ml。腹水抽 3 次，共 340ml。心包穿刺 1 次，约 100ml。
> **问题：**
> 　　1. 丝虫病典型的临床表现有哪些？
> 　　2. 患者胸腔、腹腔和心包腔积液的原因可能是什么？

【实验诊断】　　包括病原学诊断和免疫学诊断。前者从患者体内查微丝蚴和成虫，后者检测血清中的丝虫抗体和抗原。

1. 病原学检查

（1）血检微丝蚴：采血时间以晚上 9 时至次晨 2 时为宜。

1）厚血膜法：取末梢血涂成厚片，待干后溶血，染色镜检。此法简便、可鉴定虫种，是诊断及普查中最常用的方法。

2）新鲜血滴法：取末梢血于载玻片上的生理盐水中，加盖片后即镜检。此方法可观察微丝蚴的体态和活动情况，适用于教学及卫生宣传活动。

3）浓集法：取静脉血 1～2ml，溶血后离心沉淀，取沉渣染色镜检。

4）乙胺嗪白天诱出法：白天给患者口服乙胺嗪 2～6mg/kg，15 分钟后外周血中微丝蚴密度开始上升，2 小时后下降，可在此时间段采血检查。此法适于夜间取血不方便者，但对低度感染者易漏诊。

（2）尿液和体液检查微丝蚴：可取患者乳糜尿、鞘膜积液、乳糜胸腔积液、心包积液、乳糜腹水等离心沉淀后检查。

（3）组织检查：对有淋巴结肿大或在乳房等部位有可疑结节的患者，可用注射器从结节中抽取成虫或用组织切除物作病理切片镜检查成虫和微丝蚴。

2. 免疫学检查　　对于病原学检查微丝蚴阴性且怀疑是丝虫感染者，此时可用免疫学检测抗体作辅助确诊。常用的方法有 IHA、ELISA 和 IFA 等，阳性率可达 90% 以上。

> **案例 13-6（续）**
> 　　鉴于患者病情特殊，医院进行专家联合会诊。送检胸水经苏丹Ⅲ染色见大量脂肪球，乳糜定性（+），考虑有可能是丝虫引起。查患者的末梢血、胸水、腹水及心包积液，均发现大量微丝蚴。确诊为丝虫病。随即用乙胺嗪口服，禁脂肪食物。拟请胸外科给予手术治疗，后病情恶化未及手术，而坚决要求出院，1 周后死亡。
> **问题：**
> 　　1. 患者长期得不到确诊的原因是什么？
> 　　2. 丝虫病流行现状如何？
> 　　3. 经蚊传播的疾病有哪些？

【流行】　　淋巴丝虫病是世界重点控制的十大热带病之一，也曾是我国五大寄生虫病之一。班氏丝虫呈世界性分布，主要流行于热带和亚热带；马来丝虫仅限于亚洲，主要流行于东南亚。根据 WHO（2001年）估计，全世界受淋巴丝虫病威胁的人口达 10.1亿，分布于 80 多个国家，患者约 1.2 亿，其中 4000万人致残。

我国曾经是丝虫病流行最为严重的国家之一。据 50 年代调查，全国共有 864 个县（市）流行本病，病人约 3099 万。经半个多世纪的大力防治，到 2007年，世界卫生组织经审核确认，我国在全球 83 个丝虫病流行的国家和地区中率先消除丝虫病，在消灭丝虫病进程中具有里程碑的意义。

1. 传染源　　血中带有微丝蚴的带虫者及病人均

为主要传染源，无症状带虫者在流行上作为传染源的作用可能更大，在国外马来丝虫传染源还有保虫宿主。

2. 传播媒介　能传播丝虫病的蚊种共有4属（按蚊、伊蚊、曼蚊和库蚊），我国班氏丝虫的传播媒介主要为淡色库蚊（Culex pipens pallens）和致倦库蚊（Culex pipiens quinquefasciatus），次要媒介为中华按蚊（Anopheles sinensis）。马来丝虫的主要媒介为中华按蚊和嗜人按蚊（An. anthoropophagus）。东南沿海地区与岛屿，传播媒介为东乡伊蚊（Aedes togoi）。

3. 易感人群　在丝虫病流行区，男女老少均可感染。

流行因素包括自然因素和社会因素两方面，自然因素主要为温度、湿度、雨量、地理环境等，这些因素既影响蚊的孳生、繁殖和吸血活动，也影响丝虫幼虫在蚊体内的发育。因此，丝虫病的感染季节主要为5～10月，但南方由于气候温暖（如广东），11月仍可在蚊体内查到感染期幼虫。社会因素（如经济状况、政府重视程度、卫生宣传及普查普治等）在控制丝虫病流行方面具有决定性的作用。

【防治】

1. 普查普治　及早发现病人和带虫者，及时治愈以控制和消灭传染源。普查应以1周岁以上的全体居民为对象，要求95%以上居民接受采血。治疗药物主要是乙胺嗪（diethylcarbamazine，DEC）。乙胺嗪对两种丝虫均有杀灭作用，对马来丝虫的疗效优于班氏丝虫（一般班氏丝虫采用7天疗法，马来丝虫采用4天疗法），对微丝蚴的作用优于成虫。在中、低度流行区，防治常采用乙胺嗪药盐，按每人每天平均食用乙胺嗪50mg计，制成浓度为0.3%的药盐，食用6个月，可控制微丝蚴阳性率到1%以下。此外，呋喃嘧酮（furapyrimidone）和伊维菌素治疗丝虫病，也有较好的疗效。

对象皮肿患者除给予乙胺嗪杀虫外，可结合中医中药和物理疗法。对鞘膜积液患者采用手术治疗。乳糜尿患者经卧床休息轻者可自愈，严重者以淋巴管—血管吻合术治疗，可取得较好疗效。

2. 防蚊灭蚊　针对各地主要传播媒介的生态习性，采取综合防治措施：清除滋生地，物理和化学防制结合，加强生物防制的开发和应用；加强个人防护，防止被蚊叮咬。

3. 加强流行病学监测　我国已达到基本消灭丝虫病，为巩固和发展防治成果，监测工作在今后相当长的时期内将是我国丝虫病防治工作的重点，包括人群监测，原微丝蚴血症人群监测，流动人口监测，蚊媒监测和血清学监测，及时发现可能残存的和输入性传染源，防止丝虫病的再传播。

二、旋盘尾线虫

旋盘尾线虫[Onchocerca volvulus（Leuckart，1893）Railliet & Henry，1910]，简称盘尾丝虫，寄生于人体皮肤或皮下结缔组织引起盘尾丝虫病（onchocerciasis）。本病严重时可引起眼部病变甚至失明，故又称河盲症（river blindness），俗称瞎眼丝虫病，在拉丁美洲也称Robles症。

【形态】　成虫呈丝线状，乳白色，半透明，其特征为角皮层具明显横纹。雌虫大小为（33.5～50.0）mm×（0.27～0.40）mm，头端平圆。雄虫大小为（19～42）mm×（0.13～0.21）mm，头端略尖，尾部向腹面弯曲，尾端钝圆，有2根长短不一的交合刺。微丝蚴在雌虫子宫内具鞘，产出时已脱鞘，大小为（220～360）μm×（5～9）μm，头间隙长与宽相等，尾端尖细无核，无核处长约10～15μm。

【生活史】　成虫常寄生于人体皮下的纤维结节内，交配后雌虫即产出微丝蚴。成虫寿命可长达15年，约可产微丝蚴9～10年，估计每条雌虫一生可产微丝蚴数百万条。微丝蚴主要出现在成虫结节附近的结缔组织及皮肤的淋巴管内，也可在眼部组织或尿液内发现，很少出现于血液；无明显周期性。微丝蚴在人体各部位皮肤内的分布因不同的地理株而异。

该虫的中间宿主为蚋（Simulium），又称为黑蝇，常滋生于河边，因此所引起的疾病称河盲症。当雌蚋叮人时，微丝蚴随组织液进入蚋的支囊，通过中肠前壁，进入血腔而达胸肌，经两次蜕皮发育为感染期幼虫，并移到下唇。当蚋再叮人时，幼虫自蚋的下唇逸出，进入人体皮肤而感染。终宿主为人，动物蛛猴和大猩猩也有自然感染的报道。

【致病】　盘尾丝虫成虫和微丝蚴均有致病作用，但以微丝蚴为主。

1. 成虫致病　成虫寄生于皮下组织中的淋巴管汇合处，早期虫体在皮下自由活动，不引起明显的炎症反应，以后逐步出现纤维组织增生，在感染后1年左右形成包围虫体的纤维结节，称盘尾丝虫瘤（onchocercoma），结节质地较硬，不痛，直径为0.5～5cm或更大，数量可由1个至百余个不等。

2. 微丝蚴致病

（1）眼部损害：是盘尾丝虫病最严重的损害。在许多热带国家盘尾丝虫是致盲的主要原因。在非洲某些流行区，眼部受损者可高达30%～50%，成人患"河盲症"者可达5%～20%。微丝蚴可从皮肤经结膜进入角膜，或经血流或沿睫状体血管和神经鞘进入眼球的后部，微丝蚴死亡后可引起炎症，导致角膜损伤，形成角膜疤痕是其致盲的主要原因。微丝蚴也可侵入眼球深部，引起虹膜、睫状体、视网膜及脉络膜炎症，或侵犯视神经造成视觉障碍，甚至失明（图13-17）。

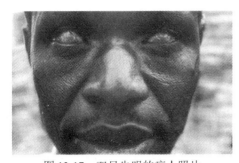

图 13-17　双目失明的病人照片

Fig.13-17　Photograph of patient with blindness

（2）皮肤损害：皮肤病变系围绕死亡微丝蚴所产生的炎症反应以及微丝蚴释放的抗原或产生的溶胶原蛋白酶对皮肤内血管和结缔组织的损伤。多表现为皮疹，初为奇痒，抓破可继发细菌感染，常伴有色素沉着或色素消失的异常区及苔藓样变。继之，皮肤增厚，变色，裂口，最后失去弹性、皱缩、垂挂。

（3）淋巴结病变：淋巴结肿大而坚实、不痛，内含大量微丝蚴，是盘尾丝虫病的一个典型体征。腹股沟部位的淋巴结病变，可引起鞘膜积液，外生殖器象皮肿或股疝。

【实验诊断】

1. 成虫检查　手术摘除皮下结节，将结节用胶原酶消化，分离出成虫。

2. 微丝蚴检查

（1）皮肤活检：在微丝蚴出现较多的部位用皮样活检夹取适量的皮样镜检。

（2）眼部检查：用裂隙灯或检眼镜可直接检查眼前房中的微丝蚴。

（3）尿液及痰液检查：在患者尿液或痰液中常出现微丝蚴，故可取尿液或痰液检查微丝蚴。此外，乙胺嗪可使微丝蚴释放到血液或尿液中的数量明显增高，故用乙胺嗪可提高检出率。

此外，免疫检测可作为辅助诊断，DNA 探针有助于鉴定虫株。

【流行与防治】　盘尾丝虫病广泛分布于非洲、拉丁美洲和西亚的也门和苏丹等 35 个国家。据 WHO（2012 年）估计，全球受威胁的有 9000 万人，受感染的有 3700 万人，致盲的达 27 万人。是世界上第二大因感染而失明的疾病。治疗用伊维菌素，也可用乙胺嗪和苏拉明（suramin）。眼部病变的治疗主要是控制好角膜炎、脉络膜视网膜炎和葡萄膜炎。虽然此病的眼部并发症不能完全治愈，但对继发性眼炎的成功治疗可以维持或改善视力。

三、罗 阿 线 虫

罗阿罗阿线虫[*Loa loa*（Cobbold，1864）Castellani & Chalmers，1913]简称罗阿丝虫，是非洲的"眼虫（eye worm）"，引起罗阿丝虫病（loiasis），亦称游走性肿块或卡拉巴丝虫性肿块（Calabar swellings）。

【形态】　成虫为白色线状，头端略细，口周围具 1 对侧乳突和 2 对亚中线乳突，均小而无蒂。体中部角皮层具有小圆顶状的角质突起，以雌虫为多。雌虫大小为（50～70）mm×（0.45～0.55）mm。雄虫大小为（30～34）mm×（0.35～0.43）mm，尾端向腹面弯曲，具狭长尾翼。微丝蚴具鞘，大小为（250～300）μm×（6.0～8.5）μm，头间隙长宽相等，尾端圆钝而略平，体核分布至尾端，在尾尖处有一较大的核。

【生活史】　成虫寄生于人体的背、胸、腋、腹股沟、阴茎、头皮及眼等处的皮下组织，偶可侵入内脏，成虫寿命达 15 年以上。成虫常周期性地在眼结膜下爬动。雌虫在移动过程中间歇性地产出微丝蚴。微丝蚴出现于人体的外周血液，呈昼现周期性。当被白天吸血的中间宿主斑虻（Chrysops）吸入后，微丝蚴在虻的中肠脱鞘，移行至虻腹部脂肪体，经两次蜕皮，约经 10 天发育为感染期幼虫，移行至虻头部，当虻再次吸血时，感染期幼虫自喙逸出，经皮肤伤口侵入人体，在皮下组织约 1 年发育为成虫。

【致病】　致病虫期主要是成虫。其致病作用为成虫移行造成的损伤及其代谢产物引起皮下结缔组织的炎症反应，虫体停留的局部组织可出现包块，有剧痛，称卡拉巴肿块。肿块有游走性，当虫体离去后，肿块也随之消失为本病特点。肿块以腕部和踝部最常见，患者有皮肤瘙痒或蚁行感，成虫可从皮下爬出体外；也可入侵胃、肾、膀胱等器官，患者可出现蛋白尿。成虫亦常侵犯眼球前房，并在结膜下移动或横过鼻梁，引起严重的结膜炎（图 13-18），也可导致眼球结膜肉芽肿、眼睑水肿及眼球突出，患者常出现眼部奇痒。此外，病人可有发热、荨麻疹，还可引嗜酸粒细胞增多（高达 60%～90%）。偶有丝虫性心脏病、肾病、脑膜炎、视网膜出血、中枢神经或周围神经损害等。

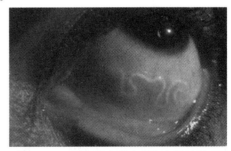

图 13-18　罗阿丝虫成虫盘绕在眼结膜下

Fig.13-18　Adult of *Loa loa* coiled under the conjuctival epithelium of the eye

【实验诊断】　患者有在流行区生活史，典型的眼部奇痒，有瘙痒的皮下游走性包块，球结膜下或皮下见到蠕动的虫体，血中嗜酸性粒细胞增多等。外周血中检出微丝蚴，眼部或皮下包块中检出成虫是确诊本病的依据。

【流行与防治】　本病仅流行于非洲热带雨林地区，北纬10°至南纬5°之间，估计患者有200万～300万。近年来因国际交往频繁，造成世界各地均有罗阿丝虫病病例。我国从非洲回国的援外和留学人员中屡见有本病的发生。罗阿丝虫感染者是本病的唯一传染源，传播媒介主要是分斑虻（*Chrysops dimidiate*）和静斑虻（*C.silacea*）两种。

乙胺嗪和呋喃嘧酮能有效地杀死罗阿丝虫的微丝蚴，对成虫也有一定杀灭作用，但需要大剂量、多疗程才能奏效。伊维菌素和甲苯达唑对微丝蚴也有杀伤作用，但对成虫均无作用。

（覃金红）

第八节　旋毛形线虫

案例 13-7

西藏林芝地区有 10 位村民在一次集体聚餐中食用了存放 3 个月之久的藏香猪肉，其中 8 人食用凉拌生肉，2 人食用未煮熟的猪肉。9 人陆续出现腹痛、腹泻、血便等症状。数日后，其中 7 人出现全身肌肉疼痛，以胸背部肌肉、腓肠肌和腹肌为甚；6 人出现颜面部水肿和四肢肌肉肿痛。遂前往医院就诊。

问题：

生食或者半生食猪肉容易感染哪些寄生虫病？

旋毛形线虫[*Trichinella spiralis*（Owen，1835）]简称旋毛虫，隶属于旋毛形线虫属（*Trichinella*）；可感染人及 150 多种哺乳动物，引起严重的人兽共患寄生虫病-旋毛虫病（trichinellosis），该病多流行于生食或半生食肉类的地区。旋毛虫成虫和幼虫分别寄生于同一宿主的小肠和横纹肌细胞内。由于个体差异及侵入人体的幼虫囊包数量、虫体的发育时期、被侵犯的组织器官不同，感染者可表现出不同的临床症状。严重感染常能致人死亡。

【形态】　成虫乳白色，微小呈线状，前端较细，后端较粗。雄虫大小（1.4～1.6）mm×（0.04～0.05）mm，雌虫大小（3.0～4.0）mm×0.06mm。咽管长度约占体长的 1/3～1/2，其后段背面有一杆状体（stichosome），由一列圆盘状杆细胞（stichocyte）组成。两性成虫的生殖系统均为单管型。雄虫尾端有两叶钟状交配附器，雌虫卵巢位于体后部，输卵管短窄，子宫较长，其前段内含未分裂的卵细胞，中段含虫卵，后段则含幼虫，愈近阴道处的幼虫发育愈成熟。自阴门产生的新生幼虫，大小为 124μm×6μm。

幼虫寄生于宿主横纹肌细胞内形成梭形的囊包，囊包大小为（0.25～0.5）mm×（0.21～0.42）mm；1个囊包内通常含 1～2 条幼虫，多时可达 6～7 条；成熟幼虫的咽管结构与成虫相似。囊包壁由内、外两层构成，内层厚而外层较薄，由成肌细胞退变以及结缔组织增生形成（图 13-19）。

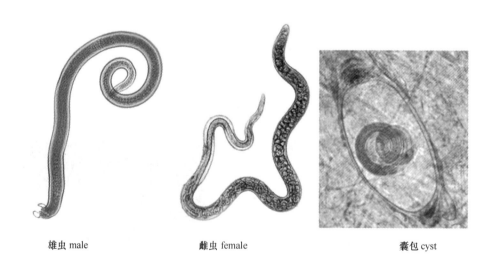

雄虫 male　　　雌虫 female　　　囊包 cyst

图 13-19　旋毛虫成虫和囊包

Fig. 13-19　Adults and larva cyst of *Trichinella spiralis*

【生活史】　旋毛虫成虫和幼虫寄生于同一宿主体内。成虫寄于宿主的十二指肠和空肠上段，幼虫则广泛寄生于同一宿主的横纹肌细胞内，在肌肉内形成具有感染性的幼虫囊包。不需在外界发育，但要完成生活史必须更换宿主。人、猪、犬、猫、鼠及多种野生动物均可作为该虫的宿主。当宿主摄入了含有活的旋毛虫幼虫囊包的动物肉类，含幼虫的囊包在十二指肠和空肠上段消化液的作用下，数小时内幼虫自囊包中逸出，并钻入十二指肠及空肠上段的肠黏膜中，经过一段时间发育后再返回肠腔，在感染后 30～48 小时内，幼虫经 4 次蜕皮发育为成虫。有的还可以在腹腔或肠系膜淋巴结寄生。感染后 5 天内，虫体生殖系统发育成熟，此后，雌、雄虫交配，雌虫子宫内的虫卵发育为幼虫，于感染后5～7天开始产出，并可持续产幼虫4～16周或更长。每条雌虫一生可产幼虫1500～2000条，最多可达10 000条；寿命一般为1～2个月，长者3～4个月。

新产出的幼虫，绝大多数在肠黏膜内经淋巴-血液循环途径到达各器官、组织或体腔，但只有侵入横纹肌细胞内才能继续发育。多数囊包幼虫集中在活动频繁、血液供应丰富的膈肌、舌肌、咽喉肌、胸肌及腓肠肌等处，可能与肌糖原含量较低，有利于囊包的形成有关。由于幼虫机械或代谢产物的刺激，使肌细胞周围出现炎性细胞浸润，纤维组织增生。在感染后一个月内，幼虫周围形成囊包。成熟囊包对新宿主具有感染性，但必须转换宿主后才能重复上述的生活史过程。否则，囊包多在半年后出现钙化，幼虫随之死亡而失去感染能力，少数钙化囊包内的幼虫可存活数年，最长可达31年（图13-20）。

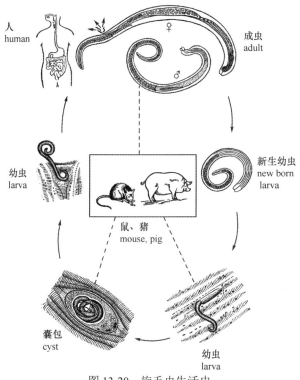

图 13-20　旋毛虫生活史
Fig. 13-20　Life cycle of *Trichinella spiralis*

【致病】　旋毛虫病的潜伏期平均在10天左右，其临床表现复杂多样，轻者可无明显症状，重者可在发病后3～7周内死亡。该病死亡率较高，国外为6%～30%，国内约为3%。该虫对人体的致病与很多因素有关，如食入囊包的数量，幼虫的活力，幼虫侵犯的部位以及宿主的免疫状态，特别是对旋毛虫有无免疫力等因素密切相关。旋毛虫致病过程可分为三个连续的时期。

1. 肠型期（幼虫侵入期）由于脱囊的幼虫和成虫钻入肠黏膜及肠壁，成虫以肠组织，尤其是肠绒毛为食，加之排出的排泄物和分泌物以及产出的大量幼虫等刺激，引起十二指肠和空肠前段黏膜的广泛炎症、局部充血、水肿，甚至出血、溃疡，此期约历时1周。肠型期的主要表现为恶心、呕吐、腹泻、便秘、厌食及腹痛，同时伴有乏力、畏寒及发热等全身症状。此期易误诊为急性胃肠炎。

2. 急性期（幼虫移行期）雌虫排出的新生期幼虫经淋巴-血液循环移行侵入横纹肌，幼虫在移行过程中产生大量毒素，侵入肌肉时使肌纤维遭受严重破坏，肌间质水肿及炎性细胞浸润，可引起全身性血管炎、肌炎。临床表现为持续高热，体温常在38～40℃。在发热的同时，多数患者出现眼睑及面部水肿，重症者水肿可遍及全身及各内脏器官，如肺水肿、胸腔积液、心包积液等。本病最突出的症状是全身性肌肉酸痛，尤以腓肠肌最为明显，其次为三角肌、股二头肌及咀嚼肌；部分患者出现咀嚼、吞咽和说话困难、呼吸疼痛及皮肤斑丘疹，甚至有心肌炎、肝、肾功能损害及视网膜出血的表现。患者还可出现毒血症、心力衰竭、颅内高压、过敏性皮疹、血中嗜酸性粒细胞增多等表现。少数病例则以呼吸道症状为主，可因呼吸道并发症而死亡。此期一般可持续2周至2个月以上。

3. 恢复期（囊包形成期）为受损肌细胞的修复过程。随着滞留在肌内的幼虫长大并卷曲，其周围的肌细胞逐渐膨大呈纺锤状，形成梭形肌腔包绕幼虫。伴随囊包的形成，急性炎症逐渐消退，囊包内幼虫最终钙化，患者全身症状相应减轻或消失，但肌痛仍可持续数月。重症患者可呈现恶病质或因毒血症、心肌炎而死亡。

【诊断】　旋毛虫病临床表现比较复杂，而且在病程的不同期表现出不同的症状。故应结合病史及流行病学特点，辅以免疫学诊断。若能从患者的肌肉内活检到幼虫或囊包则可确诊。由于取样的范围及数量有限，肌肉活检的检出率仅为50%左右，故阴性结果不能排除该病。对患者吃剩的肉类压片镜检或动物接种，也有助于确诊。患者通常有吃生肉或半生肉的病史，旋毛虫病有群体发病的特点，同批患者往往能追溯到吃过相同肉类的历史。

对早期或轻度感染者，采用免疫学方法检测患者血清中的特异性抗体或循环抗原，可作为诊断该病的重要辅助手段。常用的免疫学诊断方法有环蚴沉淀试验、间接血凝试验、间接荧光抗体试验及酶联免疫吸附试验等方法。

案例13-7（续）
　　医生对全部患者进行了血常规检查，结果显示：4人WBC升高，3人嗜酸性粒细胞比例增高。医生又详细询问了患者病史，遂对全部患者采血，检测血清中旋毛虫抗体IgG，其中3人呈阳性。

同时对病程超过30天的4位患者的腓肠肌进行活检，其中3人检出旋毛虫幼虫。对患者食用后剩余猪肉进行检测，检出旋毛虫幼虫囊包。确诊为旋毛虫感染。其中2人因病情严重死亡；7人经阿苯达唑驱虫治疗，痊愈出院；另1人无任何症状，观察并口服阿苯达唑以防漏治。

问题：

1. 临床上诊断本病的主要依据有哪些？
2. 应如何预防旋毛虫病？

【流行】　旋毛虫病呈全球性分布且流行于世界各地。我国自1964年西藏首次报道人感染旋毛虫病至今，云南、四川、广西、湖北、河南、四川、黑龙江、吉林、天津、北京、辽宁、山东、河北、江西等地都有过动物或人体感染旋毛虫病的报告，其中云南、河南、湖北三省的发病率最高。据不完全统计，1964~2011年我国发生旋毛虫病的暴发流行600余起，发病人数达38 797人，死亡336人。旋毛虫病是一种食源性人兽共患寄生虫病，绝大多数哺乳动物均对旋毛虫易感。现已发现除人外，还有猪、犬、猫、牛、羊、马、鼠等150多种哺乳动物可自然感染旋毛虫。经口食入是旋毛虫病的主要感染途径；动物通过捕食或摄食含有旋毛虫囊包的动物肉、废弃物、尸体而感染；人类则主要通过吃生的或半生的含有旋毛虫囊包肉类食品而感染。在我国有喜食生肉和半生肉习惯的地区，人体旋毛虫病感染率明显高于其他地区。近年来，在一些无吃生肉或半生肉习惯的地区，亦发生旋毛虫的感染，这多由于食物、炊具或餐具等受到旋毛虫囊包的污染而造成的。我国绝大多数省、市（区）均有猪感染旋毛虫的报道，个别乡村猪感染率高达50.2%。旋毛虫囊包内的幼虫抵抗力较强，能耐低温，猪肉中的幼虫囊包在-15℃下贮存近20天才死亡；在-12℃时可存活57天；在腐肉中也能存活2~3个月。熏烤腌制及暴晒等常不能杀死囊包内的幼虫，但在70℃时囊包内的幼虫可被杀死。因此，生食或半生食受染的猪肉是人体感染旋毛虫病的主要方式。

一般认为爬行类和变温脊椎动物不是旋毛虫在自然界中的适宜宿主，但在实验条件下，蜥蜴、乌龟、蛙、蛇等亦可感染旋毛虫。此外，给麻蝇蛆喂饲感染旋毛虫的小鼠肌肉，旋毛虫幼虫在蝇蛆体内于8℃可存活5天，接种小鼠后还可引起旋毛虫感染，提示节肢动物、爬行类和变温脊椎动物亦有可能传播旋毛虫病。

【防治】　在流行区广泛宣传旋毛虫病预防知识，不生食或半生食猪肉及其他动物肉和其制成品，是预防本病的关键措施；提倡生、熟食品的刀、砧板分开，防止生肉屑污染餐具，严格执行肉类卫生检疫制度，加强食品卫生监督，未经检疫的肉类不准上市交易，感染旋毛虫的猪肉要坚决销毁，不能食用；提倡生猪圈养及饲料加热处理，尤其用洗肉泔水喂猪或其他家畜时亦应加热处理。开展爱国卫生运动，消灭鼠类，最大限度的杜绝家畜的感染，减少人旋毛虫病的传染源。

治疗患者，口服阿苯达唑。此药不仅有驱除肠内早期幼虫和抑制雌虫产幼虫的作用，且能杀死肌肉中的幼虫，有显著退热、镇痛和抗炎及改善症状的作用。部分患者可出现短暂的食欲减退、恶心、呕吐、皮疹、眩晕等不良反应。病情严重者，给予支持疗法及肾上腺皮质激素作为对症治疗。

（刘相叶　崔　昱）

第九节　结膜吸吮线虫

案例13-8

患者，男，51岁。因左眼痒、异物感3个月，在当地医院诊断为结膜炎，给予左氧氟沙星滴眼液滴眼，病情无明显改善。眼部检查，左眼睑结膜、球结膜充血，有少量分泌物，结膜囊有4条白色细线状蠕动虫体，其中有1条虫体大部分在泪小管内，小部分位于结膜表面。角膜透明，前房正常，瞳孔圆，对光反应存在，眼底未见明显异常。表麻下取出4条虫体，镜下观察，虫体呈半透明、细长线状，体表有锯齿状横纹，头尾端光滑，长1.2~2.8cm。

问题：

1. 结膜吸吮线虫成虫形态有哪些主要特征？
2. 结膜吸吮线虫的主要终宿主是什么？人是如何感染该虫的？
3. 人体结膜吸吮线虫病有哪些症状？实验室如何诊断？
4. 如何预防结膜吸吮线虫病的发生？

结膜吸吮线虫（*Thelazia callipaeda* Railliet & Henry, 1910）是一种寄生于犬、猫、兔等动物眼部的线虫，也可寄生于人眼，引起吸吮线虫病（thelaziasis）。曾发现该虫多见于亚洲，称为"东方眼虫"，近来发现在欧洲动物感染本虫亦较普遍。

【形态】

1. 成虫　虫体细长线状，两端较细，在人眼结膜囊内寄居时为淡红色，离开人体后呈乳白色（图13-21）。头端具圆形角质口囊，无唇瓣，外周有内环乳突6个和外环乳突4对。口囊底部为圆孔状咽，其下接圆柱状食管。神经环位于食管中部。除头尾两端光滑外，其余体表均具有边缘锐利的环形皱褶，侧面观呈锯齿形。雄虫长4.5~15.0mm，宽0.25~0.75mm，尾端向腹面弯曲，肛门位于近末端腹面，周围乳突12～14对，交合刺2根，长短不一，形状各异。雌虫长6.2～20.0mm，宽0.30～0.85mm，肛门距尾端很近，阴门位于虫体食管和肠结合处之前的腹面，生殖系统双管型，2个子宫在虫体前部约1/6处合并成单管"子宫蒂"，通向较粗的阴道。子宫前端充满着大小不等的虫卵，含卵细胞的卵较小，向后逐渐增大呈椭圆形的含胚胎至蝌蚪期卵，近阴道末端子宫内虫卵变为细长盘曲状的幼虫，原来的卵壳已变为鞘膜。

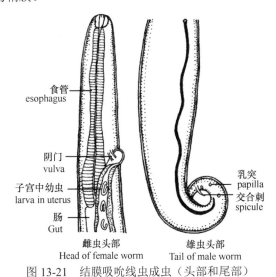

图 13-21 结膜吸吮线虫成虫（头部和尾部）
Fig. 13-21 Adults of *Thelazia callipaeda*

2. 幼虫 初产出的幼虫外被鞘膜，尾部有一气球状鞘膜囊，是由多余的鞘膜形成的，大小为（350～414）μm×（13～19）μm（图13-22）。

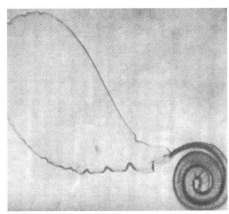

图 13-22 结膜吸吮线虫初产蚴
Fig. 13-22 Newborn larva of *Thelazia callipaeda*

【生活史】 包括成虫和幼虫两个发育阶段，成虫寄生在犬、猫等动物的眼结膜囊及泪管内，偶可寄生于人的眼部。雌虫为卵胎生，在结膜囊内产出外被鞘膜的初产蚴，当中间宿主蝇类（如冈田绕眼果蝇，*Amiota okadai*）舔食宿主眼部分泌物时，幼虫进入蝇消化道，穿过中肠进入血腔，钻入雄果蝇的睾丸表层

或雌果蝇血腔膜组织内，形成虫泡囊。约经2～4周，囊内腊肠期幼虫蜕皮2次，发育为线形运动活跃的感染期幼虫。感染期幼虫突破虫泡囊膜游离于血腔中，经胸、颈和头部进入果蝇的口器，当果蝇再次舐食其他宿主的眼分泌物时，感染期幼虫剧烈活动，自蝇口器逸出进入终宿主的眼部，经15～20天，幼虫蜕皮2次发育为成虫。从感染期幼虫发育至成虫产幼虫约需1～2个月，成虫寿命可达2年以上。

【致病】 虫体侵入人体后多寄生于结膜囊内，主要在上下睑穹窿内，亦可寄生于泪腺、结膜下及皮脂腺管内。虫体蠕动以及口囊吸附所产生的机械性刺激，虫体体表锐利的横纹划伤结膜和角膜组织，以及其排泄物、分泌物的化学性刺激，致患者眼部出现炎症反应或肉芽肿形成。当患者搔抓眼部，可合并细菌感染，从而加重眼部的炎症反应。

感染轻时无症状或症状轻微，主要表现为眼部异物感、痒感、畏光、流泪、分泌物增多、眼痛等，对视力一般无明显的影响。重者可出现结膜充血、发炎和溃疡以及角膜浑浊、眼睑外翻等。如虫体寄生于眼前房，可有眼部丝状阴影飘动感。亦可致睫状体充血、房水浑浊、眼压升高、视力下降，继发青光眼。严重者可导致失明。一般仅单侧受感染，少数病例可发生双眼感染。

【诊断】 将患处取出的虫体、分泌物或冲洗物镜检，根据成虫、童虫或初产蚴的形态即可确诊。应与眼蝇蛆病、眼曼氏裂头蚴病、沙眼、眼内异物等相鉴别。

【流行】 本病在印度、缅甸、菲律宾、泰国、日本、朝鲜、俄罗斯的远东地区均有人体病例报告。我国人体病例最多，迄今报道病例已达370多例，分布于26个省、市、自治区，以山东、江苏、湖北、安徽、河南、云南、河北等地区较多。传染源主要为犬，其次为猫、家兔和野兔等。该病的流行高峰在6～9月，感染者中儿童多于成人，尤以婴幼儿多见，可能与饲养犬、猫以及婴幼儿对蝇的叮咬防御能力较弱有关。

【防治】 加强健康教育，注意个人卫生，特别是眼部卫生。搞好环境卫生，特别是烂果类垃圾要即时处理，以消除果蝇孳生地。饲养宠物者要注意防蝇、灭蝇。不要在户外睡觉，以防果蝇叮眼。对一般患者，可提眼皮暴露虫体，用镊子、消毒棉签将虫体取出。对不能配合者或婴幼儿可用 1%丁卡因、1%～2%可卡因或1%普鲁卡因2～3滴滴眼，让虫体自行从眼角爬出。也可用无菌生理盐水冲洗眼结膜囊，冲出虫体。当虫体寄生在眼前房时，需进行手术取虫。

（陈盛霞）

第十节 广州管圆线虫

案例 13-9

　　患者，男，41 岁，农民，家住浙江省台州市三门县。有肝炎病史 10 余年，肝硬化 7 年余，体质较差。因听说生食蛞蝓可强身健体，于 2006 年 8 月起经常在房屋前后捕抓蛞蝓并活吞，每天 10 条左右。3 个月后患者出现发热、咳嗽、头痛，至杭州某医院就诊。入院检查：体温 38℃，头痛部位以头皮为主，伴有肩胛、躯干皮肤疼痛，触摸时加剧，左眼眶周围有游走性瘙痒感。无恶心、呕吐，无颈项强直，无肢体活动障碍等。血常规检查：WBC 正常，EO% 46%。脑脊液常规检查：外观无色，微混浊，潘氏试验阳性。ELISA 法检测脑脊液及血清广州管圆线虫抗体呈强阳性，脑囊虫、肺吸虫抗体呈阴性。脑脊液离心沉淀检查未发现广州管圆线虫幼虫。临床诊断：广州管圆线虫病。给予阿苯达唑治疗，症状、体征逐步消失，病愈出院。

问题：

　　1. 该患者感染广州管圆线虫的可能原因是什么？

　　2. 临床上诊断广州管圆线虫病的主要依据有哪些？

　　3. 如何预防广州管圆线虫病？

　　广州管圆线虫 [*Angiostrongylus cantonensis* （Chen，1935）Doughterty，1946] 分类隶属于线虫纲、管圆线虫属。最早由陈心陶（1933，1935）在广州的鼠体内发现和报道，命名为广州肺线虫（*Pulmonema cantonensis*）。后由 Matsumoto（1937）在台湾报告，1946 年由 Doughterty 订正为本名。该成虫主要寄生于鼠类肺动脉。幼虫偶可寄生人体，引起嗜酸粒细胞增多性脑膜炎或脑膜脑炎。人体首例广州管圆线虫病是由 Nomura 和 Lin 于 1944 年在我国台湾省发现。1984 年何竟智等报道了中国大陆地区第 1 例确诊病例。

【形态】

1. 成虫 虫体呈细长线状，头端钝圆，缺口囊，食管呈棍棒状，肛孔开口于虫体末端。雌虫大小为（17～45）mm×（0.3～0.66）mm，尾端呈斜锥形。肠管内充满血液，与白色的子宫（双管型）缠绕成红、白相间的螺旋形纹理，此为雌虫的形态特征。雄虫大小约为（11～26）mm×（0.21～0.53）mm，乳白色，尾端略向腹面弯曲，并具肾形交合伞。

2. 第三期幼虫 呈无色透明，细长线状，大小为（449±40）μm×（28±3）μm，头端稍圆，尾部末端尖细（图 13-23）。食管、肠管、生殖原基和肛孔均易看到。

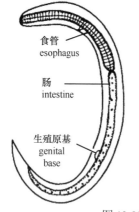
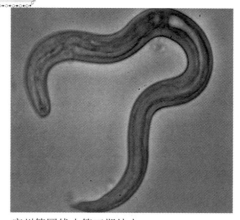

食管 esophagus

肠 intestine

生殖原基 genital base

图 13-23　广州管圆线虫第三期幼虫

Fig.13-23　Third stage larva of *Angiostrongylus cantonensis*

【生活史】　生活史包括成虫、卵、幼虫 3 个发育阶段。成虫寄生于终宿主鼠的肺动脉内，偶见于右心。虫卵产出后随血流沉积至肺毛细血管，在此发育并孵出第一期幼虫。幼虫穿破毛细血管进入肺泡，沿呼吸道上行至咽，随后被吞入消化道随粪便排出体外。第 1 期幼虫被摄入或主动侵入中间宿主螺或蛞蝓体内，经两次蜕皮发育成具有感染性的第 3 期幼虫。鼠由于食入含第 3 期幼虫的中间宿主、转续宿主或被幼虫污染的食物而受感染。第 3 期幼虫穿过鼠的肠壁进入血循环，随血流移行至脑部，并在此发育为第 4 期和第 5 期幼虫。第 5 期幼虫随后经血管移行至肺动脉，继续发育至成虫（图 13-24）。通常从第 3 期幼虫感染终宿主至其粪便中出现第 1 期幼虫约需 42～45 天。1 条雌虫平均每天产卵 15 000 个。常见的中间宿主是褐云玛瑙螺和福寿螺（图 13-25），此外皱疤坚螺等多种螺类和蛞蝓亦可作为其中间宿主。转续宿主有蛙、鱼、虾、蟹等。终宿主以褐家鼠、黑家鼠较多见。

　　人是本虫的非适宜宿主，幼虫侵入后主要移行到中枢神经系统，停留在第 4 期或第 5 期幼虫阶段，不能发育成熟。近年有报道在个别患者死后尸检时在肺部发现成虫，提示幼虫如果能到达肺动脉也有发育为成虫的可能。人的感染主要是由于食入生的或半生的中间宿主或转续宿主所致。生吃被第 3 期幼虫污染的

蔬菜、瓜果或喝生水亦可被感染。我国学者研究证明第 3 期幼虫可经大白鼠完整或损伤的皮肤侵入体内引起感染，提示人们在烹调、加工螺类时，感染期幼虫有从皮肤侵入人体的可能。

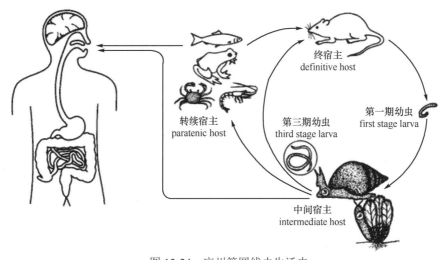

图 13-24 广州管圆线虫生活史
Fig.13-24 Life cycle of *Angiostrongylus cantonensis*

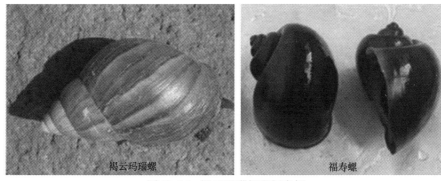

图 13-25 褐云玛瑙螺和福寿螺
Fig. 13-25 *Achatina fulica* and *Ampullaria gigas*

【致病】 广州管圆线虫的幼虫主要侵犯人体中枢神经系统，引起嗜酸性粒细胞增多性脑膜炎或脑膜脑炎（eosinophilia meningitis or meningoencephalitis）。病变主要发生在大脑和脑膜，亦可波及小脑、脑干和脊髓等处；主要病理改变为充血、出血、脑组织损伤和嗜酸性粒细胞、巨噬细胞、淋巴细胞等组成的肉芽肿性炎症反应。脑脊液中嗜酸粒细胞显著增多为重要特征。幼虫可经筛孔板进入眼球，引起视网膜炎、视神经炎、视网膜色素沉着甚至视网膜剥离，最终可导致失明。眼球损害有较明显的个体差异，可能与免疫反应有关。

临床症状主要为急性剧烈头痛，其次为恶心、呕吐、发热和颈项强直等。少数患者可出现面瘫及感觉异常如麻木、烧灼感等。个别患者可出现精神异常。严重病例可有瘫痪、嗜睡和昏迷，甚至死亡，但死亡率通常小于 0.5%。轻度感染可无明显症状或仅有头痛，表现出自限性。

【诊断】

1. 询问病史 患者近期有食入生的或半生淡水螺肉、或接触含本虫的中间宿主或转续宿主的经历。

2. 临床表现 起病急，发热、剧烈头痛，伴有神经系统损害的症状和体征。

3. 实验室检查 血液常规检查嗜酸性粒细胞明显增高。脑脊液压力升高，白细胞总数明显增多，其中嗜酸粒细胞数超过 10%。病原学检查从脑脊液中或身体其他部位检获幼虫或发育期雌性与雄性成虫即可确诊。但一般检出率低，且多为死后尸检时发现。免疫学检查方法检测患者血清或脑脊液中的特异性抗体或抗原呈阳性。ELISA 检测 IgG 抗体是目前诊断本病最常用的方法。

【流行】 广州管圆线虫分布于热带、亚热带地区，流行范围约在北纬 23°到南纬 23°之间。主要的流行地区为东南亚和太平洋岛屿。迄今，全球已报告3000 多病例，主要分布于泰国、马来西亚、越南、

中国（包括台湾省）、日本、夏威夷、新赫布里底群岛等国家和地区。我国广州管圆线虫病例主要出现在台湾、香港、浙江、福建、广东、海南、天津、黑龙江、辽宁和湖南等地区，多呈散在分布，近年来在浙江、辽宁、福建、北京、云南和广东等地先后出现不同规模的暴发流行。

广州管圆线虫的终宿主主要是大鼠，以褐家鼠和黑家鼠感染率较高，为重要的传染源。人、小鼠类、家兔、豚鼠及猴等为非适宜宿主。

本虫的中间宿主和转续宿主多达 50 余种。我国大陆广州管圆线虫的中间宿主主要为福寿螺和褐云玛瑙螺。转续宿主包括蛙、蟾蜍、涡虫、鱼、虾、蟹等。这些转续宿主因摄入含有第 3 期幼虫的螺类，幼虫转入其体内长期存活，并具有感染力，在流行病学上较为重要。

人感染的方式主要为生吃或半生吃含有第 3 期幼虫的水生螺类（如福寿螺）或陆地螺类（如褐云玛瑙螺）；或食入被感染期幼虫污染的食物、饮水；或生食污染的蔬菜；生吃或半生吃转续宿主淡水虾、蟹及其制品等。亦有因相信民间治病的偏方吞食蛞蝓或转续宿主如蟾蜍、蛙等而感染。

【防治】　预防措施主要是不吃生的或半生的淡水螺、蛞蝓、蛙、鱼、虾、蟹及生的蔬菜，不喝生水。加强灭鼠，控制传染源对本病预防具有重要意义。

患者治疗的有效药物是阿苯达唑。严重病例，需同时采用对症处理及支持疗法。对颅压增高者可用甘露醇等降颅压药物。必要时选用皮质激素类药物（甲泼尼龙）以减轻脑组织的炎性反应和粘连。如能及时诊断治疗，患者大多预后良好。

（段义农）

第十一节　东方毛圆线虫

案例 13-10

患者，女，46 岁，在抽样调查粪便时检出典型的钩虫卵，同时怀疑有东方毛圆线虫卵。粪样经定量检查和培养，4 天后，培养液中既有十二指肠钩虫钩蚴，又有东方毛圆线虫幼虫，两者之比 56∶12，为重度感染。经检查和询问，患者身体消瘦，眼底贫血，近年常感觉乏力，自认为随着年龄大，农活重，体力和精力必定自然衰退，因田间劳作繁忙，无暇求医。

问题：

1. 为什么说东方毛圆线虫病是人兽共患寄生虫病？

2. 如何鉴别东方毛圆线虫和钩虫的虫卵？

3. 为什么东方毛圆线虫与钩虫常合并感染？

4. 东方毛圆线虫病如何诊断？如何预防？

毛圆线虫（Trichostrongylus）是一类在哺乳动物、鸟类、爬行类和两栖类的胃及小肠内寄生的寄生虫。偶可在人体寄生的毛圆线虫有东方毛圆线虫、蛇行毛圆线虫、艾氏毛圆线虫、枪形毛圆线虫和斯氏毛圆线虫等，我国以东方毛圆线虫（Trichostrongylus orientalis Jimbo，1914）多见。东方毛圆线虫主要寄生于绵羊、骆驼、马、牛及驴等动物的胃和小肠。

【形态】

1. 成虫　纤细，乳白色或无色透明，角皮具横纹，头端钝圆。口囊不明显，咽管圆柱状，为体长的 1/7～1/6（图 13-26）。雄虫长 3.8～5.5mm，尾端交合伞明显，由 3 叶组成，左右两侧叶发达，背叶小而不明显。交合刺 1 对，大小、形状相同，近端略粗，中部略膨大，远端渐细，末端有小钩。雌虫长 4.9～6.7mm，虫体最宽处位于阴门端，尾端尖细呈圆锥形，子宫内有虫卵 5～16 个。

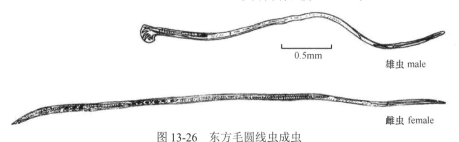

0.5mm

雄虫 male

雌虫 female

图 13-26　东方毛圆线虫成虫

Fig. 13-26　Adults of *Trichostrongylus orientalis*

2. 虫卵　长椭圆形，两侧多不对称，一侧稍隆起。两端亦不对称，一端较圆，另一端稍尖。无色透明，大小为（80～100）μm×（40～47）μm，比钩虫卵略长，卵壳薄而光滑，卵细胞与卵壳间有空隙，两端空隙较明显。新鲜粪便中的虫卵，内含分裂的胚细胞 10～20 个，呈葡萄状堆积（图 13-27）。

【生活史】　虫卵随宿主粪便排出后，在温暖潮湿的土壤中发育为杆状蚴，经蜕皮 2 次发育为感染期幼虫（丝状蚴）。人因食入被感染期幼虫污染的蔬菜而感染。幼虫在宿主小肠内第 3 次蜕皮后钻入肠黏膜，数日后逸出，经第 4 次蜕皮，虫体头端插入肠黏膜发育为成虫。丝状蚴也可经皮肤感染，在体内的移行过程同钩虫。从感染期幼虫侵入人体至雌虫产卵，经口感染约需 16～26 天，经皮肤感染约需 28～36 天。

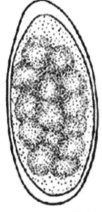
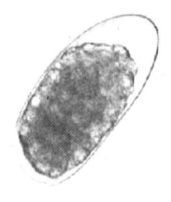

图 13-27 东方毛圆线虫虫卵
Fig. 13-27 Eggs of *Trichostrongylus orientalis*

【致病】 东方毛圆线虫成虫侵入宿主肠黏膜致上皮细胞脱落，引起卡他性肠炎，虫体的分泌物可能影响消化功能。感染轻者可无明显症状，重感染者出现腹痛、腹泻、食欲减退，亦有头痛、头昏、失眠、四肢乏力等，外周血嗜酸性粒细胞增多。本虫引起的腹痛症状较钩虫感染者稍重，但其常与钩虫感染混合发生，不易与钩虫病区分。

【诊断】 本病诊断以粪便中查见虫卵为准，但需与钩虫卵鉴别。毛圆线虫排卵少，应反复多次检查。亦可从患者十二指肠引流液中查虫卵。粪检常用饱和盐水浮集法，亦可用培养法查丝状蚴。应注意与钩虫和粪类圆线虫的丝状蚴鉴别。

【流行】 东方毛圆线虫呈世界性分布，日本、朝鲜、土耳其、伊朗、智利等有人体感染病例报道。该病主要流行于农村和牧区，似有一定的地区性。如四川个别地区（潼南县）感染率高达 50%。2004 年全国人体肠道寄生虫感染调查结果表明，我国大部分省份都查到东方毛圆线虫或毛圆线虫感染，感染率均较低，全国人群的平均感染率为 0.033%。传染源是东方毛圆线虫感染者和病畜，人因食入感染期幼虫污染的食物和饮水，或接触污染的土壤而感染。

【防治】 防治原则同钩虫和粪类圆线虫。主要是防止食入被丝状蚴污染的食物和饮水，同时要加强防护，避免丝状蚴经皮肤感染。

（陈盛霞）

第十二节 美丽筒线虫

案例 13-11

患者，女，17 岁。因吞咽困难半月余，近来

加重并伴有疼痛就诊。X 线检查未见明显异常。诊断为炎症。用头孢拉定、灭滴灵治疗，未见好转。5 天后，患者自觉口腔有异物移动。检查见口腔左颊黏膜中有一白色线状隆起，内含物移行很快。取出虫体，长 22mm，镜检为美丽筒线虫雌虫。

问题：

1. 如何鉴别美丽筒线虫成虫？
2. 美丽筒线虫生活史需要几种宿主？分别是哪些动物？人是其什么宿主？
3. 人体美丽筒线虫病有哪些危害？
4. 如何诊断和预防美丽筒线虫病？

美丽筒线虫（*Gongylonema pulchrum* Molin，1857）是寄生于多种反刍动物、鸟类以及猪、猴、熊等的口腔和黏膜及黏膜下层的一种筒线虫，偶可寄生于人体，引起筒线虫病（gongylonemiasis）。

【形态】

1. 成虫 虫体细长，乳白色，略透明，体表有纤细横纹，体前端表皮有明显呈纵行排列、大小不等、形状各异、数目不同的花缘状表皮突，在前端排成 4 行，延至近侧翼处增为 8 行。近前端两侧各有 1 个颈乳突，其后有 1 对呈波浪状的侧翼，一直伸展到最后的表皮突终止处。口小，位于前端正中，左右两侧各有 1 个分成 3 叶的侧唇，在两侧唇间的背、腹侧各有间唇 1 个。雄虫长 21.5～62.0mm，宽 0.10～0.30mm，尾部有膜状尾翼，左右不对称，尾部肛门前后有成对的带蒂乳突，交合刺 1 对，大小形状各异，左侧细长，右侧短。雌虫长 32.0～150.0mm，宽 0.20～0.53mm，尾端不对称，钝锥状，略向腹面弯曲，阴门位于肛门前方不远处（图 13-28）。

2. 虫卵 椭圆形，两端较钝，表面光滑，大小为（50～70）μm×（25～42）μm，卵壳厚而透明，内含幼虫（图 13-28）。

【生活史】 美丽筒线虫生活史阶段包括成虫、卵和幼虫，需在终宿主和中间宿主体内发育。成虫寄生于水牛、黄牛、山羊、绵羊、骆驼等反刍动物以及马、驴、骡、猪、猴、鼠、兔等的口腔、咽部和黏膜与黏膜下层，雌虫产出的含蚴卵由黏膜破损处进入消化道，随粪便排出。含蚴卵被中间宿主金龟子等甲虫或蜚蠊吞食后，卵内幼虫在消化道内孵出，穿过肠壁进入中间宿主的血体腔发育为囊状的感染期幼虫。终宿主吞食含感染期幼虫的昆虫，幼虫破囊而出，侵入胃或十二指肠黏膜，向上移行至食管、咽或口腔等黏膜内发育为成虫。从感染期幼虫进入终宿主体内至发育为成虫约需 2 个月。人偶可被感染，成虫在人体内寄生时间为 1 年半左右，长者可达 5 年以上。人体寄生的虫体数可为 1 条至

十余条不等，多者达 20 余条。

【致病】 虫体在黏膜、黏膜下层移动，引起机械性刺激和损伤。患者自觉口腔内异物爬行感、痒感和麻木感。成虫寄居处的黏膜可产生小疱及白色线形弯曲隆起，口腔局部出现肿胀、疼痛、黏膜水疱及血疱。寄生咽喉时，可出现声音嘶哑、吞咽困难，甚至影响说话。寄生于食管时，可有黏膜溃疡，甚至吐血。一些患者可出现神经过敏、精神不安、失眠等症状。血检嗜酸性粒细胞增高，有时可达 20%。虫体取出后，症状自行消失。有报道，本虫的寄生与上消化道肿瘤的发生有一定关系。

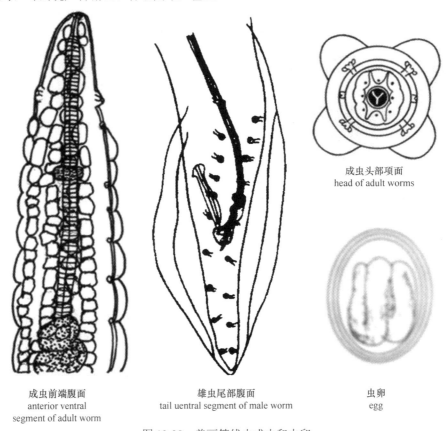

成虫头部项面
head of adult worms

成虫前端腹面
anterior ventral
segment of adult worm

雄虫尾部腹面
tail uentral segment of male worm

虫卵
egg

图 13-28 美丽筒线虫成虫和虫卵
Fig. 13-28 Adults and egg of *Gongylonema pulchrum*

【诊断】 一般在唾液、粪便中查找不到虫卵。可根据病史以及局部虫爬感或刺激症状等作出初步诊断后，用消毒针挑破虫体移行处的黏膜，取出虫体作虫种鉴定即可确诊。

【流行】 本病呈世界性分布，是一种动物源性寄生虫病，家畜的感染率较高。人体感染呈局部散在流行。人体感染与卫生条件和饮食、饮水习惯有关，如生食或半生食含有感染性幼虫的中间宿主甲虫、蜣螂、螳螂、蝗虫、天牛等或饮用被甲虫死亡解体后污染的生水等。

【防治】 主要预防措施是加强卫生宣传，消灭和禁食甲虫、蜣螂、蝗虫等昆虫，注意个人卫生，不饮生水等。主要治疗方法是挑破寄生部位黏膜取出虫体，取虫前可局部涂麻醉剂有助于虫体移出。取虫后用消毒液漱口、局部涂抹龙胆紫等，症状可自行消失。

（陈盛霞）

第十三节 其他线虫

除了前面几节介绍的一些寄生虫外，还有少数寄生虫偶可寄生人体，如棘颚口线虫（*Gnathostoma spinigerum* Owen，1836）、异尖线虫（*Anisakis* Dujardin，1845）、兽比翼线虫[*Mammomono-gamus*（Railliet，1899）Ryjikov，1948）]、肾膨结线虫[*Dioctophyma renale*（Goeze，1782）Stiles，1901]和肝毛细线虫[*Capillaria hepatica*（Bancroft，1893）Travassos，1915]等。现将这些寄生虫的宿主（包括寄生部位）、感染方式、致病、诊断及治疗等内容列表比较如下（表 13-6）。

表 13-6　几种少见的人体寄生线虫

Tale 13-6　Some rare parasitic nematodes in human

虫 种	宿 主	感染方式	致 病	诊 断	治 疗
棘颚口线虫	成虫寄生于终宿主猫、犬、虎、豹等哺乳类动物的胃、食道；剑水蚤为第一中间宿主；淡水鱼类为第二中间宿主；蛙、蛇、鸡、猪等为转续宿主；人为非适宜宿主	人生食、半生食含第三期幼虫的淡水鱼、或转续宿主蛙、鸡肉、鸭肉和猪肉而感染	虫体可在皮肤或皮下、呼吸道、消化道、泌尿生殖道、眼、耳和脑内移行寄居，引起皮肤或/和内脏幼虫移行症	活检查到虫体而确诊；免疫学检查可辅助诊断	手术取虫；阿苯达唑、伊维菌素等治疗
异尖线虫	成虫寄生于海栖哺乳类动物的胃内；海生浮游甲壳类（如磷虾）为中间宿主；鱼类和软体动物为转续宿主；人为非适宜宿主	人生食或半生食含有感染期幼虫的海鱼或海产软体动物而感染	幼虫侵入胃、肠等部位，局部出现肿块，引起消化道症状	纤维内镜检查可检获幼虫；免疫学检查可辅助诊断	纤维内镜取出胃、肠或食管内虫体
兽比翼线虫	成虫寄生于哺乳类动物、鸟类和禽类咽喉、气管、中耳等部位；龟和鳖可能是转续宿主或中间宿主	人误食被感染期虫卵污染的食物或饮水；或生食含幼虫的龟、鳖的肝、胆或血	虫体移行寄居在咽喉部，出现局部虫爬感及呼吸道表现	痰液中或气管镜检获成虫；痰液或粪便中查到虫卵确诊	气管镜取虫；阿苯达唑、甲苯咪唑等治疗
肾膨结线虫	成虫寄生终宿主貂、犬等的肾脏或腹腔，偶可寄生人；寡毛类环节动物蛭蚓为中间宿主；淡水鱼及蛙等为转续宿主	人生食或半生食含有第三期幼虫的鱼、蛙，吞食了含有幼虫的寡毛类环节动物	引起肾小球和肾盂黏膜乳头变性；晚期肾萎缩，出现肾盂肾炎、肾结石、肾功能障碍等	尿液中查到虫体或虫卵而确诊	手术取虫；阿苯达唑、噻嘧啶等治疗
肝毛细线虫	成虫寄生在鼠等多种哺乳类动物肝脏；偶可寄生人	吞食感染期虫卵所污染的食物或饮水	虫卵沉积在肝实质里，引起肝脏虫卵肉芽肿病变，导致肝硬化、肝功能衰竭	肝组织活检查虫卵；免疫学检查可辅助诊断	阿苯达唑、甲苯咪唑等治疗

Summary

Nematodes belong to Phylum Nemathelminthes, Class Nematoda in classification. They are elongated, cylindrical unsegmented worms and range in length from a few millimeters to many centimeters. Some of them parasitize humans and are harmful to human health. Parasitic nematodes may be divided into intestinal and tissue nematodes, depending on their living sites in the human body. Usually, intestinal nematodes do not need intermediate host in their life cycle and mainly include *Ascaris lumbricoides* (roundworm), *Ancylostoma duodenale* and *Necator americanus* (hookworm), *Trichuris trichura* (whipworm) and *Enterobius vermicularis* (pinworm) etc. Tissue nematodes need intermediate host and consist of *Wuchereria bancrofti*, *Brugia malayia* and *Onchocerca volvulus* (Filaria), *Trichinella spiralis*, *Angiostrongylus cantonensis* and so on. Parasitic nematodes are able to result in digestive disorders, damage of tissues and organs, even death in human. The diagnosis of nematode infection is generally made by demonstration of eggs (larvae) in the feces or discovery of the worms in tissues. The distribution of nematodes is wide all over the world and the infective rate of them is highest in all human parasites. Treatment and prevention measures may be taken depending on infected worm species.

（段义农）

第十四章 猪巨吻棘头虫

案例 14-1

患者，男，54岁，农民，辽宁铁岭人。因下腹部持续性疼痛，逐渐加重两天入院。既往有食甲虫史。查体：体温 38.2℃，血压 16/9 kPa（120/70mmHg）。痛苦面容，全腹压痛、反跳痛及肌紧张均阳性，无包块，肠鸣音弱。辅助检查：胸腹透视，心肺正常，右膈下见半月状游离气体。化验：HGB 14.5g/L，WBC 20×10⁹/L，NE% 90%，LY%16%。入院诊断：消化道穿孔，泛发性腹膜炎，行急诊开腹探查术。探查可见腹腔内有少量肠内容物，距回盲部 27cm 的回肠上有一 0.3cm 穿孔，行修补术。清洗腹腔时发现一条类似蛔虫的虫体。另有一处肠壁浆膜上有一 0.4cm 的淤血斑，肠壁凸起，条索状，切开肠壁见一虫体，头部吸附在肠壁上，取出虫体与腹腔中的虫体形状相同。送实验室检查，虫体长 22cm，呈柱状，乳白色，头部较粗，尾部较细，体表有较深的横纹，头部有一个能够伸缩的棘突。低倍镜下可见棘突上有 5～6 行倒钩，经鉴定为猪巨吻棘头虫。

问题：

1. 本病例在病史和临床表现上有哪些依据支持巨吻棘头虫病的诊断？

2. 如何预防巨吻棘头虫病？

猪巨吻棘头虫[*Macracanthorhynchus hirudinaceus*（Pallas，1781）Travassos，1916]属于棘颚门（Phylum Acanthognatha）、古棘纲（Class Archiacanthocephala）、寡棘吻目（Order Oligacanthothrynchida）、寡棘吻科（Family Oligacanthorhynchidae）巨吻棘头虫属（Genus *Macracanthorhynchus*）。成虫寄生于猪的小肠内，偶尔寄生人体，引起人兽共患的棘头虫病（acanthocephaliasis）。

【形态】

1. 成虫　呈乳白色或淡红色，体表有明显的横皱纹。活时虫体背腹面略扁平，固定后为圆柱形。前端粗大，后端渐细。虫体由吻突、颈部和躯干三部分组成。吻突呈球形，其周围有 5～6 排尖锐透明的吻钩，每排 6 个，呈螺旋形排列。颈部短，圆柱形，与吻鞘相连。吻突可伸出或缩入吻鞘内（图 14-1）。虫体无口及消化道，营养物质自体表吸收。雌虫大小约

为（20～65）cm×（0.4～1.0）cm，随着虫体的发育，卵巢逐渐分解为卵巢球，其内卵细胞受精后，经漏斗状的子宫钟进入子宫，最后经阴道、生殖孔排出。雄虫大小约为（5～10）cm×（0.3～0.5）cm，睾丸两个，呈椭圆形，前后排列于虫体中部。输精管的末端有 8 个椭圆形黏腺，其分泌物有封闭雌虫阴道的作用，尾端有钟状交合伞。

2. 虫卵　呈椭圆形，深褐色，大小约为（67～110）μm×（40～65）μm，卵壳厚，由三层组成：外层薄而透明；第二层明显增厚，并有凹凸不规则的皱纹，一端闭合不全，呈透明状，卵壳易从此处破裂；内层光滑而薄。成熟虫卵内含一个具有小钩的幼虫，称棘头蚴（图 14-1）。

3. 感染性棘头体　呈乳白色，外观似芝麻粒状，大小为（2.4～3.9）mm×（1.6～2.0）mm，前端较宽平，中央因吻突缩入而稍凹陷，后端较窄。体表有一层白色的结缔组织囊壁包绕。

【生活史】　猪巨吻棘头虫生活史包括虫卵、棘头蚴（acanthor）、棘头体（acanthella）、感染性棘头体（cystacanth）和成虫等阶段。成虫主要寄生在猪和野猪的小肠内，偶尔寄生于人、犬、猫的体内，产出的虫卵随宿主粪便排出体外，由于对干旱和寒冷抵抗力强，在土壤中可存活数月至数年。当虫卵被中间宿主鞘翅目昆虫（如甲虫）的幼虫吞食后，棘头蚴逸出，穿破肠壁进入甲虫血腔，约经 3 个月，经棘头体发育为感染性棘头体。感染性棘头体存活于甲虫发育各阶段。当猪等动物吞食含有感染性棘头体的甲虫后，在其小肠内经 1～3 个月发育为成虫。人因误食含有活的感染性棘头体的甲虫而患病（图 14-2）。由于人不是猪巨吻棘头虫的适宜宿主，故在人体内棘头虫大多不能发育成熟和产卵。

【致病】　成虫寄生在人体回肠的中下段，一般 1～2 条，最多可达 21 条。虫体借吻钩固着在肠黏膜上，造成黏膜的机械性损伤和出血；吻腺所分泌的毒素可使附着部位周围组织产生坏死及炎症，继而形成溃疡，随后结缔组织大量增生形成特征性的棘头虫结节，直径为 0.7～1.0cm，质硬并突出浆膜面，常可与大网膜组织粘连后形成包块。若虫体损伤达肠壁深层，也易造成肠穿孔，引起局限性腹膜炎。少数患者可由于肠粘连而出现肠梗阻。此外，常因虫体更换固着部位，使肠壁组织发生多处病变。

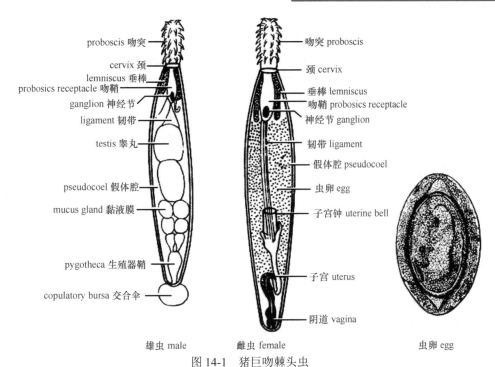

图 14-1 猪巨吻棘头虫

Fig.14-1 *Macracanthovrhynchus hirudinaceus*

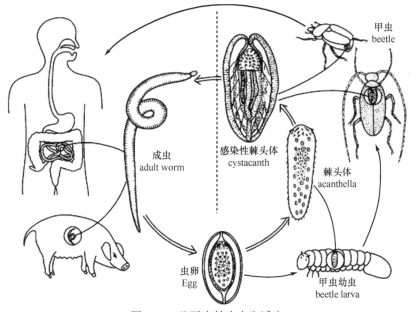

图 14-2 猪巨吻棘头虫生活史

Fig. 14-2 Life cycle of *Macracanthorhynchus hirudinaceus*

患者感染后 1～3 个月出现症状，表现为消化不良、食欲不振、乏力、消瘦、腹泻和黑便等。右下腹或脐周常出现阵发性或持续性腹痛，在腹痛明显处常可扪及数目不一、大小不等的圆形包块。亦有少数感染者无任何症状及体征，自动排出虫体后而自愈。

【诊断】 由于患者粪便中很少能查见虫卵，因此主要依据患者的临床表现，结合有捕食甲虫史、发病的地区性和季节性等特点进行临床诊断。个别患者可因服用驱虫药而排出虫体，或因急腹症手术时发现虫体，根据其形态特征进行鉴定。

【流行】 本虫在猪感染呈世界性分布。人体病例在国外报道很少，国内已报道数百例，分布在辽宁、山东、河北、天津、河南、安徽、海南、四川、吉林和内蒙古等 10 多个省市自治区，其中辽宁和山东部分地区呈地方性流行，具有明显的地方性和季节性。

猪是本病的重要传染源。中间宿主为鞘翅目的某些昆虫，我国有 9 科 35 种，其中以大牙锯天牛、曲牙锯天牛和棕色金龟子感染率最高。人的感染主要与当地有生食、半生食甲虫的生活习惯有关。在流行区，儿童有烧吃、炒吃，甚至生吃天牛、金龟子的习惯，所以患者以学龄前儿童和青少年为主。

【防治】 预防本病最有效的方法是禁食甲虫，切断传播。广泛进行卫生知识宣传教育，特别是加强对学龄前儿童和小学生的教育，不食甲虫。加强对猪的饲养管理，防止猪的感染。目前治疗本病尚无特效药，患者一般可服阿苯达唑、甲苯达唑等。出现并发症时，应及时手术治疗。

Summary

Macracanthorhynchus hirudinaceus is the giant thorny-headed worm of the pig with the color range from creamy white to yellow orange. Humans will also serve as the definitive host，but only a few infections have been reported. The adult worms are found in the definitive host's small intestine. Its body is flattened and has transverse grooves. Female worm measures up to 60 cm long，while male generally does not exceed 10cm. Egg about 67～110μm by 40～65μm is dark brown.

The beetle ingests the eggs. The egg hatches and the larva develops to the cystacanth stage which encysts in the body cavity of the insect. The infection stage is called cystacanths. Humans are infected with the parasite by accidental ingestion of cystacanths in beetles. The adult worm susually settle down in the cavity of small intestine. Mild infections will be asymptomatic，severe infections will cause dysplasia and even emaciation. There will be inflammation and a granuloma in the intestinal wall around the site of its attachment. On rare occasions the worm may perforate the gut and peritonitis may be caused. Its diagnosis is based on detection of eggs in the patients' feces. *Treat the patient in time with* mebendazole and albendazole. Surgery operation is taken if needed.

（段义农）

第四篇　医学节肢动物

第十五章　概　　论

节肢动物（arthropod）属于无脊椎动物，在动物分类上属于节肢动物门（Phylum Arthropoda），种类繁多，100万种以上，约占整个动物界的80%以上。节肢动物的环境适应性强，几乎占据整个生物圈（biosphere）。节肢动物的主要形态特征：躯体两侧对称，具有分节的附肢，故称节肢动物；具有几丁质外骨骼（exoskeleton）；开放式循环系统与体腔（又称血腔）相通，血腔内含无色或不同颜色的血淋巴。节肢动物与人类关系密切，涉及农业、林业、土壤、仓储、畜牧业及医学等多个领域，在日常生活中，人们所熟悉的蝴蝶、飞蛾、蜜蜂、蝗虫、蝉、天牛、虾和蟹等都属于节肢动物（图15-1）。

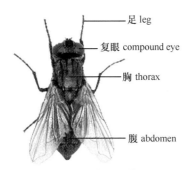

足 leg
复眼 compound eye
胸 thorax
腹 abdomen

图 15-1　代表性节肢动物模式图（蝇）
Fig. 15-1　Representative arthropod (fly)

能够直接或间接危害人类健康的节肢动物称为医学节肢动物（Medical Arthropod），医学节肢动物在整个节肢动物领域只是很小的一部分。研究医学节肢动物的学科称为医学节肢动物学（Medical Arthropodology），习惯地称为医学昆虫学（Medical Entomology）。医学昆虫学的研究内容涉及医学节肢动物形态、分类、生活史、生态、与疾病关系、生理生化、防治等多个方面。

第一节　主要医学节肢动物类群

节肢动物门是动物界中最大的一个门，包括十多个纲（Class），每个纲下面又可进一步分为目（Order）、科（Family）、属（Genus）、种（Species）等。节肢动物种类繁多，其分类鉴定十分复杂，通常需要借助"检索表"的帮助。检索表是生物分类学家根据各类（种）生物的外部形态特征所编制的特定鉴定工具，其功能类似"字典"。与医学有关的节肢动物主要分布在昆虫纲（Insecta）、蛛形纲（Arachnida）、甲壳纲（Crustacea）、唇足纲（Chilopoda）和倍足纲（Diplopoda）5个纲，以昆虫纲和蛛形纲最重要。昆虫纲中最重要的是双翅目（Diptera），蛛形纲中最重要的是蜱螨亚纲（Acari）。

昆虫纲的虫体分头、胸、腹3部分，头部有触角1对，胸部有足3对，多数种类有翅，重要医学昆虫有：蚊、蝇、白蛉、蠓、蚋、虻、蚤、虱、臭虫、蜚蠊、锥蝽、桑毛虫、松毛虫和毒隐翅虫等。

蛛形纲的虫体分为头胸和腹两部或头胸腹愈合成躯体，躯体前端的颚体上生有螯肢和须肢，成虫具足4对，无触角，无翅，重要医学类群有蜱（硬蜱、软蜱）、螨（恙螨、革螨、疥螨、蠕形螨、尘螨等）、蜘蛛和蝎子等。

甲壳纲中的重要医学类群有淡水蟹、虾、蝲蛄、剑水蚤和镖水蚤等。唇足纲中的重要医学类群有蜈蚣等。倍足纲中的重要医学类群有马陆和千足虫等，个别种类被证明为寄生虫的中间宿主。

第二节　医学节肢动物与疾病

节肢动物与医学的关系包括两个方面，一是某些节肢动物可以入药（如蝎子）或其提取成分可以治疗疾病，这对人体健康是有益的；二是有些节肢动物可以直接或间接对人体造成危害引起疾病。节肢动物本身伤害人体称作直接危害；作为媒介传播某些病原体导致人体疾病则称为间接危害，后者较前者更为重要。

一、医学节肢动物对人体的危害方式

（一）直接危害

1. 叮刺、吸血和骚扰　如蚊、白蛉、蠓、蚋、虻、蚤、虱、臭虫、革螨、恙螨的叮刺、吸血等。有些节肢动物（如多数蝇类）并不叮刺吸血，但其在人类生活的周围环境频繁活动，可骚扰人们正常的工作或睡眠。

2. 毒质损害 节肢动物通过分泌毒物或刺叮时将毒液注入人体所导致的危害，重者可致死亡。节肢动物分泌的有毒物质可以通过螯肢、口器或螯器（特化的产卵管）注入人体，如毒蜘蛛、蜱类、蜈蚣、黄蜂的叮刺或螯刺等，也可通过毒毛或直接分泌毒液接触人体肌肤，如松毛虫和桑毛虫的毒毛及毒液可通过接触引起皮炎和结膜炎（松毛虫还可致骨关节疼痛，严重者可致骨关节畸形、功能障碍），毒隐翅虫的毒液接触皮肤可引起隐翅虫皮炎等。被硬蜱叮刺后，其唾液可使宿主出现瘫痪，称为蜱瘫痪（tick paralysis）。

3. 变态反应或过敏性反应 过敏体质的人接触某些节肢动物的唾液、分泌物、排泄物和蜕皮后，可引起变态反应或过敏反应，如尘螨引起的哮喘、鼻炎；革螨、恙螨、粉螨、蒲螨引致的螨性皮炎等。通过叮刺、螯刺人体或分泌毒液的节肢动物，也可在过敏体质者引起程度不同的过敏反应。

4. 直接寄生 有的节肢动物可寄生于人畜的体内或体表引起损害，如蝇类幼虫、潜蚤、疥螨和蠕形螨的寄生可分别引起蝇蛆病（myiasis）、潜蚤病（tungiasis）、疥疮（scabies）和蠕形螨病（demodicosis）；有些螨类寄生还可导致肺螨病和肠螨病等。

（二）间接危害

1. 节肢动物传播病原体的方式

（1）机械性传播（mechanical transmission）：病原体在节肢动物体内或体表没有形态和数量变化，节肢动物在传播病原体过程中仅起携带、输送作用，这种传播方式称为机械性传播。这类节肢动物媒介主要有蝇类和蟑螂（以蝇类最重要），涉及的病原微生物有：痢疾、伤寒、霍乱等疾病的病原体，其次是一些寄生虫（如阿米巴包囊、蠕虫卵等）。在这些疾病发生的过程中，节肢动物并不是病原体传播所必需的环节。

（2）生物性传播（biological transmission）：病原体在节肢动物体内必须经过发育或繁殖后才具有感染性，节肢动物是传播疾病过程中不可缺少的环节，这种传播方式称为生物性传播。例如疟原虫必须经历在蚊体内的发育和增殖，形成感染期子孢子；丝虫必须经历在蚊体内的发育才能形成感染期丝状蚴；鼠疫杆菌必须经历在蚤体内的繁殖才能感染新病例等。从病原体侵入节肢动物体内到形成具有感染力阶段所需要的时间称为外潜伏期（extrinsic incubation period）。生物性传播可进一步分为4种传播形式：①发育式传播：病原体在节肢动物体内只发育，不增殖，如蚊传播丝虫等；②繁殖式传播：病原体在节肢动物体内只增殖，不发育，如蚤传播鼠疫杆菌等；③发育繁殖式传播：病原体在节肢动物体内既发育，又繁殖，如按蚊传播疟原虫等；④经卵传递式传播：病原体侵入节肢动物卵巢，经卵传递到下一

代，如蜱传播森林脑炎病毒等。

2. 节肢动物传播病原体的途径

（1）叮刺吸血途径：多数虫媒病的病原体是通过叮刺吸血途径传递给新宿主的，包括：①经唾液注入：病原体随媒介的唾液侵入宿主，如蚊虫传播疟原虫、乙型脑炎病毒等；②血液反流注入：蚤类传播鼠疫杆菌时，鼠疫杆菌在蚤的前胃刺间增殖形成菌栓致消化道阻塞，蚤再次吸血时血液不能入胃而发生反流，反流血液将鼠疫杆菌带入宿主；③经口器逸出：如蚊虫传播丝虫。

（2）粪便污染途径：虱传播流行性斑疹伤寒时，普氏立克次体在虱胃上皮细胞内繁殖致上皮细胞破裂，病原体随虱粪排出，通过污染皮肤伤口或黏膜、眼结膜而侵入人体。蚤传播鼠型斑疹伤寒的方式也是如此。

（3）虫体破碎途径：虱媒回归热螺旋体在虱的血腔内繁殖，当带病原体的虱被压碎致死时，病原体即随体液逸出，污染皮肤伤口或结膜侵入宿主。

（4）虫体分泌物污染途径：有一些病原体可以随蜱的基节腺分泌物逸出至皮肤，经宿主皮肤伤口感染，如某些软蜱传播蜱媒回归热。

（5）宿主食入途径：感染性媒介可以被宿主食入而导致宿主致病，如人因食入感染性甲虫可感染棘头虫病以及因饮入感染性剑水蚤而感染麦地那龙线虫病等。通过宿主食入途径传播的病原体大多是寄生虫，感染性媒介往往是这些寄生虫的中间宿主。

二、虫源病与虫媒病

1. 虫源病 由节肢动物直接危害所导致的疾病称为虫源病（虫源性疾病、节肢动物源性疾病），如蝇蛆病、潜蚤病、疥疮、蠕形螨病、肺螨病和肠螨病等。蝇蛆病是蝇蛆等双翅目昆虫幼虫寄生人或动物组织和器官而引起的疾病；潜蚤病是蚤类昆虫直接寄生人或动物皮下所产生的疾病；疥疮是疥螨寄生于皮肤表层所致的传染性皮肤病；蠕形螨病是蠕形螨寄生人体（皮脂腺及毛囊）所致的慢性传染性病；肺螨病和肠螨病等是由螨类（如粉螨、跗线螨等）侵入肺部和肠道所致；螨类还可侵入泌尿道或血液引起尿螨病或血螨病；尘螨引起的过敏性损害（过敏性哮喘或鼻炎）也属于虫源病的范畴。

2. 虫媒病 由节肢动物传播的疾病称为虫媒传染病或虫媒病（vector borne disease），病原涉及微生物（细菌、病毒、立克次体、螺旋体等）和寄生虫（原虫、蠕虫等）两大类。传播虫媒病的节肢动物称为传染病媒介生物或传染媒介（简称媒介昆虫、媒介或虫媒）。其传病方式分为机械性传播和生物性传播，前者主要见于蝇类和蟑螂所传播的一些肠道传染病等，一般所称的虫媒病主要指生物性传播疾病。按照媒介类群的不同，虫媒病可进一步分为蚊媒病、蛉媒

病、蚤媒病、蝇媒病、虱媒病、蜱媒病及螨媒病等。

（1）蚊媒病：由蚊虫传播，主要有疟疾、丝虫病、乙型脑炎、马脑炎、圣路易脑炎、登革热、黄热病及基孔肯雅病等。我国比较重要的蚊媒病有疟疾、丝虫病、乙型脑炎及登革热。

（2）蛉媒病：由白蛉传播，主要是黑热病、皮肤利什曼病和白蛉热。我国比较重要的蛉媒病是黑热病。

（3）蚤媒病：由蚤类传播，主要是鼠疫及鼠型斑疹伤寒，我国有流行。

（4）虱媒病：由虱类传播，有流行性斑疹伤寒、虱媒回归热、战壕热。随着卫生条件的改善，虱媒病在许多国家和地区已不复存在。

（5）蜱媒病与螨媒病：由蜱类传播的蜱媒病很多，比较重要的有森林脑炎、新疆出血热、蜱媒回归热、莱姆病、Q 热及北亚蜱媒立克次体病等。螨是一个极为庞大的类群，能作为虫媒病媒介的螨类主要隶属于恙螨和革螨两大类群。由恙螨传播的虫媒病主要是恙虫病，由革螨传播的虫媒病比较多（有许多蜱媒病也可以由革螨传播），主要是立克次体痘及流行性出血热（肾综合征出血热）等。我国重要的螨媒病是恙虫病和流行性出血热。蜱媒病与螨媒病的划分是相对的，有些疾病既可由蜱类传播，也可由螨类传播，故有时亦称为"蜱螨媒性疾病"。

（6）其他虫媒病：蝇媒病有冈比亚锥虫病、罗得西亚锥虫病、结膜吸吮线虫病等；虻媒病有罗阿丝虫病等；蚋媒病有盘尾丝虫病等；蠓媒病有链尾丝虫病、常现丝虫病、欧氏丝虫病等；由锥蝽传播的蝽媒病有美洲锥虫病（恰加斯病）等。

三、媒介节肢动物的判断

1. 生物学证据 ①与人类关系密切：如吸血种类的吸血行为，非吸血种类舐吸人的食物或在食物、饮水中排泄等。②种群数量大：往往是当地的优势种。③寿命长：长于病原体在其体内完成发育和增殖的时间。

2. 流行病学证据 疑为媒介的种类，其地理分布和季节消长与虫媒病的流行地区及流行季节一致或基本一致。

3. 实验室证据 ①自然感染：在流行地区、流行季节采集可疑的节肢动物，在实验室分离到自然感染的病原体；②人工感染：用人工感染的方法，在实验室内证明病原体能够在某种节肢动物体内发育或增殖至具有感染性并能感染易感的实验动物。

第三节 医学节肢动物生态与防治

一、医学节肢动物生态

生态学（Ecology）是研究生物与环境之间相互关系的科学。生物赖以生存的环境称为生态环境（Ecological Environment）。整个生命系统从微观到宏观可以分为基因、细胞、组织、器官、个体、种群、群落和生态系统几个组织层次，生态学的研究可以是在细胞层次以下的微观生态学研究，也可以是在种群层次以上的宏观生态学研究，目前以宏观生态学研究最多见。生态学涉及的内容很复杂，此处仅介绍与医学节肢动物有关的几个基本概念。

1. 环境因素 环境因素（environmental factor or ecological factor）实际上就是指生态环境，包括了非生物环境（abiotic environment）和生物环境（biotic environment）。非生物环境即物理环境，包括气候（如温度、湿度、阳光、风速、雨量等）、土壤、岩石及水源等因素。生物环境包括植被、食物及其他生物性因素，如共生或竞争生物、病原微生物、寄生虫、捕食者等。

2. 孳生与栖息 习惯上一般将医学节肢动物非成虫期的生活行为称为孳生（breeding），其生活的场所叫孳生地（breeding site）；成虫期的生活行为称栖息（inhabiting），其生活的场所叫栖息地（inhabiting site）。蜱螨类由于其成虫和非成虫期的生活行为大多比较相似，往往笼统地称为孳生。

3. 越冬、季节消长和区系 节肢动物在寒冷季节生命活动处于一种相对停滞状态，称为越冬（冬眠 hibernation），是一种生理性适应现象；节肢动物种群数量（密度）随季节变化而波动的现象称为季节消长（seasonal fluctuation）；区系（fauna）是指特定区域内某一类节肢动物的种类组成，如蚊虫区系、蚤区系、革螨区系等。

二、医学节肢动物防治

对媒介节肢动物防治的基本原则是综合防治（integrated control or integrated management）。综合防治包括了环境治理（环境防治）、物理防治、化学防治、生物防治、遗传防治和法规防治等几个方面。

1. 环境治理 根据媒介节肢动物的生态习性来改造或处理环境，通过减少其孳生达到预防和控制虫媒病的目的。环境治理是治本的措施，例如通过加强环境卫生及改造卫生设施，可以减少蚊虫及苍蝇等媒介的孳生。

2. 物理防治 利用各种机械、热、光、声、电等手段来捕杀、隔离或驱赶害虫的方法，如：装纱窗纱门防止蚊蝇进入室内，挂蚊帐防止蚊虫叮咬，用高温灭虱，用捕蝇笼或捕蝇纸诱捕苍蝇等。

3. 化学防治 用化学杀虫剂（insecticide）、驱避剂（repellent）等进行媒介防治的方法。化学防治是到目前为止应用最广泛的主要防治方法。常用的化学杀虫剂有以下几类：有机氯杀虫剂，如 DDT、六六

六、林丹、狄氏剂等；有机磷杀虫剂，如马拉硫磷、辛硫磷、杀螟松、甲嘧硫磷、双硫磷、倍硫磷、敌敌畏等；氨基甲酸酯杀虫剂，如混灭威、残杀威等；拟除虫菊酯类杀虫剂，如丙烯菊酯、胺菊酯、苄呋菊酯、二氯苯醚菊酯、溴氰菊酯等；昆虫生长调节剂，包括保幼激素类似物和发育抑制剂两类，前者如烯虫酯，后者如灭幼Ⅰ号。

4. 生物防治 利用某些生物（天敌）或其代谢物来进行害虫防治的方法。用于生物防治的生物分为捕食性生物及致病性生物两类。前者如鱼、蜻蜓、剑水蚤、水生甲虫、捕食性蚊虫等；后者如病毒、细菌、真菌、原虫、线虫、寄生蜂等。生物防治应考虑对人畜安全和不污染环境等因素，具有较好的发展前景。

5. 遗传防治 通过改变媒介的遗传学特性来降低其繁殖能力、降低其生存竞争力或者改变其生物学习性（如改变其吸血性或对病原体的敏感性等），最终达到控制媒介种群数量及控制虫媒病的目的。遗传防治的具体方法有雄性不育、胞质不育、染色体易位、性畸变及转基因等。例如在美国的库拉索岛，曾用释放绝育雄蝇的方法成功地防治了危害牛群的嗜人锥蝇。

6. 法规防治 通过立法或条例规定对重要媒介实行强制性检疫、卫生监测或监管，达到阻止媒介输入、播散以及强制防制的目的。

Summary

Arthropods are a large group of invertebrates with enormous individuals and abundant species. The species in phylum Arthropoda make up more than 80% of all animals on the earth. The morphological features of arthropods include a symmetry body，segmented appendices，and chitinous exoskeleton，etc.

The arthropods which are harmful to human health directly or indirectly are called medical arthropods. Five classes in Arthropoda are closely related to medicine and they are Insecta, Arachnida, Crustacea, Chilopoda and Diplopoda. Insecta and Arachnida are the most important classes in medical arthropodology（medical entomology）.

Arhtropods may directly or indirectly injure a human host and their damages include direct injury and indirect disease transmission. The arthropods which transmit diseases（especially some zoonoses）are transmitting vectors. The diseases transmitted by arthropod vectors are called vector borne diseases，which are the most important harm way of arthropods to human health. The disease transmission is done in two ways，mechanical transmission and biological transmission. Tick paralysis，myiasis，tungiasis，scabies，demodicosis（demodicidosis）and dust mite asthma are the examples of direct impairment of arthropods while malaria, filariasis, epidemic encephalitis B, visceral leishmaniasis（kala-azar），plague，murine typhus and scrub typhus，etc. are vector borne diseases.

An important branch of medical arthropodology is the ecology of medical arthropods，which is to study the mutual relationship between medical arthropods and their environments. The fundamental rule of controlling vector arthropods is to adopt an integrated control or integrated management. The integrated control includes environment management，physical control，chemical control，biological control，genetic control and some limiting methods by laws，etc.

（郭宪国）

第十六章 昆 虫 纲

第一节 概 述

昆虫纲（Insecta）隶属于节肢动物门。医学昆虫（medical insect）是指对人有害的昆虫，它们可通过刺螫、吸血、寄生、骚扰等方式对人造成直接危害；更重要的是医学昆虫可作为传病媒介，传播多种虫媒病（arbo-disease）。直到医疗科技水平如此发达的今天，每年仍然有成千上万的人因感染虫媒病而死亡。

【形态】 昆虫成虫分为头（cephalon）、胸（thorax）、腹（abdomen）三部分，成虫具有 3 对足，有触角 1 对，多数有翅（图 16-1）。通过形态鉴别昆虫种类，是昆虫分类的基本方法。

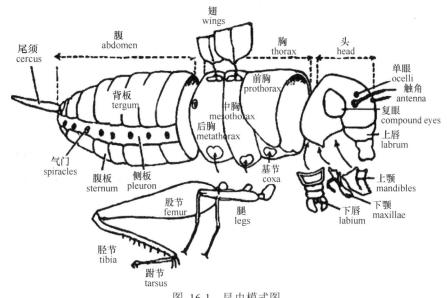

图 16-1 昆虫模式图
Fig.16-1 Primitive insect

1. 头部 是昆虫的感觉和取食中心，有触角、眼、口器等。触角（antenna）形态多样，具有感觉功能。大多数昆虫有 1 对复眼（compound eye）及若干单眼（ocellus）。口器（mouth part）是昆虫的取食器官，由上唇（labrum）、上唇咽（labrum epipharynx 亦称上内唇，由上唇和上咽两片几丁质融合而成）、下唇（labium）、上颚（mandible）、下颚（maxilla）和舌（hypopharynx 亦称下咽）六个部分构成，医学昆虫传播疾病与其口器的类型有关。昆虫的口器可分为 5 种类型：（1）咀嚼式（chewing mouthpart）；（2）刺吸式（piercing-sucking mouthpart）；（3）舐吸式（sponging mouthpart）；（4）刮舐式（cutting-sponging mouthpart）；（5）刮吸式（cutting-sucking mouthpart）。

2. 胸部 是昆虫的运动中心，由前胸（prothorax）、中胸（mesothorax）和后胸（metathorax）组成。双翅目昆虫的前胸与后胸均较退化，以中胸最为发达。各胸节腹面均具有多关节的足 1 对，分别称为前足、中足和后足。足分为 5 节，由基节（coxa）、转节（trochanter）、股节（femur）、胫节（tibia）

和跗节（tarsus）组成。跗节又分 1～5 节，跗节末端有爪（claw）。大多数昆虫的中胸和后胸背侧各具 1 对翅（wings）。双翅目昆虫只有 1 对前翅，后翅已退化成平衡棒（halter）。有些昆虫适应了永久性的寄生生活翅已完全退化，如蚤和虱。翅以翅脉作为支撑，上面被覆以翅膜。翅脉的分布形式称为脉序（venation），其数目和分布形式因昆虫的类别不同而异，是昆虫分类的重要依据。

3. 腹部 是昆虫的营养与生殖中心。成虫的腹部一般由 11 节构成，最多不超过 12 节。第 1～8 个腹节的两侧各有 1 对气门（spiracle）。有些昆虫的腹节相互融合变形，末端数节可特化为雌雄外生殖器官（genitalia）。外表可见的腹节数目差别很大，如蝇类只有 5～6 节。雄虫腹节末端为交配器（copulatory organ），其结构复杂，常作为分类依据。雌虫腹节末端因虫种不同而异，形成各式各样的产卵器（ovipositor）。

4. 内部结构 昆虫的内部器官结构复杂，与传播疾病有关的主要是消化系统和生殖系统（图 16-2）。

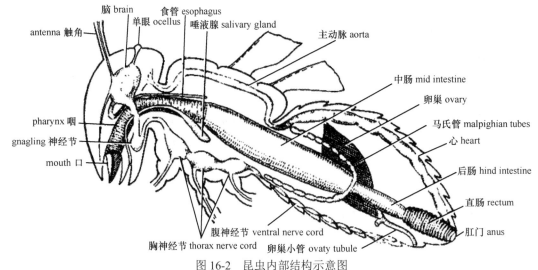

图 16-2　昆虫内部结构示意图

Fig.16-2　The internal structure of insect

（1）消化系统：分为前肠（fore intestine）、中肠（mid intestine）和后肠（hind intestine）。前肠是储存和磨碎食物的器官，并具有化学消化的作用。包括口（buccal cavity）、咽（pharynx）、食管（esophagus）、嗉囊（crop）和前胃（proventriculus）。具有刺吸式口器的昆虫，其口、咽与口器组合成连续的食物管道，食管之后是膨大的嗉囊。嗉囊的数目和形态各有不同，如蚊子有3个，家蝇只有1个，有的昆虫如虱、蚤等没有嗉囊。嗉囊之后有1个膨大而富有肌肉的前胃。前胃的内壁具有几丁质齿状突起，能磨碎食物和阻止未磨碎的食物进入胃肠。前肠两侧有涎腺（salivary gland）1对，形状因虫种而异，分泌的涎液经涎管（salivary duct）通至口器。当媒介昆虫吸血时，病原体可随涎液侵入宿主体内。吸血昆虫的涎液还含有抗凝素和一些酶类，具有溶解和消化食物的作用，很多昆虫的涎液具有强烈的刺激性。前肠以贲门瓣（cardiac valve）与中肠为界。中肠又称胃，是消化和吸收的主要场所。后肠可分为小肠和直肠，具有回收水分的功能。病原体可在昆虫的消化系统中繁殖，如鼠疫杆菌可在蚤的前胃中繁殖，疟原虫可在蚊胃壁繁殖。

（2）排泄系统：在中肠和后肠交界处有数条管状结构，称为马氏管（malpighian tube）。马氏管是昆虫的排泄器官，悬浮于腹部的血腔内，吸收昆虫代谢产物（如尿酸）排入后肠，然后随粪便一起排出体外。马氏管一般有4条，如蝇、蚋、虱等。蚊子有5条，有的昆虫更多。

（3）生殖系统：绝大多数昆虫雌雄异体，也有少数雌雄同体，其生殖器官因种类不同而异，常作为虫种鉴定的依据。

（4）循环系统：昆虫的体腔又称为血腔（haemocoel），循环系统是开放式的，血液循环流经背血管后，其余都在血腔内和器官间流动。背血管的前部为主动脉（aorta），直径较细，后部直径较大，为搏动部分（即心脏），是一条能产生节律性收缩的管状结构。它紧靠虫体的背面，其前端开口于头部，两侧有成对的小孔。由胸到腹分为多段，每段的两侧各有心门（ostia）1对。血液为无色的血淋巴（haemolymph）和血细胞，除少数昆虫（摇蚊）外，一般不含血红蛋白，所以不能携带氧，其主要功能在于运送养料和排泄废物。心的各段有节律地由后向前波动，使血液由后端及两侧小孔进入，向前喷出主血管，然后再进入体腔。昆虫的各器官及组织都浸浴在血液内，直接交换新陈代谢的产物。这种血液循环方式，对病原体在昆虫体内繁殖、扩散和传播有着重要关系。

（5）神经系统：包括中枢神经系统（central nervous system）和交感神经系统（sympathetic nervous system）两部分，可感受光线、声波、气味等物理和化学刺激，并就此发生趋避反应。如蚊在交配时由翅的震颤发出音波，触动触觉而产生求偶现象。蝇的嗅觉极为灵敏，很远的地方有腥臭物质都可吸引它飞去。目前已试用发声仪模仿昆虫飞行时所产生的音波来诱杀昆虫，利用昆虫对化学品的喜恶研制昆虫趋避剂。昆虫脑的作用比较小，去除脑的昆虫加以刺激还能飞、能走，甚至能交配、产卵。

（6）呼吸系统：由气门（spiracle）和气管组成。气门位于胸节和腹节的两侧，成对排列，能自由启闭调节。气管分成许多微气管（tracheole），深入体内，布满虫体全身，与器官组织直接联系进行气体交换。绝大多数昆虫以气管呼吸，这些气管将氧气直接带入体内，因此无须循环系统携带。有的寄生性昆虫呼吸器官完全退化，只能通过体表吸收宿主组织内的氧。有的蝇幼虫完全依靠后气门吸取氧气，所以只能在浅部组织内寄生。昆虫气管还可以连接气囊（airsac），储存较多的空气，以增加其飞翔能力。

【发育与变态】　昆虫的发育与变态就是昆虫的生活史。幼虫（larva）或若虫（nymph）在卵内发育并破卵而出的过程称为孵化，由幼虫或若虫发育到成虫性成熟的过程称为变态（metamorphosis）。变态就是指昆虫在生长发育过程中，形态结构与生活习性所发生的一系列变化。昆虫在发育过程中须蜕皮若干次才能长大，此阶段通常以龄（instar）表示，两次蜕皮的间隔期称为龄期（stadium）。由幼虫发育成蛹的过程称为化蛹（pupation），成虫破蛹而出的过程称为羽化（emergence）。医学昆虫的变态，可分为完全变态和不完全变态两个类型。

1. 完全变态（complete metamorphosis）　亦称全变态。指昆虫在生长发育过程中，各阶段的形态与生活习性完全不同。包括虫卵、幼虫、蛹（pupa）、成虫四个阶段，如蚊、蝇、白蛉、蚤的生活史。

2. 不完全变态（incomplete metamorphosis）　亦称半变态。指昆虫在生长发育过程中，若虫（nymph）的形态、生活习性与成虫大致相似，包括虫卵、若虫和成虫三个阶段，如虱、臭虫、蜚蠊的生活史。

【分类】　昆虫纲分类各学派见解有所不同，根据是否有翅、触角以及口器形状与个体发育中的变化等，可分为 34 个目，其中重要的医学昆虫隶属于双翅目、蚤目、虱目、蜚蠊目、鞘翅目、半翅目等。

第二节　蚊

蚊（Mosquito）属双翅目（Diptera），蚊科（Culicidae），全世界已知 35 属，3300 多种，我国已发现 350 余种。按蚊属（Anopheles）、伊蚊属（Aedes）库蚊属（Culex）的蚊种，是传播人类疾病的主要媒介。

【形态】

1. 成虫　虫体灰褐或黑色，分头、胸、腹三部分，刺吸式口器（图 16-3）。体长 1.6～12.6mm。足 3 对，细长。翅 1 对，狭长，翅上有鳞片（scales）。

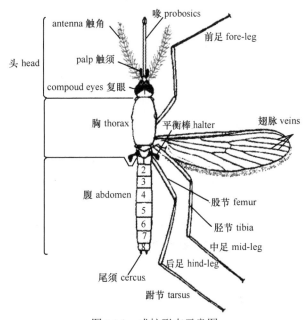

图 16-3　成蚊形态示意图

Fig.16-3　Schematic representation of mosquito

（1）头部：呈球形，有复眼和触角各 1 对。触角分 15 节，雌蚊轮毛短而稀，雄蚊的轮毛长而密。口器（喙）为刺吸式，是蚊的吸血器官。雄蚊口器退化，不能刺吸血液，只能以植物汁液为食。蚊具有 1 对下颚须（触须），位于喙的两侧，由 5 节组成，常作为分类的依据。库蚊属和伊蚊属雄蚊触须比喙长，末端呈羽状，雌蚊触须则明显地短于喙。按蚊属雌雄蚊触须均与喙等长，但雄蚊触须末两节呈棒状膨大（图 16-4）。

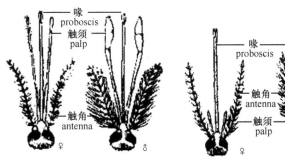
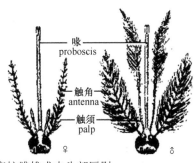

图 16-4　按蚊、库蚊雌雄成虫头部区别

Fig.16-4　The heads of male and female mosquitoes in Anopheles and Culex

（2）胸部：分前胸、中胸、后胸 3 节，各节有细长的足 1 对。中胸有翅 1 对，后翅退化为平衡棒。翅狭长，膜质，被有鳞片，其 2、4、5 翅脉各分成两支，按蚊翅上有黑白鳞片形成的黑白斑。翅及足上常有鳞片组成的特殊斑纹，是分类的重要依据。按蚊停息时，身体与停息面约 45°角，库蚊和伊蚊与停息面平行（图 16-5）。

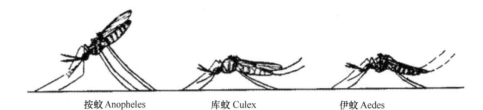

图 16-5　按蚊、库蚊、伊蚊成虫停留时的姿态
Fig.16-5　Resting posture of mosquitoes in different genera，Anopheles，Culex and Aedes

（3）腹部：分 11 节，2～8 节明显可见，末 3 节特化为外生殖器。腹部背面有淡色鳞片组成的斑纹或条带，雌虫腹部末端有尾须（cercus）1 对，雄虫腹部末端特化为钳状抱握器（clasper），是分类的重要依据。蚊有消化、排泄、呼吸、循环及生殖等系统，消化系统中的唾液腺可分泌抗血凝素，能阻止吸入的红细胞凝集，与传播疾病有重要关系。

2. 虫卵　椭圆形，长约 1mm，形状因种而异。按蚊卵呈舟状，黑色，两侧有浮器（float）；库蚊卵呈圆锥形，浅褐色，产出时许多虫卵竖立粘在一起形成卵筏（egg rafts）浮于水面，卵筏大小似一粒大米；伊蚊卵呈橄榄形，单个分散，沉于水底，常见于树洞、竹筒、小瓦罐等容器内（图 16-6）。

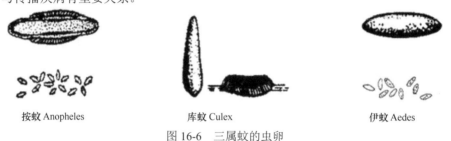

按蚊 Anopheles　　　　库蚊 Culex　　　　伊蚊 Aedes

图 16-6　三属蚊的虫卵
Fig.16-6　Eggs of three different genera of mosquitoes

3. 幼虫　分头、胸、腹三部分（图 16-7），咀嚼式口器。头部有触角、复眼和单眼各 1 对，口器两侧为口刷。胸部方形，不分节。腹部细长，分为 9 节。按蚊幼虫第 8 节背面有气门 1 对，库蚊和伊蚊幼虫腹部第 8 节背面有呼吸管（siphon），这些特征常作为幼虫分类的依据。库蚊呼吸管细长，伊蚊呼吸管粗短，常倒悬于水面，靠呼吸管呼吸。按蚊腹部各节背面具有掌状毛（palmate hair），有漂浮作用，常平浮于水面，靠气门呼吸。

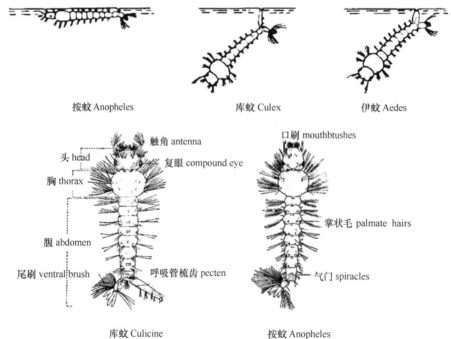

按蚊 Anopheles　　　库蚊 Culex　　　伊蚊 Aedes

触角 antenna
头 head　　复眼 compound eye
胸 thorax
腹 abdomen
尾刷 ventral brush　　呼吸管梳齿 pecten
库蚊 Culicine

口刷 mouthbtushes
掌状毛 palmate hairs
气门 spiracles
按蚊 Anopheles

图 16-7　蚊幼虫形态
Fig.16-7　Larvae of mosquitoes

4. 蛹　侧面观呈逗点状（图 16-8），胸背两侧各有 1 对呼吸管，是分类的重要依据。第 1 腹节背面有 1 对树状毛，第 8 腹节末有 1 对尾鳍（paddle）。

蚊蛹不食能动，以树状毛及体内气囊停息于水面，进行气体交换，遇惊扰会迅速潜入水中。三属蚊各期形态特征（表 16-1）。

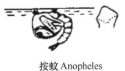 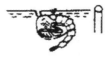 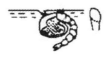

按蚊 Anopheles　　　　　　　库蚊 Culex　　　　　　　伊蚊 Aedes

图 16-8　三属蚊蛹

Fig.16-8　Pupae of three different genera of mosquitoes

表 16-1　三属蚊生活史各期形态特征

Table 16-1　The characteristics of three genera of mosquitoes in different stages of life cycle

发育阶段	区别点	按蚊	库蚊	伊蚊
虫卵	形态	舟状、有浮囊 散在、浮于水面	长椭圆形、无浮囊 聚集成筏状、浮于水面	橄榄形、无浮囊 散在、沉于水底
幼虫	呼吸管停息姿态	无（有气门 1 对）平浮于水面	有、细长倒悬于水面	有、短粗倒悬于水面
蛹	呼吸管	短粗、漏斗状	细长、口小	短、口呈三角形
成虫	触须	与喙等长、雄末端膨大	雌甚短、雄长于喙末端羽状	同库蚊
	翅	有黑白斑	大多无斑	无斑
	体色	大多灰黑色	大多淡褐色	大多黑色、有白斑
	停息姿态	与停留面成一角度	与停留面平行	同库蚊

【生活史】　完全变态，成蚊羽化后两天即可交尾，雌蚊吸血后卵巢开始发育，然后产卵于水中。夏天大部分蚊卵在 48h 内即可孵出幼虫，冬季有一些蚊卵可在 0℃ 以下越冬。蚊幼虫生活在水中，以水中微生物和有机物为食。幼虫有 4 个龄期，在气温 30℃ 和食物充足的条件下，经 5～8 天发育，蜕皮 4 次变为蛹。蛹期 5～7 天，发育完成后，羽化为成蚊。整个生活史过程需 10～15 天，全年可繁殖 7～8 代（图 16-9）。

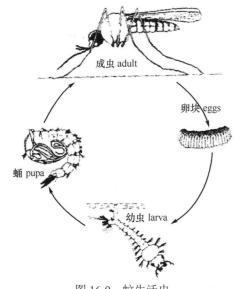

图 16-9　蚊生活史

Fig.16-9　Life cycle of mosquito

【生态与习性】

1. 孳生习性　按蚊多产卵于静止或缓慢流动的清水，如稻田、池塘、浅滩、山涧小溪及灌溉沟渠等；库蚊多产卵于凹地积水、阴沟、下水道及污水坑等；伊蚊产卵于小型容器的积水中，如缸、罐、坛、桶及树洞等处（表 16-2）。

2. 栖息与活动　蚊飞行活动的范围受血源、气候、地形等因素的影响很大，一般多在有血源或孳生地范围内活动，但也可随交通工具扩散。大多数蚊虫如库蚊和按蚊多在夜间活动，当气温在 23～30℃ 时活动频繁。伊蚊多在白天活动，如白纹伊蚊白天多在竹林、树荫下叮人吸血。吸血越频繁，传播疾病的机会越多，蚊的吸血习性是判断蚊与疾病关系的一项重要参考指标。蚊的栖息习性大致分为家栖型，如淡色库蚊、嗜人按蚊；半家栖型，如中华按蚊、日月潭按蚊；野栖型，如大劣按蚊。查明各种蚊虫的吸血活动和栖息习性，是媒介判定和制定蚊虫防治措施的重要依据。室内滞留喷药灭蚊对家栖蚊种效果好，而对野栖蚊种则无效。蚊的栖息习性可因地区、季节或环境不同而有所改变。

3. 交配与产卵　蚊羽化后 1～2 天便可交配，常在飞舞状态下完成，称为群舞。蚊的卵巢必须在吸血后才能够发育，雌蚊吸血后即寻找阴暗、潮湿、避风的场所栖息，消化胃中血液，等待卵巢发育准备产卵。雌蚊从每次吸血到完成产卵所经历的时间称为生殖营养周期（gonotrophic cycle），每产卵一次，卵巢小管上就留下一个膨大（inflation）。根据卵巢小管上的膨大数，就可以判断雌蚊的生理龄期（physiological age）。了解生理龄期有助于判断蚊的繁殖潜能及在疾病传播中的媒介能量，具有重要的流行病学意义。

4. 季节消长和越冬 气候因素对蚊的个体发育、繁殖、活动、寿命以及病原体在蚊体内的增殖等均有明显影响，所以蚊的种群数量可随季节变化而增减。蚊虫季节消长是蚊媒疾病季节性流行的根本原因，掌握蚊虫的季节消长，是判定传病媒介、探讨蚊媒疾病传播与流行规律及制定防治措施的重要依据。蚊大多以成虫越冬，如中华按蚊、淡色库蚊等。伊蚊多以虫卵越冬，少数蚊可以幼虫越冬。雌蚊越冬时隐匿在山洞、墙缝、地下室等阴暗、潮湿、不通风的地方，新陈代谢降至最低点，可存活数月之久，待来年春天气候转暖即恢复活动。在热带和亚热带地区，如我国广东、云南的一些地区气候终年温暖，蚊虫在冬季不停止繁殖，当地的蚊虫无越冬现象。了解蚊虫有无越冬，除了在流行病学上有一定意义外，对季节性灭蚊防病工作具有重要的指导意义。

表 16-2 我国常见蚊虫孳生习性
Table 16-2 The breed propensities of mosquitoes commonly found in China

水体	孳生地	代表蚊种
洁净的缓流水体	泉水坑、溪流、灌溉沟	微小按蚊
清洁大型静止水体	稻田、沼泽、池塘	中华按蚊
清洁小型积水	瓦罐、树洞、竹筒	白纹伊蚊
污秽水体	污水沟、污水坑	淡色库蚊、致倦库蚊
咸水	海滨岩穴、咸菜缸积水	海滨伊蚊

【我国主要传病蚊种】 中华按蚊（*Anopheles sinensis*）、嗜人按蚊（*An. anthropophagus*）、微小按蚊（*An. minimus*）、大劣按蚊（*An. dirus*）、淡色库蚊（*Culex pipiens pallens*）、致倦库蚊（*Culex pipiens quinquefasciatus*）、三带喙库蚊（*Culex tritaeniorhynchus*）、白纹伊蚊（*Aedes albopictus*）。

【与疾病的关系】

1. 疟疾（malaria） 仅按蚊传播疟疾，我国发现 20 余种按蚊可传播疟疾。

2. 丝虫病（filariasis） 按蚊和库蚊都可作为丝虫病的传播媒介。而在东南沿海地区，班氏丝虫的传播媒介为东乡伊蚊。

3. 病毒性疾病 主要有：

（1）登革热（dengue fever）病原体为登革热病毒（dengue virus），可经卵传递。传播媒介为埃及伊蚊（*Aedes aegypti*）和白纹伊蚊。

（2）黄热病（yellow fever）病原体为黄热病病毒（yellow fever virus），由伊蚊传播，仅流行于非洲和美洲。

（3）脑炎（encephalitis）乙型脑炎（epidemic encephalitis B）、东方马脑炎（eastern equine encephalitis）、西方马脑炎（western equine encephalitis）等病毒性疾病，可由多种伊蚊和库蚊传播。

【防治原则】

1. 环境治理 清理房前屋后积水、树洞积水以及疏通沟渠等，防止幼虫孳生；清除杂草等使成蚊无栖身之地。

2. 化学防治 小范围喷洒杀虫剂杀死蚊虫，是一种最直接有效的措施。

3. 物理防治 常用的方法有蚊帐、纱门、纱窗、电子驱蚊器等。

4. 生物防治 线虫、微生物可寄生于蚊幼虫，使用生物杀虫剂，如苏云金杆菌（*Bacillus thuringiensis*）Bti-14 或球形芽胞杆菌（*B. sphaericus*）Bs 制剂等，都可降低蚊虫的密度，也可采用稻田养鱼、蛙等灭蚊幼虫。

5. 遗传防治 使用多种方法处理媒介蚊虫，使其遗传物质改变，从而降低蚊生殖能力。如雄性不育、杂交不育、染色体异位、基因替换等。2015 年 5 月，科技人员在广州一个岛上释放了 50 万只携带沃尔巴克氏体（Wolbachia）的雄性白纹伊蚊，这些雄蚊与当地的雌蚊交配后所产的卵不能发育，可使蚊子种群数量降低，从而减少登革热等疾病的传播。

第三节 蝇

蝇（fly）是重要的医学昆虫，可传播多种疾病，亦可作为某些寄生虫的中间宿主，其幼虫寄生在人体还可引起蝇蛆病。据研究：伤寒杆菌在蝇体内可生存 23 天；痢疾杆菌在蝇的肠道内可存活 5 天；炭疽杆菌在蝇体内外可分别存活 14 天和 20 天；脊髓灰质炎病毒在蝇的肠道内可活 10 天；溶组织内阿米巴包囊与蛔虫卵经蝇的粪便排出仍具有感染性。蝇可通过停落、舔吸、呕吐及排粪等行为将病原体广泛传播，越是环境卫生差的地区，蝇类携带的细菌数越多。

蝇属于双翅目，环裂亚目（Gyclorrhapha），种类很多，分布非常广泛。全世界已知 10 000 多种，我国已记录有 1500 余种。

与人类疾病有关的蝇种多属蝇科（Muscidae）、丽蝇科（Calliphoridae）、麻蝇科（Sarcophagidae）和狂蝇科（Oestridae）等。

【形态】

1. 成虫 体长 5～10mm，呈灰、黑、褐色，有些种类带有金属光泽，全身被有鬃毛（bristle）。

（1）头部：半球形（图 16-10），复眼 1 对，雄虫两眼间距离较窄，雌虫两眼间距离较宽。头顶部有单眼 3 个，呈三角形排列，对光线敏感。触角 1 对，分为 3 节，触角第三节基部外侧有触角芒（antennal arista）1 根。非吸血蝇为舐吸式口器，由基喙（rostrum）、中喙（haustellum）及 1 对唇瓣构成，口器可伸缩折叠，吸血蝇为刺吸式口器。

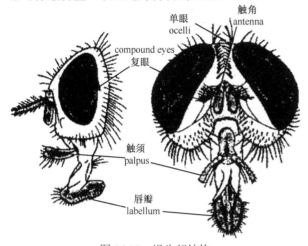

图 16-10　蝇头部结构
Fig.16-10　The head structure of fly

（2）胸部：前后胸退化，中胸发达。翅 1 对，有 6 条纵行翅脉，均不分支（图 16-11）。中胸背板和侧板上的鬃毛、斑纹及翅脉等特征，常可作为分类的依据。足 3 对，跗节 5 节，末端有爪及爪垫（pulvillus）1 对，中间有 1 个爪间突（empodium）。爪垫发达，可分泌黏液，常携带各种病原体。

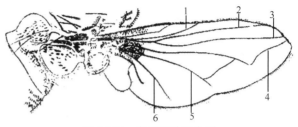

图 16-11　家蝇翅脉示意图
Fig.16-11　The wing of housefly

（3）腹部：一般仅可见前 5 节，余特化为外生殖器，其形态是虫种分类鉴定的重要依据。消化系统结构复杂，与疾病传播关系密切（图 16-12）。

2. 虫卵　长椭圆形，乳白色，长约 1mm，数十粒或数百粒堆积成块状。

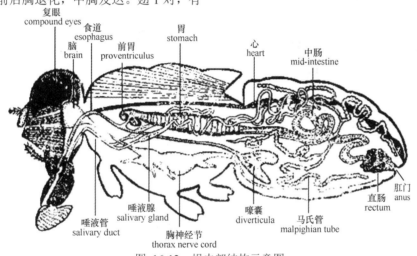

图 16-12　蝇内部结构示意图
Fig.16-12　The internal structure of fly

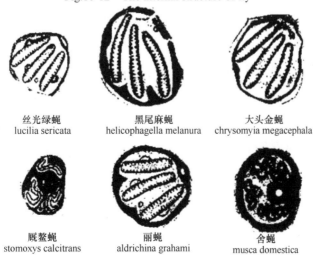

| 丝光绿蝇 lucilia sericata | 黑尾麻蝇 helicophagella melanura | 大头金蝇 chrysomyia megacephala |
| 厩螫蝇 stomoxys calcitrans | 丽蝇 aldrichina grahami | 舍蝇 musca domestica |

图 16-13　常见蝇种幼虫气门结构示意图
Fig.16-13　Schematic representations of the posterior spiracles of larvae of representative fly species

3. 幼虫　俗称蛆（maggot），前尖后钝，无足无眼，多为乳白色。有后气门1对，是幼虫的呼吸通道，其形状是幼虫分类的主要依据（图16-13）。

4. 蛹　呈圆筒状，棕褐色或黑色，体表有成熟幼虫硬化形成的环状蛹壳。

【生活史】　完全变态，少数蝇类为卵胎生（ovoviviparity），例如麻蝇可直接产出幼虫。成蝇羽化后2～3天即可交配，数天后产卵。每次产卵几十到几百粒，堆积成块。在夏季约8～12小时即可孵化，但气温超过42.8℃以上则不能孵化。幼虫孵出后钻入营养物中取食，并在几天内长大。经两次蜕皮后变为三龄幼虫，钻入较干燥、疏松土壤或孳生物中化蛹，一般3～6天羽化为成蝇。完成生活史需7～30天左右，成蝇寿命一般为1～2个月（图16-14）。

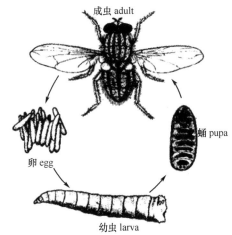

成虫 adult

蛹 pupa

卵 egg

幼虫 larva

图 16-14　蝇生活史
Fig.16-14　Life cycle of flies

【生态与习性】

1. 孳生地　幼虫的生长发育必须以孳生地的有机物为食，根据孳生物质的性质，常将孳生地分为5种类型：

（1）粪类：人畜粪便，麻蝇最多，次为大头金蝇、巨尾阿丽蝇、家蝇等。

（2）腐败动物类：在脊椎动物的尸体、毛皮等废弃物中孳生。主要有丝光绿蝇、麻蝇，丽蝇等。

（3）腐败植物类：主要有舍蝇、厩腐蝇、厕蝇、麻蝇。

（4）垃圾类：常见丝光绿蝇、舍蝇、厩腐蝇、厕蝇、小金蝇等。

（5）寄生类：蝇幼虫生活在宿主组织中，如胃蝇幼虫寄生在马胃中，皮蝇、狂蝇幼虫寄生在人、牛、羊等的皮下、鼻腔。

2. 食性　成蝇的食性分为三类：不食蝇类的口器退化不能取食，成虫交配产卵后很快死亡，如狂蝇属（*Oestrus*）；吸血蝇类为刺吸式口器，以动物和人的血液为食，雌雄均吸血，如厩螫蝇（*Stomoxys calcitrans*）；非吸血蝇类为舐吸式口器，杂食性，是我国主要传播疾病的种类。蝇取食频繁，且有边吃、边吐、边排泄的习性，这些特点在其传播疾病方面有重要意义。

3. 栖息活动　成蝇栖息活动场所非常广泛，此习性对传播疾病很重要。蝇类夜间活动减弱，白天喜欢在有光亮处活动，具有趋光性，并受温度的影响。舍蝇在30℃时最为活跃，40℃以上或10℃以下时活动减弱，一般活动范围在1～2km内。有时蝇还可籍风力或随交通工具扩散，此与疾病传播有密切关系。在设计各种防蝇设施时，可充分利用蝇的生物学特性。

4. 季节消长　蝇1年可繁殖7～8代以上，其发育繁殖与活动受气候的影响很大。通常在15℃以上时比较活跃，低于10℃时即停止活动。春秋型：如巨尾阿丽蝇，适应较低气温，一年之中密度高峰在春季。夏型：如大头金蝇、厩螫蝇，在炎热的夏季大量繁殖，保持较高密度。夏秋型：丝光绿蝇和麻蝇，出现时间比较长，在夏秋季节一直保持较多数量。秋型：如舍蝇，在晚秋以后密度逐渐上升。夏秋季节肠道传染病的传播流行，与某些蝇类（如大头金蝇、舍蝇）的密度上升有密切关系。

5. 越冬　大部分蝇类以蛹越冬，如金蝇、丽蝇、麻蝇；少数蝇类以幼虫和成虫越冬，前者如绿蝇，后者如厩腐蝇。有些蝇种如舍蝇，其幼虫、蛹及成虫均可越冬。越冬的幼虫多在孳生物底层，蛹在孳生地附近的表层土壤中，成虫则蛰伏于墙缝、屋角、菜窖、地下室等温暖隐蔽处。

【我国常见蝇种】　舍蝇（家蝇）（*Musca domestica*）、巨尾阿丽蝇（*Aldrichina grahami*）、丝光绿蝇（*Lucilia sericata*）、大头金蝇（*Chrysomyia megacephala*）、厩螫蝇、黑尾麻蝇（*Helicophagella melanura*）。

【与疾病的关系】　某些蝇类的幼虫可直接寄生人体引起蝇蛆病，杂食性蝇类可通过机械性传病方式传播疾病，吸血蝇类可通过生物性传病方式传播疾病。

1. 机械性传病　蝇全身有鬃毛，足的末端有分泌黏液的爪垫，活动范围广泛，有许多利于传播病原体的习性。这个类群有蝇科、丽蝇科、麻蝇科等，它们通常不寄生，但可通过消化道和体表携带多种病原体。机械性传播是我国蝇类的主要传病方式，传播的疾病类型有：

（1）消化道疾病：如伤寒、痢疾、霍乱、肠道蠕虫病及原虫病。

（2）呼吸道疾病：如肺结核病、肺炎等。

（3）眼病：沙眼（trachoma）、结膜炎（conjunctivitis）。

（4）皮肤病：如雅司病、真菌或细菌性皮炎。

2. 生物性传病

（1）睡眠病（sleeping sickness）：主要是由舌蝇属（采采蝇 *Glossina*）传播，又叫非洲锥虫病（African trypanosomiasis）。采采蝇个体较大，雌雄均吸血，是锥虫的中间宿主。

（2）线虫病（nematodiasis）：我国境内的蝇可作为结膜吸吮线虫、小胃口线虫（*Habronema microstomd*）、大胃口线虫（*H. magastoma*）的中间宿主。

3. 蝇蛆病 指蝇类幼虫直接寄生于人体组织或器官而引起的疾病，临床上根据寄生部位可分为以下类型：

（1）胃肠及肛门蝇蛆病：多由家蝇、厕蝇、腐蝇、金蝇、丽蝇等蝇种引起。可因蝇卵或幼虫随污染的食物或饮料进入人体而感染，多数患者有消化道症状，粪便或肛门检出蝇蛆可确诊。

（2）口鼻及耳道蝇蛆病：多由金蝇、绿蝇和麻蝇等蝇种引起。当这些器官感染时，其分泌物气味招致蝇类在此产卵或产幼虫。严重时幼虫可穿透软颚与硬颚，使鼻中隔、咽骨遭受破坏，甚至引起鼻源性脑膜炎。

（3）眼蝇蛆病：多由狂蝇属的蝇类 1 龄幼虫引起，尤其以羊狂蝇最为常见。其雌虫忽然飞来触及眼部即产幼虫，随后眼内可有剧烈疼痛，将幼虫取出后即愈。羊狂蝇幼虫小而透明不易看见，但从它的蠕动可以发现。

（4）泌尿生殖道蝇蛆病：多为金蝇、绿蝇、麻蝇、厕蝇等属的蝇类，可引起尿道炎、膀胱炎与阴道炎等。

（5）皮肤蝇蛆病：皮肤蝇蛆病多由纹皮蝇（*Hypoderma lineatum*）和牛皮蝇（*H. bovis*）1 龄幼虫所引起，金蝇、绿蝇幼虫也可引起皮肤创口蝇蛆病。症状多为移行性疼痛，移行的部位可有胀痛和瘙痒感，出现幼虫结节或匐行疹。

【防治原则】 采取综合措施，根据蝇的生态及生活习性，对越冬虫期、早春第一代、秋末最后一代成蝇进行杀灭，可收到事半功倍的防治效果。

1. 清除孳生地 有机物可作为蝇的食物和产卵地，对垃圾、粪便、腐殖质及食品行业的下脚料和废弃物等有机物应及时清理，是最重要的防治手段。

2. 化学防治 在蝇的活动、栖息场所喷洒药物是一种快速、有效的杀灭蝇幼虫和成虫的方法。

3. 激素防治 保幼激素可对蝇幼虫后期的蜕皮起干扰作用，蜕皮激素可干扰成虫表皮的发育，使蛹不能发育为成虫。信息素则是雌、雄蝇相互吸引的化学物质，是一种性激素，可利用它来诱杀蝇的成虫。

4. 物理防治 安装纱门、纱窗，防止成蝇入室。用粘蝇纸、诱蝇笼、诱蝇灯等进行诱杀，使用市售的电蚊拍或直接拍打灭蝇。通过淹杀、闷杀、蒸气烫杀、堆肥等方法杀灭幼虫及蛹。

5. 生物防治 自然界中蝇类天敌很多，已有寄生蜂用于杀灭蝇蛹的实验。其他如螨类、蜘蛛、蜥蜴、蟾蜍等，能分别残食蝇的卵、幼虫或成虫。致病性生物方面，应用苏云金杆菌 H9 的外毒素，对家蝇及丝光绿蝇幼虫均有明显的毒害作用，幼虫吞食后在化蛹过程中死亡。

第四节 白 蛉

白蛉属于双翅目毛蛉科（Psychodidae）、白蛉亚科（Phlebotominae），是一类体形小而多毛的吸血昆虫，为黑热病、白蛉热等疾病的传播媒介。全世界已知白蛉有 500 多种，我国已报告约 40 种，重要种类有中华白蛉指名亚种（*Phlebotomus chinensis chinensis*），中华白蛉长管亚种（*Ph. c. longiductus*）等。

【形态】

1. 成虫 淡黄色或棕色，长约 1.5～4.0mm，全身密被细毛（图 16-15），有遍布全身的小斑。胸部多毛，背部隆起呈驼背状。

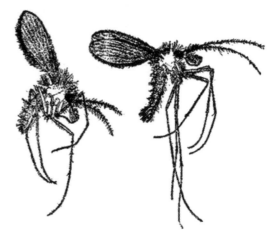

图 16-15　白蛉成虫
Fig.16-15　Adult of sandfly

头部球形，复眼大而黑（图 16-16）。口器为刺吸式，雌蛉口器发育完善，雄蛉口器发育不全。咽内有咽甲（pharyngeal armature），是白蛉分类的重要依据。触角 1 对，细长而明显，分 16 节，第 3～15

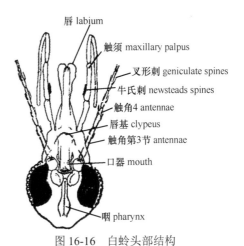

图 16-16　白蛉头部结构
Fig.16-16　The head structure of sandfly

节每节都具有叉形刺（geniculate spines）。触须 1 对，在头下向后弯曲，有些种类在触须的第 2 节或第 3 节上具有牛氏刺（newstead's spines）。触角上叉形刺的数目和触须的长短，都可以分别采用触角公式和触须公式来表示，并可作为分类的依据。

翅呈"矛头"状，有长毛。第 3 翅脉位于翅的正中，将翅一分为二。其中第 2 翅脉分为 3 支；第 4、5 翅脉各分成 2 支。停息时两翅向背面竖立，与躯体约为 45°角，呈"V"字形（图 16-17）。腹部 10 节，1～6 节上密被长毛。这些毛丛有竖立毛、平卧毛和交杂毛三类，是白蛉分类的重要依据。腹部末两节特化为生殖器，雄蛉外生殖器与雌蛉受精囊（spermatheca）的形态在分类上极为重要。

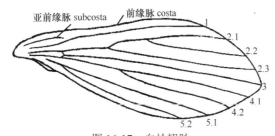

图 16-17   白蛉翅脉
Fig.16-17   The wing of sandfly

2. 虫卵   长椭圆形，大小为 0.38×0.12mm。新产出时为乳白色，不久即变成深棕色或黑色。卵壳上有纹饰分隔成的规则小区，这种小区的形状、大小，可作为分类的依据。

3. 幼虫   分 4 个龄期，尾端具有很长的尾鬃（caudal bristle），1 龄幼虫 1 对，2～4 龄幼虫 2 对。1 龄幼虫长 1.0～1.5mm，4 龄幼虫长约 3mm。

4. 蛹   淡黄色，尾端附有 4 龄幼虫蜕下的表皮。体外无茧，为裸蛹型，外形特殊。蛹皮很薄，可透过蛹皮观察到内部发育的成虫结构。

【生活史】   完全变态（图 16-18），成虫羽化后 1～2 天可交配（多在吸血前）。雄蛉交配后不久死亡，雌蛉可活 2～3 周。雌虫一生交配 1 次，但可产卵多次。雌虫受精后产卵于背风、有机质丰富、疏松的泥土、墙缝或树洞内。适宜条件下，卵约经 10 天左右孵化，幼虫以泥土中腐烂植物或食草动物粪便或其他有机物为食，一般经 25～30 天后幼虫成熟化蛹。蛹不取食，适宜气温下 6～12 天羽化为成虫。少数白蛉可不吸血生殖，如我国的中华白蛉。白蛉生活史发育的时间根据不同蛉种以及环境温度、湿度、食物情况而有差异。除冬眠外，一般在 21～28℃条件下，虫卵发育为成虫约需 6～8 周。

【生态与习性】

1. 孳生习性   白蛉发育的早期阶段生活在地下约 10cm 的土壤中，孳生地十分广泛。一般土质疏松、温暖、潮湿、有机质丰富的环境，都适合白蛉孳生。在荒漠地区，啮齿动物的洞穴是白蛉主要的吸血、栖息和孳生场所。其他场所还有人房、畜圈、厕所、洞穴、墙角、墙缝等处。

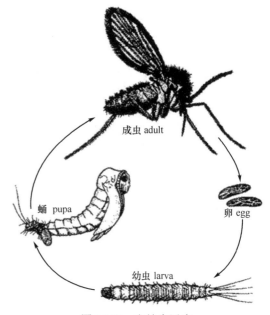

图 16-18   白蛉生活史
Fig.16-18   Life cycle of sandfly

2. 取食习性   白蛉多在黄昏后吸血，午夜以后渐趋停止，有的白天在阴暗场所也可吸血。吸血对象因白蛉种类不同而异，竖立毛类白蛉嗜吸人及哺乳动物血，可传播人兽共患病。平卧毛类白蛉嗜吸鸟、爬行动物和两栖类的血。

3. 栖息与活动   白蛉的活动时间多在夜间，由黄昏开始，午夜达高峰，以后逐渐下降。白蛉的飞行能力较弱，在墙面停留时若受惊扰，即作跳跃式飞行，活动范围一般在 30m 内，最远不超过 1.5km。喜阴暗、潮湿、避风处，有家栖和野栖两种习性。家栖蛉种如平原地区的中华白蛉，主要栖息于人房和畜圈内，野外很少发现。野栖蛉种如吴氏白蛉（*Phlebotomus wui*）吸血后飞出室外，主要栖息于各种动物巢穴、山洞、窑洞、枯井、野外或荒漠。

4. 季节消长与越冬   白蛉每年出现的时间较短，一般约 3～5 个月，具有明显的季节性，因种和地区略有差异。白蛉的季节消长与温度、湿度和雨量都有关系。活动季节的平均温度在 18～30℃左右，高峰时为 25℃。大多数白蛉一年繁殖一代，有的种类也可繁殖两代。当气温不适合白蛉生活时，白蛉即以 4 龄幼虫潜藏在地面 2.5～10cm 浅表土层处越冬。

【与疾病关系】

1. 黑热病（Kala-azar）   我国广大流行区的媒介主要为中华白蛉，新疆及内蒙古为吴氏白蛉，新疆南部平原地区为长管白蛉，保虫宿主为野生动物。

2. 东方疖（oriental sore）   主要流行于中东、地中海、印度等地，病原体是热带利什曼原虫（*Leishmania tropica*）。

3. 皮肤黏膜利什曼病（mucocutaneous leishmniasis）   分布于南美洲，病原体为巴西利什曼原虫

（*Leishmania braziliensis*）。

4. 白蛉热（sandfly fever）　病原体为病毒，流行于地中海、亚洲南部印度一带以及中国南部和部分南美洲国家。

【防治原则】　结合环境治理，采用以药物杀灭成蛉为主，做好综合防治措施。

1. 改善环境卫生　消除幼虫孳生场所，对降低白蛉密度具有积极作用。

2. 消灭成虫　以居住环境为中心喷洒药物，用有机磷类、拟除虫菊酯类杀虫剂均有较好的杀蛉效果。

3. 个人防护　涂擦驱避剂、安装纱门、纱窗等，以防白蛉叮咬。还可在村庄周围安排牲畜圈栅，利用牲畜生物屏障，保护人群少被白蛉叮刺。

第五节　蚤

蚤（flea）属蚤目（Siphonaptera），为哺乳动物和鸟类的体外寄生虫，高度适应寄生生活。全世界已记录近 3000 种，我国已知有 454 种，隶属于 8 科 72 属。蚤在医学昆虫中十分重要，能传播鼠疫（plague）等多种疾病。

【形态】

1. 成虫

（1）外部形态：虫体分头、胸、腹三部分，雌虫长 1～3mm，雄虫略短。体棕黄至深褐色，体表被满鬃（bristle）、刺（spine）、毛（hair）、棘（thorn）等附属结构（图 16-19）。成虫侧扁形，无翅，有利其在宿主毛羽中穿行。

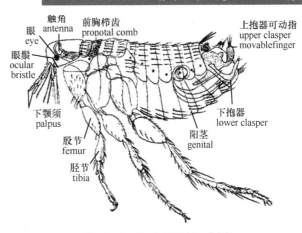

图 16-19　蚤成虫形态示意图
Fig.16-19　Schematic representation of adult flea

头部两侧有单眼和触角各 1 对，有的无眼。触角窝（antennal fossa）将头分为前、后两部分。前头上方为额（frons），下方为颊（gena）。口器为刺吸式，有涎腺 1 对通入口器。触角藏于触角窝内，分 3 节，末端膨大。头部鬃毛据生长部位不同有眼鬃、颊鬃、后头鬃等，有的蚤颊部边缘有若干成排粗壮棕色梳状棘刺，称为颊栉齿（genal comb）。胸部 3 节，有前胸栉齿（pronotal comb）。足 3 对，长而粗壮，善于跳跃。

腹部共 10 节，雄第 8、9 节和雌第 7～9 节为生殖节（genital segment），第 10 节为肛节（anal segment）。雌蚤尾端钝圆，内具角质的受精囊。雄蚤尾端上翘，具有复杂的尾器。有关蚤类眼鬃的位置、颊栉齿、前胸栉齿的有无、排列、形状和数目，单眼发达或退化，雌蚤受精囊的形状、雄蚤尾器的结构等，都是蚤种鉴别的重要特征（图 16-20）。

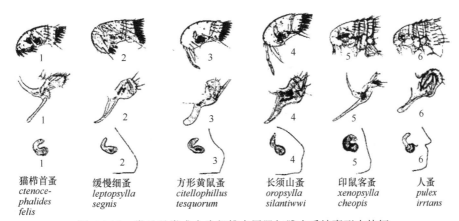

猫栉首蚤
ctenoce-phalides felis

缓慢细蚤
leptopsylla segnis

方形黄鼠蚤
citellophillus tesquorum

长须山蚤
oropsylla silantiwwi

印鼠客蚤
xenopsylla cheopis

人蚤
pulex irrtans

图 16-20　常见蚤类成虫头部雄虫尾器与雌虫受精囊形态特征
Fig.16-20　Characteristic shapes of adult flea head，genitalia of male flea and spermatheca of female flea commonly found

（2）内部结构：蚤的内部结构以消化系统与传病的关系最为重要，包括前肠、中肠与后肠三部分。前肠又分为口腔、咽、食管及前胃。前胃似漏斗形，内壁有许多角质小刺，具有活塞瓣的作用，可以防止食物由中肠反流回食管，也是鼠疫杆菌适宜的繁殖场所。中肠是消化道最大的部分，呈袋状，可以储存吸入的血液，是血液消化吸收的主要场所。中肠与后肠连接处有马氏管 4 条，与肠腔相连接。后肠是消化道的最后部分，食物残渣由肛门排至体外（图 16-21）。

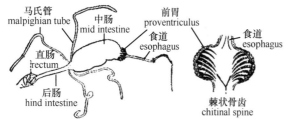

图 16-21　蚤消化系统示意图
Fig.16-21　The digestive system of flea

2. 卵　乳白色,椭圆形,表面光滑,长 0.4～2mm。

3. 幼虫　白色或淡黄色,咀嚼式口器,1 对触角,每一体节有 1～2 对鬃。

4. 蛹　黄白色,体外有茧,表面常粘有灰尘等脏物,具有成虫的雏形。

【生活史】　完全变态,成虫羽化后交配、吸血,并在 1～2 天后产卵于宿主身上或巢穴内。虫卵表面光滑,没有黏性,在宿主活动时就散落在巢穴、人类住宅等处。在适宜的条件下,卵 5 天可孵化。孵化时间受温度影响,11～15℃时需 14 天;17～23℃时 7～9 天;若温度达 35～37℃时,卵的发育反而受到抑制。幼虫有 3 龄,以栖息环境中的有机物、草屑、成虫血便、宿主的皮屑等为食。幼虫发育时间一般需 2～3 周,与温度、湿度、氧含量等有关。幼虫成熟后吐丝作茧,在茧内第 3 次蜕皮、化蛹。蛹期的长短取决于温度,一般需 1～2 周,蜕皮后羽化为成虫。羽化需外界刺激,如震动、温度升高等,蚤的寿命约 1 年（图 16-22）。

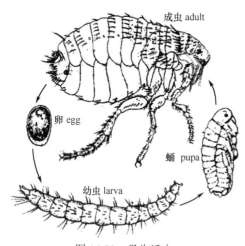

图 16-22　蚤生活史
Fig.16-22　Life cycle of flea

【生态与习性】

1. 孳生与栖息　蚤类一般喜阴暗、潮湿的环境。如鼠洞、畜禽舍、猫狗窝、鸟巢、屋角、墙缝、床底、土坑、甚至室外树荫、草地等荫蔽地方。在一般情况下,蚤类栖息活动范围取决于宿主的活动,主要通过宿主携带的方式播散。当宿主因病体温升高或死后体温降低,成蚤就会离开,寻找新的宿主。宿

主动物间的蚤类转移,特别是啮齿动物因染鼠疫,死鼠洞穴的蚤类即可转移或更换宿主,在流行病学上具有重要意义。

2. 吸血与产卵　蚤雌雄成虫均吸血,每天吸数次,一只成蚤每天吸血量相当于自身体重的 15 倍。吸血对蚤类的生存、交配、繁殖和寿命均有决定性的意义。一般吸血的机会愈多其寿命愈长,多次吸血的蚤类较一次吸血的蚤类存活时间要长。其吸血的频率常因蚤种、性别、气候和宿主不同而异。既吸人血又吸其他动物血的蚤,可传播人兽共患性疾病。蚤类对吸血宿主的选择不很严格,在找不到自然宿主的情况下,饥蚤侵袭其他动物而吸血的现象相当普遍。雌蚤每产一次卵,需要吸血一次。每次产卵 2～10 多粒,一生可产卵数百粒至上千粒。蚤生活史各期对温度依赖都很大,低温可使卵孵化、幼虫蜕皮及化蛹延迟。

3. 季节消长　寄生于动物体表的蚤类在一年中出现的数量常有季节变化,不同蚤种可出现不同的季节高峰。媒介蚤种季节性密度变化,与其所传播的疾病有密切的关系。特别是在受鼠疫威胁的地区,了解媒介蚤种的季节消长动态,适时地进行灭蚤处理,降低媒介蚤的密度,是预防鼠疫发生的重要措施。鼠蚤的密度可用鼠蚤指数来表示。根据过去国内外许多疫区的经验,印鼠客蚤的指数高低与鼠疫流行关系密切,其密度高峰季节,往往是鼠疫暴发流行的季节。

4. 蚤与宿主的关系　根据蚤依附宿主的时间长短及方式,分为三种类型:

（1）游离型:包括毛蚤和巢蚤两个类型。毛蚤栖息于宿主体表,要求较高的温度,吸血比较频繁,耐饥力较差,如印鼠客蚤、猫栉首蚤等。巢蚤则留在宿主巢穴内,等待宿主归来吸血。此类蚤对温度要求低,活动范围小,吸血间隔期长,耐饥力较强,如二齿新蚤（*Neopsylla bidentati formis*）。

（2）半固着型:雌蚤可将口器长时间固定于宿主皮下吸血,雄虫游离生活。如兔蚤、绵羊蠕形蚤、鸡冠蚤（*Echidnophaga gallinacea*）等。

（3）嵌入寄生型:雌蚤钻入宿主皮内,只保留一小孔呼吸、产卵和排粪。雄虫可自由生活,能在体表与皮内的雌虫交配,如穿皮潜蚤（*Tunga caecigena*）。

蚤类寄生习性的差别,在流行病学上的意义完全不同,巢穴型蚤类对保存疫源地,体表型蚤类对蚤媒病的传播扩散,分别起着重要作用。而半固着型、嵌入寄生型在传病上无重要性。蚤类的宿主非常广泛,如人、猿、猴、猪、羊、猫、狗、鼠、蝙蝠及鸟类等体表,均可有蚤类寄生。有些蚤对宿主有严格的专一性,例如长须山蚤只寄生在旱獭体上,蝠蚤科的蚤类专寄生在蝙蝠体表。有些蚤的宿主比较广泛,当失去正常宿主的时候,可转移至其他种类的宿主体表寄生吸血。例如当鼠群中发生鼠疫流行时,病鼠大量死亡,原来在病鼠体上寄生的蚤类,可以转移至人体上寄

生，通过蚤类宿主的转换，就可将鼠群中流行的鼠疫扩散至人群中，是鼠疫传播流行的重要途径。

【重要媒介】 我国鼠疫最重要的传播媒介蚤有以下四种：

1. 印鼠客蚤（Xenopsylla cheopis） 又名开皇客蚤、印度鼠蚤、鼠疫蚤。分布全球，我国许多地区均有存在。正常宿主为家栖性鼠类，喜叮咬人，是世界著名的鼠疫媒介蚤种。

2. 长须山蚤（Oropsylla silantiewi） 又名旱獭山蚤，我国北部地区有分布。为旱獭的主要寄生蚤种，也是旱獭鼠疫的主要传播媒介。

3. 方形黄鼠蚤松江亚种（Citellophillus tesquorumsungaris） 又名松江角叶蚤、松江黄鼠蚤，分布于我国北部地区。为黄鼠的主要寄生蚤种，也是黄鼠鼠疫的主要媒介。

4. 人蚤（Pulex irritans） 又名扰蚤，分布于世界各地。除可叮咬人外，也可在猫、犬、猪、兔、鼬、獾、狐等体表吸血寄生，栖息习性为巢穴型，住房内甚为常见，与人类关系密切。

【与疾病的关系】

1. 直接危害 成蚤叮刺宿主，使局部皮肤瘙痒、出现丘疹等，影响休息或因搔痒而继发感染。有的种类可潜入动物或人的皮下寄生，如潜蚤（Tunga），见于中南美洲和非洲，我国尚无人体寄生的报告。

2. 传播疾病 蚤可感染 100 多种病原体，传播多种人畜疾病。

（1）鼠疫：病原体为鼠疫杆菌，是一种烈性传染病，死亡率极高。在自然界中，鼠疫可长期存在于自然疫源地内，在啮齿动物中传播。当人类、家栖鼠类或家畜进入疫源地内活动，接触带菌的啮齿动物或被带出的蚤类叮咬而感染得病，从而传入乡村或城市，造成家栖鼠类和人间鼠疫的流行。

（2）鼠型斑疹伤寒（murine typhus）：又称地方性斑疹伤寒（endemic typhus），是由莫氏立克次体（Rickettsia mooseri）引起的急性传染病，病原体在蚤粪中可保持感染性长达数年。该病在热带和温带鼠类特别是家栖鼠中传播，通过蚤粪污染宿主被叮刺所致的伤口而感染，人群多为散发，偶可暴发流行。

（3）蠕虫病：蚤可作为犬复孔绦虫、缩小膜壳绦虫、微小膜壳绦虫等寄生虫的中间宿主。

【防治原则】 蚤的防治主要为消除孳生场所，搞好居室和周围畜圈清洁卫生。消灭鼠类，加强猫、犬等家养动物管理，并经常清扫其窝圈等均为蚤类防治的重要措施。

1. 室内地面灭蚤 常用敌百虫、敌敌畏乳剂喷雾，倍硫磷、马拉硫磷等处理蚤类活动和孳生场所，或用水泥填抹地面墙缝，减少蚤的栖息地。

2. 畜圈及鼠洞灭蚤 上述药物均可用于畜圈灭蚤，鼠洞可用二二三、六六六或其他药物喷入洞内，亦可堵洞灭鼠灭蚤。

3. 个人防护 因工作或野外作业进入疫区，可涂擦驱避剂避免蚤的叮刺，或穿戴防蚤隔离服，防蚤袜、靴，扎紧袖口领口。

第六节 虱

虱是多种疾病的传播媒介，流行性斑疹伤寒曾是虱传播的一种急性传染病。第一次世界大战，当塞尔维亚人本身无法将敌军打败时，虱子却替他们完成了这个任务。在一战期间和战后，斑疹伤寒对波兰和俄国的危害同军事行动一样严重，有将近 300 万人死于这种疾病。法国有个细菌学家叫 Nicolle（查尔斯·让·亨利·尼科勒），他发现虽然城里流行斑疹伤寒，而医院里的医生和护士每天都和病人接触，可是却并没有患病。Nicolle 仔细回忆了患者入院以后的整个过程，他发现最明显的就是每个患者都要洗澡，并换掉了带虱子的衣服。Nicolle 推测虱子可能是斑疹伤寒的传播媒介，并通过实验证明了他的推断是正确的。由于这个发现，他获得了 1928 年的诺贝尔医学与生理学奖。1944 年 1 月，那不勒斯的全体居民集体喷洒 DDT，虱子都被杀死了，结果在历史上第一次有效地控制了斑疹伤寒的流行。

虱（Louse）属虱目（Anoplura），寄生人体的虱有两种：即人虱（Pediculus humanus）和耻阴虱（Phthirus pubis）。人虱有两个亚种：人头虱（Pediculus humanus capitis）和人体虱（Pediculus humanus corporis）。

【形态】

1. 人虱 灰白色，雌虫长约 4mm，雄虫略小。刺吸式口器，有管状的吸喙（haustellum），内具小齿。胸背部两侧有气门 1 对，足 3 对，末端有爪。腹部膜质，可见 8 节，各节侧缘向两侧突出。雌虫末端呈 W 形凹陷，雄虫末端钝圆，常见 1 交合刺伸出。人头虱与人体虱的形态区别甚微，人头虱的体形略小，体色稍深，触角较粗短（图 16-23）。

2. 耻阴虱 灰白色，体形宽短似蟹状，长 1.5～2mm。头部短而窄，胸部宽而短。前足及爪细小，中后足胫节和爪明显粗大。腹部宽短，前 4 节融合，Ⅴ～Ⅷ节侧缘各具 1 对锥形突起，上有刚毛。

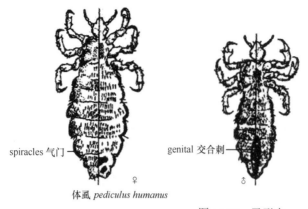

spiracles 气门 —

genital 交合刺 —

体虱 *pediculus humanus* ♀   ♂   阴虱 *pthirus pubis*

图 16-23   虱形态

Fig.16-23   Configurations of lice

【生活史与习性】   生活史为不完全变态（图 16-24）。卵椭圆形，长 0.8mm，白色略透明，末端粘在衣物纤维上，俗称虮子（nit）。卵经 7～10 天可孵出若虫，在温度适宜条件下，从卵发育到成虫需 23～30 天或更长，一般约有 10%～30%的卵不能孵化。人头虱雄虫平均寿命 16 天，雌虫 27 天，体虱成虫平均寿命约 30 天。雌雄虱成熟后 12h 即可交配，1～2 天后产卵，雌虱一生平均产卵 150～250 个。人虱的寄生部位不太严格，头虱主要寄生于头部，体虱生活在贴身内衣皱缝等处。耻阴虱以阴毛处多见，并可钻入外阴部表皮角质层寄生。人虱无论若虫或雌雄成虫均嗜吸人血，每日需吸血多次。虱耐饥力不强，每日至少吸血 1 次。如吸不到血液，只能生存 2～10 天。人体虱对温度敏感，最适温度 30～32℃。当宿主患病体温升高或死亡后变冷，或运动时体表温度、湿度增高时，可驱使虱迅速离开而寻找新的宿主，此习性对虱的散布和传播疾病有重要意义。人虱传播通常是由于人与人之间相互接触引起的，耻阴虱则可通过性接触传播，冬春季是虱繁殖和虱媒病传播的季节。

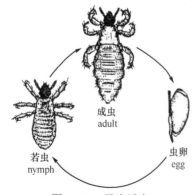

成虫
adult

若虫
nymph

虫卵
egg

图 16-24   虱生活史

Fig.16-24   Life cycle of louse

【与疾病关系】

1. **叮刺**   虱叮刺吸血处可出现丘疹、斑疹和瘙痒。

2. **传播疾病**   当卫生条件差、战争或宿主患病

时，就会造成虱的散播，虱传播的疾病就可能流行。

（1）流行性回归热（epidemic relapsing fever）：是一种世界性流行的疾病，其病原体是回归热包柔螺旋体（*Borrelia recurrentis*）。该病特征为间断性高热和皮疹，病死率在 10%以下。

（2）流行性斑疹伤寒（epidemic typhus）：其病原体是普氏立克次体（*Rickettsia prowazeki*），通过虱粪传播，病原体在虱粪变干后几个月内仍具有感染力。人体感染的主要方式是含立克次体的虱粪从破损的皮肤伤口侵入，也可经呼吸道或眼黏膜侵入。该病的特征是高热、头痛、恶心、烦躁和昏迷，患者通常有明显的体表暗色斑疹，死亡率曾高达 20%。

（3）战壕热（trench fever）：由五日热立克次体（*Rochalimaea quintana*）引起。第一次世界大战时约 100 万人发病，也曾经是第二次世界大战中最流行的疾病。患者起病急，体温可达 40℃。患者极度软弱无力，头昏头痛，背及胫骨疼痛，结膜充血，皮肤有淡红色皮疹，脾脏肿大。5～7 天后体温恢复正常，间歇 5 天后体温再次上升，多数于 2～3 个月内康复。

【防治原则】

1. **讲究卫生**   虱可通过人们相互接触传播，阴虱可通过性接触传播。讲究个人卫生，勤洗澡、换洗衣物被褥，可减少虱的侵染。

2. **物理方法**   对虱污染的衣物、被褥可用开水烫洗、蒸煮或冷冻，藏于密封的塑料袋中两周效果很好。虱与虫卵在 65℃数分钟即可死去。

3. **化学药剂**   可将衣物装入密闭塑料袋中用 DDV 或溴甲烷熏杀。也可采用 DDV 乳剂、倍硫磷粉剂或水剂喷洒、浸泡。对头虱和阴虱可剃除毛发，再使用灭虱灵、0.01%氯菊酯醇剂或洗剂涂搽清洗，也可用 50%百部酊涂搽灭虱。

第七节 臭 虫

臭虫（Bedbug）对人的危害主要是通过叮咬引起

的直接危害，虽然在它的体内发现了多种病原体，但是这些病原体能否通过臭虫传播目前还没有得到证实。臭虫属半翅目（Hemiptera）、臭虫科（Cimicidae），有温带臭虫（*Cimex lectularius*）和热带臭虫（*Cimex hemipterus*）两种生活在人居室内。

【形态】

1. 成虫 背腹扁平，椭圆形，红褐色。大小约5mm×3mm，全身被有粗而短的毛。两种臭虫形态相似，较明显的区别是温带臭虫的前胸凹陷较深，两侧缘向外延伸成薄边；而热带臭虫前胸的凹陷较浅，两侧缘不外延（图 16-25）。头宽扁，两侧有突出的复眼 1 对。触角 1 对，分 4 节，末两节细长。口器刺吸式，弯折向腹面，吸血时前伸。中后足基节有新月形臭腺孔，第 5 节腹面后缘右侧有个三角形凹陷，称柏氏器（Berlese's organ），是精子的入口，作交配用。雄虫腹部末端狭窄而尖，有角质交尾器 1 个，镰刀形，向左侧弯曲，储于尾器槽中。

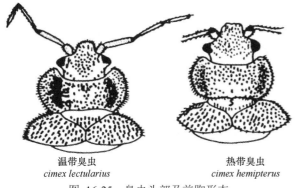

温带臭虫 *cimex lectularius*　　　热带臭虫 *cimex hemipterus*

图 16-25 臭虫头部及前胸形态
Fig.16-25 The head and prothorax of bedbug

2. 卵 椭圆形，长约 1mm，黄白色，有卵盖，卵壳上有网状纹。若虫似成虫，体较小，生殖器未发育成熟。

【生活史与习性】 生活史为不完全变态，雌雄交配吸血后，雌虫在床板、蚊帐缝隙内产卵。虫卵常黏附在成虫活动和隐匿处，如床板、蚊帐、家具、墙壁的缝隙等。雌虫可一次产卵 1 枚至数枚，一生可产卵 100～200 枚，冬季通常停止产卵。卵 8 天可孵化出若虫，分 5 个龄期，每次蜕皮前均要吸血。在末次蜕皮后翅基出现，变为成虫，完成生活史约需 6～8 周（图 16-26）。气温低时，会延长发育时间。雌、雄虫及若虫均嗜吸人血，也吸鼠、兔或家禽血。白天藏匿，夜晚活动吸血，行动敏捷，不易捕捉。成虫耐饥力很强，可耐饥 6～7 个月，甚至可长达 1 年。若虫耐饥力稍弱，也可达 70 天。臭虫生活在人居室及木质床榻的各种缝隙中，有群居习性，在隐匿处常见聚集的臭虫。在温暖地区适宜条件下，臭虫每年可繁殖 6～7 代，成虫寿命可达9～18 个月。

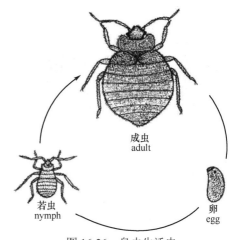

成虫 adult

若虫 nymph

卵 egg

图 16-26 臭虫生活史
Fig.16-26 Life cycle of bedbug

【与疾病关系】 臭虫对人的危害主要是骚扰吸血，叮刺时将唾液注入人体，引起局部红肿、痛痒难忍。严重时造成贫血、神经过敏、失眠及虚弱。实验条件下可传播鼠疫、钩端螺旋体病（leptospirosis）、回归热（relapsing fever）、Q 热（Q fever）、乙型肝炎（hepatitis B），但至今尚未证实在自然情况下传播疾病。

【防治原则】 防制臭虫的基本方法是环境治理。首先要填塞室内墙壁、地板、床板缝隙，以免孳生和匿藏臭虫。室内可放卫生球等驱避剂，喷洒药物于室内缝隙灭虫。对行李应检查处理，烫洗衣物、被褥、家具或在日光下反复曝晒。

第八节 蜚 蠊

蜚蠊体表和肠道内能携带多种致病菌、病毒、霉菌和寄生虫卵。通过吃、吐、排泄的方式，以及在食物和衣服上爬行等传播多种疾病。蜚蠊在人体上爬行可致皮炎，被咬伤或分泌物可引起过敏。对于这种世界性卫生害虫，各国对室内蜚蠊密度都作了严格规定，并将此作为卫生评估标准之一。

蜚蠊（Blattaria）俗称蟑螂（Cockroach），属蜚蠊目（Blattaria），世界性分布。全世界约 4000 种，我国有 168 种。常见有德国小蠊（*Blattella germanica*）、凹缘大蠊（*Periplaneta emarginata*）、美洲大蠊（*Periplaneta americana*）等。

【形态】

1. 成虫 椭圆形，咀嚼式口器，多数有翅，适于飞行。体长可达 100mm，一般为 10～30mm。虫体黄褐色或深褐色，体表具油亮光泽。雄虫的最末腹板有 1 对腹刺，雌虫的最末腹板为分叶状，具有夹持卵鞘的作用（图 16-27）。

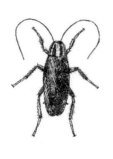
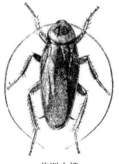

德国小蠊
Blattella germanica

美洲小蠊
Periplaneta americana

图 16-27　蜚蠊成虫
Fig.16-27　Adult of blattaria

2. 虫卵　排列于卵荚中，卵荚（卵鞘）呈褐色钱包状。长约 1cm，有许多小室，内含 16～48 个虫卵，成对排列储存于卵荚内。卵荚形态及其内含卵数为蜚蠊分类的重要依据。

3. 若虫　蜚蠊有一个预若虫期，即在刚孵出时，触角、口器及足均集结在腹面，需经一次蜕皮才发育成活动的若虫。若虫较小，色淡，无翅，生殖器官尚未成熟，生活习性与成虫相似。

【生活史】　不完全变态（图 16-28），成虫羽化后即可交配，10 天后开始产卵。雌虫一生可产卵荚（ootheca）数个或数十个。雌虫产卵前先排泄一种分泌物形成坚硬的卵荚，常挂于腹部末端，再分泌黏性物质使卵荚能黏附于物体上，少数种类卵荚一直附在雌虫腹部末端直至孵化。卵产出至孵化通常需 1～2 个月，若虫经 5～7 个龄期发育羽化为成虫，每个龄期约 1 个月。雌虫寿命约半年，雄虫寿命较短。完成生活史所需时间因虫种、温度、营养等不同而异，一般需数月或一年以上。

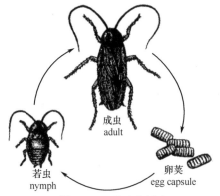

成虫
adult

卵荚
egg capsule

若虫
nymph

图 16-28　臭虫生活史
Fig.16-28　Life cycle of blattaria

【生态与习性】

1. 孳生　大多数种类栖居野外，仅少数种类栖息室内，后者与人类的关系密切。这些种类尤其喜栖息于厨房的碗橱、食品柜、灶墙等处隙缝中和下水道沟槽内，昼伏夜出，夜晚 9 时至凌晨 2 时为其活动高

峰。蜚蠊繁衍迅速，爬行速度很快。活动的适宜温度为 20～30℃，低于 15℃时，绝大多数不动或微动，高于 37℃时呈兴奋状态。蜚蠊的臭腺能分泌一种气味特殊的棕黄色油状物质，通常称之"蟑螂臭"，常留于蜚蠊所经过之处。

2. 食性　蜚蠊为杂食性昆虫，人和动物的各种新鲜或腐败的食物、排泄物和分泌物以及垃圾均可为食，尤以糖类和肉类最为喜爱，并需经常饮水。蜚蠊的耐饥性较强，德国小蠊在完全无水无食饥饿状态下可存活 1 周。

3. 季节消长及越冬　蜚蠊的季节消长受温度的影响较大，同一虫种在不同地区可表现为不同的季节分布。在我国的大部分地区，蜚蠊通常在 4 月份出现，7～9 月份达高峰，10 月份以后逐渐减少。当温度低于 12℃时，蜚蠊便以成虫、若虫或卵荚在黑暗、无风的隐蔽场所越冬。

【与疾病关系】

1. 直接危害　蜚蠊咬食衣物、书籍等，其臭腺分泌物还可污染环境。

2. 传播疾病　通过体表和肠道机械性携带痢疾、伤寒、霍乱的病原体，也可携带阿米巴、贾第虫的包囊及多种蠕虫卵。

3. 作为中间宿主　它是美丽筒线虫、缩小膜壳绦虫等蠕虫的中间宿主。

【防治原则】

（1）搞好卫生，清除环境中的卵荚、若虫和成虫，清理孳生和栖息场所。

（2）调查蜚蠊在当地的季节消长，使用杀虫剂、诱捕（利用食物）、黏捕（利用信息素）、药物熏杀等。目前最新的灭蟑方法是熏蒸法，用有熏蒸作用的杀虫剂直接挥发成气体或燃烧成烟雾，把蟑螂从缝隙里熏出来熏死。这种方法在 40 分钟内能杀灭 90% 的蟑螂，且对人体和其他小动物无害。

（3）必须反复围歼，因成虫耐饥力强，卵荚不受药物作用，应反复清除。

第九节　其他医学昆虫

一、蠓

蠓（Bitting midge）属于双翅目蠓科（*Ceratopogonidae*），俗称墨蚊、小咬。全世界已知约 5500 种，我国发现吸血蠓 413 种，主要种有台湾铗蠓（*Foreipomyia taiwana*）和同体库蠓（*Culicoides homotomus*）。

【形态】

1. 成虫　黑色或深褐色，刺吸式口器，体长 1～4mm。头部近球形，复眼发达，雄蠓两眼相邻接。触角 15 节，触角基部后方有单眼 1 对。翅上常有斑和微毛，其大小、颜色、位置等为分类依据。蠛蠓和库蠓的翅均具有径中横脉；蠛蠓有发达的爪间突，库蠓和细蠓的爪间突不发达或退化（图 16-29，表 16-3）。

2. 虫卵 呈香蕉形，长 0.35～0.65mm，卵产出时为灰白色，渐变为褐色或黑色，透过卵可见胚胎期眼点或头毛，被有胶状物，可黏附在物体上。

3. 幼虫 蠕虫状，大小因种不同，长度 0.3～

6.4mm。分为 4 龄，头部深褐色，胸、腹部灰白、奶油或淡黄色。咀嚼式口器，水生或陆生。

4. 蛹 为裸蛹，头背部有头盖，前胸背侧生有呼吸管 1 对。早期淡黄色，羽化前呈深褐或黑色。不活动，可见于水中或有积水的淤泥中。

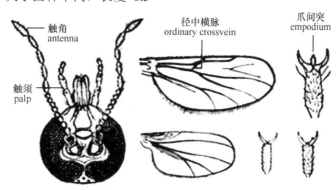

图 16-29 蠓的头、翅和爪
Fig.16-29 The head，wing and claw of biting midge

表 16-3 三属蠓形态特征
Table 16-3 The characteristics of three genera of bitting midges

区别点	库蠓	蠛蠓	细蠓
雌触角	末五节较前稍大	末五节明显增大	末一节明显变大
雌触须	5 节	5 节	4 节
径中横脉	有	有	无
爪间突	无或未发育	有，与爪长度相近	无或未发育

【生活史】 完全变态，交配后吸血，3～4 天后卵巢发育成熟产卵。雌蠓通常一生产卵 2～3 次，一次产卵 5～150 粒不等。雌虫产卵于孳生地，在适宜的条件下，约 5 天孵化。幼虫生活于水中泥层表面，或富有苔藓、藻类、真菌等陆生潮湿处。杂食性，以藻类、真菌、鞭毛虫等为食。在适宜温度下 22～38天化蛹，蛹于 5～7 天羽化（图 16-30）。

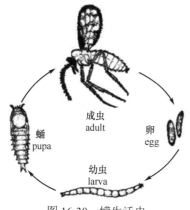

图 16-30 蠓生活史
Fig.16-30 Life cycle of biting midge

【生态与习性】

1. 孳生习性 可分为三种类型：水生、陆生及半水生。水生的类群主要是库蠓幼虫，在各种水体底部泥层表面挖洞，穴居生活。陆生以铗蠓幼虫为代表，在阴暗、潮湿、有机质丰富的地表生活。半水生如细蠓，孳生于潮湿的土壤，也可适应干旱或荒漠。幼虫孵出后钻入土壤内，4 龄幼虫成熟后爬至表面化蛹。成虫多栖息于树丛、竹林、杂草、洞穴等避风、避光处。当温度、光照适合且无风时，成虫即成群飞出，其活动范围多限于栖息地周围。

2. 交配、产卵及食性 吸血蠓类交配前多有群舞现象，雌蠓可一次完成产卵，也可分数次产卵，有些库蠓有孤雌生殖。雄蠓以植物汁液或花蜜为食，雌蠓吸食血液和植物汁液。雌蠓吸血对象较广，不同的蠓类有一定的倾向性。有的种类嗜吸人血，有的种类嗜吸禽类、畜类或野生动物的血。

3. 栖息、活动、寿命 活动限于孳生地范围，飞行距离为 200～500m，同宿主的存在与否密切相关。雌蠓一般可存活 1 个月。

4. 季节消长和越冬 冻土带有些库蠓需两年才能完成一代，温寒带一年 1～2 代，热带一年多代。多数以幼虫越冬，细蠓以卵和幼虫越冬。

【与疾病关系】 蠓叮吸人血时，可出现局部奇痒。表现为红斑、丘疹、肿胀及水疱和渗出，甚至引起全身性过敏反应。少数有淋巴管炎、淋巴结肿大等症状。蠓可传播多种人畜寄生虫病和病毒性疾病，但在我国，蠓与人体疾病的关系了解甚少。在福建和广东，曾在自然界捕获的台湾拉蠓体内分离出流行性乙型脑炎病毒，但该蠓是否可作为传播媒介，尚有待证实。

【防治原则】

1. 环境防治　搞好环境卫生，消除杂草、填平水坑，清除蠓孳生地。

2. 化学防治　对成蠓出入的人房、畜圈和幼虫孳生地的沟、塘、水坑等环境用二二三、马拉硫磷或溴氰菊酯等进行滞留喷洒，兼灭成虫和幼虫。

3. 个人防护　在有吸血蠓类地区野外作业的人员，应做好个人防护。可在暴露的皮肤上涂擦驱避剂防蠓叮咬，也可燃点艾草、树枝等，以烟驱蠓。被叮咬出现局部肿、痒时，可用10%碱水、氨水或清凉油涂擦。

二、蚋

蚋俗称黑蝇（black fly），属双翅目蚋科（Simuliidae）。全球已知1660多种，我国已报告约226余种，重要的吸血蚋有3个属：蚋属（Simulium）、原蚋属（Prosimulium）和澳蚋属（Austrosimulium）。主要种类有北蚋（*Simulium subvariegatum*）、毛足原蚋（*Prosimulium hirtipes*）等。

【形态】

1. 成虫　头部椭圆形，刺吸式口器。个体小而粗壮，体长3～5mm。雄蚋复眼大，与胸背约等宽；雌蚋的复眼略窄于胸部，两眼被额明显分开。胸背明显隆起，翅宽阔，纵脉发达，有平衡棒。足短，腹部11节，有的种类腹部背面有银色闪光斑点，最后两节演化为外生殖器，是分类的重要依据（图16-31）。

2. 虫卵　略呈圆三角形，长0.1～0.2mm，卵壳表面光滑，薄而透明，初产时淡黄色，逐渐变为黑褐色。通常150～500粒排列成鳞状或成堆，见于清澈流水中的岩石、水草与树枝等各种附着物上。

3. 幼虫　圆柱形，后端膨大，幼虫期有6～9龄。刚孵出的幼虫长约0.2mm，淡黄色，以后逐渐变为褐色。成熟幼虫4～15mm，头部前端有1对由放射状刚毛组成的口扇。前胸腹面中部有一只具小钩的胸足，腹部尾端有一个具小钩的吸盘和一个可伸缩的肛鳃。幼虫以水中微小生物为食，3～10周发育成熟。

4. 蛹　属于半裸茧型，茧由幼虫涎腺分泌的丝织成，前端开口，其形状在不同的种类亦不相同。蛹的头及胸部前端裸露在外，后端可牢固地黏附于水中石块、植物或其他附着物上。

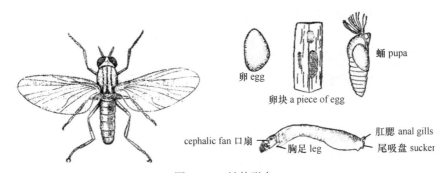

图16-31　蚋的形态
Fig.16-31　Morphology of black fly

【生活史】　完全变态，成虫羽化不久即交配，继而开始吸血。雌虫产卵于水中植物，在20～25℃水中约5天孵化。幼虫孵化后附着于水中植物或岩石上，挥动其头扇（cephalicfan）取食水中微生物，3～10周发育成熟。蛹期1～4周或更久羽化。成虫破茧而出，随气泡浮到水面。从卵发育到成虫的时间依蚋种和水温而不同，整个生活史一般为2～3个月左右（图16-32）。

【生态与习性】　蚋孳生、产卵于水中，幼虫及蛹喜欢生活在水流清澈的小溪等急流中，污水、温泉等不适合蚋生长。雄蚋不吸血，交配后几天即死亡。雌蚋交配后开始吸血，寿命约2个月，个别达3～4个月。雌蚋嗜吸畜、禽血，兼吸人血，吸血活动多在白天进行。人刚被蚋叮咬吸血时不觉疼痛，经一分钟后渐有感觉，皮肤表面伤口可冒出一个小血珠，是被

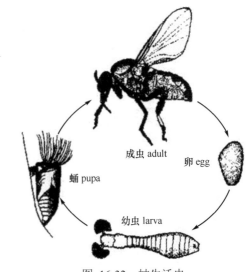

图16-32　蚋生活史
Fig.16-32　Life cycle of black fly

蚋叮刺的特征。蚋均为野栖，成虫栖息草丛及河边灌木丛，大多在白天室外活动，飞行距离达 2～10km。蚋一般出现于春、夏、秋三季，6～7 月为活动高峰，以卵或幼虫在水下越冬。高纬度地区，蚋出现于 3～11 月，中纬度地区全年出现（如福建），一年可繁殖 6～7 代。

【与疾病关系】 蚋为世界性分布，在山区、林区、草原等地叮人吸血造成很大的骚扰。人被蚋刺叮后，常引起局部红肿、发炎、甚至溃烂，影响人们的正常工作和休息。蚋还可传播丝虫等寄生虫病，但在我国蚋与人体疾病的关系尚不清楚。

【防治原则】 采用综合防治措施，并涂擦驱避剂进行个人防护。也可利用寄生物和天敌灭虫，如病毒、真菌、微孢子虫和索虫科线虫。这类病原生物感染后可阻止蚋幼虫化蛹发育，导致虫体死亡。由于蚋生活在急流中，幼虫可以附着在各种水中物体和岩石上，清除孳生地和使用药物实际上很困难，如有可能，可间歇阻断水流使蚋蛹和幼虫干死。

三、虻

虻（Tabanid fly）俗称"牛虻"或"瞎虻"，属双翅目，虻科（Tabanidae）。全世界已知约 4500 种，我国记录近 450 种。重要的吸血虻有 5 属：斑虻属（Chrysops）、麻虻属（Haematopota）、瘤虻属（Hybomitra）、黄虻属（Atylotus）、虻属（Tabanus），主要种类有广斑虻（*Chrysops vanderwulpi*）、华虻（*Tabanus mandarinus*）等。

【形态】

1. 成虫 体型粗壮，体长 6～30mm，呈棕褐色或黑色。多数有鲜艳色斑和光泽，体表多细毛。头部宽大，复眼很大，多具金属光泽，被捕获死后不久金属光泽可消失。雄虻两眼相接，雌虻两眼分离。触角 3 节，第 3 节有 3～7 个环节。雌虻吸血，刮舐式口器，取食时刺破皮肤以唇瓣上的拟气管吸血；雄虻口器退化。胸部粗壮，前、中、后胸的界限不清。翅宽、透明或具色斑。足粗短、多毛。腹部较宽扁，覆以软毛，可见 7 节，8～11 节为外生殖器，通常隐蔽。

2. 虫卵 纺锤形，长 1.5～2.5mm，初产时黄白色，以后变为黑色，由 3～4 层组成卵块。粘在植物叶片、茎秆上，挂在水面或湿土、岩石上。

3. 幼虫 幼虫细长，两端锥状，早期幼虫淡黄色，以后接近黑色。腹部 1～7 节有疣状突，尾部有长呼吸管和气门。

4. 蛹 为裸蛹，分头胸部和腹部，暗黄棕色。头部生有刺和毛，腹部 1～7 节相似，有气孔、刺和毛腹末生有蛹星体，由背、侧、腹 3 对结节组成。

【生活史】 完全变态，羽化后的雌虻寻找血源，雄虻取食花蜜，然后交尾。卵产出时常以 200～500

粒聚集成堆或卵块，多见于稻田、沼泽、池塘边的草叶或小枝上，通常在 1 周内孵化。幼虫孵化后落入地面湿土壤或水中，以有机物为营养，发育时间一般需数月甚至 1 年以上。成熟幼虫无论在水中还是在土壤中都可移至土壤表面化蛹，蛹 1～3 周后羽化，大部分种类一年繁殖 1 代（图 16-33）。

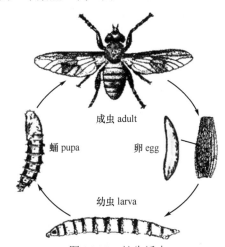

图 16-33 虻生活史
Fig.16-33 Life cycle of tabanid fly

【生态与习性】 孳生地可归为三类。水生：幼虫孳生在小河、湖泊、池塘等淡水和咸水滩及河底泥沙中。半水生：水边渗漏地带、洼地、沼泽地，土壤内有腐殖质，如稻田等。陆生：牧场的牛栏、灌木丛、花园、森林被落叶覆盖的土壤。成虫栖息在草丛、树林中或河边植被上，白天活动。雌虻刺吸牛、马等大型家畜的血，以阳光强烈的中午吸血活动最活跃。雌虻常在多个动物体表往返吸血，这种习性对传播疾病有重要意义。虻飞行力很强，一般每小时可飞 5～12km。我国北方虻的活动季节在 5 月中旬至 8 月下旬之间，7 月份为高峰。一年发生 1 代，少数两年 1 代，有些更长。雄虻寿命仅数天，雌虻可存活 2～3 个月。虻多以成熟幼虫在土壤内越冬，常见于堤岸 22～25cm 深的土层中。

【与疾病关系】 虻叮刺人体可引起荨麻疹样皮炎及全身症状，斑虻属和虻属还可传播人类疾病，如罗阿丝虫病和土拉伦菌病等，在我国虻与人类疾病的关系还不清楚。此外虻对家畜的危害也很大，是炭疽病、锥虫病及马传染性贫血的传播媒介，是我国畜牧业的重要害虫。

【防治原则】 土壤改良，填补洼地，排水，清除虻孳生地。药物灭虫，皮肤涂擦驱避剂。真菌感染可引起虻死亡，黑卵蜂、赤眼蜂产卵于虻卵内，可破坏其发育。

四、松 毛 虫

松毛虫（Pine caterpillar）属于鳞翅目枯叶蛾科

（Lasiocampidae）松毛虫属。我国已发现约 80 种，危害较大及分布较广的有 6 种：马尾松毛虫、赤松毛虫、油松毛虫、落叶松毛虫、云南松毛虫、思茅松毛虫。其中以马尾松毛虫分布最广，危害也最大。松毛虫最初被引起注意是在 20 世纪 70 年代，我国浙江、江苏、江西、广东、湖北、福建等地区，发生了一种以皮炎及关节肿痛为主要临床症状的疾病。经过大量流行病学调查，证明是因接触松毛虫而引起的，国内医学界将其定名为松毛虫病。

【形态】

1. 成虫 展翅时雄 36.1～48.5mm，雌 42.8～56.7mm。体黄褐至棕褐色，前翅较宽，外缘呈弧形弓出，翅面斑纹不太明显，外缘为黑褐色斑，内侧为淡褐色斑。

2. 幼虫 包括 6 个龄期，5 龄幼虫体呈灰黑色，体长 26～46mm。成熟幼虫（6 龄）棕黑色，体长 38～58mm，体表遍布白色鳞片，其间混有一些金黄色鳞片。胸部背面及腹部两侧有软的白毛，各节上的黑色毛束明显而发达。体表在第 2、3 胸节背面各有一条毒毛带（毒毛区），每一毒毛带上有毛窝 4800 多个，每一毛窝长出一根毒毛。毒毛形似缝衣针，末端尖，中空，管状，管内有棕黄色的黏稠状毒液。毒毛外表有很多倒刺状小棘，每根毒毛下面有一毒腺细胞。

【生活史】 完全变态（图 16-34），雌蛾交配后产卵于马尾松的枝条上，卵赤豆色成行排列。虫卵产下到孵化时间为 5～10 天。刚孵出时虫体呈灰黑色，爬动活泼，遇惊扰即吐丝下垂，并能扭曲跳动。第 5 龄及第 6 龄期的松毛虫幼虫毒毛及毒腺细胞很发达，是致病期。成熟幼虫吐丝结茧将自己裹在其中，在其吐丝结茧的同时，虫体缩短变粗，活动能力减弱，体表的各种毛均逐渐脱落，其毒毛通过茧皮而伸出于外，一般 3 天后蜕皮即化蛹，蛹期约 13～22 天。茧长椭圆形，长 30～45mm，灰白色或淡黄褐色，外有散生黑色短毒毛。松毛虫的蛾期（成虫）虫体黄褐或棕褐色，头部触角 1 对，口器退化，胸部发达，前翅和后翅布满鳞片，足 3 对。雌蛾多产卵于生长良好的

森林边缘松树针叶上，每只雌蛾可产卵数十粒至数百粒不等。成虫有强烈的趋光性，飞行能力强，最远的可达 2km。在我国长江流域各省，每年发生 2～3 代，在两广一带每年发生 3～4 代，以 3 龄幼虫在松针丛中或树皮缝中越冬。

【与疾病关系】 松毛虫的毒毛及毒腺细胞分泌的毒素与皮肤接触后进入人体内，可引起过敏性炎症反应，主要侵犯皮肤及骨关节，有时眼、耳郭也可受累。松毛虫的毒毛尖锐，与人接触时极易刺入皮肤。毒毛上有微小的倒刺小钩，刺入皮肤后难以拔出，引起痛痒、肿块。松毛虫化蛹时，毒毛立于虫壳外，因此虫茧也具有高度的致病性。死亡虫体跌落地面或水中，接触虫体或被虫体污染的环境是主要的致病途径。在山上割草、砍树，放牛等活动中与毒毛接触，引起皮炎、骨关节肿痛等称为松毛虫病。病程一般数天或十几天，部分损伤骨、软骨和关节，病情可延续数月，少数可达十多年。全身症状有畏寒，低热、头痛，食欲不佳、全身不适等。

【防治原则】 感染本病可导致严重后果，应引起足够重视。治疗可采用拈除毒毛与药物治疗相结合的办法，对全身或局部发痒者可用 10%葡萄糖酸钙静脉注射，口服抗过敏药如扑尔敏等。局部可用 0.5%～1%普鲁卡因加泼尼松龙作病灶周围封闭，或封闭加蛋清外敷，每日 1 次，并兼用抗过敏、止痛和消炎的药物。贯彻"灭早、灭小、灭了"的治虫原则，做好个人防护，上山时穿长袖衣服，不要接触松毛虫。

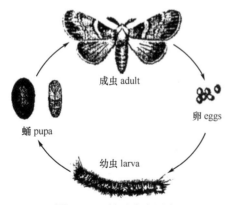

图 16-34 松毛虫生活史
Fig.16-34 Life cycle of pine caterpillar

成虫 adult
卵 eggs
蛹 pupa
幼虫 larva

五、毒隐翅虫

隐翅虫（Rove beetle）属于鞘翅目隐翅虫科（Staphylinidae）的一类黄褐色小型甲虫。该科已知有 2 万种以上，其中 200 余种属于毒隐翅虫属（Paederus），我国已发现 19 种。其中褐足毒隐翅虫（P. fuscipes）分布广泛，其他常见的还有黑足毒隐翅虫（P. tamulus）等。成虫含有毒素，可致人患隐翅虫皮炎（paederus dermatitis）。

【形态】 成虫体长 7～8mm，头部形状与蚂蚁头部相似（图 16-35）。咀嚼式口器，头部两侧具复眼 1 对。眼前方有鞭状触角 1 对，基部黄色，顶部褐色，由 11 节组成，以第 3 节最长。前胸橙黄色，椭圆形。鞘翅短，其长度接近虫体总长的 1/3，仅覆盖于虫体中胸部。鞘翅具有蓝黑色金属光泽，镜下观密布刚毛。膜翅脉纹简单，藏于鞘翅内。腹节大部裸出，紧靠鞘翅后的 4 个腹节为橙黄色，尾部为蓝黑色。腹部末端数节内缩，变成尾器。足黄褐色，末端黑褐色，粗短而强壮，适于迅速行走。毒隐翅虫（Paederusfuscipes）为该属代表。

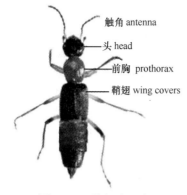

触角 antenna
头 head
前胸 prothorax
鞘翅 wing covers

图 16-35　隐翅虫形态
Fig.16-35　Morphology of rove beetle

【生活史与习性】　毒隐翅虫发育属完全变态，完成生活史所需时间因种而异，多数一年 1 代。虫种分布很广，生长和栖息于温带地区的江岸、河边、田园等处，也有寄生于鸟巢、蚁穴，经常成群飞行。白天栖居于杂草、石头下，夜间活动，有趋光性，尤其是日光灯。入室后在灯下飞行，或跌落、停歇在人体或桌面等物体上。在停留面行走迅速，并随时准备起飞。其膜翅展开后与身体等长，收拢时靠尾端向背部上翘卷曲将其推入鞘翅内。毒隐翅虫是杂食性昆虫，有的可捕食蚜虫、稻飞虱等其他小型昆虫及各种农作物害虫，因此被认为是益虫。但从医学昆虫角度考虑，由于它对人体皮肤有损害，所以仍需加以防制。

【与疾病的关系】　毒隐翅虫常爬行到人体表暴露部位，如面部、颈部、四肢等，但并不叮咬人或释放毒液。只有当虫体被拍击或压碎，其体内的强酸性毒液沾染皮肤，才会引起皮肤损害，使人的皮肤产生灼痛感，并引起炎症。开始仅为点、片状或条索状红斑，称线性皮炎。随后红斑上出现密集的丘疹、水疱和脓疱，呈线条状排列。中央呈灰褐色坏死，灼痛明显。皮疹广泛时常伴全身不适，严重的可有剧痛及发热、恶心、呕吐等全身症状。1～2 周后脱痂而愈，局部留有明显的色素沉着，好发于头、面、颈、四肢及胸背等外露部位。如受害部位为眼睑等细嫩皮肤时，症状尤为严重。此病多见于夏秋季，雨后闷热天气尤多。

【防治原则】　毒隐翅虫体型小，具有趋光性，可钻过一般家庭纱窗，因此其对人体的损害常发生在睡眠过程中。预防本病应注意在夏秋季夜间关好门窗，减少房间照明度，防虫入室。若发现毒隐翅虫切不可用手拍打或挤捏，如沾染毒液后，应立即用碱性皂液清洗或涂搽 10%氨水，也可将蛇药片用水或醋调匀外擦。

Summary

Medical insects can directly do harm to human through stinging，sucking blood，parasitizing and annoying. More importantly，they can transmit various diseases. Up to now，thousands and thousands of people still die of the insect-borne diseases annually.

The body of an insect consists of 3 parts: head，thorax and abdomen. The head comprises mouthparts，one pair of compound eyes and several ocelli，and one pair of antennae. The mouthpart is the organ for eating，transmitting diseases as well. The mouthparts of medical insects can be classified into several kinds: chewing，piercing-sucking，sponging，cutting-sponging mouthparts，etc.

The thorax，made up of prothorax，mesothorax，and metathorax，is the motor center of the medical insects. Diptera insects have developed mesothorax. Many insects have two pair of wings on their mesothorax. Diptera insects have only one pair of wings，with the wings on the metathorax deteriorating into halters. Such insects as flea and lice have no wings for adapting to their permanent parasitic life. Insects can be differentiated by the nature of the vein pattern in the wings. The thorax carries three pairs of walking legs.

The abdomen is the nutritional and reproductive center. The abdomen an adult insect generally comprises 11 segments，from the first-eighth of which is a pair of spiracles on both sides. The segments merge into each other，forming a simple structure. The hinder segments turn to a male's genitalia and a female's ovipositor. Medical insects are categorized according to the shapes of genitalia.

The structures of internal organs of insects are complicated. Those that are related to disease transmission are chiefly the digestive system and the reproductive system. The digestive system can be divided into 3 parts: fore intestine，mid intestine，and hind intestine. The fore intestine rubs，digests and stores food. The excretory system has a very important tube structure，malpighian tube between the mid intestine and the hind intestine. The malpighian tube absorbs in the blood and eliminates the excrement outside.

The majority of insects are of gonochorism，but a few of insects are of hermaphroditism. Their reproductive organs vary accordingly.

The body cavity of the insect is also called haemocoele. The circulatory system is open. Blood flows through the only aorta on the back，circulating among the organs.

The nervous system of the insect，including central nervous system and sympathetic nervous system，can receive such physical and chemical signals as light， sound waves，smells，etc.

The respiratory system is made up of spiracles and tracheas. The spiracles lie in both sides of thorax and abdomen symmetrically，regulating freely. The tracheas form many tracheoles deep in the body，connected with organs and tissues directly，carrying on air exchange.

The life cycle of insects involves a stepwise growth pattern determined by periodic molting. Metamorphosis in varying degrees accompanies molting. When metamorphosis is absent or gradual，the cycle consists of egg，nymph and adult，such as the case of lice，bedbugs，etc. When complete，the cycle consists of egg，larva，pupa，and adult，such as the case of mosquitoes，flies，sandflies，flea，etc. The larval and nymphal stages may be subdivided into instars by successive molts.

In accordance of the characteristics of wing，antenna，mouthpart and ontogeny etc. the insecta can be generally classified into 34 orders，only 9 of which are related to medicine. The following are the most important orders: Diptera，Siphonaptera，Anoplura，Blattaria，Coleoptera and Hemiptera.

（李晋川　王　昕）

第十七章 蛛 形 纲

第一节 概 述

蛛形纲分若干亚纲，与医学有关的是蜱螨亚纲（Acari）、蝎亚纲（Scorpiones）和蜘蛛亚纲（Aranea），以蜱螨亚纲最重要。

【形态】 蜱螨亚纲已知种类约5万种，成虫形态特征为：头胸腹愈合成一个整体，称为躯体；与躯体相连、内含口器的部分称为颚体，颚体位于躯体前端或前部腹面。成虫和若虫腹面有足4对，幼虫足3对。

蜱和螨的主要区别：蜱较大（2～10mm），体毛少或缺乏，口下板齿状、外露，气门位于足Ⅳ基节后方（图17-1）；螨较小（0.1～1mm），体毛多，口下板非齿状、隐蔽，气门位于足Ⅳ基节前方或缺乏。

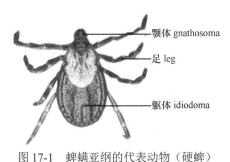

图 17-1 蜱螨亚纲的代表动物（硬蜱）
Fig. 17-1 Representative animal in Acari (hard tick)

【生活史】 蜱螨生活史可分为卵、幼虫、若虫和成虫4个基本时期（图17-2），若虫期1～3个或更多。

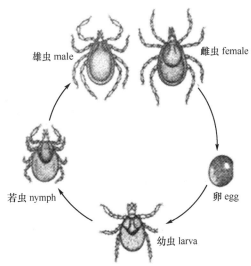

图 17-2 蜱螨亚纲生活史（硬蜱）
Fig. 17-2 Life cycle of Acari (hard tick)

【主要类群】 与医学有关的蜱类主要是硬蜱（hard tick）和软蜱（soft tick），与医学有关的螨类主要是恙螨（chigger mite）、革螨（gamasid mite）、疥螨（itch mite）、蠕形螨（follicle mite）和尘螨（dust mite）等。

第二节 蜱

> **案例 17-1**
>
> 患者，男，35岁，林场伐木工人，某日伐木后回家洗澡，发现左侧腋窝处有2个约花生大小、外观似"肉疙瘩"的虫子叮附在腋窝皮肤上，无痛、痒感，随即将虫子强行拔下，未做其他处理。次日，被虫子叮刺处出现轻微红肿，外用"消炎药膏"后红肿逐渐消失。一周后，突然出现高热、恶心、呕吐和剧烈头痛等症状，即被家人送到医院就医，经血常规、脑脊液和血清学检查后被诊断为"森林脑炎"，医院按病毒性脑炎常规治疗未见好转，病情迅速恶化，3天后出现昏迷，抢救无效于第4天死亡。
>
> **问题：**
> 蜱类主要传播哪些疾病？怎样预防和处理蜱的叮咬？

【形态】 蜱属专性体表寄生虫，与医学有关的主要有硬蜱和软蜱两大类。

硬蜱体长 2～10mm（雌蜱饱食后可达20～30mm），圆形或长圆形，颚体位于躯体前端，从背面可见。颚体由颚基、螯肢、口下板及须肢组成。颚基背面有孔区。螯肢从颚基背面中央伸出，是重要的刺割器。口下板位于螯肢腹面，与螯肢合拢时形成口腔。口下板腹面有倒齿，为吸血时固定于宿主皮肤上的固着器官。须肢短，分4节，活动不灵活。气门1对，位于第Ⅳ对足后外侧，气门板宽阔。雄蜱背面的盾板几乎覆盖着整个躯体；雌蜱盾板小，仅占体背前部的一部分。足6节，第1对足跗节具哈氏器，有嗅觉功能（图17-1、图17-3、图17-5）。

软蜱颚体小，位于躯体前部腹面，从背面看不见。颚基背面无孔区。须肢长杆状，各节均可活动。躯体背面无盾板，体表多呈颗粒状小疣、皱纹或盘状凹陷。气门板小，位于第Ⅳ对足前外侧（图17-4、图17-5）。两性特征不显著。成虫及若虫第Ⅰ～Ⅱ对足之间有基节腺的开口。钝缘蜱属的一些种类在吸血时，病原体可随基节腺液的分泌污染宿主伤口而造成感染。

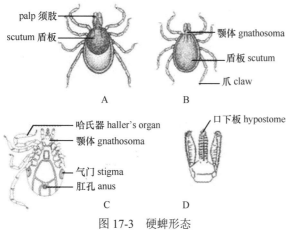

图 17-3　硬蜱形态

A.雌蜱背面；B.雄蜱背面；C.成蜱腹面；D.口下板

Fig. 17-3　Morphology of hard tick

A. Dorsal view of female；B. Dorsal view of male；C. Ventral view of adult；D. Hypostome

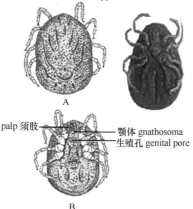

图 17-4　软蜱形态

A.背面；B.腹面

Fig. 17-4　Morphology of soft tick

A. Dorsal view；B. Ventral view

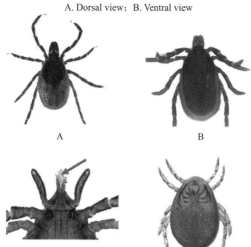

图 17-5　硬蜱和软蜱形态比较

A. 雌硬蜱背面；B. 雄硬蜱背面；C. 箭头示口下板；D. 软蜱背面

Fig. 17-5　Morphological comparison of hard tick and soft tick

A. Dorsal view of female hard tick；B. Dorsal view of male hard tick；

C. Hypostome as showed by arrow；D. Dorsal view of soft tick

【生活史】　蜱的生活史过程分为卵、幼虫、若虫和成虫四个时期。硬蜱若虫只一期，软蜱若虫经过1～6期。幼虫足3对，若虫足4对。硬蜱完成一代生活史所需时间2个月至3年，软蜱6个月至2年。硬蜱寿命1个月到数十个月，软蜱五、六年到数十年。

【生态】

1. 产卵及孳生　成虫吸血后交配落地产卵，产卵地常为草根、树根、畜舍等处的表层缝隙。硬蜱多生活在森林、草原、灌木等处；软蜱多栖息于宿主的巢穴。硬蜱一生产卵一次，产卵数百至数千个，因种而异；软蜱一生可产卵多次，一次产卵50～200个，总数可达千个。雌蜱产卵后干瘪死亡，雄蜱一生可交配数次。

2. 吸血习性及宿主范围　蜱的幼虫、若虫、雌雄成虫均吸血。宿主范围广泛，涉及陆生哺乳类、鸟类、爬行类和两栖类。硬蜱多在白天侵袭宿主，吸血时间较长，一般需数天；软蜱多在夜间侵袭宿主，吸血时间较短，一般数分钟到1小时，可多次吸血。蜱的吸血量很大，饱血后可胀大几倍至几十倍，雌性硬蜱甚至可达100多倍。蜱的嗅觉敏锐，可主动寻觅宿主。吸血多在皮肤较薄、不易被搔抓的部位，如动物或人的颈部、耳后、腋窝、大腿内侧、阴部和腹股沟等处（图17-6）。

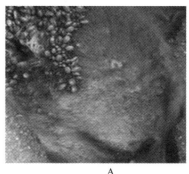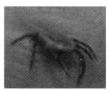

A　　　　　　　B

图 17-6　蜱的吸血和寄生

A.犬耳上的大量蜱寄生；　B.蜱吸血状态

Fig. 17-6　Blood sucking and parasitism of ticks

A. Many ticks on a dog's ear；B. Blood-sucking status of tick

3. 宿主更换　蜱在生活史中有更换宿主的现象，根据宿主更换次数可分为单宿主蜱（生活史各期都在同一宿主寄生和吸血）、二宿主蜱（幼虫与若虫寄生同一宿主，成虫寄生另一宿主）、三宿主蜱（幼虫、若虫、成虫分别寄生3个宿主和多宿主蜱（幼虫、各期若虫和成虫分别寄生不同宿主）。90%以上的硬蜱为三宿主蜱。软蜱大多数为多宿主蜱。

4. 季节消长与越冬　季节消长因种类不同而异常。多在栖息场所越冬。

【与疾病关系】

1. 直接危害　蜱在叮刺吸血时多无痛感，但由于螯肢、口下板同时刺入宿主皮肤，可造成局部充血、水肿等急性炎症反应，还可引起继发性细菌感染。有些硬蜱的唾液中含神经毒素，可引起上行性肌肉麻痹的蜱瘫痪，重者可致呼吸衰竭而死亡，多见于儿童，如能及时发现并将蜱除去，症状可消除。我国东北和山西有人体蜱瘫痪病例报道。

2. 传播疾病

（1）森林脑炎：病原体为森林脑炎病毒，主要分布于俄罗斯远东地区、中国东北林区及欧洲等地，我国四川、河北、新疆、云南等省（自治区）也有散发病例，患者主要是伐木工人。传染源主要为野生脊椎动物（野生哺乳类、鸟类等），通过硬蜱叮刺吸血传播，病毒可经卵传递，多发生在 5～8 月，人群普遍易感。我国主要媒介是全沟硬蜱。潜伏期一般 7～21 天，起病急，临床表现为高热、恶心、呕吐、剧烈头痛、昏迷、肌肉瘫痪等，发病后 5～6 天可因延髓麻痹、呼吸循环衰竭而死亡，病死率高。

（2）新疆出血热：病原体为出血热病毒，非洲、欧洲和亚洲都有流行。在我国主要在新疆流行，患者通常是牧民。传染源以家畜（如绵羊）和野生动物（如塔里木兔）为主，其次是急性期病人。通过硬蜱叮刺吸血传播，传播媒介主要是亚东璃眼蜱，病毒可经卵传递，也可接触传播（羊血经皮肤伤口、医务人员接触急性期病人新鲜血液等）。发病高峰期为 4～5 月份，人群普遍易感。潜伏期 2～10 天或更长，起病往往较急，以发热、头痛、出血（皮肤黏膜淤点或淤斑、呕吐物呈咖啡色、大便柏油样、血尿等）、低血压（重者出现休克）、蛋白尿等为特征，重者可导致死亡。该病临床表现与流行性出血热相似，但本病肾功能损害较轻，无明显少尿期和多尿期的病程分期，肝功能损害往往较重，有别于流行性出血热。

（3）蜱媒回归热：又称地方性回归热，病原体为波斯疏螺旋体、拉氏疏螺旋体等。本病散在分布于非洲、亚洲、欧洲和美洲（北美、南美）的热带、亚热带及部分温带地区，我国新疆等西部边缘省份也存在流行。野生啮齿类是本病的主要传染源，其次是病人。钝缘蜱属等软蜱是本病的传播媒介，病原体可以通过唾液腺或基节腺排出体外，经叮刺吸血或基节腺分泌物污染皮肤伤口传播，我国的主要传播媒介是乳突钝缘蜱和特突钝缘蜱。发病多在 4～8 月份，人群普遍易感。潜伏期 2～15 天或更长，以不规则间隙发热为主要临床特征，往往表现为急性发作的畏寒、寒战、高热，可达 40℃，持续 4～6 天后退热，退热时多伴大汗；间隙期一般 2～10 天；间隙期与发作期交替进行，反复发作 3～9 次，病程一般持续 5～8 周。发作时伴有头痛、恶心、呕吐、全身酸痛等症状。本病临床表现与虱媒回归热相似，应加以鉴别。

（4）莱姆病：该病因首先在美国康乃狄格州莱姆镇发现而得名，病原体为包氏螺旋体。流行遍及美洲、欧洲、大洋洲、亚洲、非洲五大洲，以美洲及欧洲为多；我国黑龙江、新疆、吉林及河南等省区有本病流行。传染源为啮齿动物、其他大型哺乳动物及患者，主要通过硬蜱的叮刺吸血传播；传播媒介有丹明尼硬蜱、太平洋硬蜱、蓖子硬蜱及全沟硬蜱等，在我国主要是全沟硬蜱。人群普遍易感，发病季节为 5～9 月份；皮肤慢性游走性红斑是本病的特点。临床上有发热、恶寒、头痛、肌肉游走性疼痛、关节痛、关节肿大、淋巴结肿大、跛行、血红蛋白尿等症状，还可并发脑膜炎和脑炎等神经系统损害，以及心肌炎、血管炎、肾炎和肺炎等，是一多系统受累的传染病。

（5）北亚蜱传立克次体病：病原体为西伯利亚立克次体，流行于俄罗斯、蒙古、印度、巴基斯坦及伊朗等国的部分地区，在我国主要流行于新疆、内蒙古、黑龙江一带。传染源主要是鼠类等，草原革蜱等为媒介蜱种，主要通过硬蜱的叮刺吸血传播。人群普遍易感，受染后可获得强而持久的免疫力。发病季节多在 3～11 月。临床上有发热、初疮（蜱叮刺处可见棕色焦痂）、局部淋巴结肿大、皮疹等症状，预后好。

（6）Q 热：病原体为 Q 热立克次体，流行遍及全世界，我国许多省份有流行，是我国主要的人兽共患病之一，患者多见于兽医、牧民、屠宰场及皮革厂工人等。家畜（牛、绵羊等）是人体 Q 热的主要传染源，其次是野生哺乳动物。Q 热的传播途径较多，主要由呼吸道吸入传播，其次是通过消化道食入、皮肤黏膜接触感染、蜱的叮刺吸血传播以及蜱的粪便污染伤口而感染等，多种硬蜱和软蜱均可作为本病的传播媒介。人群普遍易感，病后可获得持久免疫力。发病无明显季节性，潜伏期 2～4 周，起病较急，常有发热、头痛、乏力及肌肉疼痛等表现，一般无皮疹出现，常伴有间质性肺炎。

（7）其他：能够通过蜱传播的疾病还有土拉伦菌病及巴贝虫病等。土拉伦菌病又称野兔热，病原体是土拉伦菌，临床上有发热、皮肤溃疡、局部淋巴结肿大等表现，可通过皮肤接触、呼吸道吸入、消化道食入、蜱或革螨叮刺进行传播。巴贝虫病是一种原虫病，病原体为巴贝虫，主要寄生于牛、马、羊等哺乳动物的红细胞内，硬蜱是传播媒介，人偶尔感染，我国云南有报道。

【重要种类】 我国重要的媒介硬蜱有全沟硬蜱（*Ixodes persulcatus*）、草原革蜱（*Dermacentor nuttalli*）及亚东璃眼蜱（*Hyalomma asiaticum kozlovi*）等，我国重要的媒介软蜱有乳突钝缘蜱（*0rnithodoros papillipes*）等。

【防治】 蜱的防治应采取综合防制，包括环境防治、化学防治及个人防护。① 环境防治：草原地带可采用牧场轮换和牧场隔离办法灭蜱。结合垦荒，清除灌木杂草，清理禽畜圈舍，堵洞嵌缝以防蜱类孳生，捕杀啮齿动物等；②化学防治：蜱类栖息及越冬场所可喷洒化学杀虫剂等。牲畜可定期药浴杀蜱；③个人防护：进入有蜱地区应穿防护服、长袜长靴及防护帽等。皮肤外露部位可涂布驱避剂。

第三节　恙　螨

案例17-2
　　患者，男，35岁，某假日随同朋友到野外"野炊"和"露营"，约1周后突然出现寒战、发热（体温39℃）、头痛、全身酸痛、恶心、呕吐和轻微咳嗽等症状，随即到当地医院就医，经检查，发现患者双侧腹股沟淋巴结肿大，约蚕豆大小，以右侧最明显，可移动，有压痛；右侧腹股沟皮肤上见2个0.3cm和1.0cm大小的焦痂，略成圆形，边缘隆起，中央有黑色痂皮，周围有红晕。医院结合患者的野外露营的病史、临床症状、体征和实验室检查，诊断为"恙虫病"，经口服氯霉素治疗5天后痊愈出院。
问题：
　　恙螨是怎样传播恙虫病的？怎样预防恙螨叮刺？

【形态】　恙螨的分类鉴定长期以来都以幼虫形态为依据。恙螨幼虫多呈椭圆形，红、橙、淡黄或乳白色，初孵出时体长约0.2mm，饱食后可达0.5～1.0mm以上。颚体位于躯体前方，螯肢和须肢各1对。须肢圆锥形，分5节，第4节末端有爪，第5节着生在第4节腹面内侧缘如拇指状。躯体背面前端有盾板，形状因种而异。盾板中部有2个圆形的感器基，由此生出呈丝状、羽状或球杆状的感器。多数种类在盾板的左右两侧有眼1～2对。盾板后方的躯体上有横列的背毛，因种而异。足分为6节或7节，末端有爪1对和爪间突1个（图17-7）。

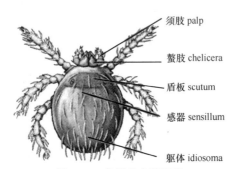

图 17-7　恙螨幼虫背面观
Fig. 17-7　Dorsal view of chigger larva

【生活史】　恙螨生活史分为卵、前幼虫、幼虫、若蛹、若虫、成蛹和成虫7个时期（图17-8）。

幼虫分为初孵幼虫和饱食幼虫两个阶段，足3对；成虫葫芦形，体被密毛，足4对；雌虫与雄虫不直接交配，属于间接受精，即雄虫产精胞于地表，雌螨摄取精胞后在体内受精，由卵发育为成虫约需3个月。

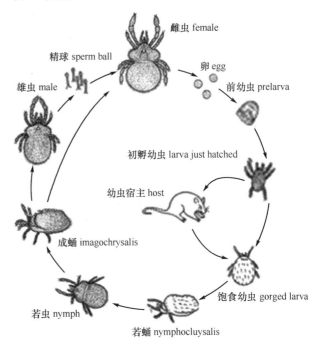

图 17-8　恙螨生活史
Fig. 17-8　Life cycle of chigger mite

【生态】　恙螨成虫和若虫营自由生活，孳生地多见于土壤湿润、鼠类经常出入的场所，主要以土壤中的小型节肢动物和昆虫卵为食；幼虫则营寄生生活，以刺吸宿主组织和淋巴液为生。恙螨幼虫寄生的宿主范围很广泛，包括哺乳类、鸟类、爬行类、两栖类以及无脊椎动物，以鼠类为主。多数恙螨种类的宿主特异性低，有些种类可侵袭人体。寄生部位多为皮薄而湿润处，如鼠的耳郭、外耳道与会阴部，鸟类腹股沟与翼腋下，爬行类的鳞片下，人的腰、腋窝、腹股沟、阴部等处。幼虫叮刺宿主皮肤时，先以螯肢爪刺入皮肤，然后注入唾液（内含溶组织酶）溶解周围组织造成凝固性坏死，并逐渐形成一个称为茎口的小管，被分解的组织和淋巴液通过茎口进入幼虫消化道，刺吸过程中一般不更换部位或转换宿主。

【与疾病关系】
　　1. 直接危害　幼虫叮刺取食可造成周围组织的凝固性坏死，产生炎症性损害，称为恙螨皮炎。叮刺处可出现特殊的"焦痂"。焦痂呈褐色或黑色，圆形或椭圆形，局部无痛痒，直径0.5～1cm，痂皮脱落后形成溃疡，其底面为淡红色肉芽组织，干燥或有血清样渗出物，偶有继发化脓现象（图17-9）。

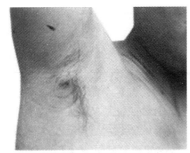

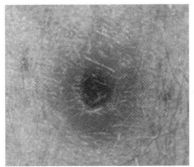

图 17-9 恙螨幼虫叮刺后皮肤上形成的焦痂

Fig. 17-9 Escar on the skin after chigger's biting

2. 传播疾病

（1）恙虫病：病原体为恙虫病立克次体。该病分布很广，主要流行于日本、印度和澳大利亚之间的东南亚和南太平洋地区三角地带，在我国主要发生于浙江、福建、台湾、广东、云南、四川、贵州、江西、新疆、西藏等省和自治区，江苏、山东、安徽等地也有散在流行。鼠类是主要的传染源和贮存宿主。鼠类感染后多呈隐性感染，但体内保存立克次体时间很长，故传染期较长。病人作为传染源的意义不大。恙螨幼虫是传播媒介，经卵传递给下一代。人群对本病普遍易感，感染后免疫力可持续数月。潜伏期 4～20 天，临床特征为突然起病，皮肤焦痂或溃疡是本病的一个特征。临床表现除发热、皮疹、淋巴结肿大外，还可伴有缓脉、头痛、全身酸痛、疲乏思睡、食欲不振、颜面潮红、结膜充血等。

（2）其他：小板纤恙螨等还可以传播流行性出血热（详见"革螨"部分）。

【重要种类】 我国恙虫病的重要媒介有地理纤恙螨（*Leptotrombidium deliense*）、小板纤恙螨（*L. scutellare*）、红纤恙螨（*L. akamushi*）及高潮纤恙螨（*L. kaohuense*）等种类，其中最重要的是地理纤恙螨和小板纤恙螨。

【防治】 恙螨的综合防治以环境防治、化学防治及个人防护为主。① 环境防治：搞好环境卫生、清除杂草、堵塞鼠洞及灭鼠等。② 化学防治：在人经常活动的地方及鼠洞鼠道附近孳生地喷洒化学杀虫剂等。③ 个人防护：野外工作时衣裤口要扎紧，外露皮肤可涂驱避剂（如邻苯二甲酸二甲酯）或将衣服用驱避剂浸泡。

第四节 革 螨

案例 17-3

　　患者，女，39 岁，某高校动物房工作人员。某日动物房从外地引进了一批小白鼠，引进后第二天，患者即感觉四肢和颈部瘙痒并出现斑点状红色皮疹，同时在颈部发现红色"小虫"，随即外用止痒药膏，瘙痒症状逐渐消失。约 2 周后突然出现畏寒、发热（体温 39.5℃）、头痛、腰酸等症状，到该校医务室按感冒进行输液等治疗无明显效果。发病后第 4 天，患者出现皮肤潮红、多汗、口渴、恶心、呕吐、尿少等症状，转入附近一家大医院检查，发现血压很低，血清中查出流行性出血热病毒的特异性抗体，被确诊为"流行性出血热"，治疗 15 天后，痊愈出院。

问题：

　　革螨与什么疾病的传播有关？怎样传播？

【形态】 成虫卵圆形，黄色或褐色，体长 0.2～1mm，个别种类可达 3mm。颚体位于躯体前方，螯肢由螯杆和螯钳组成，雄虫螯肢演变为导精趾；须肢长棒状。躯体背面具背板 1 块或 2 块。有的种类躯体腹面前缘有胸叉。雌螨腹面有骨板数块，雄螨腹面的骨板常愈合为一块全腹板。雌虫生殖孔位于胸板之后，雄虫生殖孔位于胸板前缘。气门 1 对，位于第Ⅲ、Ⅳ对足基节间的外侧，向前延伸形成管状的气门沟。足 4 对，分 6 节，第 1 对足跗节背面亚末端有一个跗感器，司感觉（图 17-10）。

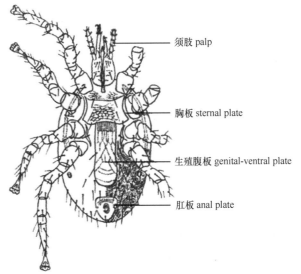

图 17-10 革螨形态（雌，腹面观）

Fig. 17-10 Morphology of gamasid mite (female, ventral view)

【生活史】 革螨生活史分为卵、幼虫、前若虫、后若虫和成虫 5 个时期。雌螨可直接产卵（卵生），也可直接产幼虫或若虫（卵胎生），有的还可行孤雌生殖。一般情况下1～2周完成生活史。

【生态】　革螨大多数营自生生活，少数营寄生生活。寄生革螨多数寄生宿主体表，少数寄生体内，如鼻腔、呼吸道、外耳道、肺部等。体表寄生革螨食性复杂，有的专性吸血，有的兼性吸血。体表寄生革螨的宿主范围很广泛，包括哺乳类、鸟类、爬行类、两栖类以及无脊椎动物，以鼠类为主。多数革螨种类的宿主特异性低，有些种类可侵袭人体。

【与疾病关系】

1. 直接危害　革螨叮刺吸血可造成局部皮肤过敏性炎性损害，称为革螨皮炎。少数体内寄生革螨偶尔侵入人体，引起各种螨病，如肺刺螨引起肺螨病等。引起螨病的螨类组成比较复杂，多数螨病的病原体不是革螨，而是粉螨、跗线螨等其他螨类。

2. 传播疾病

（1）流行性出血热：又称为肾综合征出血热，病原体为汉坦病毒，流行十分广泛，如欧洲和北美洲的部分地区，亚洲的中国、朝鲜和日本等，我国绝大多数地方都有流行。传染源主要是鼠类。本病传播途径复杂，带毒的鼠类排泄物如唾液、尿、粪便等污染尘埃后可经呼吸道传播，污染食物或水源后可经消化道传播，接触破损皮肤或黏膜后经接触传播，还可通过革螨和恙螨叮刺传播。病毒在革螨体内可经卵传递。人群普遍易感，一年四季均可发病。潜伏期8～40天，起病急，临床上常有发热、出血倾向和肾损害三大表现，典型病例的病程可分为发热期、低血压期、少尿期、多尿期及恢复期。此病死亡率高，患者可死于休克、肾衰竭、尿毒症以及肺水肿等并发症。

（2）立克次体痘：病原体为小蛛立克次体，主要流行于美国东北部，我国可能存在此病。传染源主要是鼠类，革螨是本病的传播媒介，通过叮刺吸血传播，主要媒介革螨是血厉刺皮螨。

（3）其他：革螨尚被怀疑与森林脑炎、Q热、地方性斑疹伤寒及野兔热等20多种疾病的传播有关。

【重要种类】　革螨种类繁多。在我国，有重要医学意义的革螨有柏氏禽刺螨（*Ornithonyssus bacoti*）、鸡皮刺螨（*Dermanyssus gallinae*）、格氏血厉螨（*Haemolaelaps glasgowi*）和毒厉螨（*Laelaps echidninus*）等。

【防治】　与恙螨防治相似。

（郭宪国）

第五节　疥　　螨

案例17-4

患者，男，73岁，自述皮肤瘙痒6个月，因其长期使用糖皮质激素，皮肤科拟诊"过敏性皮炎"。半月前皮肤病损严重，全身各处均可见针头大小红色丘疹分布，伴有大量银屑病样鳞屑，部分已结痂；接触过该患者的26名医务人员先后在手臂、腋窝、脐周等处皮肤出现丘疹、水疱症状，并自诉皮损奇痒难忍、夜间加剧。医生采集患者丘疹内容物，显微镜下观察可见大量疥螨成虫、虫卵及粪球，诊断为挪威疥疮。给予患者和"接触"暴露者10%克罗米通或者10%硫软膏治疗，患者和26名感染医务人员症状在3～14天消退。

问题：

1. 该寄生虫为什么会引起医务人员的感染？

2. 疥疮病人的治疗应注意哪些问题？

3. 常用的疥螨检查方法有哪几种？

疥螨，隶属蛛形纲（Arachnida）、蜱螨亚纲（Acari）、真螨目（Acariformes）、疥螨科（Sarcoptidae）、疥螨属（*Sarcoptes*），是一类小型永久性寄生螨，可寄生在人和多种哺乳动物皮肤表皮角质层内，经接触感染，在人和动物之间广泛传播，引起人疥疮或兽疥癣。长期以来，疥螨的分类主要依据所寄生的宿主和形态特征。Fain（1968）曾记述疥螨约有28个种和15个亚种，涉及7目17科43种哺乳动物。近几十年来研究认为，疥螨是同一个种，起源于灵长类动物，经演化变异传播到驯养动物，最终传播到野生动物。然而，最新的分子分类研究发现，疥螨已经分化为人疥螨和动物疥螨两大类，人疥螨存在地理隔离，动物疥螨无地理隔离和宿主隔离，但存在宿主间基因型差异，且在人与动物之间能够相互传播。

【形态】　人疥螨成虫体小，体长约0.2～0.5mm，近圆形，背面隆起，乳白色，半透明。雌螨略大于雄螨。螨体不分节，无眼，无气门。整个螨体由颚体和躯体两部分组成。颚体短小，位于前端，俗称假头，由螯肢、须肢和口下板组成。螯肢钳状，尖端有小齿，适于啮食宿主皮肤的角质层组织；须肢分3节。螨体体表有波状横纹、成列的齿状皮棘及成对的粗刺和刚毛等；背部前端有盾板，雄螨背面后半部还有1对后侧盾板；腹面光滑，4对足粗短，圆锥形，前两对与后两对之间距离较远，前两对足末端均有长柄吸垫（ambulacrum），后两对足末端雌雄不同。雌螨为长鬃（long bristle），雄螨仅第三对足的末端为1根长鬃，第4对足末端具长柄的吸垫，具形态学鉴别价值。雄螨的外生殖器位于第4对足之间略后处。雌螨产卵孔呈横裂状，位于腹面足体中央。肛门位于躯体后缘正　中（图 17-11）。

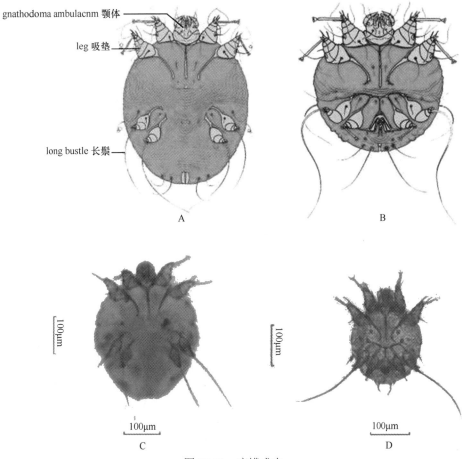

gnathodoma ambulacnm 颚体
leg 吸垫
long bustle 长鬃

A　　　　　B

C　　　　　D

图 17-11　疥螨成虫

A. 雌疥螨腹面观；B. 雄疥螨腹面观；C. 犬疥螨雌虫（×100）；D. 犬疥螨雄虫（×100）

Fig. 17-11　Morphology of *Sarcoptes scabies* adults

A. Ventral view of *Sarcoptes scabies* (female); B. Ventral view of *Sarcoptes scabies* (male);

C. *Sarcoptes canis* (female,×100); D. *Sarcoptes canis* (male,×100)

【生活史】　疥螨生活史包括卵、幼虫、前若虫、后若虫及成虫 5 个时期。生活史整个过程均在宿主皮肤角质层其自掘的"隧道"内完成，约需 10～14 天。"隧道"一般多出现在柔嫩皱褶皮肤处的角质层内。疥螨钻入皮肤角质层深部，以角质组织和淋巴液为食，并以螯肢和前跗爪挖掘，逐渐形成一条与皮肤平行的"隧道"，最长可达 10～15mm。雌螨在"隧道"内产卵（图 17-12），一生可产卵 40～50 个。

卵呈椭圆形，淡黄色，壳很薄，大小约 0.18mm×0.08mm，一般于 3～7 天内孵化为幼虫。幼虫足 3 对，2 对在体前部，末端具吸垫，1 对在体后部，具长鬃。幼虫很活跃，可生活在原"隧道"中，也可重新再凿"隧道"生活，经 3～4 天蜕皮为前若虫，又经 2～3 天蜕皮为后若虫。若虫形似成虫，有足 4 对，但体形小。雄性若虫只有 1 期，经 2～3 天蜕皮为雄螨；雌性有 2 个若虫期，后若虫阴道已形成，常于夜间与雄螨在宿主皮肤表面交配；交配后，大多数雄螨不久即死亡。雌性后若虫则在交配后 20～30 分钟内重新钻入宿主皮内，蜕皮发育为成螨。受精后的雌螨非常活跃，极

易感染新宿主。2～3 天后即在"隧道"内产卵，每次可产卵 2～3 个，雌螨寿命约 6～8 周。

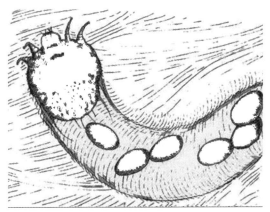

图 17-12　"隧道"中的雌疥螨和卵

Fig. 17-12　Female *itch mife* and eggs in the "tunnel"

【生态】　疥螨有较强烈的热趋向性，能感受到宿主体温、气味的刺激。当脱离宿主后，在一定范围内可再次移向宿主。疥螨离开宿主后，在高湿低温环

境中更易存活。温度较低，湿度较高时寿命较长；而高温低湿则对其生存很不利。最适宜扩散的温度为15～35℃，有效扩散时限为1～6天，在此时间内活动正常，具感染能力。

【致病】

1. 致病机制 疥螨致病机制主要包括机械性损伤和免疫病理两个方面。机械性损伤主要由疥螨挖掘隧道时，对宿主皮肤的机械性刺激和局部损伤所导致。免疫病理主要由虫体分泌物、排泄物及死亡虫体裂解物等引起的变态反应所导致。研究表明：由T淋巴细胞介导的迟发性超敏反应，在疥疮的发病中起重要作用。

2. 临床表现 疥螨常侵犯皮肤薄嫩部位，如指间、手背、腕屈侧、肘窝、腋窝前后、脐周、腹股沟、阴囊、阴茎、乳房下等处，儿童则可侵犯全身皮肤。常见症状为皮肤剧烈瘙痒，夜间尤甚；皮肤上会出现散在性针头大小淡红色丘疹，水疱，脓疱以及隧道。由于搔抓瘙痒部位可产生抓痕、血痂、色素沉着等继发性损害，或继发化脓性细菌感染。此外，在阴囊、阴茎等部位可发生红褐色结节性损害。疥疮的临床类型包括：

成人疥疮：主要症状是瘙痒、红色小丘疹、小水疱、隧道和结节。老年人对疥螨的反应较弱，通常以瘙痒为主要症状。

婴幼儿疥疮：与成人疥疮表现有所不同，其传染源多数来自密切接触的父母或保姆等疥疮患者。皮疹往往泛发全身，分布对称，头面部、掌跖常被波及，损害多为水疱或丘疱疹，常发生湿疹样变或继发细菌感染。

结节性疥疮：好发于衣服遮盖处如阴囊、臀、腹及腋部等，呈红褐色黄豆粒样的结节，奇痒，结节不易消退，甚者可达数月到1年以上才能消退。

挪威疥（Norwegian scabies）：又称结痂性疥疮，它是一种感染最严重的疥疮，具有高度接触传染性，在局部地区可造成流行。多发于体弱者，表现为泛发性红斑、鳞屑及结痂；并发感染可出现脓疱、糜烂、恶臭。鳞屑及结痂内可检出大量疥虫，可高达数万个，远高于成人型50个以下。

【诊断】 根据疥疮的好发部位、接触史及临床症状、体征，特别是典型的"隧道"可作出初步诊断，检出疥螨即可确诊。常用的疥螨检查方法有：

1. 寻找隧道法 用蓝墨水滴在可疑隧道皮损上，再用棉签揉擦30秒至1分钟，然后用酒精棉球清除表面墨迹，可见染成淡蓝色的"隧道"痕迹。

2. 针挑法 在丘疹、水疱、脓疱等皮肤病灶处查找疥螨隧道，在末端观察白色虫点，选用消毒针头挑破皮肤轻轻挤压，挑取挤出物镜检。

3. 刮片法 对疥螨丘疹用此法检查，先用消毒手术刀片沾少许矿物油，寻找新发的炎性丘疹平刮数下，刮取丘疹顶部的角质部分，至油滴内有细小点为度，连刮6～7个丘疹后，移至载玻片，镜检可发现

各期螨虫。

【流行病学】 疥疮是一种世界分布的接触传染性皮肤病。许多学者认为，该病流行具周期性，其流行规律一般以30年为一个周期，每次流行可持续15年左右，然后有15年的间歇。发生周期性的原因，可能与人群对疥螨的免疫水平出现周期性下降有关。人与人的密切接触是疥疮传播的主要途径，如与患者握手、同床睡眠等；特别是在夜间睡眠时，疥螨十分活跃，常在宿主皮肤表面爬行和交配，增加了传播机会。在我国多发生于卫生观念缺乏的学龄前儿童，及环境条件较差的家庭和集体住宿的人群中。性接触是疥螨的另一种直接传播方式。间接传播也是造成流行不可忽视的因素，螨虫离开人体可以生活2～3天，是造成疥螨间接传播的基础，使用患者用过的衣服、被褥、鞋袜、帽子、毛巾、手套等均可以被传染（图17-13）。

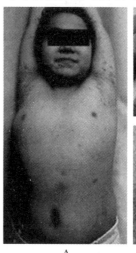
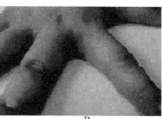
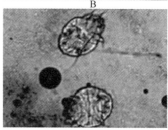

图 17-13 儿童疥疮

A. 腋窝、躯干皮损；B. 手指皮损；C. 镜检疥螨（×40）

Fig. 17-13 Children scabies

A. Lesions in axilla and trunk；B. Lesions in finger；

C. *Sarcoptes* mites under microscope（×40）

【防治】 疥疮的预防应坚决贯彻"预防为主"的方针。广泛深入地开展卫生宣传教育，普及疥疮流行防制的相关知识，避免与患者接触，不提倡混用卫生洁具，不使用患者用过的衣服、被褥、毛巾等。勤洗澡，常换衣，加强性教育，减少直接接触感染。

发现患者应及时治疗，原则是杀螨、止痒，预防再感染和处理并发症。治疗疥疮的常用药物有：10%硫黄软膏，10%苯甲酸苄酯搽剂，5%～10%噻苯达唑，10%优力肤霜及伊维菌素等。治疗方法要提醒患者在治疗前用热水洗净患部，尤其是皮肤皱褶部位如指缝等，用药须反复多次涂抹，疗程需1周左右。患者的房间应进行杀螨处理，衣服、毛巾、被褥等用具应冷冻、晾晒、煮沸或蒸汽处理，以阻断传播。

第六节　蠕　形　螨

案例 17-5

　　患者，女，43 岁，农民。自述面部发热、瘙痒、肿胀，出现红斑十余年，多次寻求中医治疗，时有好转，但一直不能根治。视诊可见患者额头、下巴、左右脸颊均明显潮红，有丘疹和脓疱，伴有血丝。病原学检查：采用透明胶带在其面部粘贴过夜，次日显微镜检。结果仅在一张胶带就检获螨虫 70 余只，一周共获取螨虫近 1000 只，诊断：蠕形螨病。经杀螨治疗症状缓解。

问题：

　　1. 本病例诊断的依据是什么？

　　2. 中医治疗该患者为何久治不愈？

　　3. 在治疗上与青少年痤疮有何不同？

　　蠕形螨，俗称毛囊虫（follicle mite），是一类小型永久性寄生螨，隶属真螨目（Acariforms）、蠕形螨科（Demodicidae）、蠕形螨属（Demodex），现已知有 140 种或亚种，可寄生在人和多种哺乳动物的毛囊、皮脂腺、睑板腺、盯聍腺、表皮凹陷、腔道或者内脏等部位，大量寄生可引起人和动物蠕形螨病。尽管蠕形螨对所寄生的宿主有明显的种的特异性，但仍有人感染动物蠕形螨的报道。寄生在人体的蠕形螨有两种，即毛囊蠕形螨（*Demodex folliculorum*）和皮脂蠕形螨（*Demodex brevis*）。

　　【形态】　两种人体蠕形螨形态基本相似。成虫细长呈蠕虫状，体长 0.15～0.4mm，虫体由颚体、足体和末体（opisthosoma）构成。颚体位于前端，短小略呈梯形，具螯肢 1 对，呈刺针状；须肢 1 对，各分 3 节，第 3 节端部腹面有 5 个倒生的刺形须爪。足体紧接颚体，腹面有 4 对足，粗短如芽突，基节与体壁愈合为基节板，不能活动，其余各节均很短，能活动、伸缩，跗节有 1 对锚叉形爪，每爪分为 3 叉；雄性生殖孔位于足体背面的第 2 对足之间，雌性的阴门位于腹面第 4 对足基节板之间的后方。末体位于虫体后端，约占虫体 1/2 以上，表皮有明显的环状横纹；毛囊蠕形螨末体较长，棕褐色，末端钝圆呈指状；皮脂蠕形螨末体较短，半透明，末端略尖呈锥状（图 17-14），具有分类学价值。

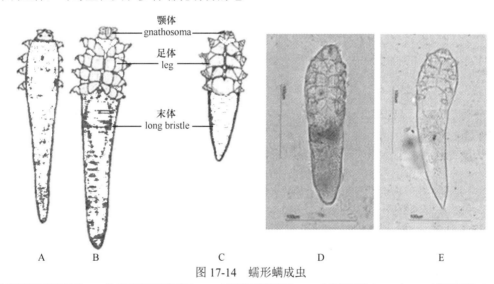

图 17-14　蠕形螨成虫

A. 雄毛囊蠕形螨背面观；B. 雌毛囊蠕形螨腹面观；C. 皮脂蠕形螨腹面观；D. 毛囊蠕形螨（×400）；E. 皮脂蠕形螨（×400）

Fig. 17-14　Morphology of *Demodex* mite adults

A.Dorsal view of *Demodex folliculorum*（male）；B.Ventral view of *Demodex folliculorum*（female）；C.Ventral view of *Demodex brevis*；D. *Demodex folliculorum*；E. Demodex brevis

　　【生活史】　人体蠕形螨生活史分卵、幼虫、若虫和成虫四期。毛囊形螨雌虫产卵于毛囊内，单产，卵呈半个蘑菇状，腹面平坦，背面隆起，大小约 106μm×40μm；皮脂蠕形螨雌虫产卵于皮脂腺内，卵呈椭圆形，大小约 56μm×35μm，大小约产卵。经 2～3 天发育孵出幼虫，有足 3 对；3 天后蜕皮为若虫，有足 4 对，形似成虫，但生殖器官尚未发育成熟，经 2～3 天发育为成虫。成虫需经 5 天左右的发育成熟，于夜间爬出毛囊口交配，雄螨交配后随即死亡，雌螨则爬入毛囊或皮脂腺内产卵。蠕形螨完成一代生活史过程约需两周，雌螨寿命 4 个月以上。

　　【生态】　蠕形螨通常寄生在患者鼻翼、鼻沟、额、颊、颊、外耳道等人体毛囊和皮脂腺发达的部位；头皮、颈、肩背、胸部、乳头、大阴唇、阴茎和肛门等部位也可寄生。蠕形螨主要以刺吸宿主上皮细胞和腺细胞的内容物为食，也可摄取皮脂腺分泌物、角质蛋白和细胞代谢物等。毛囊蠕形螨常多个群居在毛囊内，皮脂蠕形螨则常为单个寄生于皮脂腺中。蠕形螨呈负趋光性，多在夜间爬出皮肤表面，雌雄交配。

蠕形螨发育的适宜温度为 20～25℃，0℃以下或 37℃以上对蠕形螨存活不利，58～60℃在 1～2 分钟即可死亡，为蠕形螨的致死温度。在外界，蠕形螨耐潮湿而不耐干燥；耐酸性环境而不耐碱性环境；75% 酒精和 3% 煤酚皂溶液 15 分钟即可杀死蠕形螨；但日常洗涤用品对蠕形螨无杀灭作用。

【致病】　蠕形螨感染与酒渣鼻、睑缘炎、痤疮、脂溢性皮炎、激素依赖性皮炎等多种面部皮肤病发生存在明显的统计学关联已被确认，但其致病机制尚不清楚。已有的研究认为，蠕形螨的致病性可能与感染螨虫的种类、密度和宿主的免疫力有关，若继发细菌感染可能会加重症状。人体感染蠕形螨后，蠕形螨刺吸毛囊上皮细胞和腺细胞的内容物，破坏上皮细胞和腺细胞，虫体的机械性刺激可引起毛囊扩张，上皮变性；严重感染可导致角化过度或角化不全、棘细胞增生、真皮层毛细血管增生并扩张；虫体的分泌物、排泄物等抗原成分刺激可触发皮肤组织的炎症反应和 IV 型超敏反应；虫体在夜间进出毛囊可携带病原微生物进入毛囊和皮脂腺内，引起毛囊周围炎症细胞浸润、纤维组织增生。临床早期可出现局部皮肤弥漫性潮红、充血、散在的红色丘疹、脓疱；晚期病灶结痂、脱屑、小结节、皮脂异常渗出、毛囊口显著扩大，表面粗糙、凹凸不平，甚至形成肉芽肿或和瘢痕。感染轻者可无明显症状，重者可表现为类似毛囊炎、脂溢性皮炎、酒渣鼻、痤疮、眼睑缘炎等症状（图 17-15）。

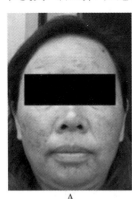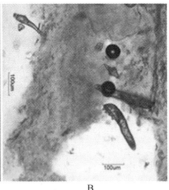

A　　　　　　　　　　　B

图 17-15　蠕形螨病

A. 蠕形螨性痤疮；B. 镜检蠕形螨（×40）

Fig.17-15　Demodactic dermatitis

A. Lesions of patient；B. *Demodex* mites under microscope（×40）

【诊断】　蠕形螨病的诊断目前在临床上比较困难。除了面部典型的临床症状外，必须在病灶处检测到大量的蠕形螨才能确诊。常用蠕形螨的检查方法有 4 种：①透明胶带粘贴法：于晚上睡前，用温水清洁脸部，将透明胶带粘贴于额、鼻、双侧颊部、下巴等处，至次日清晨取下，贴于载玻片上镜检。此法方便无损伤，但需要过夜，常用于人群流行病学调查。②挤压法：用手挤压受检部位皮肤，用盖玻

片刮取皮脂置于载玻片上，加 1 滴甘油，加盖玻片镜检。此法方便快捷，但检出率较低，适用于临床门诊检查。③挤粘结合法：在检查部位粘贴透明胶纸后，再用拇指挤压胶纸粘贴部位，取下胶带镜检。此法检出率优于挤压法。④标准皮肤表面活组织检查法（SSSB 法）：将氰基丙烯酸盐黏合剂涂抹在载玻片上，立即紧压在受检皮肤上，1 分钟后轻轻取下载玻片，滴 1 滴甘油，加盖玻片镜检。前三种方法在国内常用，SSSB 法则在国外普遍使用。

【流行病学】　人体蠕形螨呈全球性分布，国内外人群感染率报道，可达 90% 以上，感染虫种以单纯毛囊蠕形螨多见，单纯皮脂蠕形螨和混合感染较少。蠕形螨可通过直接或间接接触传播，其感染率与受染者的年龄、皮肤类型和卫生习惯等有关。蠕形螨感染有随年龄增长而升高的趋势，年龄在 30 岁以上、油性或混性皮肤的人群是蠕形螨感染的高发人群；混用卫生洁具等不良的卫生习惯可以增加蠕形螨感染的机会。

【防治】　蠕形螨感染的预防重在养成良好的卫生习惯，避免与感染者贴脸、亲吻、抚摸等行为，杜绝直接接触感染的机会；脸盆、毛巾、剃须刀等日常生活用品要单人单用，盥洗用具要采用 75% 酒精消毒，毛巾、内衣等个人用品采用 58℃ 以上的热水烫洗，减少蠕形螨间接传播和交叉感染的机会。蠕形螨病的治疗目前尚缺乏特效药，常用药物有：口服伊维菌素、甲硝唑、维生素 B6 或复合维生素 B、百部、丁香和花椒煎剂，外用硫磺软膏、甲硝唑霜、苯甲酸苄酯乳剂、二氯苯醚菊酯霜剂，均有一定疗效。

第七节　粉　　螨

案例 17-6

患者，女，37 岁。3 月份开始腹泻，6～7 次/天，伴里急后重感，大便外观似烂鱼肠样；在当地医院按腹泻治疗效果不佳。11 月初来医院内科门诊经纤维直肠镜检查诊断为慢性结肠炎，给灌肠治疗后症状好转。次年 4 月份曾复发，8 月来医院传染科就诊。在大便常规镜检中发现螨虫，呈卵圆形，大小约 0.4mm，躯体背面有一横沟分为前体和后体两部，有 4 对足，末端有爪及爪间突，经鉴定属粉螨成虫。临床给灭滴灵治疗，随访未见复发。

问题：

1. 本病例为何出现了误诊？

2. 本病例临床应诊断为什么病？依据是什么？

粉螨（Acaroid mite），隶属真螨目（Acariformes）、

粉螨亚目（Acaridida）或无气门亚目（Astigmata），是一类种类颇多、分布很广的螨虫，包括粉螨科、脂螨科、食甜螨科、嗜渣螨科、果螨科、麦食螨科和薄口螨科共 7 个科。多营自生生活，是干果、木器、衣料、毛皮、纸张、药品、茶叶和砂糖等储藏物的害虫。常见种有粗脚粉螨、腐食酪螨、椭圆食粉螨、家甜食螨和害嗜鳞螨等，可引起过敏性皮炎、肠螨症、肺螨症和尿路螨症等。

【形态】 粉螨成虫呈椭圆形或卵圆形，乳白色，表皮柔软半透明，长约 0.1～0.5mm。分为颚体和躯体两部分。颚体由关节膜与躯体相连；螯肢两侧扁平，动趾与定趾呈剪刀状，须肢较小。躯体前端背面有一被沟和一块盾板；腹面有足 4 对，前后半体各 2 对；足无真爪，末端为突兀状或吸盘状。雌雄虫生殖孔均位于躯体腹面，雄螨有阳茎、肛吸盘和跗节吸盘，肛门位于后端；雌螨有产卵孔，肛门为纵裂状，外覆生殖瓣，在躯体后缘有一交合囊，无肛吸盘及跗节吸盘。躯体上着生有许多长短和形状各异的刚毛，具有分类学意义（图 17-16）。

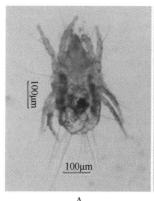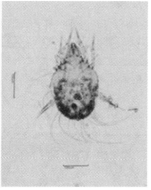

A   B

图 17-16 粉螨成虫

A. 腐食酪螨（×100）；B. 害嗜鳞螨（×100）

Fig. 17-16 Morphology of Acaroid mite adult

A. *Tyrophagus putrescentiae*（×100）；B. *Lepidoglyhus destructor*（×100）

【生活史】 粉螨的生活史包括卵、幼螨、第一若虫、第二若虫（不确定）、第三若螨和成虫六期。在适宜的条件下，完成一代发育约需 1 个月。绝大多数粉螨营自生生活，其生活史过程不完全清楚。雌雄交配后产卵，卵孵化出幼虫后进入活动期，经过一段时期后便开始进入约 24 小时的静息期，蜕皮成为第一若虫，再经 24 小时静息期蜕皮为第三若虫，足 4 对，与成虫相似，再经约 24 小时静息期蜕皮为成虫。

【生态】 粉螨喜孳生于潮湿、阴暗、温暖和有机物丰富的环境中，谷物、干果、药材、皮毛、棉花，以及人们的居室等均是其理想生境。粉螨孳生环境多样，食性广泛，分植食性、菌食性、腐食性、捕食性和寄生性等螨虫。最适宜发育温度约为 25℃，相对湿度为 80%，在适宜条件下可大量孳生，高发季节为

每年春秋两季，多以雌虫越冬；但当温度低于 0℃ 或高于 42℃螨虫停止活动，迅速死亡。

【致病】 粉螨是孳生在贮粮和储藏食品危害最重的一大类螨虫，除可引起粮食、食品和中药材等的变质腐烂外，其分泌物、排泄物和死亡螨体裂解物是重要的室内过敏原，可引起人体变态反应性疾病和各种螨症。

螨接触性皮炎：由粉螨与皮肤接触所致。人被螨虫叮咬，或人体接触螨虫有毒排泄物，在接触处可出现红斑、丘疹或疱疹，若继发细菌感染可形成脓疱疹。患者表现为皮肤瘙痒或持续性奇痒。引起皮炎的常见螨种有腐食酪螨、粗脚粉螨、甜果螨、纳氏皱皮螨和家食甜螨等。

螨性过敏：粉螨的排泄物、分泌物或死亡螨体的残骸等均可作为人体的致敏原，引起过敏性哮喘、过敏性鼻炎或过敏性皮炎等。患者表现为相应的螨抗原皮肤试验阳性，螨特异性 IgE 和血清总 IgE 水平升高，嗜酸性粒细胞增多等症状。常见螨种有粉尘螨、屋尘螨、埋内欧尘螨、腐食酪螨、粗脚粉螨、家食甜螨、甜果螨、热带无爪螨、椭圆食粉螨和纳氏皱皮螨等。

肺螨症：粉螨进入呼吸系统可引起肺螨症，患者表现为咳嗽、咳痰和胸痛等症状。痰检中常见螨种有腐食酪螨、粗脚粉螨、椭圆食粉螨和纳氏皱皮螨等。

肠螨症：粉螨随食物进入消化系统可引起肠螨症，患者表现为乏力、精神不振、腹痛、腹泻、脓血便和肛门烧灼感等症状。粪检常见螨种有腐食酪螨、粗脚粉螨、甜果螨、长食酪螨、家食甜螨、害嗜鳞螨、河野脂螨和隐秘食甜螨等。

尿路螨症：粉螨逆行进入泌尿系统可引起尿路螨症，患者表现为尿频、尿急和尿痛等尿路刺激症状。尿检常见螨种有粗脚粉螨、家食甜螨和长食酪螨等。

【诊断】 粉螨病很容易误诊和漏诊。需结合螨接触史、临床症状、免疫学或病原学诊断综合判定，粪便、痰液和尿液中检获到螨虫即可确诊。

【流行病学】 粉螨分布广泛，其感染人群与职业有密切关系。粮食储存库、面粉厂、食品加工店、干果店、药材库、中药厂、中药店、毛纺厂和卷烟厂等职业人群感染率高于其他人员，且感染率有随工人工龄延长而增高的趋势。

【防治】 防螨和灭螨是防治的关键。搞好仓库和居室环境卫生，保持通风良好，保证粮食或食物干燥，降低湿度是减少室内螨类孳生的重要途径；同时可采用杀螨剂，如倍硫磷、杀螟松、尼帕净、虫螨磷等定期杀螨是控制螨虫大量繁殖的有效手段。但谷物、食品中粉螨的防制不宜采用倍硫磷、杀螟松等有毒杀虫剂，可采用微波、电离辐射、微生物、激素等手段，能有效阻碍粉螨生长发育而使其死亡，近年来备受关注。人体螨性皮炎的治疗采用复方灭滴灵软膏或 10%苯甲酸苄酯外涂有效；螨性哮喘的治疗则主要

参照尘螨变应原免疫治疗的方法；肠螨症、肺螨症和尿路螨症的治疗选用伊维菌素和甲硝唑治疗有效。

第八节 尘 螨

案例 17-7

　　患儿，女，6 岁，婴儿时期面部常有湿疹，2 岁后经常出现打喷嚏、流鼻涕等类似感冒症状，尤其是在接触毛绒玩具，或家人扫地铺床时，症状加重，出现胸闷、气急、不能平卧、呼吸困难，继而嘴唇和指甲发紫，被诊断为支气管哮喘。在常规支气管哮喘药物的治疗下，病情得到缓解。但由于病因不详，疗效不佳，仍反复发作，药效持续时间越来越短，用药的次数也越来越频繁。后经变态反应疾病治疗中心通过皮肤点刺试验和血清特异性抗体检测发现，确诊为尘螨性哮喘。

问题：

　　临床确诊螨虫引起的过敏性哮喘后，应如何处理？

尘螨（dust mite），属粉螨亚目（Acaridida）、麦食螨科（Pyroglyphidae）、尘螨属（*Dermatophagoides*），是粉螨中能够诱发人体过敏性鼻炎、哮喘以及湿疹等超敏反应性疾病的重要病原体，目前已记录有 40 余种，屋尘螨（*Dermatophagoides pteronyssinus*）、粉尘螨（*D. farinae*）和埋内宇尘螨（*Euroglyphus maynei*）被研究证明是与人体过敏性疾病关系最为密切的螨种。

【形态】 成螨呈椭圆形，体长 0.2～0.5mm，乳黄色。颚体位于虫体前端，有钳状螯肢 1 对，须肢 1 对。躯体表面有指纹状皮纹和少量刚毛；背面前端有狭长的前盾板；雄螨背部后部有后盾板 1 块，肩部有长鬃一对，尾端有长鬃 2 对。外生殖器位于腹面正中，雌性为产卵孔，雄性为阳茎，阳茎两侧有生殖乳突 2 对，雌性有交合囊，位于躯体后端。肛门靠近后端，雌螨呈纵行裂孔，雄性呈菱形，有肛吸盘 1 对。腹部前后各有足 2 对，基节形成基节内突，附节末端具爪和钟罩形爪垫各 1 个（图 17-17）。

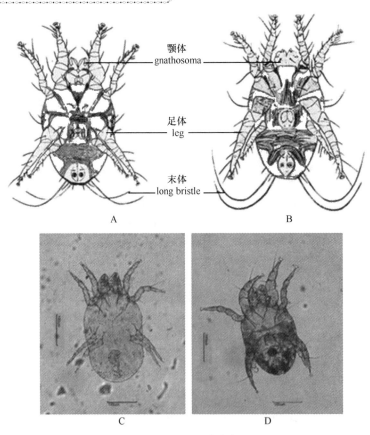

图 17-17　尘螨成虫

A. 粉尘螨腹面观；B. 屋尘螨腹面观；C. 粉尘螨雌虫（×100）；D. 粉尘螨雄虫（×100）

Fig.17-17　Morphology of dust mites adult

A.Ventral view of *Dermatophagoides farinae*；B.Ventral view of *Dermatophagoides pteronyssinus*；

C. *Dermatophagoides farinae*（female，×100）；D. *Dermatophagoides parinae*（male，×100）

【生活史】　尘螨的生活史分卵、幼虫、前若虫、后若虫及成虫 5 个时期。虫卵呈长椭圆形，乳白色，约经 8 天孵出幼螨；幼螨体型小，足 3 对；若螨足 4 对，生殖器尚未发育；雌雄成螨在孵化后 1～3 天内交配，雄螨终生都能交配，雌螨仅在前 50～70 天进行交配。交配后 3～4 天开始产卵，每天产卵 1～2 个。一生只交配 1～2 次，产卵 20～40 个，也可多达 300 个，产卵期约 30 天。雄螨寿命 60～80 天，雌螨寿命可长达 100～150 天。在适宜条件下由卵发育为成虫约需 20～30 天。

【生态】　尘螨在人类居住的场所广泛存在，营自生生活。以人和动物的皮屑、花粉、面粉、粮食以及霉菌等粉末性物质为食。屋尘螨主要孳生于卧室内，被褥、枕芯、软垫和地毯是最常孳生的地方。粉尘螨主要孳生在面粉厂、棉纺厂以及食品、中药、动物饲料等仓库地面，在居室内也有孳生。埋内欧尘螨孳生于卧室、被褥和羊毛衣物等地方。尘螨生长繁殖的适宜温度通常为 17～30℃，10℃以下发育和活动停止；相对湿度为 75%～80%，低于 33%可导致螨虫脱水死亡。每年在 7、8、9 月份尘螨繁殖活跃。由于各地的气温不同，因而尘螨的季节消长亦各不相同。随着空调的广泛使用，尘螨可全年孳生。

【致病】　尘螨的分泌物、排泄物、蜕下的皮屑以及死亡后的残骸等是目前已经证实最强烈的过敏原，80%过敏性疾病是由尘螨引起的。在室内的灰尘中，尘螨无处不在，每克灰尘中约有成千上万只螨虫存在，人群对尘螨是否发病，与人的体质有关。过敏体质者吸入尘螨过敏原后，机体产生特异性 IgE 抗体，引起Ⅰ型超敏反应。尘螨性过敏属于外源性超敏反应，病人往往有家族过敏史或个人过敏史。常见的临床类型有：

尘螨过敏性哮喘：尘螨是诱发支气管哮喘的重要变应原。儿童发病率高于成人，初发往往在幼年时期，通常有婴儿湿疹史或慢性细支气管炎史。发作前常有干咳或连续喷嚏等先驱症状，继而气急、胸闷，不能平卧，呼吸困难；由于缺氧，患者出现口唇和指甲发绀；胸部听诊有哮鸣音。本病多在睡后或晨起突然反复发作，症状较重，但持续时间较短，可突然消失。好发季节在春秋季，可能与环境中的尘螨数量增多有关。

尘螨过敏性鼻炎：是尘螨诱发的另一种常见的过敏性疾病，可与过敏性哮喘同时发生。喷嚏连续不止、鼻内奇痒、大量清水鼻涕和鼻塞是过敏性鼻炎的主要症状；检查时可见鼻黏膜苍白水肿，鼻涕中有较多嗜酸性粒细胞。其特点是发作突然，消失也突然，患者只要离开过敏场所便可很快缓解症状。

特应性皮炎（湿疹）：常见于婴儿期，表现为面部湿疹，成人少见。患者四肢屈面、肘窝、腋窝、腘窝等处的湿疹或苔藓样变，常为多年不愈的慢性皮炎，严重时累及颜面，甚至扩展至全身。

【诊断】　临床上可以通过详细询问病史和尘螨抗原皮试确诊。询问病史如过敏史、发病季节、典型症状及生活环境等。尘螨性过敏者常有家族过敏史或个人过敏史。常用的免疫学诊断方法有皮肤挑刺试验、皮内试验、黏膜激发试验、酶联免疫吸附试验等。

【流行病学】　尘螨分布遍及全球，国内也极为广泛，尤其多见于温暖潮湿的温带和亚热带沿海地区。在我国变应性疾病中，尘螨变应原阳性率最高。有调查显示在高水平尘螨房间居住的特应性儿童，其哮喘发病率是生活在低水平尘螨房间内特应性儿童的 7～32 倍。世界卫生组织给出了室内尘螨水平与机体致敏或引起哮喘的暂行标准：在居室内灰尘中，每克含有 100 个尘螨以上即可诱发特异性患者致敏，每克含有 500 个以上尘螨即可诱发尘螨过敏性哮喘患者急性发作或出现较重的哮喘症状。

【防治】　清除尘螨，降低尘螨密度是减少过敏原、预防尘螨过敏性疾病行之有效的措施。要彻底消灭居室环境中的尘螨几乎是不可能的，但最大限度地降低螨虫密度，达到每克屋尘中的尘螨数量最多不超过 10 只，即可有效地预防尘螨过敏性疾病的发生。防制原则主要是注意清洁卫生，经常清除室内尘埃，勤洗衣物，勤晒被褥、床垫；卧室、仓库要保持通风、干燥、少尘。也可使用尼帕净、虫螨磷和苯甲酸苄酯等灭螨。治疗主要是脱敏疗法，并逐渐递增剂量，以增强患者对变应原的耐受性，从而达到减轻或消除症状的目的，有效率可达 70%以上。

Summary

For Arachnids, the body is partially or completely fused，namely，the head and thorax, or the head, horax and abdomen are fused into a single structure. Compared with the adult insect，the adult Arachnids do not have antennae，wings or compound eyes. Acari are closely related with medicine. The body is composed of gnathosoma，also called capitulum, and idiosoma. The life cycle includes egg, larva, nymph and adult. Nymph could have one to three or more stages. The larva has three pairs of legs, while the nymph and adult have four. The seriously harmful species for human health in Acari include hard ticks, soft ticks，chigger mites，gamasid mites，*Demodex* mites, scabies mites and dust mites. Not only can they bite, parasitize, suck blood，or cause hypersensitivity reactions, but they can also serve as vectors to transmit diseases, such as forest encephalitis, Xingjiang haemorrhagic fever，Q fever, Lyme disease, tick-borne relapsing fever, and tsutsugamushi disease.

（赵亚娥）

参 考 文 献

陈佩惠. 1995. 人体寄生虫学. 第 4 版. 北京：人民卫生出版社

段义农，王中全，方强，等. 2015. 现代寄生虫病学. 北京：人民军医出版社

李朝品，高兴政. 2012. 医学寄生虫图鉴. 北京：人民卫生出版社

刘宜升，陈明，余新炳，等. 2012. 华支睾吸虫的生物学和华支睾吸虫病防治. 北京：人民卫生出版社

孙新，李朝品，张进顺，等. 2005. 实用医学寄生虫学. 北京：人民卫生出版社

汪世平. 2009. 医学寄生虫学. 北京：高等教育出版社

王陇德. 2008. 全国人体重要寄生虫病现状. 北京：人民卫生出版社

吴观陵. 2013. 人体寄生虫学. 第 4 版. 北京：人民卫生出版社

许隆祺. 2000. 中国人体寄生虫分布与危害. 北京：人民卫生出版社

殷国荣. 2004. 医学寄生虫学. 北京：科学出版社

宇森海. 2009. 医学寄生虫学词汇. 北京：人民卫生出版社

周本江，郑葵阳. 2007. 医用寄生虫学（案例版）. 北京：科学出版社

诸欣平，苏川. 2013. 人体寄生虫学. 第 8 版. 北京：人民卫生出版社

Abhay R. Satoskar，Gary L. Simon，Peter J. Hotez，et al. 2009. Medical Parasitology. Austin：Landes Bioscience

Burton J. Bogitsh，Clint E. Carter，Thomas N. Oeltmann. 2013. Human Parasitology. 4th ed. Amsterdam：Elsevier Academic Press

D. R. Arora and B. Arora. 2012. Medical Parasitology. 3th ed. New Delhi：CBS Publisher

Edward K. 1999. Medical Parasitology. 3th ed. Amsterdam：Elsevier Academic Press

Gerald D. Schmidt，Larry S. Roberts. 2013. Foundations of Parasitology. 9th ed. New York：The McGrow-Hill Companies

Julius P. Kreier. 1993. Parasitic Protozoa. 2nd ed. Amsterdam：Elsevier Academic Press

Nourollahpour Shiadeh，M.，Niyyati，M.，Fallahi，S. et al. 2016. Human parasitic protozoan infection to infertility：a systematic review. Parasitol Res. 115（2）：469-477

Shiff C. 2014. New diagnostics reform infectious parasite epidemiology. Lancet Infect Dis. 14（6）：446-448

附录一　寄生虫标本的采集和保存技术

寄生虫标本的采集和保存是一项实验基础工作，其目的是为临床寄生虫感染者提供病原学诊断依据，为寄生虫学专业课学习者提供实验观察标本。

为了采集到合格的寄生虫标本，首先必须掌握各种寄生虫的形态、生活史、生态及地理分布；能熟练应用多种检验方法；能正确解剖实验动物等。具备了这些专业基础知识及技能，就可依据不同寄生虫的生活特性，对不同的患者或实验动物采取不同的检验方法；灵活选择适宜的宿主、孳生地、季节及相应的采集方法，获得所需的寄生虫标本。

采集到标本后，依据教学、科研、检验工作的需要，按标本的种类、大小等要求分别尽快处理。玻片标本和液浸标本应选用适当的固定液固定，之后染色制片或置于保存液中保存；干制标本待自然干燥或烘干后，用防腐剂保存。暂时不固定的新鲜标本，可存入 4℃或−20℃冰箱内，以两天或一个月内为宜；需要长期保存的部分活体标本，可用液氮（−196℃）深低温冻存，可保存一年以上。

第一节　医学原虫标本的采集和保存

简介血液、腔道及组织器官内寄生原虫常用的采集和保存技术。

原虫标本采集、保存的一般工作程序是：

采集 ⟶ 涂片（印片）⟶ 固定 ⟶ 染色 ⟶ 封片
保存 ⟵ 封片标本

一、血液及骨髓内寄生原虫采集和保存

（一）血液

1. 采血　疟原虫的采集和保存

（1）采血时间：在患者血液中查到疟原虫是确诊疟疾的依据。现症患者应及时采血检查。根据四种寄生人体疟原虫红细胞内期的发育规律，查间日疟原虫、三日疟原虫、卵形疟原虫可在患者发作后采血，但以发作后 6～8 小时采血最佳；恶性疟原虫在患者发作时采血较易查到。临床症状疑似疟疾的患者，如初次血液检查为阴性，应连续三采三查或在第二次发作时再次采血，避免漏诊、误诊。

（2）采血部位：成人、少年儿童可从耳垂或指尖采血，婴幼儿宜从足跟或大脚趾处采血。

（3）采血方法：

1）薄、厚血膜采制染色方法：75%乙醇溶液消毒采血部位，取血针刺破皮肤，挤出血滴，制备薄、厚血膜。具体操作参考附录二

2）末梢血浓集法：采用长 75mm、内径 1mm 的毛细塑料管，用清洁液浸泡后，蒸馏水冲洗干净，置于干燥箱干燥。然后从毛细管一端加入几滴 3.84%枸橼酸钠液，温箱烘干备用。检查时用种毛细管吸取被检者末梢血液后，一端封口，4000r/min 离心沉淀 10分钟，毛细管内的血液即分离为三层，上层为白细胞，下层为红细胞，取疟原虫聚集最多的中层液体，滴于载玻片中间，涂成两个绿豆大小的厚膜，干后蒸馏水溶血，方法同厚血膜法。甲醇固定后 5%吉氏染液染色、镜检。阳性患者检出率高于厚血膜法。

2. 封片　染色后的教学、科研标本，如长期使用，需封片保存。

方法：待染色标本自然干燥后，在标本的中间位置，用 5mm 粗的圆头玻棒加 1～2 滴中性树胶，用盖玻片与胶液接触后缓慢地放下，胶液自然流动盖满标本。自然干燥约 6～12 个月后树胶固化成形即成永久封片标本。

（二）骨髓

骨髓穿刺主要是采集杜氏利什曼原虫无鞭毛体，是确诊黑热病的可靠方法，检出率为 80%～90%。通常采用简便安全的髂骨穿刺法。

髂骨穿刺法：患者侧卧位，暴露出髂骨部位，视年龄大小选用 17～20 号带针芯的无菌穿刺针，常规消毒局麻后，在髂骨前上棘后 1cm 处，刺入皮下，当针尖触及骨面后，再慢慢钻入骨内 0.5～1.0cm 处，针尖阻力感突然消失时，即进入骨髓腔，拔出针芯，接上 2ml 无菌注射器，抽取少量骨髓液制片，方法同薄血膜涂片染色法。

二、腔道内寄生原虫的采集和保存

（一）肠道

主要采集溶组织内阿米巴（滋养体、包囊）、蓝氏贾第鞭毛虫（滋养体、包囊）、人毛滴虫滋养体、结肠小袋纤毛虫滋养体等标本。

1. 粪便采集　采集粪便中的脓、血及黏液部分；无脓、血及黏液时，应采集粪便前、中、后段不同部

位标本。粪便的取用量，不同的检查方法不同。

（1）直接涂片：只需极少量（半粒绿豆大小）标本。

（2）浓集法：门诊患者检查取蚕豆大小的量；教学标本收集或轻度感染患者取全粪量。可用离心沉淀法或重力沉淀法收集标本。具体操作方法参考附录二。

2. 十二指肠引流液采集 主要检查蓝氏贾第鞭毛虫滋养体。直接涂片镜检或离心浓集后镜检。对多次粪便检查阴性而临床症状疑似的患者采用。操作方法参考附录二。

3. 活组织采集 用肠道窥镜取小肠组织作病理切片或压片、印片，固定、染色后镜检。主要采集蓝氏贾第鞭毛虫滋养体。乙状结肠窥镜检取结肠溃疡边缘、深层溃疡组织或获取小块病变黏膜组织均可用于采集溶组织内阿米巴滋养体，具体方法参考附录二。

（二）其他腔道及病灶组织

1. 口腔 用洁净的牙签或眼科镊子刮取齿龈边缘物、龋洞残渣、牙垢或牙龈脓肿部位标本，生理盐水直接涂片或培养基培养 1～2 天，采集口腔毛滴虫滋养体、齿龈内阿米巴滋养体。

2. 呼吸道

（1）痰液：用棉签拭子取痰液或酱色痰液直接涂片，载玻片上加生理盐水 1 滴，将痰液涂匀，盖上盖玻片镜检。主要采集溶组织内阿米巴滋养体。痰液要新鲜，天冷时注意保温，高倍镜下可见滋养体的伪足运动。

（2）活组织：气管镜取肺部活组织直接涂片、印片或切片，固定染色后镜检，也可检获溶组织内阿米巴滋养体。

3. 阴道及尿道 采集阴道毛滴虫滋养体

（1）分泌物：用消毒棉签自阴道后穹窿、子宫颈及阴道壁上拭取分泌物，采集活体标本，在滴有 1～2 滴生理盐水的载玻片上制成涂片，镜检可见活动的阴道毛滴虫滋养体。天冷时标本应注意保温。或涂片后用甲醇固定，姬-瑞氏混合染液染色检查，中性树胶封片可长期保存。

（2）尿液：尿道炎患者收集 2～3ml 尿液，2000r/min 离心 2～3 分钟，吸取沉淀物加生理盐水制成涂片，采集阴道毛滴虫活体标本。固定、染色、保存方法同（1）。

4. 病灶组织 用穿刺针取肝脓肿壁层周围的坏死组织或手术切取小块肝组织，采集溶组织内阿米巴滋养体。做涂片、印片或切片检查。

（三）肠道原虫的保存

1. 液浸标本 重力沉淀法收集的粪便沉淀物标本，用 2～4 倍的 10%福尔马林固定 24 小时，弃去上层固定液，重新加等量的 10%福尔马林保存。

2. 玻片标本

（1）粪膜涂片：用竹签挑取带有脓血、黏液的少量粪便，涂抹成厚薄均匀的粪膜片。若粪膜黏附效果不好，可在粪便中加入适量血清混合后涂片。

（2）固定：主要用于阿米巴、人毛滴虫、结肠小袋纤毛虫的固定。用肖氏固定液固定。

1）热固定：湿涂片放入 40%肖氏液中固定 3～5 分钟。

2）冷固定：滋养体在肖氏液中固定 10 分钟，包囊固定 20 分钟或更长时间。

（3）水洗：粪膜涂片取出后，放入 70%乙醇溶液中 10 分钟，脱去多余的肖氏固定液。

（4）脱汞：涂片放入碘酒中 10 分钟或更长时间，可更换碘酒，直至碘酒颜色不改变为止。脱去标本内的汞（汞与碘结合为碘化物而脱汞，避免对染色造成影响）。

（5）脱碘：放入新的 70%乙醇溶液中 1 小时或过夜（标本内的碘与乙醇结合为碘酒而脱碘）。

（6）复水：通过逐级降低酒精浓度直至蒸馏水中，补回标本在 70%乙醇溶液中脱去的水分，用水溶性染液染色。

（7）染色：苏木素染色制片后，可长期保存。

（刘俊燕）

第二节 医学蠕虫标本的采集和保存

寄生在人体的蠕虫（helminthes），主要是线形动物门中的线虫纲、扁形动物门中的吸虫纲和绦虫纲。它们既可寄生于人体的消化道、脉管和胆道中，又可寄生于人体的肺、肝、脑和肌肉等组织器官。

医学蠕虫标本的采集和保存，是将从患者或感染者的血液、尿和便，以及其他组织器官等部位采集的标本；或从自然界水体、土壤中采集的标本，用相关容器运输至实验室后，通过冰箱低温保存、加入保护剂固定保存或通过感染接种于相关实验动物进行长期的活体转种和保存，以便对所采集的寄生虫形态、生活史、生态、致病、诊断和防治等方面问题进行深入的研究，以及进行相关寄生虫病的科学研究与实验教学等方面问题的研究，科学有效的医学蠕虫标本的采集和保存对于医学科学的研究和发展具有重要的意义。

医学蠕虫标本的采集人和保存者必须具备很好的寄生虫学专业基础知识，对不同种寄生虫的生活史发育过程、寄生部位和实验室诊断时期应有所了解和掌握，这样才能保证对各种不同生物学特性的寄生虫标本进行良好的采集和保存。

医学蠕虫生活史发育过程分有虫卵、幼虫、成虫三个不同阶段，通常在临床上和实验室中对相关寄生虫标本的采集、固定和保存程序采取以下几个不同步骤：

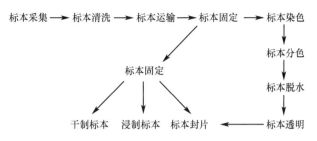

一、消化道寄生虫的采集和保存

寄生于人体消化道的寄生虫种类较多，包括线虫纲的蛔虫、钩虫、鞭虫和蛲虫，绦虫纲的带绦虫和膜壳绦虫，吸虫纲的姜片虫；医学原虫包括阿米巴原虫和其他原虫等。

（一）蠕虫的采集和保存

1. 大型蠕虫 通常临床上采集蛔虫、猪带绦虫、牛带绦虫和姜片吸虫等大型蠕虫是通过药物驱虫法、患者自主排泄物和呕吐物中获得，以及从人工感染实验动物模型中获取。在检获虫体后，用镊子将虫体小心取出，清洗后移入方盘中，用毛笔小心清洗虫体上的附着物或将扭结的虫体轻轻展开固定并贮存。

尸检工作中，注意查找蛔虫性肝损伤、蛔虫性肠梗阻等大体病理标本，因为这类标本临床上比较稀少，用于教学和科研非常珍贵。

2. 小型蠕虫

（1）自然沉淀法：鞭虫、钩虫和蛲虫等小型蠕虫可使用自然沉淀法。将患者或感染者的粪便置入大烧杯中，自然沉淀一定时间后，将沉淀物收集至培养皿中，肉眼直接观察，或借助放大镜或解剖镜进行检查。当发现虫体后，可用毛笔或小镊子挑出，反复清洗并移入新的培养皿中。

（2）冲洗过筛法：收集鞭虫、钩虫和蛲虫感染者的粪便，加少量清水搅成稀糊状，移入40目/吋的筛子内，用清水反复淘洗，直到过筛的标本水变清，从沉淀物中发现虫体。

（3）蠕虫的保存：线虫可采用甘油酒精液（甘油5ml，70%乙醇溶液95ml），或5%～10%福尔马林（或用20%甘油+80%福尔马林混合液）固定保存。

猪带绦虫或牛带绦虫整体放入盛有生理盐水或蒸馏水的搪瓷盘内，置4℃冰箱若干小时，待虫体充分伸展，用5%～10%福尔马林（或用20%甘油+80%福尔马林混合液）固定保存。

3. 虫卵采集和保存 寄生于人体消化道内的蠕虫包括：蛔虫、鞭虫、钩虫、姜片吸虫、猪带绦虫及牛带绦虫等；在人体组织器官内寄生的蠕虫，如日本血吸虫、卫氏并殖吸虫、华支睾吸虫、肝片吸虫等，

其成虫所产虫卵可通过痰液、胆汁、血液等途径最终进入肠道，并随粪便排出体外。临床上或实验室中通过检查上述寄生虫病患者或疑似感染者的粪便标本，可以查获虫卵病原体，供临床做出病原学诊断。实验室中也可以通过采集实验动物模型的粪便获取虫卵，用于教学、科研。

（1）自然沉淀法：是一种将患者或感染者的粪便通过自然沉淀法或离心沉淀法收集虫卵的方法。该方法广泛运用于流行病学调查、临床实验诊断和基础教学与科学实验过程中。

（2）离心沉淀法：是通过对阳性粪便或疑似粪便样本进行离心沉淀等过程采集虫卵的一种方法。样本标本经过离心浓集，可获取相对较多的目的标本，对轻度感染者也可作出正确的实验诊断，并可获取一些具有一定研究价值的少见临床标本。

（3）蠕虫卵保存：实验室常用5%～10%的甲醛溶液（福尔马林）、宁氏液或5%甘油乙醇溶液固定虫卵标本24小时，再换入同样的液体中长期保存。虫卵沉淀物与保存液之比为1∶7～1∶15，这样有利于虫卵标本长期保存，防止腐败。

（二）原虫的采集

寄生于人体肠道的原虫包括溶组织内阿米巴原虫、结肠内阿米巴原虫、蓝氏贾第鞭毛虫、结肠小袋纤毛虫和隐孢子虫等。这些原虫生活史中有滋养体、包囊和卵囊等不同阶段，不同的样本标本所采集的虫体阶段有所不同。

1. 滋养体采集 在溶组织内阿米巴原虫、蓝氏贾第鞭毛虫和结肠小袋纤毛虫病患者的脓血便中，可以检获到滋养体。采集的标本要新鲜、保温，收集粪便样本的容器要清洁，不能用消毒剂清洗，以免杀死病原体。

在溶组织内阿米巴原虫、蓝氏贾第鞭毛虫、结肠小袋纤毛虫和隐孢子虫感染者稀便或水样便中，可以采集到滋养体和卵囊。在结肠内阿米巴原虫感染者的稀便中，可以检获到滋养体。同样，需注意采集的标本要新鲜、保温，收集粪便样本的容器要清洁，不能用消毒剂清洗。

在实验室中，蓝氏贾第鞭毛虫和结肠小袋纤毛虫可通过自然感染或人工感染动物的方式，获得蓝氏贾第鞭毛虫和结肠小袋纤毛虫滋养体，采集注意事项同上。

2. 包囊采集 在慢性溶组织内阿米巴病、蓝氏贾第鞭毛虫病和结肠小袋纤毛虫病患者或带虫者的软便和成形粪便中，可以检获包囊。包囊排出有间歇性，可连续反复采集粪便标本。

二、肝与胆管内寄生虫的采集和保存

寄生于人体肝脏和胆管的寄生虫有：肝毛细线

虫、肝吸虫、肝片吸虫和细粒棘球蚴等。

1. 成虫和幼虫采集 临床上采集肝毛细线虫、华支睾吸虫、肝片吸虫成虫和细粒棘球蚴主要是通过胆囊炎、胆结石、肝脓肿和肝脏疑似包块患者行外科手术时而发现；也可以通过解剖自然感染或人工感染的动物模型获取病原体。

2. 虫卵采集 临床上采集肝毛细线虫、华支睾吸虫和肝片吸虫的虫卵可通过粪便自然沉淀法、汞醛碘离心沉淀法或十二指肠液离心沉淀法收集，或通过解剖自然感染或实验室感染动物，分离肝胆管和胆囊，用生理盐水冲洗，将冲洗液采用自然沉淀法或离心沉淀法提取沉淀物，从沉淀物中检获虫卵。

3. 虫体保存 肝吸虫有一定的厚度，固定前放入两张载玻片中，轻压后细线绑扎，也可加入几滴薄荷脑酒精（薄荷脑2.4g，95%乙醇溶液100ml），使虫体舒展后压片。然后滴加甘油乙醇液（甘油5ml，70%乙醇溶液95ml）固定，用5%～10%福尔马林（或用20%甘油+80%福尔马林混合液）保存。染色可用盐酸卡红染液。

三、脉管系统寄生虫的采集和保存

1. 丝虫 用注射器抽吸患者肿大的淋巴结，检查抽取出物，或对淋巴结进行活检，查找成虫。实验感染长爪沙鼠，从其腹腔液中收集成虫和微丝蚴；对感染的阳性蚊虫采用贝氏分离法，分离和收集感染期蚴。

2. 血吸虫 解剖实验感染的小鼠、大鼠或家兔，分离肠系膜静脉，收集成虫。将从疫区采集的阳性钉螺或实验室感染的钉螺，通过尾蚴孵化法获取尾蚴。

3. 疟原虫 采集疟疾患者静脉血可以获取各期原虫。通过感染实验动物模型获取鼠疟原虫或猴疟原虫各期虫体。

4. 利什曼原虫 从人工接种的仓鼠、地鼠或长爪沙鼠的肝和脾组织可获取无鞭毛体；解剖从流行区捕获的阳性白蛉，从其上消化道中可检获前鞭毛体。

四、神经系统寄生虫的采集和保存

在广州管圆线虫病流行区，捕获感染该虫的褐家鼠或黑线姬鼠，解剖脑血管可获得成虫；广州管圆线虫三期蚴可从流行区或人工感染的褐云玛瑙螺或福寿螺组织中分离得到。

五、皮肤与组织寄生虫的采集和保存

1. 旋毛虫幼虫 从疑似感染者腓肠肌或肱二头肌摘取米粒大组织，用双玻片压片，显微镜检查；或从患者吃剩的肉类中检查采集囊包。

取自然感染或人工感染旋毛虫动物的肌肉，置两张载玻片间用力压薄，细线扎紧，置入70%乙醇溶液或固定透明液中固定24～48小时，可固定保存或染色保存。

2. 猪囊尾蚴 检查患者皮下及肌肉组织，对疑似囊尾蚴结节进行活组织检查，手术摘除结节，切片制作病理标本。到屠宰厂检查生猪，重点检查猪脑、舌、眼等部位，如有囊尾蚴寄生，可沿肌纤维剥离囊尾蚴，用于制作大体标本。

（1）处理：将洗净的猪囊尾蚴或牛囊尾蚴放在载玻片上，另盖一载玻片轻轻压薄，细线绑扎；若制作头节翻出的囊尾蚴可用手轻轻挤出，或用两块载玻片压出头节，或放入人工消化液（胆汁1份，生理盐水2～3份），置37℃温箱孵化出头节。

（2）保存：用5%～10%福尔马林（或用20%甘油+80%福尔马林混合液）固定，可保持其自然状态，或用盐酸卡红染液进行染色。

3. 异尖线虫 异尖线虫成虫寄生于海豚的第1胃内。我国东海和黄海有23种鱼感染异尖线虫，从这些鱼体内可采集异尖线虫第三期蚴。

六、呼吸系统寄生虫的采集和保存

在实验室中，从肺吸虫病流行区采集阳性蝲蛄或溪蟹，分离囊蚴感染狗，3个月后解剖感染动物，从肺部的虫囊中取出成虫。用蒸馏水冲洗病灶虫囊，收集冲洗液，采用自然沉淀法或离心收集沉淀，获取肺吸虫卵。将活成虫放入生理盐水或培养液，在37℃温箱孵育4～12小时，成虫可产出虫卵，收集保存。

七、泌尿生殖系统寄生的虫采集和保存

临床上，从滴虫病患者阴道后穹隆采取阴道分泌物，镜检发现滋养体后，拿到实验室后再经人工培养增殖后，保留备用。

（崔 昱 秦元华）

第三节 医学节肢动物标本的采集和保存

医学节肢动物的采集、保存方法，与医学原虫、医学蠕虫有所不同。因为部分节肢动物体表骨化，在封片保存前需用5%～10%氢氧化钾（KOH）溶液或氢氧化钠（NaOH）溶液溶解部分骨化的组织及其他组织，使标本褪色、变薄、透明后形态结构才能清楚显示。一般常用工作程序：

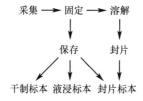

采集 ——→ 固定 ——→ 溶解
　　　　　↓　　　　　↓
　　　　保存　　　封片
　　↙　↓　↓　　　↓
干制标本 液浸标本 封片标本

一、蛛形纲标本的采集与保存

（一）蜱类标本

采集：自蜱类寄生的宿主及宿主栖息地、林中或山间草地等采集蜱类标本。

保存：常用乙醇溶液浸泡法，乙醇溶液浓度为65%～75%，乙醇溶液容量比标本多4～5倍。

（二）螨类标本

1. 蠕形螨 主要寄生在人的毛囊和皮脂腺内，分为毛囊蠕形螨和皮脂蠕形螨。

采集方法：

（1）挤压法：适用于临床门诊快速检测。挤压鼻翼两侧，刮片镜检。

（2）透明胶纸法：适用于人群流行病学调查。面部透明胶带粘贴过夜，次晨镜检。

（3）标准皮肤表面活组织检查法（SSSB法）：将滴有 $1cm^2$ 黏合剂的载玻片粘在待检部位，停留约 1 分钟快干时轻轻揭开载玻片，镜检。

标本保存：采集到的蠕形螨，用 70%乙醇溶液固定 12～24 小时，换入新的 70%乙醇溶液中长期保存。

2. 疥螨 疥螨标本主要来源为感染者皮肤的隧道内容物和炎性丘疹。

采集方法：主要有针挑法和刮皮法，自病灶取螨，镜检。

标本保存：首先用 70%乙醇溶液或 2%中性戊二醛固定 4～5 天，然后再进行制片保存。

3. 粉螨 粉螨的孳生地主要有粮店、仓库、面粉厂、药库、卧室、饲料等。

采集方法：自粉螨孳生环境中收集储藏物或灰尘。

标本保存：常用奥氏保存液（奥氏液：70%乙醇溶液 87 份，冰乙酸 8 份，甘油 5 份）。

4. 革螨 革螨的寄生宿主广泛，同时革螨还存在自由生活型。

采集方法：自革螨的宿主及动物巢穴、外界环境中采集革螨标本。

标本保存：采集的革螨一般可直接放入 70%乙醇溶液中保存。

5. 恙螨 恙螨仅幼虫营寄生生活，其他各期皆自由生活。幼虫的主要宿主是脊椎动物，尤其是啮齿类动物，有时可感染人。

幼虫采集方法：主要有检查宿主法、动物诱捕法、小黑板法等。

标本保存：将恙螨挑入 70%乙醇溶液的指形管内，塞上棉花或软木塞，再将指形管放于盛有 70%乙醇的广口瓶内保存。

二、昆虫纲标本的采集和保存

（一）昆虫标本的采集

1. 蚊的采集 成蚊可运用昆虫趋光性的原理进行采集；幼虫及蛹则根据不同蚊类孳生特性选择适宜的采集方法。

2. 蝇的采集 成蝇通常使用网捕或笼诱采集；不同蝇类的幼虫则从不同孳生物质中获得；蝇蛹自幼虫孳生地附近的土壤或已干的孳生物质表面检获。

3. 白蛉的采集 成蛉用试管等器具或捕蛉纸捕获；幼虫通过饱和盐水漂浮法收集；蛹和卵通过培养获得。

4. 虱的采集 人体寄生虱分为头虱、体虱和耻阴虱。采集时根据其栖息地采用不同的方法。

5. 蚤的采集 自蚤类寄生的动物体及动物宿主居留的巢穴等处获得。

（二）昆虫标本的保存

昆虫标本的保存方法主要有干藏法和液藏法。双翅目的成虫一般多采用干藏法，双翅目的卵、幼虫和蛹以及虱、蚤的各期通常采用液藏法。

（赵亚娥）

第四节　寄生虫的深低温保存及其他基础知识

一、寄生虫的深低温保存

虽然人类开展低温保存技术的历史起源较早，但直到1949 年人们才开始了真正意义的低温保存研究，如对精子的低温保存等。到了 20 世纪的 60～70 年代，逐步扩大到对动物细胞、组织和器官的保存，从而形成了现代的低温生物学，后者专门研究在低温条件下探讨如何有效地延长细胞、组织和器官寿命，用于科学研究和现代生活的需要。如今学者们利用各种先进的科学仪器，深入地研究了细胞、组织和器官的结构和功能的关系，并揭示了低温保存和复温全过程的物理、化学的变化过程，以及对生物活性与功能的影响，并将这些成就广泛地应用于现代医学、农业和宇宙生物学等领域问题的研究。

（一）原虫的保存及复苏

1. 疟原虫 将采集的感染者血液或动物模型血液（抗凝），或实验室培养的含虫培养物，以 1500r/min

离心10分钟，加入与沉积红细胞等量的5%～10%二甲基亚砜（DMSO）生理盐水溶液作为保护剂，充分混匀后室温放置30分钟，按0.5～1ml量分装于冷冻管内，先置于液氮罐颈部（约-70℃）预冻30分钟后，置入-196℃液氮中保存。

2. 弓形虫 用无菌注射器取10%DMSO 2ml，注入已感染4天的小鼠腹腔，抽洗2次，抽出的腹腔液与抗冻剂混匀后装入冷冻管内（每管0.5～1ml），冻存操作方法同疟原虫。

3. 毛滴虫 取腹泻患者的含虫粪便转入洛氏培养基中培养48小时，再转种于洛氏培养基或RPMI 1640培养基中，培养2天后，计算虫数达7×10^6以上，加等量的10% DMSO，并入加适量的Tween-20于DMSO中，装管法同疟原虫。

低温冻存过程：先将安瓿或冷冻管移入-10℃低温条件下，预冷15分钟，然后置液氮罐颈部2分钟，再放入液氮中保存。

原虫在低温条件下可保存数月至2年。需要时从液氮罐中取出保种的安瓿或冷冻管，迅速移入37～40℃的温水中，经4～5分钟溶化复苏后，接种于人工培养基或转种于动物模型中，进行增殖，用于科研或教学；弓形虫也可经小鼠腹腔接种，建立新的实验感染动物模型。

（二）旋毛虫幼虫的保存及复苏

1. 保存 在无菌安瓿或冷冻管内放入1万条新生幼虫，再加入1mlDMSO。低温保存时，先将安瓿或冷冻管从0.3℃/min逐渐降温至-80℃，然后置入-196℃液氮中保存，可保存数月至数年。

2. 复苏 无菌安瓿或冷冻管在低温保存数月或几年后，取出并迅速转入37℃水浴中，快速解冻复苏虫体。经静脉注射感染小鼠，有9%的新生幼虫可发育为肌幼虫。

（三）丝虫成虫和微丝蚴的保存及复苏

1. 保存 在无菌安瓿或冷冻管内放入一定量的丝虫成虫和微丝蚴，以RPMI1640和5%DMSO作为培养液和保护剂。低温保存时，先将安瓿或冷冻管从0.3℃/min逐渐降温至-80℃，然后置入-196℃液氮中保存。或无菌安瓿或将冷冻管先置于液氮罐颈部（温度约-70℃）预冻30分钟后，置入-196℃液氮中保存。

2. 复苏 无菌安瓿或冷冻管在低温保存数月或几年后，取出并迅速转入37℃水浴中，快速解冻复苏虫体，接种于人工培养基或转种于动物模型中，进行增殖，用于科研或教学。

二、常用固定液

1. 乙醇 70%乙醇溶液具有固定、保存标本及梯度脱水效用。乙醇较难渗入组织深部，长期存放容易挥发，故不宜固定大型虫体及组织器官。其配制方法：选用无水乙醇进行稀释，即70ml无水乙醇加蒸馏水至100ml混合后，即成70%乙醇溶液，以此类推配制成不同浓度的乙醇固定液。

乙醇长期存放容易变成乙酸，用乙醇保存标本时，要两年更换1次。对永久保存标本，还应加入5%～50%甘油。

2. 福尔马林 37%～40%甲醛水溶液称为福尔马林，为福尔马林原液。5%～10%福尔马林是常用的固定液。10%福尔马林（pH 7.0）具有较强的杀菌力和防腐作用，可保存病理组织器官和大型虫体标本。经该液固定的标本可测定DNA，且细胞核染色效果优于细胞质。

配方：福尔马林（原液）100ml，蒸馏水900ml，磷酸二氢钠（$NaH_2PO_4 \cdot H_2O$）4g，磷酸氢二钠（$Na_2HPO_4 \cdot 2H_2O$）6.5g。

3. 甲醇 用原液固定的标本作用与乙醇相似，主要用于血液、分泌物及骨髓涂片的固定。

4. 固定透明液 常用于线虫标本的固定保存和透明之用。配方：福尔马林原液10ml、95%乙醇溶液24ml、甘油20ml、冰乙酸5ml和蒸馏水41ml。

5. F.A.A 液 福尔马林原液10ml、70%乙醇溶液90ml和冰乙酸2ml。适用于各种蠕虫标本的固定和保存。

三、常用保存液

1. 70%乙醇溶液 配制方法参考常用固定液。

2. 5%～10%福尔马林 福尔马林原液5ml或10ml，加入蒸馏水95ml或90ml混合即成。

3. 5%甘油乙醇溶液 70%乙醇溶液95ml加甘油5ml。

4. 固定透明液 配方同常用固定液。

在实际工作中，要根据实验目的、标本大小、保存时间和保存液性能等，选择适宜的保存液。

四、标本采集和保存注意事项

在标本采集和保存工作中，要注意保留相关的信息资料，并要牢记以下几方面事项，以备临床诊断、教学及科研之用。

（一）全面记录

1. 采集记录 包括标本名称、标本来源、宿主种类、寄生部位、采集地点（县、乡、村及所在位置的经、纬度）、日期（时间）、采集人。自然感染标本要记录采集地气候、植被、河流、生态等基本情况。

2. 固定记录 所用固定液名称、固定时间等。

3. 保存记录 包括保存方法、保存液和保存日期。

4. 保存容器 需有内、外标签，避免信息遗失。内标签需用铅笔记录，存入容器内。

（二）标本完整

标本采集、保存的操作过程要小心细致，特别是蠕虫生活史各期形态及节肢动物的足、翅、体毛和鳞片等作为分类的重要依据，在标本采集、制作和保存等过程中，要十分小心，力求形态与结构完整无损等。

（三）及时处理

采集的标本应尽快处理。根据标本特性或实验要求，制作固定标本、感染实验动物或低温保存。

（四）标本的种类

用不同方法制作、保存的标本，可分为三类：

1. 封片标本 用不同种类的胶将标本封存于载玻片与盖玻片之间，便于短期或长期保存。适用于原虫、蠕虫及昆虫的卵、幼虫和成虫等标本的封存。

封片标本有临时或永久标本二种。永久封片标本又可分为三种。

（1）涂片（推片）标本：主要用于组织、血液和腔道内病原标本的封存，如疟原虫、阿米巴、阴道毛滴虫和利什曼原虫等。

（2）整片标本：用于小型蠕虫、昆虫标本封存，如日本血吸虫、钩虫、肺吸虫、华支睾吸虫及蚊、蝇等的幼虫及虫卵标本的封存。

（3）切片标本：用于寄生于组织或器官内病原体断面标本的制作，如肌肉中的旋毛虫、囊尾蚴；肝、肠组织内的日本血吸虫卵等。实验室用于诊断、鉴别诊断虫种及观察其引起的病理改变。

2. 液浸标本 在容器内用保存液直接保存的标本。用于蠕虫成虫、虫卵、大体病理标本和中间宿主等，以及昆虫标本的制作。如蛔虫性肠梗阻、日本血吸虫病肝、溪蟹和蝲蛄等标本。

3. 干制标本 待标本自然干燥后，采用樟脑等防腐剂，以瓶装、盒装和管装等方式进行长期保存的方法。该方法主要用于昆虫、寄生虫中间宿主等标本的制作。

（崔　昱　任一鑫）

附录二　寄生虫学实验诊断技术

运用寄生虫学实验诊断技术，可以找到寄生虫存在于宿主体内或体表的直接证据或间接证据，为寄生虫感染或寄生虫病的诊断提供依据。

第一节　病原学诊断技术

病原学检查是确诊寄生虫病的依据，其目的是检获寄生虫某一生活史时期。根据拟进行调查或临床诊断的寄生虫病，要分别采集不同的标本，采用相应的检查方法。

一、粪便检查

粪便检查是诊断寄生虫病最基本的方法之一。采集粪便时要注意以下问题：①盛粪便的容器要干净，粪便中不可混入尿液和其他污染物，也不能有化学药品。②标本采集后应保持新鲜，尽快检查，保存时间一般不宜超过 24 小时。③检查肠内原虫滋养体，应采集有黏液的大便或患者腹泻时的粪便，并立即检查，或暂时保存在 35～37℃ 条件下待查。

▌（一）生理盐水直接涂片法

可用于原虫的包囊和滋养体、蠕虫卵的检查。在干净的载玻片上滴加 1 滴生理盐水，用竹签挑取火柴头大小的粪便块，在生理盐水中轻轻涂抹均匀，厚度以透过粪膜可辨认报纸上的字迹为宜。先在低倍镜下检查，必要时用高倍镜观察，高倍镜检查时，粪膜上需加盖片，防止污染镜头。注意调整光圈，以视野里的观察物清晰、层次分明为宜，避免光线太强。提倡连续做 3 张涂片，以提高检出率。

1. 检查蠕虫卵　根据虫卵的形状、大小、颜色、卵壳的厚薄、卵内容物及有无特殊结构等方面对虫卵作出鉴别。大多数虫卵表面光滑整齐，具固有的色泽和形状，卵内含卵细胞或幼虫。应注意虫卵与粪便中异物的鉴别。

2. 查原虫滋养体　方法同查蠕虫卵，但涂片应较薄，注意保温，环境愈接近人的体温，滋养体的活动愈明显，温度较低时可用保温台保持温度。

▌（二）碘液涂片染色法

原虫包囊对碘着色，所以只用于原虫包囊检查。具体操作方法同生理盐水直接涂片法，不同的是在干净的载玻片上滴加 1 滴卢戈碘液取代生理盐水，加盖玻片，一般用高倍镜观察。包囊呈小圆球状，棕黄色，可见细胞核。

卢戈碘液配方：碘化钾 4g，碘 2g，溶于蒸馏水 100ml 中。

▌（三）金胺－酚改良抗酸染色法

用于隐孢子虫卵囊的检查，效果极佳。将新鲜粪便或经 10%甲醛溶液（福尔马林）固定保存 1 个月内（4℃）的粪便在玻片上直接涂片晾干，先用金胺－酚染色，再用改良抗酸染色法复染。

1. 液配制

金胺－酚染色液：

第一液（1g/L 金胺－酚）：金胺 0.1g，苯酚 5.0g，蒸馏水 100ml；

第二液（3%盐酸乙醇溶液）：盐酸 3ml，95%乙醇溶液 100ml；

第三液（5g/L 高锰酸钾）：高锰酸钾 0.5g，蒸馏水 100ml。

改良抗酸染色液：

第一液（苯酚复红染液）：碱性复红 4g，95%乙醇溶液 20ml，苯酚 8ml，蒸馏水 100ml；

第二液（10%硫酸溶液）：浓硫酸 10ml，蒸馏水 90ml；

第三液（2g/L 孔雀绿液）：20g/L 孔雀绿原液 1ml，蒸馏水 9ml。

2. 染色步骤

（1）金胺－酚染色：将金胺－酚染色液第一液滴加于晾干的粪膜上，10～15 分钟后水洗，再滴加第二液，1 分钟后水洗，最后滴加第三液，1 分钟后水洗，待干后复染。

（2）改良抗酸复染：滴加改良抗酸染液第一液于晾干的粪膜上，染色 5 分钟后水洗，滴加第二液，作用 5～10 分钟，水洗，滴加第三液作用 1 分钟，水洗，晾干后置显微镜下观察。视野背景为绿色，卵囊圆形或椭圆形，卵囊内子孢子月牙状，被染为玫瑰红色，其他非特异颗粒则染成蓝黑色，容易与卵囊鉴别。

▌（四）定量厚涂片透明法（改良加藤法，modified Kato's thick smear）

本法用于检查多数蠕虫卵，因取细粪渣并适当透明，故能获得较好结果。

1. 试剂与器材　甘油－孔雀绿透明液：甘油 100ml，3%孔雀绿溶液 1ml，蒸馏水 100ml。

亲水玻璃纸：将亲水玻璃纸剪成约为载玻片的 2/3 大小，在甘油－孔雀绿透明液中浸泡 24 小时后即可使用。

尼龙绢片：将 40～60 目/吋尼龙绢剪成 5cm×5cm 大小。

塑料定量板：聚苯乙烯塑料板，大小为 40mm×30mm×1.37mm，定量板中央有一长圆孔，大小为8mm×4mm，两端呈半圆形，填满圆孔所需的粪便量平均为 417mg。

塑料刮片。

2. 操作方法 将尼龙绢片置于待检粪便标本上，按住绢片的两侧，用塑料刮片从尼龙绢上刮取细粪渣，填充于底衬载玻片的塑料定量板的圆孔中，填满后刮平，小心移去定量板，使粪样留在载玻片上。在粪样上覆盖浸透甘油—孔雀绿溶液的玻璃纸一片，另取一载玻片放在玻璃纸上面并轻压，使粪样均匀铺开至载玻片的边缘，一手压住玻璃纸一端，另一只手抽去压片。室温下放置 0.5～1 小时后镜检。粪膜透明的时间受温度影响，低温时应将标本置温箱内透明。粪膜过厚或透明时间短，难以发现虫卵。但时间也不宜过长。对钩虫卵等薄壳虫卵，则应控制透明温度和时间，一般不超过 30 分钟，勿因透明过度虫卵变形而难以辨认。

（五）浓聚法

1. 沉淀法 蠕虫卵的比重一般比水重，可沉积于水底，使虫卵浓集，再经多次水洗后，视野清晰，易于检查，可提高检出率。但检查比重较小的钩虫卵和某些原虫包囊则效果较差。

（1）自然沉淀法：取粪便 20～30g，加水制成混悬液，用金属筛（100 目/吋）或 2～3 层湿纱布过滤至锥形量筒中，再加清水冲洗残渣。过滤后的粪液在量筒中静置 25 分钟，轻轻倾去上层液，留沉渣重新加满清水沉淀，以后每隔 15～20 分钟换水 1 次，直至上层液变清为止（约 3～4 次）。最后倒去上层液体，取沉渣做涂片镜检。如检查原虫包囊，换水时间间隔宜延长至约 6 小时。

（2）离心沉淀法：将上述去粗渣的粪便滤液置离心管中离心（1500～2000r/min）1～2 分钟，倒去上层液，注入清水，再离心，如此反复离心沉淀 3～4 次，直至上层液体澄清，最后倾去上层液，取沉渣镜检。

（3）汞碘醛离心沉淀法：本法既能浓集，又可固定及染色，因此可用于蠕虫卵、蠕虫幼虫、原虫包囊和滋养体的检查。汞碘醛配方：①汞醛液：1/1000 硫柳汞酊 200ml，福尔马林 25ml，甘油 50ml，蒸馏水 200ml；②5%格林液：碘化钾 10g，碘 5g，溶于蒸馏水 100ml。临使用前取汞醛液 23.5ml，5%格林液 15ml 混合备用，混合后的保存时间不能超过 8 小时。取粪便约 1g，加汞碘醛液约 10ml，充分调匀，经 2 层纱布或 100 目/吋金属筛过滤入离心管，再加入乙醚 4ml，离心（1000r/min）1～2 分钟。管内液体分为乙醚、粪渣、汞碘醛和沉淀物 4 层。吸去上面三层，留沉渣涂片镜检。

（4）醛醚沉淀法：本法可用于蠕虫卵和原虫包囊的检查。取粪便约 1g，加水约 10ml，充分调匀，经 2 层纱布或 100 目/吋金属筛过滤入离心管，离心（200r/min）2 分钟，倾去上清液，加 10%福尔马林 7ml，5 分钟后加入乙醚 3ml，用橡皮塞塞紧管口并充分摇匀，取下橡皮塞，离心 2 分钟。管内液体分为四层，吸去上面三层，留沉渣涂片镜检。

2. 浮聚法 选用比重大的液体，使蠕虫卵和原虫包囊上浮于液体表面，从而达到浓集的目的。

（1）饱和盐水浮聚法：该法可用于检查隐孢子虫卵囊、线虫卵和圆叶目绦虫卵，以检查钩虫卵效果最好，但不适用于原虫包囊和吸虫卵的检查。在浮聚管（高 3.5cm，直径 2cm 的玻璃管或塑料管）中加入少量饱和盐水，挑取花生米大小粪便置于管中调匀，再缓缓加入饱和盐水，直到液面略高出管口，但不溢出。在管口覆盖一洁净载玻片，静置 15 分钟，垂直提起载玻片并迅速翻转（防止液体脱落）镜检。

饱和盐水配制：将食盐缓缓加入至盛有沸水的容器中，并不断搅动，直到食盐不再溶解为止，静置后的上清液即为饱和盐水。

（2）硫酸锌离心浮聚法：该法可用于检查原虫包囊、球虫卵囊、线虫卵和微小膜壳绦虫卵。挑取花生米大小粪便加水 10ml 调匀过滤，将过滤后的粪液离心 3～4 次，至水清。倾去上清液，加适量硫酸锌液（比重 1.18，33%的饱和度）调匀，然后再加硫酸锌液至管口约 1cm 处，离心 1 分钟。用金属环挑取表面粪液涂于载玻片上镜检，如检查原虫包囊可加碘液 1 滴。取标本时，金属环应轻轻接触液面，切勿搅动。离心后应立即镜检，放置时间不要超过 1 小时。卵囊透明无色，囊壁光滑，内含一小暗点和呈蛋黄色的子孢子。隐孢子虫的卵囊在漂浮液中浮力较大，常紧贴于盖片之下。鉴于 1 小时后卵囊脱水变形不易辨认，故应立即镜检。

3. 尼龙袋集卵法 本法主要用于血吸虫卵的浓集。将 120 目/吋的尼龙袋（内袋）套于 260 目/吋的尼龙袋（外袋）内，两袋底部分别用金属夹夹住。取粪便约 30g 放入杯内加水调匀，经 60 目/吋筛网滤入内袋，然后将内外袋一起在清水内缓慢上下提动洗滤袋直至水清，或在自来水下缓缓冲洗至袋内流出清水为止。将内袋提出，取下外袋下端的金属夹，将外袋内粪渣全部洗入量杯内，静置 15 分钟。倾去上清液，吸沉渣镜检。或将沉渣倒入三角烧瓶进行毛蚴孵化。常见蠕虫卵、原虫包囊的比重见附表 2-1。

（六）毛蚴孵化法

用于检查血吸虫卵的专用方法，是依据血吸虫卵内毛蚴在适宜温度的清水中，在短时间内可孵出的特点而设计。

附表 2-1 常见蠕虫卵和原虫包囊的比重

Appendix table 2-1 The gravity of eggs and cysts of some parasites

名称	比重	名称	比重
华支睾吸虫卵	1.170～1.190	蛲虫卵	1.105～1.115
姜片吸虫卵	1.190	受精蛔虫卵	1.110～1.130
肝片形吸虫卵	1.200	未受精蛔虫卵	1.210～1.230
日本血吸虫卵	1.200	毛圆线虫卵	1.115～1.130
带绦虫卵	1.140	溶组织内阿米巴包囊	1.060～1.070
微小膜壳绦虫卵	1.050	结肠内阿米巴包囊	1.070
钩虫卵	1.055～1.080	微小内蜒阿米巴包囊	1.065～1.070
鞭虫卵	1.150	蓝氏贾第鞭毛虫包囊	1.040～1.060230

取粪便约 30g，经前述自然沉淀法至水清后，倾去上清液，将粪便沉渣倒入三角烧瓶内，加清水或去氯自来水至瓶口 1cm 处，在 20～30℃，有一定光线的条件下孵化，2～6 小时后，在光线明亮处，衬以黑色背景，用肉眼或放大镜观察结果。毛蚴为白色点状物，在水面下作直线来往游动，碰到瓶壁后返回。必要时也可以用吸管将毛蚴吸出镜检。如无毛蚴，每隔4～6 小时（24 小时内）观察 1 次。如气温过高，毛蚴可能在水洗沉淀的过程中孵出，在夏季最好用1.2%食盐水或冰水冲洗沉淀粪便，最后 1 次才改用清水。在孵化前应先吸取沉淀的粪渣涂片镜检虫卵，如发现虫卵，则不必再进行毛蚴孵化。

（七）钩蚴培养法

因钩虫卵在适宜条件下可快速发育，在短时间内孵出卵内幼虫，故该法仅用于钩虫的检查。

培养管可采用 1cm×10cm 的试管，将滤纸剪成与试管等宽但较试管稍长的"T"字形，在横头用铅笔标记受检者姓名和检查日期。用棉签挑取粪样约0.4g，均匀地涂抹于滤纸条上 2/3 区域，将滤纸条插进试管，用吸管沿管壁缓缓加入冷开水 2ml，使滤纸条的下端浸入水中，勿使水面接触粪膜。将试管放置25～30℃温度下培养，培养期间每天注意补充冷开水。72 小时后肉眼或放大镜观察试管底部有无钩蚴活动。钩蚴体细长透明，在水中呈蛇样游动。若未发现钩蚴，应继续培养48 小时。如发现钩蚴，可吸出置显微镜下进行虫种鉴定。

（八）肛门拭子法

本法可用于检查蛲虫卵或带绦虫卵。有棉签拭子法和透明胶带拭子法，后者简便快速，现多用。透明胶带拭子法操作方法如下：在洁净载玻片的一端贴上小标签，以便编号。取长约 6cm，宽约 2cm 的透明胶纸一段贴在载玻片上备用。检查时，将胶纸揭下，以有胶的一面在受检者肛门周围轻轻按压粘贴，然后将有胶的一面平贴在载玻片上镜检。肛周取样一般在清晨进行。

（九）虫卵计数法

通过对粪便中虫卵的计数，可以估计人体内寄生虫的感染度。

1. 司徒尔（Stool）法 特制的容量为 65ml 三角烧瓶，烧瓶的颈部相当于 56ml 和 60ml 处有两个刻度，也可用普通三角烧瓶代替。先把 0.1 mol/L NaOH 溶液倒入瓶内至 56ml 处，再慢慢地加入粪便，使液面上升到 60ml 处。在瓶内放入 10 余颗玻璃珠，用橡皮塞塞紧瓶口，然后充分摇动使瓶内液体成为均匀的混悬液。充分摇匀后，吸取 0.075ml 或 0.15ml 粪液置于载玻片上，加盖片，在低倍镜下计数全片中的虫卵数，乘以 200 或 100 即为每克粪便的虫卵数。

2. 定量透明法 操作方法如在定量厚涂片透明法中所述。镜检时计数粪膜内全部虫卵数，乘以 24 即为每克粪便的虫卵数。

3. 浮聚管法 按前述饱和盐水浮聚法操作，称取粪便 0.5g 置于浮聚管中，以后的步骤不变。静置15 分钟后垂直提起载玻片并迅速翻转，加盖玻片，在低倍镜下计数全片中的虫卵数。乘以 4 即为每克粪便的虫卵数。根据试验，15 分钟约有半数虫卵浮在液面。该法在感染度重的情况下，虫卵密度太大，计数时容易产生误差，但在感染度较低时，检出率高，计数准确。粪便的性状对虫卵计数有明显影响，因此计算不同性状粪便中的虫卵数应乘以粪便性状系数，成形粪便×1，半成形粪便×1.5，软湿状粪便×2，粥样粪便×3，水泻粪便×4。通过虫卵计数，也可间接推算出人体内寄生的虫数。常见寄生虫排卵数见表2-2。

附表 2-2 常见寄生虫的排卵量

Appendix table 2-2 Laying of some parasites per day

虫种	排卵量/日/虫	虫种	排卵量/日/虫
华支睾吸虫	1600～4000	牛带绦虫	97 000～124 000/孕节
布氏姜片虫	15 000～48 000	十二指肠钩虫	10 000～30 000
卫氏并殖吸虫	10 000～20 000	美洲钩虫	5000～10 000
日本血吸虫	1000～3000	蛔虫	234 000～245 000
猪带绦虫	30 000～50 000/孕节	鞭虫	1000～7000

公式（1）：雌虫数=每克粪便含虫卵数×24 小时粪便量（克）/每条雌虫每天排卵数

公式（2）：成虫总数=雌虫数×2

吸虫成虫数推算直接用公式（1）。

（十）淘虫检查法

从粪便中淘取虫体可以了解和考核药物的驱虫效果和进行虫种鉴定与计数。

取患者服药后 24~72 小时的全部粪便,加水轻轻搅拌,倒入 40 目/吋的筛网内,用清水反复冲洗筛淘,直至水清,无臭味,筛网内仅剩无法过滤的粪渣,将粪渣倒在盛有清水的大玻璃皿内,仔细检查挑取混杂在粪渣中的虫体。可在玻璃皿下衬以黑纸,必要时可借助放大镜检查。

（十一）带绦虫孕节检查法

将绦虫节片用清水洗净,置于两张载玻片之间,轻轻压平,对光观察节片内部结构,依据子宫分支情况即可鉴定虫种。可将碳素墨水或卡红用注射器注入孕节后端正中部的子宫内,子宫分支清晰可数。

卡红染液配制:钾明矾饱和液 100ml,卡红 3g,冰乙酸 10ml,溶解混匀置于 37℃温箱内过夜,过滤后即可使用。

二、血液检查

血液检查是寄生虫病病原学的基本诊断方法之一,是诊断疟疾和丝虫病的常规方法。

（一）检查疟原虫

1. 采血 用75%乙醇溶液棉球消毒受检者耳垂,待干后,采血者用左手拇指与食指捏着耳垂下方,使耳垂皮肤绷紧,右手持采血针快速刺破皮肤,挤出血滴。

2. 血膜制作

（1）薄血膜:蘸 1 小滴血在载玻片 1/3 处,将推片的一端置于血滴之前,待血液沿推片端缘扩散后,保持推片角度为30°~45°,均匀中速推向玻片的长端,制成薄血膜。理想的薄血膜应呈舌状,血细胞均匀分布,细胞间无空隙,也不重叠。

（2）厚血膜:于载玻片的另一端 1/3 处蘸 1 大滴血,以推片的一角将血滴由内向外均匀旋转摊开至直径为 0.8~1cm。在厚血膜上,多层血细胞重叠。

3. 固定与染色 待血片充分晾干,用玻棒蘸取甲醇轻轻抹过薄血膜,以使细胞固定。厚血膜必须溶血后方可固定,可用滴管滴水数滴于厚血膜上,待血膜呈灰白色时,将水倒去,晾干后用甲醇固定。如薄、厚血膜在同一玻片上,可用蜡笔在薄血膜染色区两端划线,在厚血膜周边划圈,可避免在溶血和固定过程中互相影响。常用的有姬氏染色法（Giemsa's stain）和瑞氏染色法（Wright's stain）。姬氏染色法染色时间较长,染色效果良好,血膜褪色较慢,保存时间较久。瑞氏染色法操作简便,染色效果稍差,较易褪色,保存时间短,故多用于临时性检验。

（1）姬氏染色法:①染液配制:姬氏染剂粉 1g,甲醇 50ml,纯甘油 50ml。将姬氏染剂粉置于研钵中,先加小量甘油充分研磨,再分次加甘油并研磨,直至 50ml 甘油用完。将研磨液倒入棕色瓶,50ml 甲醇分次少量冲洗钵中的研磨液,倒入玻璃瓶内,直至用完。

塞紧瓶塞并充分摇匀,置65℃温箱 24 小时或室温下 1 周,过滤即可使用。②染色方法:用 pH 7.0~7.2 的磷酸缓冲液以 1:15~1:20 比例稀释姬氏染液,将稀释的姬氏染液覆于已固定过的薄血膜和厚血膜上,室温下染色半小时,倾斜玻片,用上述缓冲液或清水流水式冲洗,晾干后镜检。

（2）瑞氏染色法:①染液配制:瑞氏染剂粉 0.5g,甲醇 97ml,纯甘油 3ml。将瑞氏染粉置于研钵中,加甘油充分研磨,然后加少量甲醇,研磨后倒入棕色瓶内,再分几次用甲醇冲洗研钵中的研磨液,倒入瓶内,直至甲醇用完。将瓶内研磨液摇匀,置室温下 1~2 周,用滤纸过滤后使用。②染色方法:瑞氏染剂含甲醇,染薄血膜时不需先行固定,而厚血膜则需先经溶血待干后才能染色。染色前先将薄血膜和溶过血的厚血膜用蜡笔划好染色范围,以防染液外溢,染液应覆盖全部厚血膜和薄血膜。30 秒至 1 分钟后用滴管加等量的蒸馏水,轻摇载玻片,使蒸馏水和染液混匀,3~5 分钟后,倾斜玻片,用缓冲液或清水从玻片一端流水式冲洗,晾干后镜检。

（二）检查微丝蚴

检查微丝蚴的采血时间为晚上 9 时至次晨 2 时。

1. 新鲜血滴法 取耳垂血 1 大滴滴于载玻片上,加盖片,在低倍镜下直接观察,如有微丝蚴,其呈蛇形游动。该法可即时诊断,也可晾干后进一步做染色检查,以确定虫种。

2. 厚血膜检查法 厚血膜的制作、溶血、固定与检查方法同检查疟原虫时的姬氏液染色法,但需取血 3 滴。

如需鉴定虫种,并长期保存标本,可用戴氏苏木素染色法染色。配方如下:苏木素1g溶于 10ml 无水乙醇中,加饱和硫酸铝铵 100ml,倒入棕色瓶中,瓶口用两层纱布扎紧,日光下氧化 2~4 周。将上述氧化后的混合液过滤,加甘油 25ml、甲醇 25ml 混合后再静置数日,再过滤,然后放置约 2 个月,待液体呈暗红色即可使用,用时稀释 10 倍。将溶血后并固定好的厚血膜置于戴氏苏木素染液内 2~6 小时或过夜,用清水冲去染液,用 0.5%盐酸分色至虫体内部结构清晰（约 15~120 秒）,蒸馏水洗涤 1~5 分钟,血膜呈蓝色,晾干后加中性树胶,覆以盖玻片封片。

3. 活微丝蚴浓集法 ①将新鲜血液 10 滴左右加入有半管蒸馏水的离心管中,再加生理盐水混匀,3000r/min 离心 3 分钟,取沉渣检查。②或取静脉血 1ml,加入盛有 0.1ml 3.8%枸橼酸钠的试管中摇匀,加水 9ml,待红细胞破裂后,离心 2 分钟,倾去上清液,再加水离心,取沉渣镜检。采血的玻片一定要洁净,无油污。新玻片在使用前用自来水或蒸馏水冲洗后,在 95%乙醇溶液中浸泡,擦干或烤干后使用。重复使用的玻片先用洗洁净或洗衣粉清洗干净,再用洗涤液浸泡过夜后,用清水冲洗干净,擦干或烤干后使用。

三、排泄物与分泌物的检查

（一）痰液检查

在痰液中可能查到卫氏并殖吸虫卵、溶组织内阿米巴滋养体、棘球蚴的原头蚴、粪类圆线虫幼虫、蛔虫幼虫、钩虫幼虫和尘螨等。

1. 直接涂片法 为常规检查方法，在洁净载玻片上先加 1～2 滴生理盐水，最好选带铁锈色的痰液，挑取痰液少许，涂成痰膜，加盖片镜检。如欲检查溶组织内阿米巴滋养体必须取新鲜痰液，天冷时应注意对镜台上载玻片保温。如有阿米巴滋养体，可见其伸出伪足并做定向运动。如见有夏科雷登结晶，提示可能是肺吸虫感染，未见虫卵者可改用浓集法集卵。

2. 浓集法 主要用于肺吸虫卵的检查，也可用于蠕虫幼虫的检查。收集受检者 24 小时痰液，置于小烧杯中，加入等体积的 10% NaOH 溶液，搅匀后放入 37℃温箱，并多次搅拌，数小时后痰液被消化，以 1500r/min 离心 5 分钟，弃去上清液，吸取沉渣涂片镜检。

（二）支气管肺泡灌洗液检查

主要用于检查耶氏肺孢子虫包囊。将气管肺泡灌洗液用黏液溶解剂（2% N-乙酰半胱氨酸）在 37℃下搅拌消化 30 分钟，3000r/min 离心 20 分钟，取沉渣涂片，晾干后用甲醇固定，姬氏染色液染色 2～3 小时。油镜下观察结果，包囊壁不着色，囊内小体染成紫红色。

（三）十二指肠液和胆汁检查

主要用于检查蓝氏贾第鞭毛虫滋养体、华支睾吸虫卵和肝片形吸虫卵。用十二指肠引流管收集引流液，可直接涂片镜检，但最好是 2000r/min 离心 10 分钟，取沉渣涂片镜检。若引流液较黏稠，则先用 10% NaOH 消化后再离心，取沉渣镜检。也可选用胶囊拉线法，取约 70cm 长的细尼龙线，一端连接 24cm 长的棉线（中间对折成一股），消毒后装入药用胶囊，尼龙线一端置在胶囊外面。受检者于晚上睡觉前将尼龙线一端用胶布固定在嘴角外，用温开水吞服胶囊。次日晨缓慢抽出，刮取棉线的黏附物涂片镜检。

（四）尿液检查

尿液检查多用于检查丝虫微丝蚴，亦用于检查阴道毛滴虫、埃及血吸虫卵、艾氏小杆线虫幼虫或虫卵、肾膨结线虫卵等。将受检者的尿液置 2000r/min 离心 3～5 分钟，取沉渣镜检。如为乳糜尿，需加等量乙醚摇动混匀，使脂肪溶解，再离心取沉渣镜检。

（五）鞘膜积液检查

主要检查班氏微丝蚴。阴囊皮肤经消毒后，用注射器抽取鞘膜积液，直接涂片检查或离心取沉渣镜检。

（六）阴道分泌物检查

阴道分泌物检查主要用于检查阴道毛滴虫。对受检者外阴皮肤黏膜消毒后，扩开阴道，用消毒棉签从阴道后穹隆、宫颈及阴道壁等部位蘸取分泌物，生理盐水涂片镜检。阴道毛滴虫呈旋转波动状运动，气温低时，应注意保温。涂片可用瑞氏染色液或姬氏染色液染色后镜检。也可用姬-瑞氏染液混合染色法：取姬氏染液原液 1ml 放入染色缸内，接着加入 pH 6.0～7.0（根据不同批次的染液试染后，选取最佳的 pH）的磷酸盐缓冲液 15ml 稀释，再加入瑞氏染液原液 2ml 充分混匀。用巴氏滴管吸取混合染液滴于阴道毛滴虫的涂片上，使染液完全覆盖涂片，染 40 分钟后，用水缓冲，晾干镜检或保存。此法染色效果优于单纯姬氏或瑞氏染色法。

四、活组织检查

（一）骨髓穿刺检查

骨髓穿刺主要用于检查杜氏利什曼原虫无鞭毛体。穿刺部位多为髂前上棘，抽取少许骨髓液，将之滴于洁净载玻片上，制成涂片，干燥后经甲醇固定，染色方法同薄血膜染色，油镜下观察。阳性者可在巨噬细胞内见多个点状的无鞭毛体。如细胞破裂，也可见散在的利什曼原虫无鞭毛体。

（二）淋巴结穿刺检查

淋巴结穿刺可用于利什曼原虫无鞭毛体的检查。虽然其检出率低于骨髓穿刺，但其简便安全，其内原虫消失较慢，对治疗后患者的考核仍有价值。穿刺部位一般选腹股沟部，先将局部皮肤消毒，选取较大淋巴结穿刺，将淋巴组织液滴于载玻片上，涂片染色，油镜下检查。淋巴结穿刺检查也可用于丝虫成虫的检查。

（三）肌肉组织检查

可用于旋毛虫幼虫、猪囊尾蚴、并殖吸虫童虫、裂头蚴的检查。检查旋毛虫幼虫应从患者腓肠肌、肱二头肌或股四头肌取米粒大小肌肉一块，置于载玻片上 50%甘油 1 滴，另盖载玻片一张，均匀用力压紧，低倍镜下观察，阳性者可见呈梭形的幼虫囊包。取下肌肉后应立即检查，避免幼虫死亡变性结构模糊。如检查并殖吸虫童虫、裂头蚴或猪囊尾蚴，摘取肌肉内的结节，剥除外层纤维膜，置两张载玻片间压平镜检。以上肌肉组织也可固定后切片染色检查。

（四）皮肤及皮下组织检查

检查囊尾蚴、裂头蚴、并殖吸虫童虫方法同肌肉检查。如检查利什曼原虫病的皮肤病变，则应选择皮肤病变明显处，局部消毒后，用注射器刺破皮损处抽取组织液涂片，或从皮肤病变表面剪取一小片皮肤组织，以其切面做涂片，也可切开一小口，刮取皮肤组织涂片。涂片用瑞氏或姬氏染液染色，油镜下观察。亦可从丘疹或结节处取一小块组织，固定后作组织切片染色检查。

（五）直肠黏膜检查

肠黏膜活检用于检查日本血吸虫卵或溶组织内阿米巴滋养体。

1. 检查日本血吸虫卵　对粪检阴性又高度怀疑为血吸虫病的患者，可考虑进行直肠黏膜活检。检查前应做出凝血时间等有关测定。嘱病人排空粪便，在直肠镜下选择病变部位，钳取米粒大小黏膜组织，置两张载玻片间，轻压后显微镜下观察。组织中的血吸虫卵可有活卵、近期变性卵和远期变性卵，应结合虫卵情况、病史和临床表现等进行综合判断。在未染色的情况下，活卵轮廓清楚，淡黄至黄褐色，卵壳较薄，可见卵黄细胞、胚团或毛蚴；近期变性卵轮廓清楚，灰白至略黄色，卵壳薄或不均匀，卵内有浅灰色或黑色小点，或折光均匀的颗粒，或是萎缩的毛蚴；远期变性卵（钙化卵），轮廓不清楚，灰褐至棕红色，卵壳厚而不均匀，两极可有密集的黑点，有网状或块状结构物。也可通过碘液染色法鉴定是否为活卵。该法简便实用，对活卵和近期变性虫卵染色敏感。所用试剂为：碘液（碘 3g，碘化钾 6g，蒸馏水 100ml）；脱水剂为 75% 的乙醇；透明液为 50% 的甘油水溶液。将镜检虫卵阳性的肠组织摊平并压薄，滴加碘液 2～3 滴，染色 5 分钟后，倾去碘液，换以 75% 乙醇脱色，直至肠组织呈淡黄色或洗下的乙醇无色为止。待乙醇挥发后，滴加甘油一滴，加盖玻片镜检。远期变性卵不着色；近期变性卵呈深浅不一的黄色，内容物萎缩并部分变黑；成熟活卵呈深黄色、橙褐色或棕红色。

2. 检查溶组织内阿米巴滋养体　通过纤维结肠镜观察肠黏膜的病变，取溃疡边缘组织或刮拭物，生理盐水直接涂片或涂片后染色镜检。钳取的黏膜组织也可进行病理切片，以观察组织中的虫体。

（六）肺组织检查

主要用于检查肺孢子虫包囊。取一小块肺组织作印片，自然干燥，甲醇固定，用姬氏染色法、改良银染色法染色或改良果氏四胺银染色。

改良银染色法的染色：将肺涂片置于 5% 铬酸中，20℃氧化 15 分钟，流水冲洗数秒；在 2.1% 亚硫酸氢钠中浸 1 分钟，先用自来水冲洗，再用蒸馏水洗涤 3～4 次；放入四胺银工作液内，60℃孵育 90 分钟，至标本转至黄褐色，用流水和蒸馏水各洗 5 分钟；在 1% 氯化金浸 2～5 分钟，蒸馏水洗 4～5 次；在 2% 硫代硫酸钠中浸 5 分钟，流水冲洗 10～15 分钟；亮绿复染 45 秒后，乙醇逐级脱水，最后用二甲苯透明 3 次，树胶封片干后用油镜检查。耶氏肺孢子虫包囊圆形、卵圆形或不规则的多角形，囊壁淡褐色或深褐色。红

细胞为淡黄色，背景呈淡绿色。

改良果氏四胺银染色：先在已经固定的肺印片上滴加 5% 铬酸溶液数滴，覆盖印片。在酒精灯上加热约 30 秒，以出现小气泡为止。流水冲洗。再将印片浸入 1% 酸性硫酸钠中 30 秒，流水冲洗。将染色液（3% 六亚甲基四胺 10ml，5% 硝酸银 0.5ml，5% 四硼酸钠 0.85ml，蒸馏水 105ml，现配现用）滴于载玻片上，覆盖标本，酒精灯上加热至标本呈现淡褐色为止（约 30 秒），流水冲洗。将玻片再浸入 1% 硫代硫酸钠中 1 分钟，流水冲洗后晾干，用油镜观察。包囊呈圆形、椭圆形或不规则形，囊壁染成深褐色或黑色，部分包囊中可见括弧样结构，或可见核状物，囊内小体不着色。

（七）脑脊液检查

嗜酸粒细胞增多性脑膜炎患者，如有生食螺、蛙等病史，则有可能是感染了广州管圆线虫，在进行脑脊液检查时，应注意在脑脊液中查找广州管圆线虫的幼虫或发育期的雌性成虫或雄性成虫，但查出率一般不高。如在脑脊液中发现白色线形虫体，应将虫体放在载玻片上，滴加少量生理盐水，盖上盖玻片立即镜下观察虫体头、尾等形态特征。

五、寄生虫体外培养和动物接种

体外培养是寄生虫病病原学检查方法的重要组成部分，在感染度低或因标本取材等原因不能查出病原体时，通过培养或动物接种，使虫体大量增殖，虫体数量增加，有助于获得阳性结果，明确诊断。

（一）阴道毛滴虫的培养

常用培养基为肝浸液培养基

培养基制备　培养基配方：15% 肝浸液 100ml，蛋白胨 2g，葡萄糖 0.5g。肝浸液制备：称取牛肝或兔肝 15g，洗净剪碎，加蒸馏水 100ml，4℃浸泡过夜。次日煮沸 1 小时，4 层纱布过滤，补加蒸馏水至 100ml，4℃保存备用。将肝浸液、蛋白胨和葡萄糖混合，加热溶解，调节 pH 至 5.5～6.0，以 5ml 量分装于培养管中，高压灭菌 20 分钟，冷却后置 4℃冰箱中备用。使用前每管加灭活无菌牛血清 0.75ml、5 万 U/ml 青霉素和 1mg/ml 链霉素各 0.2ml。

培养方法　无菌条件下用棉拭子从阴道后穹隆部采样，接种于培养基中，37℃培养 48 小时，取培养液涂片或涂片染色后镜检。

（二）杜氏利什曼原虫前鞭毛体培养

常用 3N 培养基培养

培养基制备　培养基配方：琼脂 14g，氯化钠 0.6g，无菌的去纤维素兔血。将琼脂和钠置烧杯内，加入 90ml 双蒸水，加热溶解，以每管 4ml 的量分装于试管中，高压灭菌 15 分钟，冷却至 45℃左右时，每管加入约 0.6ml 去纤维蛋白无菌兔血，混合后置 4℃

放置,使之成为斜面备用。用前在培养基斜面上加入少量含青霉素 5000 U/ml 和链霉素 1mg/ml 的双蒸水。

培养方法 取受检者骨髓、淋巴结或皮肤活检标本,接种入培养基,置 20～25℃培养,隔天吸取少量培养液涂片镜检,阳性者可见前鞭毛体。如有虫体,应从原管内取少量培养液转入新管。

（三）杜氏利什曼原虫动物接种

常用的动物模型为 BALB/c 鼠、仓鼠、金黄地鼠等易感动物。取受检者骨髓穿刺液少许,用无菌生理盐水稀释至 0.5ml,注入实验动物腹腔,饲养 1 个月后,处死动物,取肝、脾等组织印片或涂片,染色后油镜检查,发现无鞭毛体者为阳性。

（四）刚地弓形虫动物接种

常用动物模型为昆明鼠、BALB/c 鼠等易感动物。取受检者组织穿刺液少许,注入实验小鼠腹腔,饲养 2～3 周后,抽取腹腔液涂片染色镜检,阳性者可见弓形虫滋养体寄生在巨噬细胞或中性粒细胞内,或游离于腹腔液中。如未见虫体,应继续盲传 2～3 代。

第二节 免疫学诊断技术

一、免疫学诊断适用范围

（1）一般适用于不能或难以进行病原学检查的寄生虫感染。

（2）尤其适用于感染早期、轻度感染、单性感染、隐性感染、特殊寄生部位的感染。

（3）流行病学调查。

（4）辅助疗效考核。

二、免疫学诊断技术的基本要求

从推广应用和查病的角度,现有的方法仍需进一步探索和改进,应达到的基本要求主要有下列六个方面:

（1）特异性强

（2）重复性好

（3）具有疗效考核价值

（4）方法简易

（5）价廉/性价比高

（6）敏感性高

任何一种免疫学诊断方法只有具备了上述要求,即达到一定的标准化水平后,才会使诊断的准确性提高,才具有更大的实际应用价值。

三、寄生虫免疫学诊断技术

寄生虫免疫学诊断技术包括通用方法（一般的免疫学诊断方法）和特殊方法。鉴于一般的免疫学诊断方法在免疫学课程中均有全面介绍,本节重点介绍与寄生虫病有关的免疫学诊断的特殊方法。

（一）通用方法

1. 皮内试验（intradermal test,ID） 利用宿主的速发型超敏反应,将寄生虫特异抗原液注入宿主皮内,当其与体内相应的亲细胞性抗体（IgE）结合后,肥大细胞和嗜碱粒细胞脱颗粒,释放生物活性物质,引起注射抗原的局部皮肤出现皮丘及红晕,观测皮丘及红晕反应以判断有无某种特异抗体的存在。皮内试验用于多种蠕虫病感染,如血吸虫病、肺吸虫病、肝吸虫病、姜片吸虫病、囊虫病、棘球蚴病等的辅助诊断和流行病学调查。本法简单、快速、经济,尤其适用于现场筛查,但假阳性率较高。

2. 沉淀反应（precipitation）

（1）免疫扩散（immunodiffusion）:当抗原与抗体在琼脂凝胶中相遇时,可在比例合适位置形成肉眼可见的白色沉淀。本法有单相免疫扩散和双相免疫扩散两种。用双相免疫扩散法既可用已知抗原检测未知抗体,也可用已知抗体检测未知抗原。

（2）免疫电泳（inmmuoelectrophoresis,IE）:先将抗原在凝胶板中电泳,之后在凝胶槽中加入相应抗体,抗原和抗体双相扩散后,在比例合适的位置,产生肉眼可见的弧形沉淀线。

（3）对流免疫电泳试验（counter-immunoelectrophoresis,CIE）:是以琼脂或琼脂糖凝胶为基质的一种快速、敏感的电泳技术,将加入抗原、抗体的凝胶板两端加上电极,驱使两者在适当处形成沉淀。既可检测抗体,又可检测抗原。本法比简单的扩散法和常规免疫电泳法至少敏感 10～20 倍,反应结果可信度高,适用范围广。以本法为基础改进的技术有酶标记抗原对流免疫电泳（ELACIE）和放射对流免疫电泳自显影（RCIEPA）等技术。二者进一步提高了检测灵敏度。本法可用于血吸虫病、肺吸虫病、阿米巴病、贾第虫病、锥虫病、棘球蚴病和旋毛虫病等的血清学诊断和流行病学调查。

3. 间接血凝试验（indirect haemagglutination test,IHA） IHA 以红细胞作为载体,用可溶性寄生虫抗原使其致敏。常用的红细胞为绵羊红细胞或 O 型人红细胞。待测血清中的特异性抗体可使致敏的红细胞发生凝集反应。IHA 操作简便,敏感性高,适宜寄生虫病的辅助诊断和现场流行病学调查。现已在多种寄生虫感染中应用,如血吸虫病、疟疾、猪囊虫病、旋毛虫病、肺吸虫病、阿米巴病、弓形虫病、肝吸虫病等。

4. 间接荧光抗体试验（indirect fluorescent antibody test,IFA） IFA 是将抗原与待测血清中的特异性抗体（第一抗体）结合,然后使之再与荧光素标记的抗免疫球蛋白抗体（第二抗体）结合，结合物发出荧光，荧光显微镜下观察结果。最常用的荧光素为异硫氰基荧光素（FITC）。本法既可用于测定抗原，也可用来测定抗体。可以同时检测多个样本或确定滴度。本法敏感性高，特异性强和重现性好，除用于疟疾、丝虫病、血吸虫病、肺吸虫病、肝吸虫病、包虫病及弓形虫病等寄生虫病的血清学诊断、流行病学调查和疫情监测外，还可用于组织切片中抗原定位以及在细胞和亚细胞水平观察和鉴定抗原、抗体和免疫复合物。

5. 酶联免疫吸附试验（enzyme-linked immunosorbent assay，ELISA）

（1）ELISA：是将酶标记的抗体或抗原与包被于固相载体上的配体结合，再使之与相应的酶底物作用而显示颜色反应，根据显色深浅程度目测或用酶标仪测定 OD 值判定结果。目前酶联试验最常用的固相载体为聚苯乙烯微量滴定板，常用的酶底物系统有辣根过氧化物酶－邻苯二胺（HRP-OPD）、碱性磷酸酯酶－硝酚磷酸盐（AKP-PNP）等。临床上最常用的是间接法（检测抗体）和双抗体夹心法（检测抗原）。检测样本可取自疑有寄生虫感染的宿主体液（血清，脑脊液等）以及排泄分泌物（尿，乳，粪便等），可根据需要做抗体、抗原或特异性免疫复合物检测。ELISA 法因具有高度灵敏、微量快速、易于定量并可自动化操作和批量样本检测等优点，已被广泛应用于多种寄生虫感染的诊断及流行病学监测，如血吸虫病、弓形虫病、阿米巴病、丝虫病、蛔虫病、旋毛虫病和犬蛔虫病等。目前国内外已有多种酶联试剂盒出售。

（2）斑点 ELISA（Dot-ELISA）：是一种改进的 ELISA 技术，选用对蛋白质有很强吸附能力的硝酸纤维素薄膜或混合纤维素酯膜作固相载体，底物经酶促反应后形成有色沉淀物使薄膜着色，然后目测或用光密度扫描仪定量。Dot-ELISA 可用来检测抗体，也可用来检测抗原（较其他免疫学试验简便）。该法简易、快速、经济，适于现场应用。

6. 免疫酶染色试验（immunoenzyme staining test，IEST）　IEST 是以含寄生虫病原的组织切片、印片或培养物涂片为固相抗原，当其与待测标本中的特异性抗体结合后，可再与酶标记的第二抗体反应形成酶标记免疫复合物，后者可与酶的相应底物作用而出现肉眼或光镜下可见的呈色反应，从而提示样本中有特异性抗体存在。本法不需特殊试验装置，标本不易褪色，利于复检，适用于血吸虫病、肺吸虫病、肝吸虫病、丝虫病、囊虫病和弓形虫病等的诊断和流行病学调查。

7. 免疫印渍试验（immunoblot 或 Western blot）　也称酶免疫转移印渍试验（enzyme immunotansfer blotting，EITB）或酶联免疫印渍技术（enzyme-linked immunoblotting，ELIB），是由十二烷基硫酸钠聚丙烯酰胺凝胶电泳（SDS-PAGE）、电转印及固相酶免疫试验三项技术结合为一体的一种新型分析检测技术，是一项具有很大发展潜力的高敏感和高特异性的检测方法，可用于寄生虫抗原组分分析、纯化和寄生虫病的免疫诊断。在检测疟疾、弓形虫病、血吸虫病、肺吸虫病和棘球蚴病等患者血清抗体方面已取得良好效果。

8. 免疫金标记技术　是以非酶类物质作为标记物发展起来的一类新的免疫学检测方法，试剂更加稳定，不需使用对人体有害的酶显色底物，越来越受到重视。

（1）免疫金银染色法（immuno-gold silver staining，IGSS）：是在免疫金技术的基础上建立的一种免疫标记技术，抗原可用组织或虫体切片，与特异性抗体反应后，再滴加胶体金标记的第二抗体，结果在抗原抗体反应处发生金颗粒聚集，此反应可通过银显影液增强，光镜下判读。可溶性抗原直接点样在硝酸纤维素膜上，反应后可形成肉眼可见的红色斑点，即斑点免疫金银染色法（Dot-IGSS）。本法敏感性和特异性均较理想，在肝吸虫病、血吸虫病等应用中效果良好。

（2）斑点免疫金渗滤试验（dot-immunogold-filtration assay，DIGFA）：也称滴金免疫法（简称滴金法）。该法以硝酸纤维素膜为载体，在膜下垫有吸水性强的垫料，使抗原抗体反应和洗涤在这种特殊的渗滤装置上以液体渗滤过膜的方式迅速完成，数分钟内即可出现结果。间接法将特异性抗原固定于膜上，加入标本中待测抗体和金标记第二抗体显色，用于检测抗体。夹心法将多克隆抗体固定于膜上，加入标本中待测抗原和金标记的特异性单克隆抗体显色，可用于检测抗原。滴金法更加简便、快速，在操作完成后即可直接观察结果，近年来在多种寄生虫病（疟疾、弓形虫病、血吸虫病、肝吸虫病、旋毛虫病等）诊断中被应用，大大提高了寄生虫病的诊断水平。

9. 斑点免疫层析试验（dot immunochromatography assay，DICA）　是 20 世纪 90 年代以来在单克隆抗体技术、胶体金免疫层析技术和新材料技术基础上发展起来的一项新型快速诊断技术，由于其简单、快速、准确和无污染、不需特殊设备等优点，在寄生虫病的诊断中日渐受到重视并展示了广阔的应用前景。其原理是将硝酸纤维素膜为载体，利用微孔膜的毛细管作用，使滴加在膜条一端的液体向另一端渗移，当移动至固定有抗体的区域时，样品中相应的抗原即与该抗体发生特异性结合，在显色系统的作用下，出现肉眼可见的呈色反应。用此技术开发的疟疾 dipstick 免疫胶体金诊断试剂盒，快速敏感、操作简便，为疟区的快速诊断和流行病学调查提供了新的有效手段。国内学者筛选了新的胶体染料作为标记物制成快速免疫层析诊断试纸条，用于血吸虫病免疫诊断，效果较为满意。目前快速免疫层析诊断试纸条/卡（ICT）在其他寄生虫感染的检测中亦日渐增多。

（二）寄生虫学特殊免疫学诊断技术

1. 染色试验（dye test，DT） 染色试验是一种独特的免疫反应，为目前诊断弓形虫病的较好方法，广泛用于本病的临床诊断和流行病学调查。

（1）原理：新鲜活弓形虫滋养体的胞质对碱性亚甲蓝具强亲和力，能被染成蓝色，但在有辅助因子（accessory factor，AF）的参与下与待测样本的特异性抗体作用后，虫体细胞变性，不能被亚甲蓝着色，镜检可判定结果。

（2）材料和试剂：①辅助因子：也称激活因子，系正常人血清成分，主要为补体等，不耐热。筛选标准为：取正常人血清与弓形虫速殖子混合，经 37℃ 温浴 1 小时后，约有 90% 以上虫体能被亚甲蓝染色，该血清方可使用，置−20℃ 保存备用。②抗原制备：用弓形虫速殖子经腹腔感染小鼠，3 天后抽取腹水，以生理盐水离心（3000r/min，10 分钟）3 次，收集纯净虫体，用含补体的血清稀释调整虫液浓度（约 50 个虫体/高倍视野）。③碱性亚甲蓝溶液：将亚甲蓝 10g 加入 95% 乙醇溶液 100ml，制成饱和溶液，过滤后取 3ml，加 pH 11 缓冲液 10ml，要求现配现用。④待检血清：经 56℃、30 分钟灭活，4℃ 保存备用。

（3）检测：取经生理盐水倍比稀释的待检血清，每管 0.1ml，加抗原液 0.1ml，置 37℃ 水浴 1 小时，加碱性亚甲蓝溶液 0.02ml/管，继续水浴 15 分钟，从每管取悬液 1 滴镜检。

（4）结果判断：在高倍显微镜下观察，计数 100 个弓形虫速殖子，统计着色和不着色速殖子比例数。以能使≥50% 弓形虫不着色为该份血清的阳性滴度。血清稀释度 1∶8 为隐性感染；1∶256 为活动性感染；1∶1024 为急性感染。

2. 环卵沉淀试验（circum oval precipitin test，COPT）

（1）原理：属于沉淀反应，是一种专门用于诊断血吸虫病的免疫学方法。试验以血吸虫卵为抗原，成熟卵内毛蚴分泌的抗原物质可经卵壳微孔渗出，与待检血清内的特异抗体结合后，可在虫卵周围形成免疫复合物沉淀，在光镜下判读阳性反应强度。出现阳性反应虫卵占全部虫卵的百分率称环沉率。

（2）操作：①常规蜡封玻片法环卵沉淀试验：用毛笔或棉签蘸取熔化的石蜡，在洁净的载玻片上划两条相距 20mm、与玻片长轴垂直的蜡线，在蜡线之间加待检血清 2 滴，用针尖挑取干卵或用滴管吸取鲜卵混悬液（含虫卵 100～150 个）加入血清中，混匀后覆盖 24mm×24mm 盖片，四周用石蜡密封，37℃ 下孵育 48～72 小时，在低倍镜下观察虫卵周围沉淀反应情况。②双面胶纸条法环卵沉淀试验（DGS-

COPT）：是改良的 COPT，具有操作简易、方法规范、提高工效的优点，被广泛应用。取市售普通双面胶纸（厚度约 300μm），裁剪成宽度为 23mm 的长条，用特制打孔器按相距约 8mm 打出圆孔（孔径为 16mm），卷成一卷备用。取双面胶纸卷，剪成含有 2 个圆孔的胶纸条，将黏胶面紧黏在洁净的载玻片上，确保与玻片粘牢。揭去双面胶纸条上的覆盖纸，在圆孔区加入干卵约 100～150 个，然后用定量移液器加入受检者血清 50μl，将血清与干卵混匀。用镊子将 22mm×22mm 的盖玻片小心地覆盖在圆孔上，并在盖玻片的四角稍加压力，使之与胶纸粘牢。置于 37℃ 下孵育 48～72 小时，镜检观察结果。

（3）结果判定：观察 100 个虫卵，计算环沉率。凡环沉率≥5% 者为阳性（在血吸虫病传播控制或传播阻断地区环沉率≥3% 者可判为阳性），1%～4% 者为弱阳性。分级强度判定：①"−"：折光淡，与虫卵似连非连；"影状"物（外形不甚规则，低倍镜下有折光，高倍镜下为颗粒状）及出现直径小于 10μm 的泡状沉淀物者，皆为阴性。②"+"：虫卵外周出现泡状沉淀物（直径>10μm），累计面积小于虫卵面积的 1/2；或呈指状的细长卷曲样沉淀物小于虫卵的长径。③"++"：虫卵外周出现泡状沉淀物的面积大于虫卵面积的 1/2；或细长卷曲样沉淀相当于或超过虫卵的长径。④"+++"：虫卵外周出现泡状沉淀物的面积大于虫卵本身面积；或细长卷曲样沉淀物相当于或超过虫卵长径的 2 倍。

COPT 可作为临床诊断血吸虫病考核防治效果、血清流行病学调查及监测疫情的方法。

四、寄生虫病免疫诊断技术发展趋势

（1）单克隆抗体（monoclonal antibody，McAb）：应用 McAb 是用经特异性抗原刺激的 B 淋巴细胞与骨髓瘤细胞杂交融合后分泌的一种单一的特异性抗体。McAb 已广泛用于寄生虫种株分型与鉴定，虫体结构与功能分析，免疫病理研究，分析、纯化抗原以及虫体制备保护性疫苗等。McAb 为寄生虫循环抗原的检测提供了有力工具。

（2）基因工程技术应用：嵌合抗体/双特异抗体/抗独特型抗体/小分子抗体/重组抗原等更多地用于寄生虫病诊断、治疗与研究。

（3）发展定量、快速、自动化、标准化诊断技术提高诊断水平和普及率。

（4）从单一诊断到疗效考核、确定虫荷、评估疫苗接种效应、预测发病的相关指标等。

第三节 分子生物学诊断技术

分子生物学检测方法是近年来迅速发展的一大

类检测技术,其检测的靶物质是寄生虫的特异基因片段。现代科学阐明基因的多样性决定了物种的多样性,每一种寄生虫都有其特异性的基因,就理论而言,检测某种寄生虫的特异性基因片段与检测这种寄生虫的虫体具有同样的诊断价值,因此,在某种意义上,也属于病原学诊断,同样可以作为确诊的依据。分子生物学检测主要可以分为三大类方法,分别为核酸探针、聚合酶链反应(PCR)和生物芯片。本节仅就这三种分子生物学检测方法在寄生虫病检测中的应用进行简单介绍。

一、核酸探针(DNA probe)

核酸探针技术又称分子杂交技术,是利用 DNA 分子的变性、复性以及碱基互补原理,对某一特异性 DNA 序列进行探查的技术。所谓核酸探针即是指一段用放射性核素或其他标记物(如生物素与荧光素等)标记的与目的基因互补的 DNA 片段或单链 DNA 和 RNA。它能与其互补的核酸序列杂交,形成双链,所以可用于待测核酸样品中特定基因序列的检测。每一种寄生虫都具有独特的核酸片段,通过分离和标记这些片段就可制备出探针,用于疾病的诊断等研究。常用的核酸杂交技术有 Southern 印迹杂交、Northern 印迹杂交、斑点杂交、原位杂交、夹心杂交和液相杂交。该技术已经被应用于疟疾、锥虫病、利什曼病、阿米巴病、血吸虫病和旋毛虫病等寄生虫病病原体的检测和研究。但该方法也有费时、所需样本量较多,敏感性不够高等缺点,随着 PCR 技术、基因芯片等技术的发展,目前该方法已经很少作为一种独立的诊断方法来检测寄生虫病原体,它往往与 PCR 技术、基因芯片技术等结合在一起应用。

二、聚合酶链反应(polymerase chainreaction,PCR)

PCR 是分子生物学技术中发展最快、应用最广泛的新技术之一。基本原理是以待扩增的 DNA 为模板,以一对分别与模板目的序列5′末端和3′末端相互补的寡核苷酸为引物,在耐热 DNA 聚合酶的催化下,按照半保留复制的原理合成新的 DNA,重复这一过程,经过 25～30 个循环后,即可使目的序列得到百万倍的扩增。PCR 反应具有特异性强、灵敏度高、快速等特点,对标本的纯度要求低,可直接用临床标本如血液、体腔液、洗漱液、毛发、细胞、活组织等。除常规 PCR 外,还有反转录 PCR、原位 PCR、巢式 PCR、多重 PCR、免疫 PCR、PCR-ELISA、实时荧光定量 PCR。目前,常规 PCR 技术多用于寄生虫病的基因诊断,分子流行病学研究和种株鉴定、分析,已应用的虫种包括利什曼原虫、疟原虫、弓形虫、耶氏肺孢子虫、阿米巴、巴贝西虫、旋毛虫、锥虫、隐孢子虫、贾第虫、日本血吸虫、猪带绦虫和丝虫等。反转录 PCR 通过对某寄生虫基因表达量的观察,阐述该基因对虫种生长发育、疾病病理过程的影响,以及药物治疗对某基因表达的影响和治疗效果。如用 RT-PCR 检测血吸虫病肉芽肿细胞 TGF-β mRNA 表达,以了解血吸虫虫卵肉芽肿纤维化的病理状况等。原位 PCR 技术可以直接在组织、细胞或虫体原位研究基因变化,对形态学研究有独到之处。免疫 PCR 具有高度的敏感性,是 ELISA 敏感度的 10^5 倍以上,已经有应用该技术检测弓形虫循环抗原。实时荧光 PCR 是近年发展起来的一种新的核酸分析技术,反应中产生的荧光信号与 PCR 产物量成正比,通过对每一反应时刻的荧光信号进行实时分析,可计算出 PCR 产物量,实现了定量的飞跃,已经用于恶性疟原虫、隐孢子虫、弓形虫、肺孢子虫等多种寄生虫病的诊断和检测。

三、生物芯片(biochip)

生物芯片技术是在 20 世纪末随着人类基因组计划发展起来的一项新的规模化生物信息分析技术,它是由包括分子生物学、生物信息学、物理学、化学、微电子学、计算机技术等多门学科交叉形成的一项高新技术。

(一)DNA 芯片(DNA chip)

DNA chip 又称基因芯片(Gene chip)、DNA 阵列(DNA array),是将许多特定的寡核苷酸片段或基因片段作探针,有规律地排列固定于固相支持物(硅片、玻片、尼龙膜等)表面,然后与待测的荧光标记样品的基因按碱基配对原则进行杂交,再通过激光共聚焦荧光检测系统等对芯片进行扫描,并配以计算机系统对每一探针上的荧光信号作出检测和比较,从而迅速得出定性和定量结果。基因芯片技术由于同时将大量探针固定在支持物上,可以一次性对样品大量序列进行自动化检测和分析,检测效率极大提高,已经被应用于多种疾病的检测与研究。国内已利用基因芯片技术对疟原虫进行检测和分型研究。相信在不远的将来,会有更多的寄生虫病基因芯片被开发。

(二)蛋白质芯片(protein chip)

蛋白质芯片与 DNA 芯片的基本原理相似,但它是利用蛋白质代替 DNA 作为检测目的物,是将一系列提纯的蛋白、多肽或从 cDNA 表达文库中提取的蛋白产物,点涂固定于支持载体介质上,其检测原理类似于酶联免疫吸附实验。该技术不仅适用于抗原抗体研究,也适用于配体受体研究以及蛋白质组分析。寄生虫病蛋白质芯片尚在研制之中。

(夏 惠 郑葵阳)

附录三 寄生虫病诊断、控制和清除标准

本部分是国家卫生和计划生育委员会发布的中华人民共和国卫生行业标准——重要寄生虫诊断标准，仅节录各标准的核心内容。

第一节 原虫病诊断标准

一、阿米巴性痢疾
（标准号：WS 287—2008）

1 诊断依据

1.1 流行病学史 进食不洁食物史。

1.2 临床表现

1.2.1 潜伏期 1周至数月不等，甚至可长达1年以上，多数为1~2周。

1.2.2 临床症状和体征 发热、腹痛、腹泻、果酱样黏液血便，右下腹压痛，全身症状不重，但易迁延为慢性或多次复发。

1.2.3 临床分型

1.2.3.1 急性阿米巴痢疾（普通型） 起病缓慢，间歇性腹痛，右下腹可有压痛，腹泻，黏液血便，典型呈果酱样。

1.2.3.2 急性阿米巴痢疾（重型） 起病急，高热伴明显中毒症状，剧烈腹痛、腹泻，大便每日数十次，大便为水样或血水样便，奇臭，可有脱水，电解质紊乱、休克表现。

1.2.3.3 慢性阿米巴痢疾 常为急性型的持续，病程超过数月，症状持续存在或反复发作。

1.2.3.4 轻型 间歇性腹痛腹泻，症状轻微，大便可检出阿米巴包囊。

1.3 实验室检测

1.3.1 粪便涂片检查可见大量红细胞、少量白细胞、夏科-雷登结晶。

1.3.2 粪便涂片检查可见溶组织内阿米巴滋养体和（或）包囊。

2 诊断原则 根据流行病学资料和临床表现及实验室检查，综合分析后作出疑似诊断、临床诊断，确定诊断须依靠病原学检查。

3 诊断

3.1 疑似病例 起病较缓，腹泻，大便带血或黏液便有腥臭，难以确定其他原因引起的腹泻者。

3.2 临床诊断病例 同时具备1.1、1.2.3和3.3.1，或抗阿米巴治疗有效。

3.3 确诊病例 同时具备1.1、1.2.3和1.3.2。

4 鉴别诊断 需与细菌性痢疾、血吸虫病、肠结核、结肠癌、慢性非特异性溃疡性结肠炎、克隆恩病相鉴别。

二、黑 热 病
（标准号：WS 258—2006）

1 诊断依据

1.1 流行病学史 黑热病流行区内的居民，或曾在5~9月白蛉成虫活动季节内在流行区居住过的人员。

1.2 临床表现 长期不规则发热，盗汗，消瘦，进行性脾大，轻度或中度肝大，全血细胞减少和高球蛋白血症，或有鼻出血及牙龈出血等症状。

1.3 实验室检测

1.3.1 免疫学检测 下列任何一种免疫学方法检测结果为阳性者。

1.3.1.1 直接凝集试验（DAT）

1.3.1.2 间接荧光抗体试验（IFAT）

1.3.1.3 rk39免疫层析试条法（ICT）

1.3.1.4 酶联免疫吸附试验（ELISA）

1.3.2 病原学检查 在骨髓、脾或淋巴结等穿刺物涂片上查见利什曼原虫无鞭毛体，或将穿刺物注入三恩氏（NNN）培养基内培养出利什曼原虫前鞭毛体。

2 诊断原则 根据流行病学史、临床表现及免疫学检测和病原学检测结果予以诊断。

3 诊断标准

3.1 疑似病例：应同时符合1.1和1.2。

3.2 临床诊断病例：疑似病例并同时符合1.3.1。

3.3 确诊病例：疑似病例并同时符合1.3.2。

4 鉴别诊断 黑热病应与播散性组织胞质菌病、马尔尼菲青霉菌病以及恶性组织细胞病（恶性组织细胞增生症）相鉴别。

三、疟 疾
（标准号：WS 259—2015）

1 诊断依据

1.1 流行病学史 疟疾传播季节在疟疾流行区有夜间停留或近2周内输血史。

1.2 临床表现

1.2.1 典型临床表现：呈周期性发作，每天或隔天或隔两天发作一次。发作时有寒战、发热、出汗等症状。发作多次后可出现脾大和贫血。

1.2.2 不典型临床表现：具有发冷、发热、出汗等症状，但热型和发作周期不规律。

1.2.3 重症临床表现：重症患者可出现昏迷、重度贫血、急性肾衰竭、肺水肿或急性呼吸窘迫综合征、低血糖症、循环衰竭或休克、代谢性酸中毒等。

1.3 实验室检查

1.3.1 显微镜检查血涂片查见疟原虫。

1.3.2 疟原虫抗原检测阳性。

1.3.3 疟原虫核酸检测阳性。

2 诊断原则 根据流行病学史、临床表现及实验室检查结果等，予以诊断。

3 诊断标准

3.1 无症状感染者 符合下列一项可诊断：

a）无临床表现，同时符合1.3.1；

b）无临床表现，同时符合1.3.2；

c）无临床表现，同时符合1.3.3。

3.2 临床诊断病例 符合下列一项可诊断：

a）有流行病学史，同时符合1.2.1；

b）有流行病学史，同时符合1.2.2。

3.3 确诊病例 符合下列一项可诊断：

a）临床诊断病例，同时符合1.3.1；

b）临床诊断病例，同时符合1.3.2；

c）临床诊断病例，同时符合1.3.3。

3.4 重症病例 确诊病例，同时符合1.2.3。

4 鉴别诊断 临床诊断病例应与以发热为主要症状的其他疾病，如急性上呼吸道感染、登革热、乙型脑炎、流行性脑脊髓膜炎、中毒性菌痢、败血症、急性肾盂肾炎、伤寒、钩端螺旋体病、恙虫病、巴贝虫病、黑热病、急性血吸虫病、旋毛虫病等相鉴别。

四、弓 形 虫 病
（标准号：WS/T 486—2015）

1 诊断依据

1.1 流行病学史 有猫、犬等宠物饲养或接触史，或有生食或半生食猪、羊、牛、犬等动物肉类及其制品史，或有皮肤黏膜损伤、器官移植输血史，或有免疫功能低下或缺陷史，或妇女妊娠期有上述暴露史等。

1.2 临床表现 弓形虫感染有先天性和获得性两种途径。妇女在妊娠期感染弓形虫后多数可造成胎儿先天性感染，一般婴幼儿期常不出现明显临床症状和体征。当各种原因造成免疫功能低下时，儿童期可

呈现中枢神经系统损害表现，成人期可出现视网膜脉络膜炎等。妇女妊娠期初期感染弓形虫后少数可出现流产、早产、死产或畸形，妊娠中晚期感染弓形虫可造成胎儿出生后有脑、肝、眼、心、肺等部位的病变或畸形。

免疫功能正常者获得性感染弓形虫后，多数不出现明显临床症状和体征，为隐性感染。当免疫功能低下或缺陷时，弓形虫可侵犯人体各个器官而引起相应严重临床表现，如弓形虫脑病、弓形虫眼病、弓形虫肝病、弓形虫心肌心包炎、弓形虫肺炎等。

1.3 实验室检查

1.3.1 弓形虫抗体（IgG、IgM）阳性。

1.3.2 弓形虫循环抗原（CAg）阳性。

1.3.3 弓形虫核酸阳性。

1.3.4 血液、体液或穿刺液涂片或病理切片染色镜检发现弓形虫。

1.3.5 血液、体液或穿刺液经动物接种分离发现弓形虫。

2 诊断原则 根据流行病学史、临床表现及实验室检查结果等予以诊断。

3 诊断

3.1 弓形虫感染 无明显临床症状和体征，并同时符合1.1和1.3.4、1.3.5中的任一条。

3.2 弓形虫病

3.2.1 疑似病例 同时符合1.1和1.2。

3.2.2 临床诊断病例 疑似病例并同时符合1.3.1、1.3.2、1.3.3中任一条。

3.2.3 确诊病例 临床诊断病例并同时符合1.3.4、1.3.5中任一条。

4 鉴别诊断

4.1 先天性弓形虫感染 应与巨细胞病毒感染、疱疹病毒感染、风疹病毒感染等疾病进行鉴别。

4.2 获得性弓形虫感染 应与传染性单核细胞增多症、淋巴结结核、视网膜脉络膜炎等疾病进行鉴别。

五、隐孢子虫病
（标准号：WS/T 487—2016）

1 诊断依据

1.1 流行病学史 近期与隐孢子虫病患者或感染隐孢子虫的猪、牛和羊等动物有接触史，或有饮用、摄入被隐孢子虫卵囊污染的水或食物等暴露史。

1.2 临床表现 该病潜伏期为2～28天，一般为7～10天。典型的临床症状为急性水样或糊样腹泻，一般无脓血便，日排便2～20余次。免疫功能缺陷的病人，腹泻程度严重，常表现为持续性霍乱样水泻，一日数次至数十次。严重感染的幼儿可出现喷射性水

样腹泻。腹痛、腹胀、恶心、呕吐、口渴、发热、食欲减退或厌食亦较常见。病程一般持续7~14天，或长至20天至2个月，由急性转为慢性而反复发作者常见。肠外器官感染者可表现为与相应器官病变相关的症状与体征。

1.3　实验室检查

1.3.1　病原学检查　显微镜镜检粪便涂片查见隐孢子虫卵囊。

1.3.2　免疫学检查　粪便隐孢子虫抗原检查呈阳性。

1.3.3　分子生物学检测　粪便核酸PCR扩增出特异性目的片段。

2　诊断原则　根据流行病学史、临床表现及实验室检查结果等予以诊断。

3　诊断

3.1　隐孢子虫感染　无明显临床表现，且符合1.3.1、1.3.2、1.3.3中任一条。

3.2　隐孢子虫病

3.2.1　疑似病例　同时符合1.1和1.2。

3.2.2　临床诊断病例　符合1.2并同时符合1.3.2、1.3.3中任一条。

3.2.3　确诊病例　同时符合1.2和1.3.1。

4　鉴别诊断　应与以腹泻为主要临床症状的其他疾病，如阿米巴痢疾、贾第虫病、微孢子虫病、环孢子虫病、等孢子球虫病、细菌性痢疾、霍乱和轮状病毒腹泻等疾病进行鉴别。

第二节　蠕虫病诊断标准

一、华支睾吸虫病
（标准号：WS 309—2009）

1　诊断依据

1.1　流行病学史　有生食或半生食淡水鱼、虾史，并有在流行区生活、工作、旅游史。

1.2　临床表现

1.2.1　有畏寒发热、头痛、食欲不振、恶心、乏力、腹胀、腹泻和右上腹痛等症状，并伴有肝大、黄疸及外周血嗜酸性粒细胞增多等体征。

1.2.2　无症状，或以纳差、腹胀、腹泻、乏力和神经衰弱等症状为主，可有肝大、黄疸等体征。常并发胆囊炎、胆结石。晚期患者有肝硬化、腹水，儿童可出现生长发育障碍等。

1.3　实验室检测或其他检查

1.3.1　酶联免疫吸附试验（ELISA）阳性。

1.3.2　B型超声检查有以下特征：

1.3.2.1　肝脏型：肝实质点状回声增粗、增强，有短棒状、索状或网状回声。

1.3.2.2　胆管型：肝内胆管轻度扩张，以部分节段扩张常见，同时伴有管壁增厚，回声增强；肝外胆管内可见层叠排列的"双线征"回声，其长10~20mm，宽2~3mm。

1.3.2.3　胆囊型：胆囊壁毛糙，囊内常见漂浮斑点、"小等号"样光带及沉淀物回声，可见"双线征"或"细条征"，或直或弯，长10~20mm，宽2~3mm的高回声光带。

1.3.2.4　混合型：同时有以上两种或三种类型表现。

1.3.3　粪检发现华支睾吸虫虫卵。

1.3.4　胶囊拉线法检查发现华支睾吸虫虫卵。

1.3.5　手术发现华支睾吸虫成虫或虫卵。

2　诊断原则　根据流行病学史、临床表现及实验室检查等予以诊断。

3　诊断标准

3.1　急性华支睾吸虫病

3.1.1　疑似病例　应同时符合1.1和1.2.1。

3.1.2　临床诊断病例

a）应同时符合疑似病例和1.3.1；

b）或同时符合疑似病例和1.3.2中的任一条。

3.1.3　确诊病例

a）应同时符合疑似病例和1.3.3；

b）或同时符合疑似病例和1.3.4；

c）或同时符合疑似病例和1.3.5。

3.2　慢性华支睾吸虫病

3.2.1　疑似病例　应同时符合1.1和1.2.2。

3.2.2　临床诊断病例

a）应同时符合疑似病例和1.3.3；

b）或同时符合疑似病例和1.3.2中的任一条。

3.2.3　确诊病例

a）应同时符合疑似病例和1.3.3；

b）或同时符合疑似病例和1.3.4；

c）或同时符合疑似病例和1.3.5。

4　鉴别诊断

4.1　急性华支睾吸虫病的诊断　应与病毒性肝炎、急性血吸虫病和急性胃肠炎等疾病鉴别。

4.2　慢性华支睾吸虫病的鉴别诊断　应与病毒性肝炎、慢性血吸虫病、肝片形吸虫病、布氏姜片吸虫病、单纯性消化不良、肝硬化等鉴别。

二、并殖吸虫病
（标准号：WS 380—2012）

1　并殖吸虫病诊断依据

1.1　流行病学史　有生食或半生食流行区并殖吸虫的第二中间宿主（如淡水蟹、蝲蛄等）及其制品、转续宿主（如野猪肉、棘腹蛙等）史或在流行区有生饮溪水史。

1.2　临床表现

1.2.1　胸肺型：咳嗽、胸痛、铁锈色血痰或血丝痰、咳烂桃样血痰和（或）胸膜病变的相关症状与体征，部分轻度感染者可无明显临床症状与体征。

1.2.2 肺外型：较为常见的有皮下包块型、腹型、肝型、心包型，此外还有脑型、脊髓型、眼型和阴囊肿块型等，各有其相关症状与体征部分，轻度感染者可无明显临床症状与体征。

1.3 实验室检查及影像学检查

1.3.1 外周血嗜酸粒细胞比例或绝对值明显升高。

1.3.2 皮内试验（ID）阳性。

1.3.3 血清免疫学试验阳性。

1.3.4 影像学检查有异常表现。

1.3.5 活组织检查有特征性病理改变。

1.3.6 病原学检查阳性，包括痰或粪便中发现并殖吸虫虫卵，或者皮下包块或其他活体组织及各种体液中发现虫体或虫卵。

2 诊断原则 根据流行病学史、临床表现及实验室检查结果予以诊断。

3 诊断

3.1 疑似病例

3.1.1 胸肺型：同时符合 1.1、1.2.1 和 1.3.1。

3.1.2 肺外型：同时符合 1.1、1.2.2 和 1.3.1。

3.2 临床诊断病例

3.2.1 胸肺型

符合下列一项可诊断：

a）同时符合 1.3.2 和 3.1.1；

b）同时符合 1.3.3 和 3.1.1；

c）同时符合 1.3.4 和 3.1.1。

3.2.2 肺外型 符合下列一项可诊断：

a）同时符合 1.3.2 和 3.1.2；

b）同时符合 1.3.3 和 3.1.2；

c）同时符合 1.3.4 和 3.1.2；

d）同时符合 1.3.5 和 3.1.2。

3.3 确诊病例

3.3.1 胸肺型：同时符合 1.3.6 和 3.2.1。

3.3.2 肺外型：同时符合 1.3.6 和 3.2.2。

4 鉴别诊断

4.1 胸肺型并殖吸虫病的鉴别诊断 应与肺结核、胸膜炎、肺肿瘤、肺脓肿、慢性支气管炎和支气管扩张、肺部炎症等疾病相鉴别。

4.2 肺外型并殖吸虫病的鉴别诊断 应与脑膜炎、蛛网膜下腔出血、癫痫、囊尾蚴病、心包炎、肝炎、肝脓肿、肝囊肿、脑脓肿、肿瘤等疾病相鉴别。

三、血吸虫病
（标准号：WS 261—2006）

1 诊断依据

1.1 流行病学史

1.1.1 发病前2周至3个月有疫水接触史。

1.1.2 居住在流行区或曾到过流行区有多次疫水接触史。

1.2 临床表现

1.2.1 发热、肝大及周围血液嗜酸粒细胞增多为主要特征，伴有肝区压痛、脾脏肿大、咳嗽、腹胀及腹泻等。

1.2.2 无症状，或间有腹痛、腹泻或脓血便。多数伴有以左叶为主的肝大，少数伴脾脏肿大。

1.2.3 临床有门脉高压症状、体征，或有结肠肉芽肿或侏儒表现。

1.3 实验室检查

1.3.1 下列试验至少一种反应阳性。

1.3.1.1 间接红细胞凝集试验。

1.3.1.2 酶联免疫吸附试验。

1.3.1.3 胶体染料试纸条法试验。

1.3.1.4 环卵沉淀试验。

1.3.1.5 斑点金免疫渗滤试验。

1.3.2 粪检找到血吸虫虫卵或毛蚴。

1.3.3 直肠活检发现血吸虫虫卵。

1.4 吡喹酮试验性治疗有效。

2 诊断原则 根据流行病学史、临床表现及实验室检测结果等予以诊断。

3 诊断标准

3.1 急性血吸虫病

3.1.1 疑似病例：应同时符合 1.1.1 和 1.2.1。

3.1.2 临床诊断病例：应同时符合疑似病例和 1.3.1 或 1.4。

3.1.3 确诊病例：应同时符合疑似病例和 1.3.2。

3.2 慢性血吸虫病

3.2.1 临床诊断病例：应同时符合 1.1.2、1.2.2 和 3.3.1。

3.2.2 确诊病例：应同时符合 1.1.2、1.2.2 和 1.3.2 或 1.3.3。

3.3 晚期血吸虫病

3.3.1 临床诊断病例：应同时符合 1.1.2、1.2.3 和 1.3.1（既往确诊血吸虫病者可血清学诊断阴性）。

3.3.2 确诊病例：应同时符合 1.1.2、1.2.3 和 1.3.2 或 1.3.3。

4 鉴别诊断

4.1 急性血吸虫病的鉴别诊断 疟疾、伤寒、副伤寒、肝脓肿、败血症、粟粒型肺结核、钩端螺旋体病等疾病的一些临床表现与急性血吸虫病相似，应注意鉴别。

4.2 慢性血吸虫病的鉴别诊断 慢性痢疾、慢性结肠炎、肠结核以及慢性病毒性肝炎等疾病的症状有时与慢性血吸虫病相似，应注意鉴别。

4.3 晚期血吸虫病的鉴别诊断 应注意结节性肝硬化、原发性肝癌、疟疾、结核性腹膜炎、慢性粒细胞性白血病等与晚期血吸虫病有相似临床症状疾病的鉴别。

四、带绦虫病
（标准号：WS 379—2012）

1　诊断依据

1.1　流行病学史　有带绦虫病、囊尾蚴病流行区旅居史，同时有生食半生食猪肉、牛肉史或粪便中排白色节片样虫体史。

1.2　临床表现　临床症状一般比较轻微。少数患者有上腹或全腹隐痛、食欲不振、恶心、消化不良、腹泻、体重减轻等症状，偶有肠梗阻、肠穿孔、腹膜炎、阑尾炎等并发症。

1.3　病原学检查

1.3.1　粪便检查发现带绦虫节片或带绦虫虫卵。

1.3.2　驱虫治疗后检获带绦虫成虫或节片。

1.3.3　肛门拭子法（棉签拭子法或透明胶纸法）检获绦虫卵。

2　诊断原则　根据流行病学史、临床表现和病原学检查等结果予以诊断。

3　诊断

3.1　疑似病例　同时符合 1.1 和 1.2。

3.2　确诊病例　符合下列任何一项可诊断：

a）疑似病例并且符合 1.3.1；

b）疑似病例并且符合 1.3.2；

c）疑似病例并且符合 1.3.3。

4　鉴别诊断　带绦虫病需与粪便检获虫卵、虫体导致相似临床表现的其他寄生虫病鉴别。根据虫卵、虫体的形态，可与钩虫、蛔虫、鞭虫、蛲虫等肠道线虫病以及短膜壳绦虫、长膜壳绦虫等其他种类的肠道绦虫病相鉴别。

带绦虫虫卵的形态不能确诊带绦虫的虫种。驱虫治疗后对检获的虫体进行头节、成节、孕节的形态学观察可区别出猪带绦虫。从生食肉类的种类、流行病学调查以及从中间宿主检获囊尾蚴进行形态学比较可区别牛带绦虫与亚洲带绦虫。

确诊为猪带绦虫病患者必须进一步做是否合并有囊尾蚴病的诊断。

五、囊　尾　蚴　病
（标准号：WS 381—2012）

1　诊断依据

1.1　流行病学史　有带绦虫病、囊尾蚴病流行区旅居史，或有带绦虫病（粪便中排白色节片）史，或有与带绦虫病患者密切接触史。

1.2　临床表现

1.2.1　皮下或肌肉结节。

1.2.2　头痛、头晕、癫痫发作等神经系统与精神症状。

1.2.3　视力障碍，重者可失明，单眼损害较多见。

1.2.4　排除其他病因所致脏器损害的临床表现。

1.3　病原学检查　手术摘除的结节经压片法、囊尾蚴孵化试验和病理组织学检查发现囊尾蚴。

1.4　免疫学检测　血清或脑脊液囊尾蚴免疫学检测特异性抗体阳性。

1.5　影像学表现

1.5.1　皮下或肌肉 B 超检查显示囊尾蚴病典型影像。

1.5.2　颅脑 CT、MRI 显示脑内有非典型性囊尾蚴影像。

1.5.2.1　颅脑 CT、MRI 显示非典型异常影像。

1.5.2.2　颅脑 CT、MRI 显示囊尾蚴病典型影像。

1.5.3　眼 B 超检查显示囊尾蚴病典型性影像。

1.6　诊断性治疗或病原治疗反应　诊断性治疗有效或有病原治疗反应。

2　诊断原则　综合流行病学史、临床表现、实验室检查、影像学检查以及诊断性治疗结果等予以诊断。

3　诊断

3.1　疑似病例

3.1.1　皮下或肌肉型囊尾蚴病　同时符合 1.1 和 1.2.1。

3.1.2　脑囊尾蚴病

3.1.2.1　同时符合 1.1 和 1.2.2。

3.1.2.2　同时符合 1.1 和 1.5.2.1。

3.1.3　眼囊尾蚴病　同时符合 1.1 和 1.2.3。

3.1.4　其他部位囊尾蚴病　同时符合 1.1 和 1.2.4。

3.1.5　混合型囊尾蚴病　符合 3.1.1、3.1.2、3.1.3、3.1.4 中任两项及以上者。

3.2　临床诊断病例

3.2.1　皮下或肌肉型囊尾蚴病　同时符合 3.1.1 和 3.4。

3.2.2　脑囊尾蚴病

3.2.2.1　同时符合 1.4 和 3.1.2.1。

3.2.2.2　同时符合 1.5.2.2 和 3.1.2.1。

3.2.2.3　同时符合 1.6 和 3.1.2.1。

3.2.2.4　同时符合 1.4 和 3.1.2.2。

3.2.2.5　同时符合 1.6 和 3.1.2.2。

3.2.3　眼囊尾蚴病

3.2.3.1　同时符合 1.4 和 3.1.3。

3.2.3.2　同时符合 1.5.3 和 3.1.3。

3.2.4　其他部位囊尾蚴病　同时符合 1.4 和 3.1.4。

3.2.5　混合型囊尾蚴病　同时符合 1.4 和 3.1.5。

3.3　确诊病例

3.3.1　皮下或肌肉囊尾蚴病　同时符合 1.3 和 3.2.1。

3.3.2 脑囊尾蚴病

3.3.2.1 同时符合 1.3 和 3.2.2.1。

3.3.2.2 同时符合 1.3 和 3.2.2.2。

3.3.2.3 同时符合 1.3 和 3.2.2.3。

3.3.2.4 同时符合 1.3 和 3.2.2.4。

3.3.2.5 同时符合 1.3 和 3.2.2.5。

3.3.3 眼囊尾蚴病

3.3.3.1 同时符合 1.3 和 3.2.3.1。

3.3.3.2 同时符合 1.3 和 3.2.3.2。

3.3.4 其他部位囊尾蚴病 同时符合 1.3 和 3.2.4。

3.3.5 混合型囊尾蚴病 同时符合 1.3 和 3.2.5。

六、包 虫 病
（标准号：WS 257—2006）

1 诊断依据

1.1 流行病学史 有在流行区的居住、工作、旅游或狩猎史，或与犬、牛、羊等家养动物或狐、狼等野生动物及其皮毛的接触史；在非流行区有从事对来自流行区的家畜运输、宰杀、畜产品和皮毛产品加工等接触史。

1.2 临床表现 包虫病病人早期可无任何临床症状，多在体检中发现。主要的临床表现为棘球蚴囊占位所致压迫、刺激、或破裂引起的一系列症状。囊型包虫病可发生在全身多个脏器，以肝、肺多见。泡型包虫病原发病灶几乎都位于肝脏，就诊病人多属晚期。

1.3 影像学检查

1.3.1 发现占位性病变。

1.3.2 下列任一检查发现包虫病的特征线影像。

1.3.2.1 B超扫描。

1.3.2.2 X线检查。

1.3.2.3 计算机断层扫描（CT）或磁共振成像（MRI）检查。

1.4 实验室检查

1.4.1 下列任何免疫学检查查出包虫病相关的特异性抗体或循环抗原或免疫复合物。

1.4.1.1 酶联免疫吸附试验（ELISA）。

1.4.1.2 间接红细胞凝集试验（IHA）。

1.4.1.3 PVC薄膜快速 ELISA。

1.4.1.4 免疫印迹技术（Western blot，WB）

1.4.2 病原学检查，在手术活检材料、切除的病灶或排出物中发现棘球蚴囊壁、子囊、原头节或头钩。

2 诊断原则 根据流行病学史、临床表现、影像学特征和实验室检查结果综合诊断。

3 诊断标准

3.1 疑似病例：应同时符合 1.1 和 1.2 或 1.1 和 1.3.1。

3.2 临床诊断病例：应同时符合疑似病例和 1.3.2 或 1.4.1。

3.3 确诊病例：应同时符合临床诊断病例和 1.4.2。

4 鉴别诊断

4.1 肝囊型包虫病的鉴别诊断

4.1.1 肝囊肿：影像学检查显示囊壁较薄，无"双层壁"囊的特征，并可借助包虫病免疫学检查加以区别。

4.1.2 细菌性肝脓肿：无棘球蚴囊的特征性影像，CT检查可见其脓肿壁外周有低密度水肿带；全身中毒症状较重，白细胞数明显升；包虫病免疫学检查阴性。

4.1.3 右侧肾盂积水和胆囊积液：除无棘球蚴囊的影像学特征外，包虫病免疫学检查阴性。

4.2 肝泡型包虫病的鉴别诊断

4.2.1 肝癌：病变发展速度快，病程相对短。典型的影像学检查显示病灶周边多为"富血供区"；肝泡型包虫病病灶周边则为"贫血供区"，病变的实变区和液化区并存，而且病灶生长相对缓慢，病程较长。借助甲胎蛋白（AFP）和肿瘤相关生化检测，以及包虫病免疫学检查可有效地鉴别。

4.2.2 肝囊性病变：包括先天性肝囊肿和肝囊型包虫病，若肝泡型包虫病伴巨大液化坏死腔，亦可误诊为肝囊肿，甚至肝囊型包虫病。肝泡型包虫病在影像学除了显示液化腔隙外，B超显示其周边形态为不规则室腔壁高回声或"地图征"，先天性肝囊肿的囊壁较薄，周边呈正常肝组织影像。应用泡型包虫病特异性抗原可鉴别肝囊型包虫病和肝泡型包虫病。

4.2.3 细菌性肝脓肿：同 4.1.2。

七、裂 头 蚴 病
（标准号：WS 438—2013）

1 诊断依据

1.1 流行病学史。

1.1.1 有局部敷贴生的蛙肉、蛙皮、蛇肉或蛇皮史。

1.1.2 有生食或半生食蛙、蛇、鸡、猪等动物肉类史，或有吞服活蝌蚪史。

1.1.3 有生饮湖塘沟渠水或游泳时咽入湖塘水史。

1.2 临床表现 与裂头蚴的感染方式、数量及侵犯部位等因素有关。经口感染者初起有恶心、呕吐、腹痛、腹泻、腹胀、发热和皮疹等表现，继而因侵犯部位不同出现不同的临床表现；经皮肤或黏膜感染者，初起有局部红肿、瘙痒及虫爬感等表现，继而出现皮肤或黏膜下游走性皮下结节。本病可分为皮下裂头蚴病、眼部裂头蚴病、口腔颌面部裂头蚴病及中枢神经系统裂头蚴病等临床类型。

1.3 实验室检查

1.3.1 动物肉类检查 在患者敷贴或吃剩的蛙、蛇等动物肉类中或蛇皮、蛇皮下发现裂头蚴。

1.3.2 血常规检查 外周血嗜酸粒细胞百分比和（或）绝对值增高。

1.3.3 血清学检查 酶联免疫吸附试验（enzyme-linked immunosorbent assay，ELISA）、斑点免疫金渗滤法（dot immunogold filtration assay，DIGFA）或免疫印迹试验（Western blot）等血清学方法检测抗裂头蚴抗体阳性。

1.3.4 病原学检查

1.3.4.1 局部活体组织检查或手术中发现裂头蚴。

1.3.4.2 痰、尿等排泄物或胸腔积液等体液中发现裂头蚴。

1.4 影像学检查 脑部 CT 检查时可见白质低密度，不规则或结节状强化；CT 复查时若发现强化结节位置或形状的改变，则提示裂头蚴已移动，具有较大诊断价值。MRI 检查时，病灶多呈细长的通道状伴串珠样改变，并有特征性的"绳结状"强化特点。

2 诊断原则 根据流行病学史、临床表现、实验室检查结果等进行诊断。

3 诊断

3.1 疑似病例 符合下列一项可诊断：

a）同时符合 1.1 和 1.2；

b）同时符合 1.2 和 1.3.2。

3.2 临床诊断病例 符合下列一项可诊断：

a）疑似病例且同时符合 1.3.1；

b）疑似病例且同时符合 1.3.3；

c）疑似病例且同时符合 1.4。

3.3 确诊病例 符合下列一项可诊断：

a）临床诊断病例并同时符合 1.3.4.1；

b）临床诊断病例并同时符合 1.3.4.2。

八、其他绦虫病

（一）微小膜壳绦虫病

从患者粪便中查到虫卵或孕节可确诊，水洗沉淀法或浮聚浓集法均可提高检出率。

（二）泡型棘球蚴病

（1）流行病学史：患者来自流行区，或在疫区长期居住，与狗、狐等有密切接触史，或捕杀狐，剥其皮毛的狩猎人员。

（2）临床症状：肝大与隐痛；腹部有肿块，质硬，表面有结节，经 B 超或 CT 检查有界限不清的实质性病变，对诊断有重要参考价值。

（3）免疫学试验：包虫皮内试验大多阳性，而且常呈强阳性反应；偶有皮试阴性者，血清 ELISA 与 Em2 抗原以及 Eml8 抗原检测血中抗体试验，其特异性与敏感性均较高，交叉反应少，可用于鉴别泡型包虫病与囊型包虫病。

九、钩 虫 病
（标准号：WS 439—2013）

1 诊断依据

1.1 流行病学史 居住在钩虫病流行区或者曾到过流行区，且人体手足等皮肤裸露部位在感染季节与土壤有接触史或有食入不洁蔬菜、瓜果史。

1.2 临床表现

1.2.1 早期可出现皮炎，多见于足趾或手指间，表现为局部皮肤有灼烧、针刺、瘙痒等感觉。可出现充血斑点或颗粒状皮疹，继而出现小出血点或小疱疹，继发感染后形成脓疮。

1.2.2 可出现咽喉发痒、阵法性咳嗽、咳痰、气喘、声嘶等呼吸系统症状，常伴有发热，畏寒等全身性症状；重度感染者可出现剧烈干咳、胸痛和哮喘。

1.2.3 多有上腹部不适或隐痛、恶心、呕吐、腹泻等消化系统症状，重度感染者可出现黏液便或水样便，或上消化道出血，以柏油样便为主。婴儿感染可出现营养不良和生长发育迟缓。

1.2.4 重度感染者可出现智力减退、意识迟钝、知觉异常、视力模糊等神经系统临床表现，少数患者可出现嗜吃生米、生豆、泥土等异嗜症。

1.2.5 血液系统临床症状和体征主要表现为缺铁性贫血，可出现皮肤黏膜苍白、以眼睑、口唇和牙床较明显，指甲有扁平甲及反甲现象，在重度感染者中多见。

1.3 实验室检查

1.3.1 血常规检查发现外周血嗜酸粒细胞百分比和（或）绝对值增高。

1.3.2 粪便检查检出钩虫虫卵。

1.3.3 粪便培养检出钩虫幼虫。

1.3.4 粪便淘洗检出钩虫成虫。

1.3.5 内窥镜检查检出钩虫成虫。

2 诊断原则 根据流行病学史、临床表现及实验室检查结果等予以诊断。

3 诊断

3.1 钩虫感染 无明显临床症状，并符合 1.3.2、1.3.3、1.3.4、1.3.5 中任一条。

3.2 钩虫病

3.2.1 疑似病例：符合 1.1 和 1.3.1，并同时符合 1.2 中任一条。

3.2.2 确诊病例：疑似病例并同时符合 1.3.2、

1.3.3、1.3.4、1.3.5 中任一条。

十、蛲 虫 病
（标准号：WS 469—2015）

1 诊断依据

1.1 流行病学史 有与蛲虫感染者共同生活或工作史。

1.2 临床表现

1.2.1 主要表现为肛门及会阴部皮肤瘙痒，尤以夜间为甚。抓破后皮肤出现充血、皮疹、湿疹、脱屑等，严重者可诱发细菌感染。可伴有夜惊、噩梦、夜间磨牙、咬指甲、注意力不集中、烦躁不安、食欲不振等，少数患者出现恶心、呕吐、腹痛、异嗜症等。

1.2.2 异位寄生可导致蛲虫性阑尾炎、尿道炎等。女性患者可出现蛲虫性阴道炎、子宫颈炎、子宫内膜炎、输卵管炎等表现。

1.3 实验室检查

1.3.1 肛周采样查见蛲虫卵。

1.3.2 肛周检获蛲虫成虫或幼虫。

2 诊断原则 根据流行病学史、临床表现及实验室检查结果等予以诊断。

3 诊断

3.1 蛲虫感染 符合下列一项即可诊断：

a）未见相应临床表现，且同时符合 1.3.1；

b）未见相应临床表现，且同时符合 1.3.2。

3.2 蛲虫病

3.2.1 疑似病例 符合下列一项即可诊断：

a）同时符合 1.1 和 1.2.1；

b）同时符合 1.1 和 1.2.2。

3.3 确诊病例 符合下列一项即可诊断：

a）疑似病例且同时符合 1.3.1；

b）疑似病例且同时符合 1.3.2。

十一、丝 虫 病
（标准号：WS/T 486—2015）

1 诊断依据

1.1 流行病学史 居住在丝虫病流行区，或者有传播季节在流行区居住史。

1.2 临床表现 马来丝虫病的临床表现限于肢体，而班氏丝虫病除肢体外还累及泌尿生殖系统。

1.2.1 急性丝虫病 急性丝虫病表现为淋巴结炎/淋巴管炎和/或精索炎、睾丸炎、附睾炎等，常反复发作。

1.2.2 慢性丝虫病 慢性丝虫病的主要临床表现有淋巴水肿/象皮肿、乳糜肿和鞘膜积液。

1.3 实验室检测

1.3.1 病原学检测 血液检查微丝蚴或淋巴液、鞘膜积液、乳糜尿内微丝蚴的检查及病理组织学检查。

1.3.2 血清学检查 快速免疫色谱试验（ICT）检测班氏丝虫抗原或 ELISA 检测丝虫特异性 IgG4 抗体。

2 诊断原则 根据流行病学史、临床表现、病原学检查、血清学检查等予以诊断。

3 诊断标准

3.1 微丝蚴血症

3.1.1 传播季节流行区居住史。

3.1.2 血液检查微丝蚴阳性

确诊依据：具备 3.1.1 和 3.1.2。

3.2 急性丝虫病

3.2.1 传播季节流行区居住史。

3.2.2 有非细菌感染性淋巴结炎/淋巴管炎和/或精索炎、睾丸炎、附睾炎等临床表现，并排除其他病因。

3.2.3 快速免疫色谱实验（ICT）检测班氏丝虫抗原阳性或 ELISA 检测丝虫特异性 IgG4 抗体阳性。

3.2.4 血液检查微丝蚴阳性活微丝蚴阳性史。

临床诊断病例：应同时具备 3.2.1 和 3.2.2，或兼有 3.2.3。

确诊病例：临床诊断病例加 3.2.4。

3.3 慢性丝虫病

3.3.1 长期流行区居住史。

3.3.2 有符合丝虫病发病特点和规律的淋巴水肿/象皮肿、鞘膜积液或乳糜尿等临床表现，并排除其他病因，或兼有 3.2.2 的表现。

3.3.3 快速免疫色谱实验（ICT）检测班氏丝虫抗原阳性或 ELISA 检测丝虫特异性 IgG4 抗体阳性。

3.3.4 病原学检查阳性（含血检微丝蚴或淋巴液、鞘膜积液、乳糜尿内微丝蚴检查和活体组织检查）或病原学检查阳性史。

临床诊断病例：应同时具备 3.3.1 和 3.3.2，或兼有 3.3.3。

确证病例：临床诊断病例加 3.3.4。

十二、旋 毛 虫 病
（标准号：WS 369—2012）

1 诊断依据

1.1 流行病学史 有生食或半生食动物肉类（猪肉、野猪肉、狗肉、羊肉等）及其制品史或食入混有生肉屑的食物史。

1.2 临床表现 发热，以眼睑或面部最为多见的水肿、肌肉疼痛、皮疹、眼结膜下出血、指或趾甲下线状或半月形出血、腹痛、腹泻、乏力等，重度感染者可出现心肌炎、心包积液、脑炎及支气管肺炎等并发症。

1.3 实验室检查 检查项目及方法见附录 D。

1.3.1 动物肉类检查 在患者吃剩的生肉或食用的同批动物肉类中发现旋毛幼虫。

1.3.2 血常规检查 外周血嗜酸性粒细胞百分比和（或）绝对值增高。

1.3.3 血清学检查 酶联免疫吸附试验（ELISA）等血清学方法检查旋毛虫抗体阳性。

1.3.4 病原学检查

1.3.4.1 肌肉活体组织检查发现旋毛虫幼虫。

1.3.4.2 脑脊液等液体中发现旋毛虫幼虫。

2 诊断原则 根据流行病学史、临床表现及实验室检查结果等进行诊断。

3 诊断

3.1 疑似病例 符合下列一项可诊断。

a）同时符合 1.1 和 1.2；

b）同时符合 1.2 和 1.3.2。

3.2 临床诊断病例 符合下列一项可诊断

a）疑似病例且同时符合 1.3.1；

b）疑似病例且同时符合 1.3.3。

3.3 确诊病例 符合下列一项可诊断

a）临床诊断病例并且同时符合 1.3，1.1；

b）临床诊断病例并且同时符合 1.3，1.2。

十三、广州管圆线虫病
（标准号：WS 321—2010）

1 诊断依据

1.1 流行病学史 近期（通常为 1 个月内）有生食或半生食广州管圆线虫的中间宿主（如福寿螺，褐云玛瑙螺，摄于等软体动物）或者转续宿主（如淡水虾，蟹，蛙等）史，或有广州管圆线虫的中间宿主，转续宿主接触史。

1.2 临床表现

1.2.1 起病较急，以疼痛特别是剧烈头痛等为突出表现，可有神经根痛、痛觉过敏等症状，可伴有发热、恶心、呕吐等。

1.2.2 临床检查时可有颈部抵抗，甚至颈项强直等脑膜刺激征。

1.3 实验室检查 检查项目和方法详见附录 B。

1.3.1 血常规检查 嗜酸粒细胞的百分比和（或）绝对值增高。

1.3.2 脑脊液检查 可有脑脊液压力增高，嗜酸粒细胞增多。

1.3.3 免疫学检查 血清或脑脊液中广州管圆线虫抗体或循环抗原阳性。

1.3.4 病原学检查 在脑脊液或眼等部位查见广州管圆线虫幼虫。

2 诊断原则 根据流行病学史、临床表现及实验室检查结果等予以诊断。

3 诊断

3.1 疑似病例 同时符合 1.1 和 1.2.1 或同时符合 1.1 和 1.2.2

3.2 临床诊断病例 符合下列一项可诊断：

（a）疑似病例并且符合 1.3.1；

（b）疑似病例并且符合 1.3.2；

（c）疑似病例并且符合 1.3.3；

（d）疑似病例并且经抗蠕虫药治疗有效。

3.3 确诊病例 临床诊断病例并且符合 1.3.4。

第三节 寄生虫病控制和清除标准

一、疟疾控制和消除标准
（GB 26345—2010）

1 要求

1.1 控制 以县（市、区）为单位，同时符合下列各项可判定达到控制要求：

a）以乡（镇）为单位，近 3 年的年法人病人血检人数占全乡（镇）总人口的比例≥5%（计算方法见注），血片阳性率≤5%。

b）县、乡（镇）有专门负责疟疾防治工作，有完整的疫情和防治工作档案材料。

c）各乡（镇）近三年每年年发病率均≤0.1%（计算方法见注）。

1.2 基本消除 以县（市、区）为单位，达到疟疾控制标准后，同时符合下列各项可判定达到基本消除要求：

a）所有临床诊断为疟疾、疑似疟疾的病例均进行了实验室疟原虫病原检查。

b）县、乡（镇）有专人负责疟疾防治工作，至少有 1 名熟练掌握疟原虫显微镜检查技术的人员，有完整的疟疾管理和监测工作档案资料。

c）按当地感染的病例计算，各乡（镇）近 3 年每年年发病率均≤1/10 000（计算方法见注）。

1.3 消除

1.3.1 条件 以县（市、区）为单位，达到疟疾基本消除后，同时符合下列各项：

a）所有病因不明的发热病例均进行了实验室疟原虫病原检查。

b）对所有输入疟疾病例，均进行了个案调查和规范治疗，并对恶性疟和三日疟追踪观察至少 1 年，间日疟与卵形疟追踪观察至少 2 年。

c）县、乡（镇）有负责疟疾监测工作的人员、方案及档案资料，发热病人实验室疟原虫病原检查已纳入医疗机构常规检验项目。

1.3.2 判定

1.3.2.1 恶性疟 符合 1.3.1 的县（市、区）连续 3 年无当地感染的恶性疟病例。

1.3.2.2 间日疟 符合 1.3.1 的县（市、区）连续 3 年无当地感染的间日疟病例。

1.3.2.3 三日疟 符合 1.3.1 的县（市、区）连续 3 年无当地感染的三日疟病例。

1.3.2.4 卵形疟 符合 1.3.1 的县（市、区）连续 3 年无当地感染的卵形疟病例。

1.3.2.5 疟疾 符合 1.3.1 的县（市、区）连续 3 年无当地感染的疟疾病例。

注：年发热病人血检比例和疟疾发病率计算方法

（1）1 年发热病人血检比例，即年发热病人血检人数占全乡（镇）当年人口数比例，计算方法：

年发热病人血检比例=年发热病人血检人数/乡（镇）当年人口数×100%

（发热病人血检人数包括主动检查和被动检查的病例数。）

（2）疟疾发病率指年发病率，计算方法见式。

年发病率=当年疟疾病例总数/当年人口数×100%

二、血吸虫病控制与消除（GB 15976－2015）

1 要求

1.1 疫情控制 应同时符合下列各项：

1.1.1 居民血吸虫感染率低于 5%；

1.1.2 家畜血吸虫感染率低于 5%；

1.1.3 不出现急性血吸虫爆发（见 2.3）。

1.2 传播控制 应同时符合下列各项：

1.2.1 居民血吸虫感染率低于 1%；

1.2.2 家畜血吸虫感染率低于 1%；

1.2.3 不出现当地感染的急性血吸虫病病人；

1.2.4 连续 2 年以上查不到感染性钉螺。

1.3 传播阻断 应同时符合下列各项：

1.3.1 连续 5 年未发现当地感染的血吸虫病病人；

1.3.2 连续 5 年未发现当地感染的血吸虫病病畜；

1.3.3 连续 5 年以上查不到感染性钉螺；

1.3.4 以县为单位，建立和健全敏感、有效的血吸虫病监测体系（见 2.6）。

1.4 消除 达到传播阻断要求后，连续 5 年未发现当地感染的血吸虫病病人、病畜和感染性钉螺。

2 考核方法

2.1 在血吸虫病传播季节后，以行政村为单位开展考核评估工作。

2.2 在被考核的行政村，对 90% 以上 6 岁～65 岁常住居民进行检查。血吸虫病的诊断按 WS261—2006 的规定执行。

2.3 查阅被考核行政村的疫情档案资料，审核是否出现血吸虫病病人、病畜，急性血吸虫病病人及急性血吸虫病爆发。急性血吸虫病爆发是指以行政村为单位，2 周内发生当地感染的急性血吸虫病病例（包括确诊病例和临床诊断病例）≥10 例，或被考核行政村同一感染地点1 周内发生当地感染的急性血吸虫病病例≥5 例。

2.4 在被考核的行政村，对当地最主要的家畜传染源进行检查，每种家畜至少检查100 头，不足 100 头的全部检查。家畜血吸虫的诊断按 GB/T18640—2002 的规定执行。

2.5 在被考核的行政村，采用系统抽样结合环境抽样调查法对全部历史有螺环境和可疑环境进行钉螺的调查。采用敲击法鉴别钉螺死活，对活螺（至少解剖 5000 只活螺，不足 5000 只得全部解剖）采用压碎镜检法观察钉螺的血吸虫感染情况。

2.6 在被考核的流行县，建立敏感、有效的血吸虫病检测体系至少应达到以下要求：

a）县、乡（镇）有专人负责血吸虫病监测工作，能及时发现并有效处置血吸虫病突发疫情；

b）县级专业防治机构至少有 1 名熟练掌握血吸虫病检测技术的人员；

c）有以村为单位的血吸虫病防控和监测工作档案资料；

d）制定传播阻断后监测方案并实施监测巩固措施。

三、丝虫病清除标准

1. 要求

1.1 以县或相当的行政区划为单位，经省级考核确认基本消除丝虫病（即流行县以行政村为单位，微丝蚴率降至 1% 以下）10 年以上。

1.2 病原学监测，无微丝蚴血症者。

1.3 蚊媒监测，无人体幼虫感染。

1.4 对遗留的已不具有传染源作用的慢性丝虫病患者进行了调查和给予照料。

注：鉴于遗留的慢性丝虫病患者已不具有传染源作用，故 3.4 如暂未达到，并不影响对某地区消除丝虫病的判断。

2. 考核方法

2.1 病原学监测的方法

2.1.1 病原学监测需累计覆盖全县流行区人口的 3% 以上，并需累计覆盖流行乡、镇数的 30% 以上。此项要求不包括全县病原学监测或蚊媒监测末次发现阳性当年及以前的病原学监测数。

2.1.2 对在监测期间发现的微丝蚴血症者，判定血内微丝蚴阴转的依据必须间隔血检 3 次，其结果均为阴性，间隔时间 1 个月以上。

2.1.3 病原学监测血检必须在夜间（21：00～2：00）进行，要求每人采末梢血 120μl（相当于 6 大滴），涂制 2 张厚血膜（每张 60μl），染色后镜检

2.1.4 流行区人口是以丝虫病流行的乡、镇（或相当的行政区划）为单位计算，全县流行区人口超过 50 万者按 50 万计算。

2.1.5 一个县的病原学监测应按原流行区的不同方位、流行程度和防治方案分层整群抽样选点。

2.2 蚊媒监测的方法

2.2.1 蚊媒监测要求在 3 个以上的病原学监测点内进行，挨户捕集栖息人房内的媒介蚊种进行解剖镜检，调查有无人体幼丝虫感染。

2.2.2 班氏丝虫病流行区，需累计解剖镜检班氏丝虫的传播媒介淡色库蚊或致倦库蚊 3000 只以上；

马来丝虫病流行区需累计解剖镜检马来丝虫的传播媒介中华按蚊或嗜人按蚊 1000 只以上；班氏和马来丝虫病混合流行区，需根据流行两种丝虫病的主次，在各该流行区内达到按主要流行虫种蚊媒监测要求调查的蚊种和数量，并按次要流行虫种蚊媒监测要求调查蚊种的半数量。此项要求不包括全县病原学监测或蚊媒监测末次发现阳性当年及以前的蚊媒监测数。

2.3 对遗留的慢性丝虫病患者进行调查和照料的方法

2.3.1 对原流行区内遗留的慢性丝虫病患者开展调查，了解现存患者的发病情况，并调查有无新出现的慢性丝虫病人。

2.3.2 对遗留的慢性丝虫病患者进行随访，并给予实施自我照料，以控制病情发展、提高生活质量的指导。

（颜 超 张 波 陈家旭）

附录四 人体生化检查项目及参考范围

附表 4-1 血常规检验项目及参考值范围
Appendix Table 4-1 Inspection items and reference ranges for blood tests

检验项目	参考范围	单位
白细胞计数（WBC）	3.5～9.5	10^9/L
中性粒细胞百分比（NE%）	51.0～75.0	%
淋巴细胞百分比（LY%）	20.0～50.0	%
单核细胞百分比（MO%）	3.0～10.0	%
嗜酸性粒细胞百分比（EO%）	0.4～8.0	%
嗜碱性粒细胞百分比（BA%）	0.0～1.0	%
中性粒细胞计数（NE#）	2.04～7.50	10^9/L
淋巴细胞计数（LY#）	1.1～3.2	10^9/L
单核细胞计数（MO#）	0.10～0.60	10^9/L
嗜酸细胞计数（EO#）	0.02～0.52	10^9/L
嗜碱粒细胞计数（BA#）	0.00～0.06	10^9/L
红细胞计数（RBC）	男：4.30～5.80 女：3.80～5.10	10^12/L
血红蛋白（HGB）	男：130～175 女：115～150	g/L
红细胞比容（HCT）	男：40.0～50.0 女：35.0～45.0	%
平均红细胞体积（MCV）	82.0～100.0	fl
平均血红蛋白含量（MCH）	27.0～34.0	pg
平均血红蛋白浓度（MCHC）	316～354	g/L
红细胞分布宽度 SD（RDW-SD）	37.0～54.0	fl
红细胞分布宽度（RDW）	10.6～15.0	%
血小板分布宽度（PDW）	9.0～17.0	%
血小板计数（PLT）	125～350	10^9/L
血小板压积（PCT）	0.07～0.33	%
平均血小板体积（MPV）	6.0～14.0	fl
大型血小板比率（P-LCR）	13.0～43.0	

附表 4-2 尿常规检验项目及参考值范围
Appendix Table 4-2 Inspection items and reference ranges for urine tests

检验项目	参考范围	单位
尿胆原（UBG）	–	
尿糖（GLU）	–	
比重（SG）	1.015～1.025	
尿亚硝酸盐（NIT）	–	
尿白细胞（LEU）	–	
尿胆红素（BIL）	–	
尿蛋白（PRO）	–	
尿酮体（KET）	–	

检验项目	参考范围	单位
尿酸碱度（PH）	5.4～8.4	
尿隐血（BLD）	–	
白细胞（WBC）	0.00～20.00	个/ul
红细胞（RBC）	0.00～25.00	个/ul
上皮细胞（EC）	0.00～40.00	个/ul
管型（CAST）	0.00～3.00	个/ul
细菌（BACT）		个/ul
病理管型		个/ul
电导率	5.0～38.0	mS/cm
红细胞形态信息		
结晶标记		
小圆上皮细胞		
类酵母细胞		

附表 4-3 肝功能检验项目及参考范围
Appendix Table 4-3 Inspection items and reference ranges for liver function test

检验项目	参考范围	单位
谷草转氨酶（AST）	男：15～40 女：13～35	U/L
谷丙转氨酶（ALT）	男：9～50 女：7～40	U/L
谷氨酰转肽酶（GGT）	男：10～60 女：7～45	U/L
碱性磷酸酶（ALP）	42～128	U/L
前白蛋白（PA）	0.20～0.40	g/L
总蛋白（TP）	65.0～85.0	g/L
白蛋白（ALB）	40.0～55.0	g/L
总胆红素（TBIL）	0.00～20.00	umol/L
直接胆红素（DBIL）	0.0～6.0	umol/L
总胆汁酸（TBA）	0.00～12.00	umol/L
胆碱酯酶（CHE）	5000～12000	U/L

附表 4-4 肾功能检验项目及参考范围
Inspection items and reference ranges for renal function

检验项目	参考范围	单位
尿素（UREA）	1.70～8.30	mmol/L
肌酐（CREA）	40～97	umol/L
尿酸（UA）	90～420	umol/L
胱抑素 C（CysC）	0.56～1.15	mg/L

附录五　抗寄生虫药物与应用

第一节　抗寄生虫药物

（一）氯喹

氯喹（chloroquine）为 4 氨基喹啉类衍生物，是一种价廉、高效的抗疟药物，对间日疟原虫、三日疟原虫、卵形疟原虫及敏感的恶性疟原虫红细胞内期裂殖体起作用。该药可能干扰了疟原虫裂殖体 DNA 的复制与 RNA 转录过程，从而影响疟原虫的繁殖。经氯喹作用后，疟原虫的核碎裂，细胞质出现空泡，疟色素聚成团块。氯喹可用于治疗间日疟、三日疟及敏感恶性疟，也用于治疗肠外阿米巴病、结缔组织病、光敏感性疾病（如日晒红斑）。对间日疟的红外期无效，对配子体也无直接作用，故不能根治间日疟，也不能用于病因预防及中断传播。

口服磷酸氯喹，肠道吸收快而完全，服药后 1～2 小时血中浓度最高。血药浓度维持较久，半衰期为 3～5 天。氯喹在红细胞中的浓度为血浆内浓度的 10～20 倍，而被疟原虫侵入的红细胞内的氯喹浓度又比正常红细胞的高约 25 倍。氯喹在人体内的代谢和排泄缓慢，有积蓄作用，作用和疗效持久。氯喹毒性小，与伯氨喹合用不增加后者的毒性。但氯喹能通过胎盘，也可由乳汁中排出。孕妇禁用，哺乳期妇女慎用。

氯喹自 20 世纪 40 年代起得到广泛应用。但从 50 年代末在东南亚和南美洲发现恶性疟原虫对氯喹产生抗药性以后，抗氯喹恶性疟迅速扩散蔓延，抗药性程度不断增加，并从单药抗药性向多药抗药性发展。我国的海南、云南和广西等省（自治区）也有抗药性疟疾的流行。由于疟原虫对氯喹的抗药性，在许多国家该药对疟疾已经没有治疗作用。

（二）奎宁

奎宁（quinine）是从金鸡纳树皮中提取的一种生物碱。金鸡纳树原产南美洲，当地居民用其树皮治疗疟疾。1820 年从金鸡纳树皮中分离出奎宁后，迅即用于临床，曾是治疗疟疾的主要药物。氯喹等药物合成后，奎宁已不作为首选抗疟药。由于疟原虫对氯喹的耐药性问题日趋严重，奎宁又重新成为重要的抗疟药。奎宁对各种疟原虫的红细胞内期裂殖体均有杀灭作用，能控制临床症状，但疗效不及氯喹且毒性较大。血药浓度超过 7μg/ml 会发生"金鸡纳反应"，表现为恶心、呕吐、耳鸣、头痛、视力障碍等，亦可引起皮疹、哮喘、血管性水肿等瘙痒等过敏反应。过量或静滴过快可致室颤甚至死亡。故奎宁主要用于耐氯喹或耐多药的恶性疟，尤其是严重的脑型疟。奎宁在肝内迅速氧化失活并由尿排出，加之毒性较大，对疟原虫红细胞外期无效，对配子体亦无明显作用，因此国内很少应用。

（三）甲氟喹

甲氟喹（mefloquine）为 4-喹啉甲醇类衍生物，通过改变奎宁的结构而获得。可杀灭恶性疟原虫和间日疟原虫红细胞内期裂殖体，对红细胞外期疟原虫和配子体无效。可用于耐氯喹或耐多药的恶性疟疾的治疗和预防。甲氟喹的血浆半衰期较长，约 14 天左右，单独使用或与长效磺胺、乙胺嘧啶合用可增强疗效并延缓耐药性的发生。

（四）青蒿素

青蒿素（artemisinin）是从中药青蒿中提取的一种倍半萜内酯过氧化物，对各种疟原虫的红内期的裂殖体均有作用，对红细胞外期无效。其作用机制可能是抑制原虫蛋白合成。本药对血吸虫也有杀灭作用。用于间日疟、恶性疟，特别是脑型疟治疗。能控制临床发作，血内原虫可 48 小时内被清除，退热时间及疟原虫转阴时间都较氯喹短，并可用于对氯喹有抗药性的疟原虫。青蒿素可透过血脑屏障，对凶险的脑型疟疾有良好抢救效果。该药半衰期短（4 小时），不能用于预防。治疗后间日疟的近期复燃率比氯喹高，与伯氨喹合用可降低复燃率。与周效磺胺或乙胺嘧啶合用，可延缓耐药性的发生。

（五）蒿甲醚

蒿甲醚（artemether）为青蒿素的 12-β-甲基二氢衍生物，对疟原虫红内期有快速强大的杀灭作用，能迅速控制临床发作。青蒿素可能通过干扰红内期疟原虫的表膜及线粒体功能，阻断疟原虫的营养摄取，导致虫体很快死亡。该药用于恶性疟的治疗，特别是抗氯喹恶性疟及凶险型疟疾的急救，可用蒿甲醚注射液，近期疗效可达 100%，复燃率比青蒿素低，可与伯氨喹啉合用，降低复燃率。本药毒性低，但有一定的胎毒性。

（六）伯氨喹

伯氨喹（伯喹、伯氨喹啉，primaquine）为 8-氨基喹啉类衍生物，对各种疟原虫的红外期与配子体有较强的杀灭作用，是根治间日疟和控制疟疾传播最有效的药物。作用机制可能为伯氨喹损伤疟原虫线粒体，干扰疟原虫红外期的能量代谢和呼吸，导致虫体死亡。常与氯喹或乙胺嘧啶合用根治间日疟和控制疟疾传播。对红细胞内期无效，不能控制疟疾临床发作，通常均需与氯喹等合用。疟原虫对此药很少产生耐药性。

（七）乙胺嘧啶

乙胺嘧啶（pyrimethamine）是人工合成的非喹啉类抗疟药，是病因性预防的首选药。乙胺嘧啶对恶性疟和间日疟的原发性红细胞外期有持久的抑制作用，服药一次，预防作用可维持一周以上。对红细胞内期的未成熟裂殖体也有抑制作用，但对已成熟的裂殖体无效。可用于控制耐氯喹株恶性疟的发作，生效较慢，常需在用药后第二个无性增殖期才能显效。此药并不能直接杀灭配子体，含药血液随配子体被按蚊吸入后，能阻止疟原虫在蚊体内的孢子增殖，起阻断传播的作用。由于疟原虫不能利用环境中的叶酸和四氢叶酸，必须自身合成叶酸并转变为四氢叶酸后，才能在合成核酸的过程中被利用。乙胺嘧啶对疟原虫的二氢叶酸还原酶有较大的亲和力，并能抑制其活性，使二氢叶酸不能还原为四氢叶酸，阻碍核酸的合成。与二氢叶酸合成酶抑制剂磺胺类合用，在叶酸代谢的两个环节上起双重抑制作用，发挥协同作用，且可延缓耐药性的发生。近年已发现耐氯喹恶性疟原虫对乙胺嘧啶-周效磺胺合剂有交叉耐药性。本药排泄慢，有高度蓄积性，1次过量或长期服用，可引起毒性反应，如骨髓抑制和消化道症状。长期用药者，应经常查血象。肾功能不良、哺乳期妇女慎用。

乙胺嘧啶还有抗弓形虫作用，可用于治疗弓形虫病。

（八）周效磺胺

周效磺胺（fanasil，sulfadoxine）是磺胺二甲氧嘧啶，通过与对氨基苯甲酸（PABA）竞争二氢叶酸合成酶，从而抑制疟原虫二氢叶酸的合成。单用时效果较差，仅抑制原虫红细胞内期，对红细胞外期无效，主要用于耐氯喹的恶性疟。与乙胺嘧啶或 TMP 等二氢叶酸还原酶抑制剂合用，可增强疗效，使弓形虫、疟原虫核酸合成障碍而死亡。

（九）甲硝唑

甲硝唑（metronidazole）又名甲硝达唑或灭滴灵，为人工合成的5-硝基咪唑类化合物。对阿米巴原虫和滴虫有较强的杀灭作用。能选择性进入原虫细胞内，抑制多种原虫的氧化还原反应，使原虫氮链断裂，抑制 DNA 合成，虫体死亡。用于治疗急性阿米巴痢疾和肠外阿米巴病，由于在肠道吸收完全，对无症状包囊携带者效果差。该药对大多数厌氧菌具强大抗菌作用，但对需氧菌和兼性厌氧菌无作用。抗菌谱包括脆弱拟杆菌和其他拟杆菌属、梭形杆菌、产气梭状芽孢杆菌、真杆菌、韦容球菌、消化球菌和消化链球菌等。甲硝唑的杀菌机制尚未完全阐明。孕妇和哺乳期妇女不宜使用，有精神症状及血液病患者禁用。

（十）替硝唑

替硝唑（Tinidazole）是甲硝唑的衍生物，药理作用及机制与甲硝唑相似。对肠道和肠外阿米巴病都有较好治疗效果。对急性阿米巴病及阿米巴肝脓肿的治疗效果更好。不良反应轻微。

（十一）葡萄糖酸锑钠

葡萄糖酸锑钠（Sodium stibogluconate）又称斯锑黑克，是治疗黑热病的首选药物。该药为五价锑，在体内还原为三价锑，能对利什曼原虫的巯基酶结合产生抑制作用，使原虫代谢受抑制，然后宿主的网状内皮系统将其消灭。注射给药后，肝脾中含量最高，药物浓集于脾脏，为杀灭利什曼原虫创造有利条件。该药主要由肾排泄，注射后 24 小时内排泄 50%～80%，此后尿中仅有微量排泄。用于黑热病病因治疗，近期疗效可达 99%，2 年复发率低于 10%。复发病例可再用本品治疗。

（十二）戊烷脒

戊烷脒（Pentamidine），又称喷他脒，是一种芳香双脒类化合物，作用机制尚不够清楚，可能干扰原虫核苷酸生物合成和 DNA 的复制，也可干扰叶酸盐的转换。疗效不如葡萄糖酸锑钠，且毒性较大，仅用于对锑剂有耐药性或不能用锑剂的黑热病。也可用于治疗卡氏肺孢子虫病和早期非洲锥虫病。

（十三）阿苯达唑

阿苯达唑（Albendazole），又称丙硫咪唑，商品名称肠虫清。本品为高效广谱驱虫新药，系苯骈咪唑类药物中驱虫谱较广，杀虫作用最强的一种。对线虫、血吸虫、绦虫均有高度活性，而且对虫卵发育具有显著抑制作用。药物口服后在肝内迅速代谢为亚砜和砜，通过抑制虫体对多种营养和葡萄糖的吸收，导致虫体糖原耗竭，同时抑制延胡索酸还原酶系统，阻碍 ATP 的产生，致使虫体死亡。毒理试验表明，该药毒性小，安全，小鼠口服 LD50 大于 800mg/kg，犬口服最大耐受量在 400mg/kg 以上。口服后吸收迅速，半衰期为 8.3 小时，在 24 小时内可有 87% 药物从尿排出，13% 从粪排出。适用于驱除蛔虫、蛲虫、钩虫、鞭虫。

药物吸收后，在肝、肺等组织中均能达到相当高的浓度，并能进入棘球蚴囊内，对肠道外寄生虫病，如棘球蚴病（包虫病）、囊虫病、旋毛虫病，以及华支睾吸虫病、肺吸虫病等也有较好疗效。对于脑囊虫病，也有较缓和的治疗作用，且较少引起颅内压升高和癫痫发作等强烈反应，但仍应住院治疗，随时警惕脑疝等反应的发生。对华支睾吸虫病的疗效则不如吡喹酮。

（十四）甲苯达唑

甲苯达唑（mebendazole），又称甲苯咪唑，为高效、广谱驱肠蠕虫药。它选择性抑制虫体对葡萄糖的摄取，减少糖原量，减少 ATP 生成，妨碍虫体生长发育。对多种线虫的成虫和幼虫有杀灭作用。对蛔虫、蛲虫、鞭虫、钩虫、粪类圆线虫、绦虫感染均有疗效，但作用较缓慢，治疗蛔虫感染有时发生口吐蛔虫的现象。

（十五）吡喹酮

吡喹酮（praziquantel）是一种人工合成的异喹啉-吡嗪类衍生物，有广谱抗吸虫和绦虫作用，对各种血吸虫病、肺吸虫病、肝吸虫病、绦虫病及囊虫病都有良好的疗效。吡喹酮通过抑制虫体的糖代谢，影响虫体对葡萄糖的摄取，加速虫体内糖原的分解，使糖原耗竭；也可引起虫体细胞内钙离子丢失，导致肌肉强直收缩、麻痹、损害，吸盘松弛，并破坏虫体表膜，使虫体表面抗原暴露，进而被宿主免疫系统消灭。

对于皮下-肌肉型囊虫病和脑型囊虫病，吡喹酮的疗效不低于阿苯达唑，杀虫作用迅速，但引起的颅内压升高的反应较重。

不同于阿苯达唑直接杀死棘球蚴，吡喹酮治疗包虫病不能获得寄生虫学治愈，但可杀灭已生成的原头蚴或使其感染能力明显降低。用于术前准备以防术中棘球蚴扩散。不宜于手术者应采用阿苯达唑。

（十六）哌嗪

哌嗪（piperazine），其枸橼酸盐称驱蛔灵，对蛔虫和蛲虫有较强的驱除作用，其机制可能是哌嗪在虫体神经肌肉接头处发挥抗胆碱作用，阻断了神经冲动的传递，有麻痹蛔虫肌肉的作用，使虫体不能附着在宿主肠壁而随粪便排出体外。由于虫体在麻痹前不表现兴奋作用，故使用本品较安全。治蛔虫，1～2 天疗法的治愈率可达 70%～80%。对蛲虫，需用药 7～10 天，不如使用阿苯达唑等方便。

（十七）噻嘧啶

噻嘧啶（pyrantel，双羟萘酸噻嘧啶），其枸橼酸盐称驱虫灵，为广谱驱线虫药，对蛔虫、钩虫、蛲虫和毛圆线虫感染均有较好疗效，但对鞭虫效果差。它使虫体神经-肌肉去极化，引起痉挛和麻痹，并通过抑制胆碱酯酶，对寄生虫的神经肌肉产生阻滞作用，使虫体麻痹，随粪便排出体外，不致引起胆道梗阻或肠梗阻，较为安全。本品口服很少吸收，大约 7% 以原药或代谢物自尿中排出，大部分药物自粪便排出。

双羟萘酸羟嘧啶（Pyrantel pamoate）简称酚嘧啶或羟嘧啶，具广泛的抗蠕虫作用，市售的复方噻嘧啶即为双羟萘酸噻嘧啶和酚嘧啶的等量混合制片，对蛔虫、钩虫、蛲虫、鞭虫的驱虫效果好。

（十八）三苯双脒

三苯双脒（Tibendimidine）是我国自主研制的一类新药。1983 年由中国预防医学科学院寄生虫病研究所合成，是一种新类型广谱抗寄生虫药物。三苯双脒系氨基苯醚类化合物，对人体蛔虫、钩虫、蛲虫有很好的疗效。特别对美洲钩虫的作用优于阿苯达挫；近年来的动物实验证明此药对华支睾吸虫、麝猫后睾吸虫、人粪类园线虫、旋毛虫、带绦虫等均有效；临床验证，三苯双脒肠溶片服后 8～12 小时开始排虫，作用迅速，不良反应轻微、短暂。

（十九）乙胺嗪

乙胺嗪（Diethylcarbamazine）又名海群生，本药对丝虫的微丝蚴及成虫均有作用，能使血中微丝蚴麻痹、表面结构改变，并被迅速集中到肝脏的微血管内，经一定时间后，大部分被肝脏吞噬细胞消灭。乙胺嗪对丝虫成虫的作用机制不明，用于治疗各种丝虫病及丝虫病的群体治疗。口服本药后在肠内迅速吸收，1～2 小时达峰值，血浆半衰期为 2～3 小时，48 小时内即自血中消失而不能测得，绝大部分在体内被代谢后由肾脏排出，24 小时内能排出 70%。

（二十）伊维菌素

伊维菌素（ivermectin），为阿维菌素的衍生物，属口服半合成的广谱抗寄生虫药。对大部分线虫均有作用，对盘尾丝虫的微丝蚴有效，但对成虫无效；对仅处于肠道的粪圆线虫有效。本品具有选择性的抑制作用，通过与无脊柱动物神经细胞与肌肉细胞中谷氨酸为阀门的氯离子通道的高亲和力结合，从而导致细胞膜对氯离子通透性的增加，引起神经细胞或肌肉细胞超极化，使寄生虫麻痹或死亡。其选择性是因为一些哺乳动物体内没有谷氨酸-氯离子通道，且阿维菌素对哺乳动物配体氯离子通道仅有低亲和力，不能穿透人的血脑屏障。该药用于治疗盘尾丝虫病和类圆线虫病及钩虫、蛔虫、鞭虫、蛲虫感染，也可用于治疗疥疮。

第二节　抗寄生虫药物的应用

（内容仅供参考，具体治疗必须在临床医生指导下用药）

附表 5-1 抗原虫药物

Appendix table 5-1 Anti-protozoa medicine

药物	制剂	作用与用途	用法	不良反应及注意事项
氯喹 (chloroquine 氯化喹啉) 磷酸喹啉 (chloroquine phosphate)	磷酸氯喹 0.075g、0.25g/片 注射液: 0.155g/5ml 0.2g/5ml	作用于各种疟原虫红内期裂殖体, 控制疟疾的临床发作	口服: 第 1 天: 首 1.0g, 8 小时后 0.5g; 第 2、3 天各 0.5g; 静滴: 10mg/kg, 4 小时滴完, 继以 5mg/kg, 2 小时滴完, 静滴天总量不超过 25mg/kg, 疗程 3 天, 总量 2.5g	不良反应有头晕、头痛、胃肠不适和皮疹, 停药后迅速消失; 大剂量、长疗程可引起视力障碍, 心脏抑制及肝、肾的损害; 给药剂量大于 5g 可致死。银屑病及卟啉症患者禁用。注意抗药性
		治疗阿米巴肝脓肿	0.5g, Bid, 两天后 0.25g Bid 连用 2～3 周	
奎宁 quinine (金鸡纳霜)	硫酸奎宁 0.3g/片 二盐酸奎宁注射液: 0.25g/ml 0.5g/2ml	作用于各种疟原虫红内期裂殖体, 控制疟疾的临床症状, 用于抗氯喹恶性疟和凶险型疟疾的治疗	口服: 0.3～0.6g Tid×7 天; 静滴: 500mg 置于 500ml 5%葡萄糖液中, 4 小时滴完, 6～8 小时后可重复	不良反应为恶心、呕吐、耳鸣、头痛、视力障碍等, 亦可引起皮疹、哮喘、血管性水肿及瘙痒等过敏反应。过量或静滴过快可致室颤甚至死亡。有严重心脏病患者慎用, 有对本品过敏者及孕妇禁用
甲氟喹 mefloquine	0.5g/片	作用于各种疟原虫红内期裂殖体, 控制疟疾的临床发作。用于耐氯喹恶性疟治疗	1～1.5g, 顿服。 儿童 15～20mg/kg	偶有头昏、头痛、恶心、呕吐等, 孕妇、2 岁以下幼儿、精神病史者禁用 为防止产生抗性, 宜配伍用药
咯萘啶 pyronaridine	片剂: 100mg/片 注射液: 80mg/2ml	作用于各种疟原虫红内期, 控制疟疾的临床症状及用于治疗脑型疟等凶险型疟疾	口服: 第一天: 300～400mg/次×2, 间隔 6 小时; 第二天: 1 次。肌注: 每次 3mg/kg/次, 2 次/天, 间隔 6 小时; 静滴: 3～6mg/(kg·次), 间隔 6h 后再静滴 1 次。严禁静脉推注	口服可有头晕、头痛、恶心等。深部肌肉注射给药时不良反应较少, 少数患者可由头昏, 恶心、心悸等。有严重的心、肝、肾病患者慎用
伯氨喹啉 primaquine (伯喹)	磷酸伯氨喹 13.2mg/片	作用于疟原虫的红外期和各型疟原虫配子体, 根治间日疟复发和防止疟疾的传播	根治: 39.6mg/天×8 天; 控制传播: 成人, 13.2mg Tid×2 天	不良反应有头晕、恶心上腹疼痛等, 偶可见高铁血红蛋白血症、粒细胞缺乏症和急性溶血; 严重肝、肾病患者、血液系统疾患慎用, 孕妇忌用
乙胺嘧啶 pyrimethamine (息疟定)	6.25mg/片	作用于疟原虫红外期, 常用作病因性预防; 阻断疟疾传播 作用于弓形虫速殖子, 用于治疗急性弓形虫病	25mg/次/周, 连服 4 周或 50mg/次; 2 周服 1 次, 共 2 次。 抗疟疾复发: 25～50 mg/天×2 天 成人首剂 200mg, 随后 50mg/天×30 天 配用磺胺嘧啶 1g, 4 次/天, 用 30 天 加用甲酰四氢叶酸	长期大量服用可引起恶心、呕吐、头痛、头晕等不良反应, 严重者可出现巨幼细胞性贫血, 白细胞减少等。肾功能不全者慎用, 孕妇及哺乳期妇女禁用
螺旋霉素	0.2g/片	抗弓形虫, 可用于治疗孕妇弓形虫病, 脏器弓形虫病和先天性弓形虫病	成人 1g, Tid, 连服 3 周	多数人耐授良好。少数有恶心、呕吐、腹痛等以及瘙痒等不良反应
派 喹 (piperaquine)	0.25g/片	抗疟原虫作用与氯喹相似, 用于对氯喹无抗性或低度抗性恶性疟	第 1 天 0.5g 第 2、3 天各 0.25g	头昏、嗜睡、乏力、面部麻木感。严重肝、肾、心脏病患者禁用
青蒿素 artemisinin	0.05g、0.1g/片 针剂: 100mg/ml	作用于各种疟原虫红内期裂殖体, 控制疟疾的临床症状。用于耐多药恶性疟、凶险型疟疾、妊娠期疟疾的治疗	首剂 1.0g, 6～8 小时后 0.5g, 第 2、3 天: 0.5g/次/天 肌注: 首剂 600mg, 第 2、3 天各 300mg	副作用轻, 个别病人可有胃肠不适

续表

药物	制剂	作用与用途	用法	不良反应及注意事项
蒿甲醚 artemether	针剂：80mg/ml， 0.1g，0.2g/ml	用于抗氯喹恶性疟和凶险型疟疾	肌注：首剂160mg 第2天起，每天80mg，连用5天	同青蒿素
青蒿琥酯 artesunate （蒿甲酯）	片剂： 50mg/片 注射剂： 60mg/2ml	作用于各种疟原虫红内期裂殖体，控制疟疾的临床症状，用于凶险型疟疾	口服：50mg，Bid×5天首剂加倍 静注：60mg/天，用5%碳酸氢钠注射液溶解后加5%葡萄糖注射液稀释至10mg/ml，以每分钟3～4ml速度注射。首日加倍	有明显的胚胎毒作用，孕妇慎用。注射用时应于溶解后及时注射，如出现浑浊则不可使用
双碘喹啉 diiodohydrox- yquinoline （双碘喹、双碘仿、双碘羟喹）	片剂：0.2g，0.4g	作用于阿米巴包囊，用于治疗轻型或无症状阿米巴痢疾，也可用于阴道滴虫病	0.4～0.6g，Tid，连服2～3周	副作用较轻，可引起胃肠不适、皮疹、头痛，甲状腺肿大；对碘过敏及肝、肾功能不良者禁用。重复治疗需隔2～3周，开始的2～3天应先用小剂量
甲硝唑 metronidazole （甲硝达唑，灭滴灵）	片剂：200mg/片， 500mg/片	作用于阿米巴滋养体，用于治疗急性阿米巴痢疾和肠外阿米巴病。并用于治疗阴道毛滴虫、贾第虫、结肠小袋纤毛虫及隐孢子虫的感染，蠕形螨、疥螨感染	阿米巴病：400～800mg，Tid.。肠道感染5～10天；肠道外感染20天滴虫病：400mg，Tid×7天，4～6周后开始第二疗程 贾第虫病400mg，Tid×5天 结肠小袋纤毛虫病：400mg，Tid×（5～10）天	常见的不良反应为胃肠不适、口干、厌食、头痛、瘙痒、皮疹、眩晕、运动失调、精神抑制、失眠、尿呈黑色，偶有白细胞一过性降低。孕妇，哺乳妇女，血液病患者，中枢神经系统疾病忌用。
安特酰胺 entamidum （二氯尼特糖酸酯）	0.25g/片 0.5g/片	用于轻型阿米巴病及带包囊者	0.5g，3次/天，10天为一疗程。	腹胀、恶心、呕吐、厌食、腹泻等
巴龙霉素 （paromomycine）	0.1g/片 0.25g/片	抑制肠道共生菌群，影响阿米巴的生长，用于肠道阿米巴病，尤其是合并细菌感染时	肠阿米巴病：成人一次0.5g，3次/天，共7天。儿童一日30mg/kg，分3次服用。 隐孢子虫病：成人一次0.5～0.75g，3次/天	
葡萄糖酸锑钠 natrium stibogluconicum （斯锑黑克，stihek）	注射剂：1.9g/6ml， 600mg/6ml	抑制利什曼原虫糖代谢，治疗黑热病首选	肌注或静脉缓注：总量成人120～150mg/kg，儿童200～240mg/kg，分6天注射，1次/天，极量3.8g，体质较弱者，以上总量平分6次，每周注射2次，3周为一疗程	可有恶心、呕吐、咳嗽、腹泻、鼻衄、脾区痛等不良反应，若出现白细胞突然减少，大出血倾向，体温突然上升或剧烈咳嗽、腹水等应暂停给药，肺炎、肺结核及严重心、肝、肾病患者禁用
戊烷脒 pentamidine （喷他脒）	粉针剂： 200mg/支， 300mg/支	用于对锑剂无效，对锑剂过敏或在锑剂治疗中有粒细胞减少的黑热病患者，还可治疗肺孢子虫肺炎	肌注（4%溶液）： 4mg/(kg·天)×10～15天 肺孢子虫病：4mg/(kg·天)×14天	常见恶心、呕吐、腹痛，偶见胰、肾功能损害；低血糖，血压降低，肺结核患者忌用。现配现用，注意避光

附表 5-2 抗蠕虫药物

Appendix table 5-2 Anti-helminth medicine

药物	制剂	作用与用途	用法	不良反应及注意事项
吡喹酮 praziquantel （环吡异喹酮）	200mg/片，500mg/片	广谱抗吸虫和绦虫药，用于各种血吸虫病、肺吸虫病、肝吸虫病、绦虫病及囊虫病	血吸虫病：急性期 10mg/kgTid×4 天；慢、晚期：总量 60mg/kg，分 2 天服用。肺吸虫病：25mg/kgTid×3 天，脑型患者间隔一周可重复疗程。肝吸虫病：15～25mg/kgTid×2 天；姜片虫病：15mg/kg 顿服绦虫病：15～25mg/kg，儿童 15mg/kg 顿服囊虫病：20mg/kgTid×3 天/疗程裂头蚴病：120mg/kg，2 天内分服，加用肾上腺皮质激素。包虫：30mg/kg×5 天	不良反应较少。有头晕、头痛、乏力、腹痛、腰酸、关节疼痛、恶心、腹泻、失眠、多汗、肌束震颤、期前收缩等。偶见心电图改变，血清谷丙氨酸酶升高，并可诱发精神失常。用药期间避免饮酒，避免高空、水上、驾驶等作业。患有急性疾病、发热、慢性心、肝、肾功能不全、癫痫及精神病患者慎用。眼囊虫病者禁用，脑囊虫病患者需住院治疗
硫双二氯酚 bithionol （硫氯酚，别丁）	0.25g/片	治疗吸虫病和绦虫病	肺吸虫病：肺型，成人 1g Tid×10～15 天；儿童 50mg/kg/日，3 次分服，10～15 天一疗程。脑型可重复 2～3 个疗程。姜片虫病：3g 晚间顿服或连服 2 晚；绦虫：3g 空腹顿服	可见恶心、呕吐、胃肠不适、腹泻、头昏、头痛、皮疹等不良反应，也可有光敏反应。个别人可引起中毒性肝炎。若有肠道线虫感染应先驱线虫，再用本品
甲苯达唑 mebendazole （甲苯咪唑、安乐士）	100mg/片	为广谱驱肠线虫药可驱绦虫	蛲虫：100mg，顿服；第 2、4 周复治蛔虫：200mg 顿服；钩虫、鞭虫：100mgBid×3 天粪类圆线虫：200mgBid×3 天绦虫：400mgBid×3 天旋毛虫：200mgTid×3 天，以后 400mg Tid×7 天棘球蚴病：每天 50mg/kg，分 3 次服用，连服 3 个月为一疗程	不良反应较少，偶可有恶心、呕吐、上腹部疼痛、腹泻等，大剂量可出现白细胞减少。孕妇、哺乳期妇女、2 岁以下幼儿禁用。
阿苯哒唑 albendazole （丙硫咪唑、肠虫清）	200mg/片	主要用于肠道蠕虫、组织内线虫感染，亦可用于囊虫病，包虫病和肝、肺吸虫病等	蛲、蛔：400mg 顿服；钩、鞭、类圆线虫：400mg×3 天；旋毛虫病：10mg/kgBid×7～15 天囊虫病：10mg/kgBid×10 天为一疗程，2～3 周可重复一疗程。包虫病：10mg/kg×30 天，间隔 2 周服下一个疗程，共需 6～10 个疗程肝吸虫病：10mg/kg，连服 7 日肺吸虫病：8mg/kg/天，分 2 次服，连服 7 天	不良反应较少，可有轻微头痛、恶心、呕吐、腹痛、腹泻、脱发等，并可发生转氨酶升高、骨髓抑制，影响白细胞生成。孕妇、哺乳期妇女慎用，肝硬化患者禁用，脑囊虫病患者需住院治疗。
伊维菌素 ivermectin		目前我国主要用于治疗丝虫病，可用于治疗粪类线虫病	丝虫病：0.1～0.2mg/kg 顿服×2 天粪类圆线虫病：0.15mg/kg×2 天	头痛、头晕、发热、嗜睡、皮疹、关节痛、低血压等服药后，医院观察 72 小时，末次服药后一周内禁止哺乳，孕妇禁用
乙胺嗪 diethylcarbamazine （海群生枸橼酸乙胺嗪）	50、100mg/片	主要作用于微丝蚴，是治疗和预防丝虫病的首选药	治疗：第 1 天单服 2mg/kg第 2 天 2mg/kg，2 次第 3 天起 2mg/kg Tid×12 天预防：每月服 50mg	不良反应较轻，可有厌食、恶心、呕吐、头痛、失眠、等。但大量成虫与微丝蚴被杀死，释放出大量异体蛋白引起过敏反应，不同程度的表现为寒战、高热、皮疹、血管神经水肿，关节肌肉酸痛等

药物	制剂	作用与用途	用法	不良反应及注意事项
哌嗪 piperazine （胡椒嗪， 驱蛔灵）	0.5g/片，糖浆剂： 20g/100ml	主要用于驱蛔虫	蛔虫：成人 3~3.5g，睡前顿服×2 天 儿童 150mg/（kg·天），每日总量不超 过 3g，连服 2~3 日	大剂量可有恶心、呕吐、腹泻、头 痛、偶有荨麻疹，停药后可消失。 也可有神经症状，如嗜睡、眩晕、 共济失调、眼颤、肌肉痉挛、多动 等。肝、肾功能不良，癫痫患者， 神经系统疾患者禁用，孕妇禁用
噻嘧啶 pyrantel （双羟萘酸噻嘧啶、驱 虫灵 、抗虫灵）	300mg/片	为广谱驱线虫药	蛔虫：500mg 顿服 钩虫：500mg×3 天 蛲虫：10mg/kg，顿服，2 周、4 周后 复治 东方毛圆线虫： 500mg×3 天	不良反应可有恶心、呕吐、腹泻、 上腹部疼痛、头痛、发热。偶可见 血清转氨酶升高、皮疹和嗜睡。严 重心脏病患者，肝功不良者，发热 者慎用。孕妇、严重溃疡者慎用
三苯双脒 tribendimidine		为广谱驱肠道寄生虫新药	钩虫：400mg 顿服 蛔虫：300mg 顿服 蛲虫：200mg 顿服	可见头痛、头晕、腹痛、腹泻等

附表 5-3　抗寄生虫中草药
Appendix table 5-3　Anti-parasites Chinese herbal medicine

药物	用途	用法	不良反应及注意事项
青蒿	治疗疟疾	单用 4.5g~9g 研末冲服或煎服。 或配桂心、黄芩、青黛等	
常山	治疗疟疾，退热	3~10g 煎服	复发快，呕吐、可配半夏、陈皮
鸦胆子	治疗疟疾、抗阿米 巴	间日疟、三日疟：常单用 10~15 粒鸦胆子仁捣碎装入胶 囊或以龙眼肉包囊服用 肠阿米巴病：同上法，5~7 天为一疗程	恶心、呕吐、腹痛、腹泻
白头翁	抗阿米巴、杀阴道 毛滴虫	成人 15~30g 煎服	
大蒜	抗阿米巴	成人每次 2~3 粒（20mg/粒），Tid 静脉注射：30~50ml/d	
使君子	驱蛔虫、蛲虫	10~20g 炒香嚼服或与槟榔、苦楝皮配用、煎服	
苦楝皮	驱蛔虫	15~30g，煎服	过量可发生周围神经炎、心率失常、 血压下降、呼吸困难
槟榔	驱绦虫	60~80g 煎剂	
南瓜子	驱绦虫	南瓜子仁 60~80g 清晨空腹服用（如带皮南瓜子，则 80~ 125g），1 小时后服槟榔煎剂，半小时后服 20~30g 硫酸 镁导泻，或服 20%甘露醇 250ml 导泻，1 小时后再服 5% 葡萄糖生理盐水 1000ml	
百部	灭虱	百部的酒精浸液、擦剂	

（王光西　吴中兴）

附录六 英汉名词对照

A

Acanthamoeba 棘阿米巴属

Acanthamoeba castellanii 卡氏棘阿米巴

acanthella 棘头体

acanthopodia 棘状伪足

acanthor 棘头蚴

Acari 螨亚纲（蜱螨亚纲）

Acariformes 真螨目

accidental parasite 偶然寄生虫

acetabulum 腹吸盘

acquired immunity 获得性免疫

adult 成虫

Aedes aegypti 埃及伊蚊

Aedes albopictus 白纹伊蚊

African sleeping sickness 非洲昏睡病（非洲睡眠病）

African trypanosomiasis 非洲锥虫病

agglutinin 凝集素

AIDS 艾滋病

albendazole 阿苯达唑（丙硫咪唑）

Aldrichina graham 巨尾阿丽蝇

Allethrin 丙烯菊酯

Alocinma longicornis 长角涵螺

alternation of generations 世代交替

alveolar hydatid cyst 泡球蚴

amastigote 无鞭毛体

ambulacra 吸垫

amoebae 阿米巴

American trypanosomiasis 美洲锥虫病

Aminoquinoline 氨基喹啉

Amiota variegata 变色纵眼果蝇

amoeba pores 阿米巴穿孔素

amoebic colitis 阿米巴性结肠炎

amoebic dysentery 阿米巴痢疾

amoebic keratitis（AK）阿米巴性角膜炎

amoebic liver abscess 阿米巴肝脓肿

amoeboma 阿米巴肿

ampulla 壶腹

anal swab 肛门拭子法

anchoring disc 固定盘

Ancylostoma braziliense 巴西钩口线虫

Ancylostoma caninum 犬钩口线虫

Ancylostoma ceylanicum 锡兰钩口线虫

Ancylostoma duodenale 十二指肠钩口线虫

Ancylostoma-secreted antigen-1（ASP1）钩虫分泌抗原-1

anemia 贫血

Angiostrongylus cantonensis 广州管圆线虫

anisakiasis 异尖线虫病

Anisakis 异尖线虫

Anopheles anthropophagus 嗜人按蚊

Anopheles dirus 大劣按蚊

Anopheles minimus 微小按蚊

Anopheles sinensis 中华按蚊

Anoplura 虱目

antenna 触角

antennal fossa 触角窝

antepygidial bristle 臀前鬃

anticoagulin 抗血凝素

antigen determinant 抗原决定簇

antigen disguise 抗原伪装

antigenic diversity 抗原差异

antigenic variation 抗原变异

anti-idiotypic antibody 抗独特型抗体

apical membrane antigen（AMA）顶端膜抗原

apical prominence 顶突

apoptosis 细胞凋亡

appendicitis caused by Enterobius vermicularis 蛲虫性阑尾炎

Arachnida 蛛形纲

Araneae 蜘蛛亚纲

arbo-disease 虫媒病

Argasidae 软蜱科

Aristichthys nobilis 鳙鱼（大头鱼）

arrwested telophase 分裂停滞期

artemether　蒿甲醚

artemisinin（quinghaosu）　青蒿素

artesunate　青蒿琥酯

aruamine-phenol　金胺-酚（染色法）

ascariasis　蛔虫病

Ascaris lumbricoides　似蚓蛔线虫

ascaroside　蛔甙层

asexual generation　无性生殖

Astacides dauricus　东北喇蛄

atovaquone　阿托喹酮

B

balantidial dysentery　结肠小袋纤毛虫痢疾

Balantidiidae　小袋科

Balantidium coli　结肠小袋纤毛虫

Bandicota bengalensis　小板齿鼠

basal body　基体

basal lamella　基质膜

basal plasmamembrane　基质膜

basement layer　基层

basoquin　氨酚喹　阿莫地喹

baytex　倍硫磷

beaver　河狸（水獭）

bed bug　臭虫

bentonite flocculation test（BFT）皂土絮状试验

Bertiella studeri　司氏伯特绦虫

bifunctional antibody　双功能抗体

binominal system　二名制

biological transmission　生物性传播

bispecific antibody（BsAb）双特异抗体

bithionol　硫双二氯酚

Bithynia.fuchsianus　赤豆螺（傅氏豆螺）

biting midge　蠓

black fly　蚋（黑蝇）

bladderworm　囊虫

Blastocystidea　芽囊原虫纲

Blastocystis　芽囊原虫属

Blastocystis hominis　人芽囊原虫

blastocystosis hominis　人芽囊原虫病

Blattaria　蜚蠊目

Blattella germanica　德国小蠊

blepharoplasty　毛基体

blood-inhabiting flagellate　血居鞭毛虫

Boettcherisca peregrine　棕尾别麻蝇

Boophilus microplus　微小牛蜱

Borrelia burgdorferi　伯氏包柔氏螺旋体

Borrelia latyshevyi　拉氏包柔氏螺旋体

Borrelia persica　波氏包柔氏螺旋体

Borrelia recurrentis　回归热包柔氏螺旋体

bothridium　突盘

bothrium　沟槽

bradysporozoites（BS）迟发型子孢子

bradyzoite　缓殖子

brine flotation　饱和盐水浮聚法

Brugia malayi　马来布鲁线虫

Brugia timori　帝纹布鲁丝虫

buccal capsule　口囊

budding　芽生

Bythinella chinesis　中国小豆螺

C

Caenorhabditis elegans　秀丽杆线虫

Calabar swelling　卡拉巴丝虫性肿块

calcareous body　石灰小体

Calliphoridae　丽蝇科

Cambaroides spp.　喇蛄

Capillaria hepatica　肝毛细线虫

capillary tubule　毛细管

capitulum　假头

Carassius auratus　鲫鱼

carbon dioxide fixation　固定二氧化碳

Caridina nilotica gracilipes　细足米虾

Carrier　带虫者

caveola-vesicle complex　凹窝-小泡复合体

intestinal ceca　肠支

cell coat　细胞被

cell-detaching factor　细胞离散因子

cellophane tape　透明胶纸法

centifugal sedimentation method　离心沉淀法

Centrocestus formosanus　台湾棘带吸虫

cephalic alae　头翼

Ceratopogouidae　蠓科

cercaria　尾蚴

cercarial dermatitis　尾蚴性皮炎

caudula　小尾

cerebral malaria　脑型疟

Cerithecea　蟹守螺超科

cestode　绦虫

cestodiases　绦虫病

Chaga's disease　恰加斯病（美洲锥虫病）

Chagoma　恰加氏肿

chemokine family　趋化因子家族

chigger mite　恙螨

Chilopoda　唇足纲

Chiniofon　喹碘仿

chip microarray　芯片微阵技术

chitin　壳质

chloroquine　氯喹

chlorothiazide　氯丙嗪

chromatain granules　核周染色质粒

chromatoid body　拟染色体

Chrysomyia megacephala　大头金蝇

Chrysops vanderwulpi　广斑虻

Chrysops　斑虻

chyluria　乳糜尿

ciliate　纤毛

Ciliophora　纤毛门

Cimex hemipterus　热带臭虫

Cimex lectularius　温带臭虫

Cimicidae　臭虫科

cinchona　金鸡纳

circular muscle　外环肌

circulating antigen（Cag）循环抗原

circumlarval precipitin test（CPT）环蚴沉淀试验

circumoval precipitin test（COPT）环卵沉淀试验

Cirrhinus molitorella　鲮鱼

cirrus pouch　阴茎袋

penis　阴茎

Class Cestoda　绦虫纲

Class Lobosea　叶足纲

Class Metacanthocephala　后棘头虫纲

Class Nematoda　线虫纲

Class Sporozoa　孢子虫纲

Class Trematoda　吸虫纲

Class Zoomastigophorea　动鞭纲

classical Dengue　典型登革热

claw　爪

clonorchiasis　华支睾吸虫病

Clonorchis sinensis　华支睾吸虫

cluster analysis　聚类分析技术

cockroach　蜚蠊

coenurus　多头蚴

collecting tubule　集合管

commensalism　共栖

common vitelline duct　总卵黄管

compact nucleus　实质核

complete metamorphosis　全变态

compound eyes　复眼

concentration method　浓聚法

concomitant immunity　伴随免疫

conjugation　结合生殖

conoid　类锥体

contact-dependent cytopathic effect　接触依赖性细胞病
　　变效应

contractile vacuole　伸缩泡

coracidium　钩球蚴

Coxiella burneti　贝氏立克次体

Crimean-Xingjiang haemorrhagic fever　新疆-克里米亚
　　出血热

Crustacea　甲壳纲

cryptosporidiasis　隐孢子虫病

Cryptosporidium parvum　微小隐孢子虫

Cryptosporidium Tyzzer　隐孢子虫

Cryptosporidium　隐孢子虫属

Ctenopharyngodon idellus　草鱼（白鲩）

Culex pipiens pallens　淡色库蚊

Culex pipiens quinquefasciatus　致倦库蚊

Culex tritaeniorhynchus　三带喙库蚊

Culicidae　蚊科

Culicoides homotomus　同体库蠓

culture method for hookworm larvae　钩蚴培养法

cutaneous larva migrans（CLM）皮肤幼虫移行症

cutaneous leishmaniasis（CL）皮肤利什曼病

cuticle　角皮

cycloguanil　环氯胍

Cyclophyllidea　圆叶目

Cyclorrhapha　环裂亚目

Cyprinus carpio　鲤鱼

cyst　包囊

cyst carriers or cyst passengers　包囊携带者

cystacanth　感染性棘头体

cysteine-rich proteins（CRP）富含半胱胺酸蛋白

cysticercoid　似囊尾蚴

cysticercoid larva　似囊尾蚴

cysticercus　囊尾蚴

cysticercus bovis　牛囊尾蚴

cysticercus cellulosae　猪囊尾蚴

cysticercus racemosus　葡萄状囊尾蚴

cytoadherence reverse antibody　使细胞粘连现象逆转的抗体

cytochrome c oxidase subunit I　细胞色素 C 氧化酶亚单位 I

cytokine　细胞因子

cytolytic type　细胞溶解型

cyton region　细胞体区

cytopharynx　胞咽

cytoplasmic connective　胞质连结部

cytostome　胞口

cytotoxic type　细胞毒型

D

damage of urogenital system　泌尿生殖系统损害

dapsone　氨苯砜

Davaineidae　代凡科

definitive host　终宿主

delayed type hypersensitivity（DTH）迟发型超敏反应

deltamethrin　溴氰菊酯

Demodex brevis　皮脂蠕形螨

Demodex folliculorum　毛囊蠕形螨

Demodicidae　蠕形螨科

Dengue fever　登革热

Dengue haemorrhagic fever　登革出血热

Dengue virus　登革病毒

Dermacentor nuttalli　草原革蜱

Dermanyssus gallinae　鸡皮刺螨

Dermatitis caused by hookworm larvae　钩蚴性皮炎

Dermatophagoides farinae　粉尘螨

Dermatophagoides pteronyssinus　屋尘螨

Diamond's　戴蒙德氏

diarrhea and allotriophagy　腹泻和异嗜症

dichlovos（DDVP）敌敌畏

Dientamoeba fragilis　脆弱双核阿米巴

diethyl carbamazine（DEC）乙胺嗪

digenetic trematode　复殖吸虫

diiodohydroxyquinoline　双碘喹啉

diloxanide　安特酰胺

diltiazem　硫氮卓酮

Dinobdella ferox　凶恶怖蛭

Dioctophyma renale　肾膨结线虫

dioctophymiasis renale　肾膨结膨线虫病

Dipetalonema perstans　常现唇棘线虫

Dipetalonema streptocerca　链尾唇棘线虫

Diphyllbothrium Pacifidum　太平洋裂头绦虫

Diphyllobothrium latum　阔节裂头绦虫

Diplogonoporus grandis　大复殖孔绦虫

Diplopoda　倍足纲

dipstick assay　快速试纸法

dip-stick　试条法，试纸条法

Diptera　双翅目

direct smear method　直接涂片法

disseminated hyperinfection　播散性超度感染

distal cytoplasm　远端胞质

Distoma westermani　卫氏二口吸虫

Dracunculidae　龙线虫科

Dracunculus　龙线虫属

Dracunculus medinensis　麦地那龙线虫

dust mite　尘螨

E

ecdysis　蜕皮

Echinochasmus japonicus　日本棘隙吸虫

Echinochasmus liliputanus　藐小棘隙吸虫

Echinostomatidae　棘口科

ectoparasite　体外寄生虫

ectopic lesion　异位损害

ectopic lesion　异位病变

ectopic parasitism　异位寄生

egg　卵

egg count　虫卵计数

egg per gram（EPG）每克粪便虫卵数

Eimeriidae　爱美虫科

ejaculatory duct　射精管

elephantiasis　象皮肿

embryo　胚胎

emergence　羽化

Encephalitozoon　脑炎微孢子虫属

Encephalophilus silvestris 森林脑炎病毒

encystation 成囊

encysted metacercaria 囊蚴

endemic relapsing fever 地方性回归热

endemic typhus 地方性斑疹伤寒

endo-autoinfection 自身体内感染

endodygony 内二芽殖法

endogenous budding 内出芽

Endolimax nana 微小内蜓阿米巴

endoparasite 体内寄生虫

endoplasmic reticulum 内质网

Entamoeba coli 结肠内阿米巴

Entamoeba dispar 迪斯帕内阿米巴

Entamoeba gingivalis 齿龈内阿米巴

Entamoeba hartmani 哈门氏内阿米巴

Entamoeba histolytica 溶组织内阿米巴

Enterobius vermicularis 蠕形住肠线虫（蛲虫）

Enterocytozoon 肠上皮细胞微孢子虫属

entro-test 肠内试验

environmental manipulation 环境处理

environmental modification 环境改造

enzyme-linked immunoblotting（ELIB）酶联免疫印渍技术

eosinophilia 嗜酸性粒细胞增多症

epidemic typhus 流行性斑疹伤寒

epimastigotes 上鞭毛体

epitope 表位

Erhaiini 洱海螺族

Eriocheir sp. 绒螯蟹

erythrocyte binding antigen（EBA）红细胞结合抗原

erythrocytic stage 红细胞内期

esophageal commissure 背索

esophagus 食管

Eucoccidiida 真球虫目

Euroglyphus maynei 埋内欧螨

excretory bladder 排泄囊

excretory factor（EF） 排泌因子

excretory-secretary product（ESP）排泄-分泌物

exo-autoinfection 自身体外感染

exo-erythrocytic stage 红细胞外期

exogenous budding 外出芽

exoskeleton 外骨骼

external plasma membrane 外质膜

extraintestinal amoebiasis 肠外阿米巴病

extranuclear spindle 核外纺锤体

extrinsic incubation period 外潜伏期

F

facilitated diffusion 易化扩散

facultative parasite 兼性寄生虫

Family Oligacanthorhynchidae 稀棘棘头虫科

Family Trypanasomatidae 锥虫科

Fasciola hepatica 肝片形吸虫

fascioliasis 片形吸虫病

fasciolopsiasis 姜片虫病

Fasciolopsis buski 布氏姜片虫

female gamete 雌配子

festoon 缘垛

fibril 纤丝

filaria 丝虫

filariasis 丝虫病

flagellated protozooms 鞭毛虫

flagellum 鞭毛

flagellum 鞭节

flame cell pattern 焰细胞式

flame cell 焰细胞

flea 蚤

float hair 掌状毛

flotation method 浮聚法

fluid mosaic model 液态镶嵌模型

fly 蝇

follicle mite 毛囊虫

follicle 卵泡

food vacuole 食物泡

foregut 前肠

Foreipomyia（L）taiwana 台湾铗蠓

forest encephalitis 森林脑炎

formalin-ether sedimentation 醛醚沉淀法

furapyrimidone 呋喃嘧酮

G

Gal/GalNAC lectin 半乳糖/乙酰氨基半乳糖凝集素

galea 螯盔

gamasid mite 革螨

Gamasoidea 革螨总科

gametocyte 配子体

gametogony　配子生殖

ganglion　神经节

gastrointestinal blooding　消化道出血

Gastropoda　腹足纲

gastropod　腹足类

gel-like　凝胶状

genal comb　颊栉

gene knock out　基因敲除

Gene family　基因家族

genital sinus　生殖窦

genuine infection　真性感染

Genus Leishmania　利什曼属

Genus Macracanthorhynchus　巨吻棘头虫属

genus name　属名

germinal cell　生发细胞

germinal layer　生发层

Giardia duodenalis　十二指肠贾第虫（蓝氏贾第鞭毛虫的别名）

Giardia intestinalis　肠贾第虫（蓝氏贾第鞭毛虫的别名）

Giardia lamblia　蓝氏贾第鞭毛虫，贾第鞭毛虫

giardiasis　贾第虫病

Glossina morsitans　刺舌蝇

Glossina pal-lidipes　淡足舌蝇

Glossina palpalis　须舌蝇

glycocalyx　糖萼

glycogen vacuole　糖原泡

glycophorin-binding protein（GBP）血型糖蛋白结合蛋白

gnathosoma　颚体

Gnathostoma doloresi　杜氏颚口线虫

Gnathostoma hispidium　刚刺颚口线虫

Gnathostoma spinigerum　棘颚口线虫

gnathostomiasis　颚口线虫病

Golgi complexes　高尔基复合体

Gongylonema neoplasticum　癌筒线虫

Gongylonema orientale　东方筒线虫

Gongylonema pulchrum　美丽筒线虫

Gongylonema　筒线虫

gonotrophic cycle　生殖营养周期

Gordiacea　铁线虫

Gordiidae　铁线虫科

Gordioidea　铁线虫目

Gordius　铁线虫属

Granulomatous amoebic encephalitis（GAE）肉芽肿性阿米巴性脑炎

gravid proglottid　孕节

group dancing　群舞

gut-associated antigens（GAA）肠相关抗原

gynecophoral canal　抱雌沟

H

Haemolaelaps glasgowi　格氏血厉螨

haemolysin　溶血素

hair snake　发形蛇

Haller's organ　哈氏器

halofantrine　卤泛曲林

halter　平衡棒

Haplorchis pumilio　钩棘单睾吸虫

Haplorchis yokogawai　多棘单睾吸虫

hard tick　硬蜱

helminth　蠕虫

helminthiasis　蠕虫病

Hemiculter kneri　克氏鲦鱼

Hemiptera　半翅目

hemoflagellate protozoa　血鞭毛虫

hepatic capillariasis　肝毛细线虫病

hermaphrodite　雌雄同体

hermit crabs　寄生蟹

Heterophyes heterophyes　异形异形吸虫

Heterophyid trematodes　异形吸虫

Heterophyidae　异形科

hetrazan　海群生

histidine-rich protein（HRP）富含组氨酸蛋白

Hoeppli phenomenon　何博礼现象

holdfast　附着器

holomyarian type　细肌型

homolactic fermentation　同乳酸酵解（纯乳酸酵解）

hookworm　钩虫

hookworm disease　钩虫病

hookworm infection　钩虫感染

hookworm　钩虫

host　宿主

human mammomonogamosis　人体兽比翼线虫病

Human Genomic Project（HGP）人类基因组研究计划

human immunodeficiency virus（HIV）人类免疫缺陷病毒

human parasitology　人体寄生虫学

Hyaloma detritum　残缘璃眼蜱

Hyalomma asiaticum kozlovi　亚东璃眼蜱

hycanthone　海蒽酮

hydatid cyst　棘球蚴

hydrocele testis　睾丸鞘膜积液

hydrogenosome　氢化酶体

Hymenolepis nana　微小膜壳绦虫

hypersensitivity　超敏反应

hypnozoite　休眠子

Hypoderma bovis　牛皮蝇

Hypoderma lineatum　纹皮蝇

Hypodermatidae　皮下蝇科

tongue　舌

*Hypophthalmichthys molitrix*s　鲢鱼

I

idiosoma　躯体

IFN-γ　γ-干扰素

IL-2　白介素-2

imagochrysalis　成蛹

imipramine　丙咪嗪

immature proglottid　幼节

immune evasion　免疫逃避

immune response　免疫应答

Immunoenzymatic staining test（IEST）免疫酶染色试验

immunologic memory　免疫记忆

immunotoxin　免疫毒素

incomplete metamorphosis　不完全变态

incubation period　潜伏期

Indirect fluorecent antibody test（IFT）间接荧光抗体试验

Indirect haemaaglutination test（IHA）间接红细胞凝集试验

Inermicapsifer madagascariensis　马达加斯加绦虫

Infantile hookworm disease　婴儿钩虫病

inflation　膨大部

insect　昆虫

Insecta　昆虫纲

insecticide resistance management（IRM）杀虫剂抗性管理

insecticide resistance　抗药性

insecticide　杀虫剂

instar　龄

integrated control　综合防制

interferon（IFN）干扰素

interleukin　白细胞介素

intermediate host　中间宿主

internet　互联网

intestinal amoebiasis　肠阿米巴病

intracystic bodies　囊内小体

Iodamolbe butschlii　布氏嗜碘阿米巴

iodoquinol　碘化喹宁

Isolapotamon sp.　石蟹

Isolapotamon nasicum　鼻肢石蟹

Isolapotamon physalicum　僧帽石蟹

Isospora　等孢球虫

Isospora belii　贝氏等孢球虫

Isospora natalensis　纳塔尔等孢球虫

itch mite　疥螨

itraconazole　依曲康唑

ivermectin（IVM）伊维菌素

Ixodes persulcatus　全沟硬蜱

Ixodidae　硬蜱科

Ixodidea　蜱总科

J

Japanese B encephalitis virus　流行性乙型脑炎病毒

Japanese B encephalitis　日本乙型脑炎

K

kala-azar　黑热病

Kerandel sign　克兰德耳氏征

Kindom Protista　原生动物界

Kinetofragminophorea　动基裂纲

kinetoplast　动基体

Kinetoplastida　动基体目

Kingdom Animal　动物界

Kingdom Protista　原生生物界

knob　节结

L

labellae　唇瓣

labial palp　下唇须

labium　下唇

labrum　上唇

Laelaps echidninus　毒厉螨

landrin　混灭威

larva migrans　幼虫移行症

latex agglutination test（LA）胶乳凝集试验

Laurer's canal　劳氏管

leeches　水蛭

Leishman-Donovan body（LD body）利杜体

Leishmania braziliensis　巴西利什曼原虫

Leishmania donovani　杜氏利什曼原虫

Leishmania major　硕大利什曼原虫

Leishmania mexicana　墨西哥利什曼原虫

Leishmania tropica　热带利什曼原虫

leishmaniasis　利什曼病

Leptotrombidium deliense　地里纤恙螨

Leptotrombidium scutellare　小盾纤恙螨

levamisole　左旋咪唑

life cycle　生活史

ligand　配体

liver fluke　肝吸虫

liver-schizont specific antigen（LSA）肝裂殖体特异性
　抗原

Loa loa　罗阿罗阿丝虫

loiasis　罗阿丝虫病

longitudinal muscle　内纵肌

louse　虱

louse-borne relapsing fever　虱媒回归热

Lucilia sericata　丝光绿蝇

halofantrine　卤泛群

lung fluke　肺吸虫

Lyme disease　莱姆病

lymph glands visceral leishmaniasis（LGVL）淋巴结型
　黑热病

lymphocytotoxic antibody　毒杀淋巴细胞抗体

lysosome　溶酶体

M

macracanthorhynchosis　猪巨吻棘头虫病

Macracanthorhynchus hirudinaceus　猪巨吻棘头虫

Macrobrachium superbum　巨掌沼虾

malaria　疟疾

malarial pigment　疟色素

malathion　马拉硫磷

Malayopotamon fukienense　福建马来溪蟹

male gamete　雄配子

malate dehydrogenase（ME）苹果酸脱氢酶

Mammomonogamus　兽比翼线虫

Mammomonogamus gangguiensis　港归兽比翼线虫

Mammomonogamus laryngeus　喉比翼线虫

mandible　下颚

Mansonella ozzardi　奥氏曼森线虫

mapacrine　阿的平

mass drug administration（MDA）群体治疗

matrix　基质

mature proglottid　成节

Maurer's dots　茂氏小点

maxicircle　大环

maxilla　上颚

maxillary palp　下颚须

mebendazole　甲苯咪唑

mechanical transmission　机械性传播

median body　中体

medical arthropod　医学节肢动物

medical arthropodology　医学节肢动物学

medical entomology　医学昆虫学

medical parasitology　医学寄生虫学

medicated salt　药盐

mefloquine　甲氟喹

megacolon　巨结肠

megaesophagus　巨食管

Mehli's gland　梅氏腺

membrane-associated antigens（MAA）膜相关抗原

meromyarian type　少肌型

merozoite surface antigen（MSA）裂殖子表面抗原 1

merozoite　裂殖子

merthiolate-iodine-formaldehyde centrifugation sedime-
　ntation method（MIFC）汞醛碘离心沉淀法

Mesocestoides lineatus　线中殖孔绦虫

mesothorax　中胸

metacercaria　后尾蚴

metacestode　中绦期

metacyclic trypomastigotes　循环后期锥鞭毛体

Metagonimus yokogawai　横川后殖吸虫

metamorphosis　变态

metathorax　后胸

methoprene　烯虫酯

metraterm　子宫末段

metronidazole　甲硝咪唑

metronidazole　甲硝唑

microarray　微点阵技术

micronemes　微线体

Microspora　微孢子门

Microsporida　微孢子虫目

Microsporidiosis　微孢子虫病

Microsporidium　微孢子虫

Microsporidium　微孢子虫属

microthrix　微毛

microvilli　微绒毛

minicircle　微环

miracidium hatch method　毛蚴孵化法

miracidium　毛蚴

miraxone　毛蚴松

mite island　螨岛

mitochondrion　线粒体

modified acid-fast method　改良抗酸染色法

modified Kato's thick smear　改良加藤法

molecular mimicry　分子模拟

molt　蜕皮

Moniliformis moniliformis　念珠棘头虫

mosquito　蚊

mosquito-borne disease　蚊媒病

mouthparts　口器

mucocutaneous leishmaniasis（MCL）皮肤黏膜利什
曼病

multilocular hydatid cyst　多房棘球蚴

multipal regulatory action　多重调节作用

multivalent　多价

murine typhus　鼠型斑疹伤寒

Musca domestica vicina　舍蝇

Muscidae　蝇科

mutualism　互利共生

myiasis　蝇蛆病

Mylopharyngodon piceus　青鱼（黑鲩）

N

Naegleria fowleri　福氏耐格里阿米巴

Naegleria spp.　耐格里属阿米巴

Nanhaipotamon angulatum　角肢南海溪蟹

natrium stibogluconicum　葡萄糖酸锑钠

natural immunity　天然免疫

natural resistance　先天抵抗力

Necator americanus　美洲板口线虫

nematomorphiasis　铁线虫病

nerve process　神经突

nerve trunk　神经干

neutralization antibody　中和抗体

neutralizing　中和作用

nick translation　缺口翻译

niclosamide　氯硝柳胺

nipagin　尼帕净

nocturnal periodicity　夜现周期性

non-pathogenic zymodemes　非致病性酶株群

non-specific immunity　非特异性免疫

non-sterilizing immunity　非消除性免疫

Nosema　小孢子虫属

nymph　若虫

nymphochrysalis　若蛹

O

obligatory parasite　专性寄生虫

occult filariasis　隐性丝虫病

ocular larva migrans（OLM）眼幼虫移行症

Oestridae　狂蝇科

Oestrus ovis　羊狂蝇

Oestrus　狂蝇

Onchocerca volvulus　旋盘尾丝虫

onchosphere　六钩蚴

Oncomelania hupensis　湖北钉螺

ontogenetic migration　移行

oocyst　卵囊

ookinete　动合子

ootype　卵模

opercular plug　盖塞

opportunistic parasite　机会致病寄生虫

opportunistic parasitosis　机会致病性寄生虫病

opportunistic protozoa　机会性原虫

opsoni antibody　调理素抗体

oral sucker　口吸盘

Order Aspidogastrea　盾腹目

Order Archiacanthocephala　原棘头虫目

Order Digenea　复殖目

Order Kinetoplastida　动基体目

Order Monogenea　单殖目

organ of Berlese　柏氏器

Orientia tsutsugamushi　恙虫病东方体

Orientobilharzia　东毕吸虫

ornidazole　奥硝唑

Ornithodoros papillipes　乳突钝缘蜱

Ornithonyssus bacoti　柏氏禽刺螨

ovary　卵巢

overlapping regulatory action　重叠的调节作用

oviduct　输卵管

oviparity　卵生

ovoviviparity　卵胎生

ovum　卵

oxamniquine　奥沙尼喹

P

Pachydrobiini　厚鬣螺族

Pagumogonimus skrjabini　斯氏狸殖吸虫

pamaquine　巴马喹

Panstrongylus megistus　大锥蝽

Parabramis pekinensis　鳊鱼

Parafossarulus striatulus　纹沼螺

Paragonimiasis　并殖吸虫病，并殖病（肺吸虫病）

Paragonimidae　并殖科

Paragonimus　并殖吸虫

paragonimus pulmonanis　肺生并殖吸虫

paragonimus westermani　卫氏并殖吸虫

paromomycin　巴龙霉素

Parapotamon spp.　拟溪蟹

parasite　寄生物

parasitic infection　寄生虫感染

Parasitiformes　寄螨目

parasitism　寄生

parasitophorous vacuole antigen（PVA）纳虫空泡抗原

parasitophorous vacuole　纳虫空泡

parasitosis　寄生虫病

paratenic host（transport host）转续宿主

parenchymal tissue　实质组织

Paromomycin，Humantin　巴龙霉素

paroxysm　发作

pathogenic zymodemes　致病性酶株群

Pediculus humanus capitis　人头虱

Pediculus humanus corporis　人体虱

Pediculus humanus　人虱

pellicle　表膜

pelvic inflammation　盆腔炎症

penetration enhancing factor，PEF　穿透增强因子

Pentamidine　戊脘脒

perikarya　核周体

Periplaneta americana　美洲大蠊

permanent parasite　长期寄生虫

permethrin　二氯苯醚菊酯

peroxiredoxin　过氧化氢酶（过氧还原素）

persisting migrans　迁延移行

Peyer patches　派伊尔小结

phagocytosis　吞噬

pharyngeal bulb　咽管球

pharynx　咽

pheromone　信息素

Phlebotominae　白蛉亚科

Phlebotomus chinensis chinensis　中华白蛉指名亚种

Phlebotomus chinensis longiductus　中华白蛉长管亚种

phosphoenolpyruvate carboxykinase（PEPCK）磷酸烯醇丙酮酸激酶

phoxin　辛硫磷

Phylum Acanthocephala　棘头动物门

Phylum Annelida　环节动物门

Phylum Apicomplexa　顶复门

Phylum Arthopoda　节肢动物门

Phylum Ciliophora　纤毛门

Phylum Nemathelminthes　线门动物门

Phylum Platyminthes　扁形动物门

Phylum Protozoa　原生动物门

Phylum Sarcomastigophora　肉足鞭毛门

physiological age　生理龄期

pinocytosis　胞饮

piperazine　哌嗪

pirimiphos methyl　甲嘧硫磷

plague　鼠疫

plasmalemma　质膜

plasmochin　扑疟喹啉

Plasmodidae　疟原虫科

Plasmodium cynomolgi　食蟹猴疟原虫

Plasmodium falciparum（*P. f*）恶性疟原虫

Plasmodium inui　猪尾猴疟原虫

Plasmodium knowlesi　诺氏疟原虫

Plasmodium malariae（*P. m*）三日疟原虫

Plasmodium ovale（*P. o*）卵形疟原虫

Plasmodium schwetzi　许氏疟原虫

Plasmodium shortti　疟原虫肖氏种

Plasmodium simium　猴疟原虫

Plasmodium vivax（*P. v*）间日疟原虫

Plasmodium　疟原虫

Pleistophora　匹里虫属

Pleomorphism　多形性

Plerocercoid　裂头蚴

Pleuroceridae　黑贝科

Pneumocystis carinii　卡氏肺孢子虫

Pneumocystosis　肺孢子虫病

Pneumosystis carinii pneumonia（PCP）卡氏肺孢子虫肺炎

polar ring　顶端极坏

polyembryonic proliferation　多胚繁殖

polymerase chain reaction（PCR）聚合酶链反应

polymyarian type　多肌型

Pomatiopsidae　圆口螺科

Pomatiopsinae　圆口螺亚科

Pomatiopsini　圆口螺族

population　种群

post-kala-azar dermal leishmaniasis（PKDL）皮肤型黑热病

Potamon sp.　溪蟹

Praziquantel　吡喹酮

Preadaptation　前适应

precyst　囊前期

prelarva　前幼虫

premunition　带虫免疫

prepharynx　前咽

primaquine　伯氨喹

Primary amoebic meningoencephalitis（PAM）原发性阿米巴性脑膜脑炎

proboscis　喙

procercoid　原尾蚴

proglottid　节片

proguanil　氯胍

proliferative sparganosis　增殖裂头蚴病

proliferative type　增殖型

promastigote　前鞭毛体

pronotal comb　前胸栉

Prosimulium hirtipes　毛足原蚋

prostatic gland　前列腺

prothorax　前胸

protocoele　原体腔

protoscolex　原头节

protonephron　原肾

proximal cytoplasm　近端胞质区

pseudocyst　假包囊

Pseudophyllidea　假叶目

Pseudopodium　伪足

pseudopod　伪足

Pseudorasbora parva　麦穗鱼

Psychodidae　毛蛉科

Pthirus pubis　耻阴虱

Pulex irritans　致痒蚤

Pulmonema cantonensis　广州肺线虫

pupation　化蛹

pygidium　臀板

pyrantel　噻嘧啶

pyrimethamine　乙胺嘧啶

Pyroglyphidae　蚍螨科

pyronaridine　咯萘啶

Q

Q fever Q　热

quantitative buffy coat（QBC）血沉棕黄层定量分析法

quinine　奎宁

quinone tanned protein　醌单宁蛋白

quispualis indica　使君子

R

Raillietina　瑞列属

Raillietina celebensis　西里伯瑞列绦虫

Raillietina demerariensis　德墨拉瑞列绦虫

Rattus norvegicus　褐家鼠

Rattus rattus　黑家鼠

Reactive oxygen system　活性氧系统

Receptor　受体

recrudescence　再燃

redia　雷蚴

relapse　复发

repellent 驱避剂

reservoir host 储存宿主（保虫宿主）

residual body 残留体

resmethrin 苄呋菊酯

rhabditelliasis axei 艾氏小杆线虫病

Rhabditidae 小杆科

Rhabditis（*Rhabditella*）*axei* 艾氏小杆线虫

rhizoplast 根丝体

Rhodnius prolixus 长红锥蝽

rhoptry 棒状体

ribosome 核糖体

ribozyme 核酶

rhoptry antigen（RA）裂殖子棒状体抗原

Rickettsia mooseri 莫氏立克次体

Rickettsia prowazecki 普氏立克次体

Rickettsia siberica 西伯利亚立克次体

Rickettsia tsutsugamushi 恙虫病立克次体

ring form 环状体

ring-infected erythrocyte surface antigen（RESA）环状体感染红细胞表膜抗原

river blindness 河盲症

rostellum 顶突

Russian spring summer encephalitis 俄罗斯春夏脑炎

S

Salmonella-Schistosome syndrome 沙门氏菌-血吸虫综合征

sand fly 白蛉

Sarcocyst 肉孢子虫囊

Sarcocystin 肉孢子毒素

Sarcocystis 肉孢子虫

Sarcocystis hominis 人肉孢子虫

Sarcocystis lindemanni 林氏肉孢子虫

Sarcocystis suihominis 猪人肉孢子虫

Sarcophagidae 麻蝇科

Sarcoptes scabiei 人疥螨

Sarcoptidae 疥螨科

scabies 疥疮

scape 柄节

Schistosoma haematobium 埃及血吸虫

Schistosoma intercalatum 间插血吸虫

Schistosoma japonicum 日本血吸虫

Schistosoma malayensis 马来血吸虫

Schistosoma mansoni 曼氏血吸虫

Schistosoma mekongi 湄公血吸虫

Schistosome 血吸虫，裂体吸虫

schistosomiasis haematobium 埃及血吸虫病

schistosomiasis mansoni 曼氏血吸虫病

schistosomiasis 血吸虫病

schistosomula 血吸虫童虫

schizogony 裂体增殖

schizont-infected cell agglutination antigen（SICA）裂殖体感染红细胞凝集抗体

schizont 裂殖体

Schuffner's dots 薛氏小点

scientific name 学名

scolex 头节

Scorpiones 蝎亚纲

sea anemones 海葵

secnidazole 塞克硝唑

secretory granule 分泌小体

sedimentation method 沉淀法

Segmentina 扁卷螺属

self-limitation 自我限制

seminal receptacle 受精囊

seminal vesicle 贮精囊

sensillary base 感器基

sensillum 感器

serine rich Entamoeba histolytica protein（SREHP）溶组织内阿米巴多丝氨酸蛋白

sexual generation 有性生殖

sexually transmitted disease（STD）性传染的疾病

shotgun sequencing 猎枪测序法

Siberian tick-borne typhus 西伯利亚蜱媒斑疹伤寒

Simuliidae 蚋科

Simulium 蚋

Simulium subvariegatum 北蚋

Sinopotamon sp. 华溪蟹

Sinopotamon denticulatum 锯齿华溪蟹

Sinopotamon honanese 河南华溪蟹

Sinopotamon yaanensis 雅安溪蟹

Siphonaptera 蚤目

soft tick 软蜱

sol-like 溶胶状

soluble eggs antigen（SEA）可溶性虫卵抗原

sparganosis mansoni 曼氏裂头蚴病

Sparganum mansoni 曼氏裂头蚴

sparganum proliferum 增殖裂头蚴

species 种

specific immunity 特异性免疫

speies name 种名

spermatheca 受精囊

spheromastigote 球鞭毛体

spiramycin 螺旋霉素

Spirometra mansoni 曼氏迭宫绦虫

Spirurata 旋尾目

sporoblast 孢子细胞

sporocyst 孢子囊

sporocyst 胞蚴

sporogony 孢子增殖

sporont 孢子体

sporozoite 子孢子

spurious infection 假性感染

stadium 龄期

sterilizing immunity 消除性免疫

stibiihexonas 斯锑黑克

stichocyte 杆细胞

stichosome 杆状体

stilbamidine 二脒替

Stomoxys calcitrans 厩螫蝇

strobilus 链体

stronglyoidiasis 粪类圆线虫病

stylostome 茎口

Subkingdom Protozoa 原生动物亚界

Suborder Trypanosomatina 锥虫亚目

subpellicular microtubule 膜下微管

subpellicular microtubule 表膜下微管

subspecies name 亚种名

sucker 吸盘

sulfadoxine 磺胺多辛

sumithion 杀螟松

sunside（propoxur） 残杀威

superfacial muscle 表层肌

suppressive infection 隐性感染

suramine 苏拉明

surface coat 表被

surface coat 表面外膜

susceptibility 易感性

symbiosis 共生

symptoms in respiratory system 呼吸道症状

syncytium 合胞体

Syngamidae 比翼科

Syngamiasis 比翼线虫病

T

tabanid fly 虻

Tabanidae 虻科

Tabanus mandarinus 华虻

tachysporozoites，TS 速发型子孢子

tachyzoite 速殖子

Taenia confusa 混朵绦虫

Taenia hydatigaena 水泡带绦虫

Taenia saginata 肥胖带绦虫

Taenia solium 猪肉绦虫

Taenia taeniaeformis 巨颈绦虫

Taenia taiwanensis 台湾带绦虫

tan 鞣化

tapeworm 绦虫

Taxoplasma gondii 刚地弓形虫

TDR 热带病特别规划

tegument 皮层，体被

tegumentary cell 皮层细胞

temporary parasite 暂时性寄生虫

termite 白蚁

testis 睾丸

tetramethrin 胺菊酯

the giant kidney worm 巨肾虫

Thelazia callipaeda 结膜吸吮线虫

thelaziasis 结膜吸吮线虫病

Thiaridae 蜷科

threshold 界限

threshold 发热阈值

tick paralysis 蜱瘫痪

tick 蜱

tick-borne disease 蜱媒病

tick-borne encephalitis 蜱媒脑炎

tick-borne relapsing fever 蜱媒回归热

tick-borne rickettsiosis in Northern Asia 北亚蜱媒
　　立克次体病

tinidazole 替硝唑

pedicel　梗节

Toxocara canis　犬弓首线虫

Toxocara canis　犬弓首线虫

Toxocara cati　猫弓首线虫

Toxofactor（TF）弓形虫因子

Toxoplasma gondii　刚地弓形虫

Toxoplasma　弓形虫

Toxoplasmin　弓形虫素

Toxoplasmosis　弓形虫病

Toxotoxin　弓形虫毒素

connecting tubule　连接小管

transmission-blocking antigen　阻断传播抗体

transverse commissure　横索

trematoda　吸虫

Triatoma infestans　骚扰蝽

Triatoma sordiada　泥色锥蝽

Trichinella spiralis　旋毛形线虫

Trichinelliasis　旋毛虫病

Trichobilharzia　毛毕吸虫

Trichomonas hominis　人毛滴虫

Trichomonas tenax　口腔毛滴虫

Trichomonas vaginalis　阴道毛滴虫

Trichostongylus spp　毛圆线虫属线虫

Trichostrongyliasis　毛圆线虫病

Trichostrongylus　毛圆线虫

Trichostrongylus orientalis　东方毛圆线虫

trichuriasis　鞭虫病

Trichuris trichiura　毛首鞭形线虫（鞭虫）

Tricula humida　泥泞拟钉螺

Triculinae　拟钉螺亚科

Triculini　拟钉螺族

trimetrexate　三甲曲星

Trombiculidae　恙螨科

Trophozoite　滋养体

Trypanosoma brucei brucei　布氏布氏锥虫

Trypanosoma brucei complex　布氏锥虫复合体

Trypanosoma brucei gambiense　布氏冈比亚锥虫

Trypanosoma brucei rhodesiense　布氏罗得西亚锥虫

Trypanosoma Cruzi　克氏锥虫

trypanosomal chancre　锥虫下疳

trypanosomiasis　锥虫病

trypomastigote　锥鞭毛体

Tunga penetrans　穿皮潜蚤

tungiasis　潜蚤病

U

undulating membrane　波动膜

Unilocular hydatid　单房棘球蚴

uterus　子宫

V

vaccine immunity　疫苗免疫

variant　变异体

variant surface protein（VSP）表面变异蛋白

vas deferens　输精管

vas efferens　输出管

ventral sucker　腹吸盘

ventro-genital sucker complex　腹殖吸盘复合器

vesicles　小泡

vesicular nucleus　泡状核

visceral larva migrans（VLM）内脏幼虫移行症

visceral leishmaniasis（VL）内脏利什曼病

vitellaria reservior　卵黄囊

vitellaria　卵黄腺

vitelline duct　卵黄管

W

water born disease　水源性疾病

wing　翅

Winterbottom sign　温特博特姆氏征

Wuchereria bancrofti　班氏吴策线虫

wuchereriasis　班氏丝虫病

X

Xenopsylla cheopis　印度客蚤

Xingjiang haemorrhagic fever　新疆出血热

Y

yellow fever virus　黄热病病毒

yellow fever　黄热病

Yersinia pestis　鼠疫耶尔森菌

Z

zinc sulfate centrifugal flotation method　硫酸锌离心浮聚法

zygote　合子

（张轶博　王光西）

	间日疟原虫	恶性疟原虫	三日疟原虫	卵形疟原虫
环状体				
大滋养体				
未成熟裂殖体				
成熟裂殖体				
雄配子体				
雌配子体				

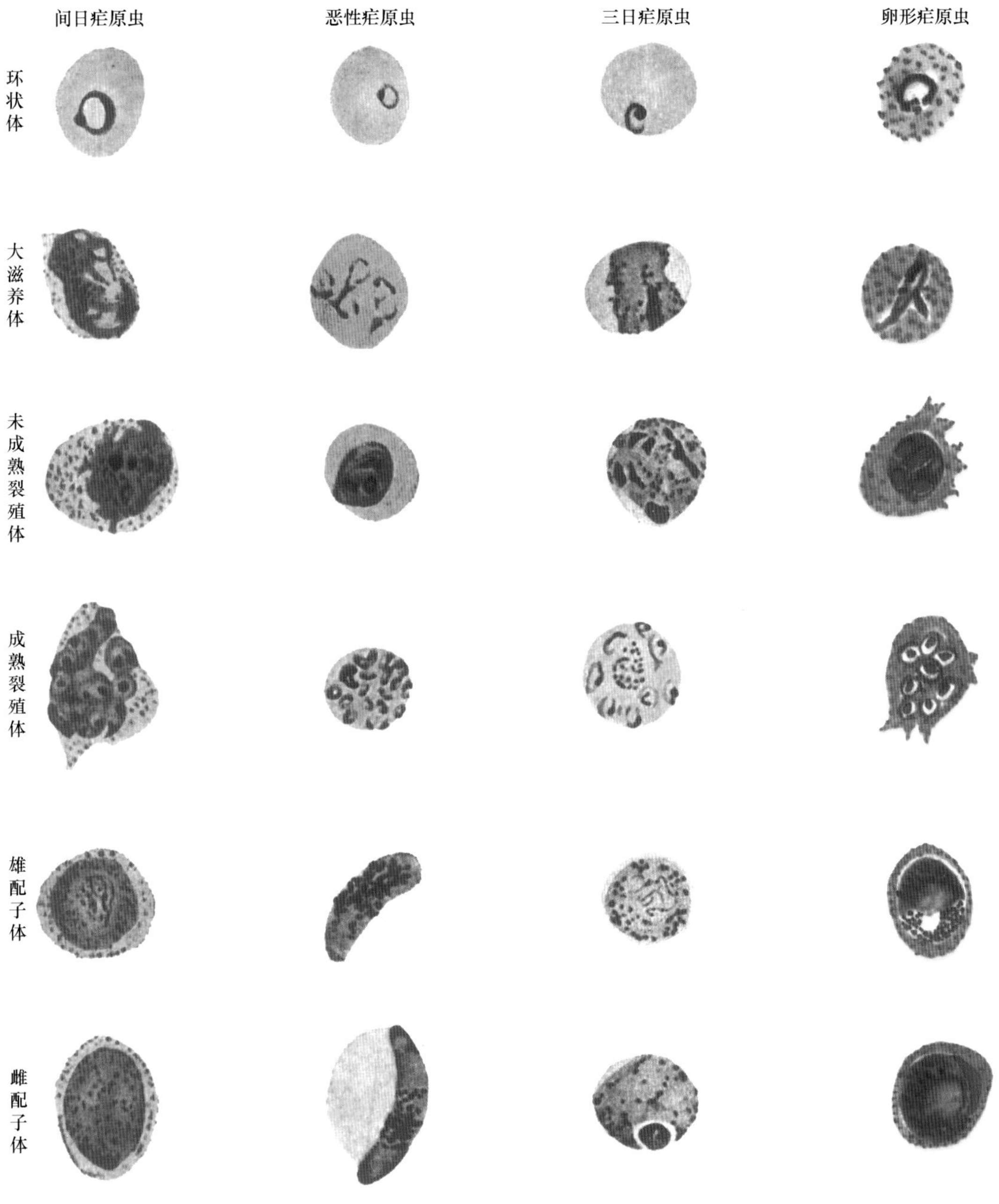

彩图1 四种人体疟原虫形态

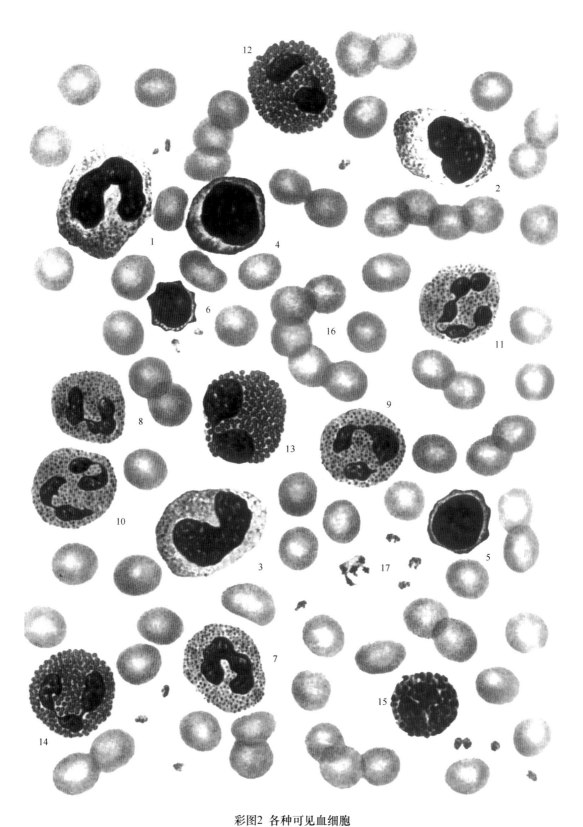

彩图2 各种可见血细胞

1、2、3.单核细胞；4、5、6.淋巴细胞；7、8、9、10、11.中性粒细胞；12、13、14.嗜酸粒细胞；
15.嗜碱粒细胞；16.红细胞；17.血小板

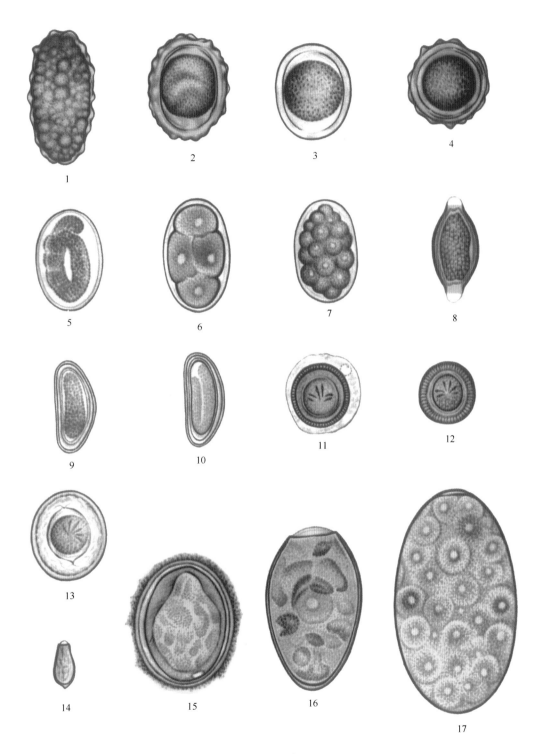

彩图3 人体寄生虫卵

1.人蛔虫未受精卵；2.人蛔虫受精卵；3.脱去蛋白膜的人蛔虫受精卵；5.钩虫卵(蝌蚪蚴期)；6.钩虫卵(四卵细胞期)；7.钩虫卵(桑椹期)；8.鞭虫卵；9.蛲虫卵；10.蛲虫卵(蝌蚪蚴期)；11.带绦虫卵；12.脱去卵壳的带绦虫卵；13.短膜壳绦虫卵；14.华支睾吸虫卵；15.日本血吸虫卵；16.肺吸虫卵；17.布氏姜片吸虫卵

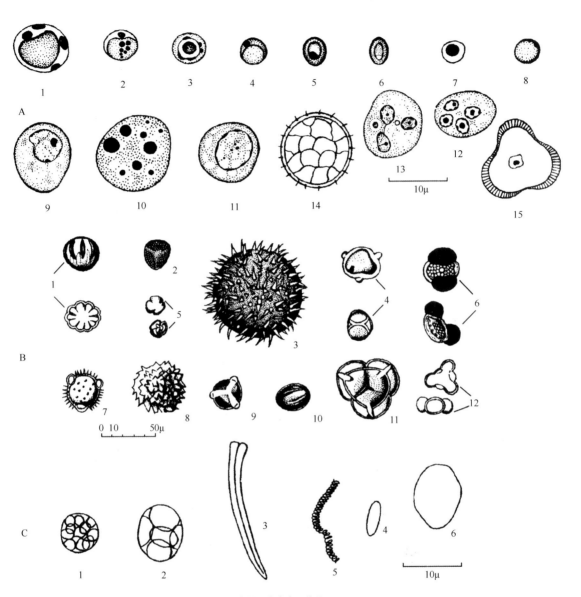

彩图4 粪内常见物体

A.粪内可见各种组织；1、2、3、4.人体酵母菌；5、6、7、8.各种不同的酵母菌；9、11.直肠黏膜的鳞状上皮细胞；10.无核变质的巨噬细胞；12、13.多核白细胞；14、15.花粉颗粒

B.一些植物的花粉；1.琉璃苣；2.虎尾草；3.绵葵；4.菩提树；5.红罂粟；6.松；7.紫苑；8.百叶菜；9.紫罗兰；10.椰菜花；11.石楠；12.金雀枝

C.粪内常见的植物组织；1、2.集结的淀粉颗粒块；3.植物毛；4、6.无定形的植物碎块；5.植物螺旋纤维